A
B
C
D
E
F
G
H
I
J
K
L
M
N
O
P
Q
R
S
T
U
V
W
X
Y
Z

Winkelmann

Von Achilles bis Zuckerkandl

HUBER

Bücher aus verwandten Sachgebieten

Guardiola/Gruber
Wie sagt's der Arzt auf Englisch, Französisch, Italienisch, Spanisch, Türkisch, Serbokroatisch, Russisch und Albanisch?
2000. ISBN 978-3-456-83409-2

Hall (Hrsg.)
Publish or Perish. Wie man einen wissenschaftlichen Beitrag schreibt, ohne die Leser zu langweilen oder die Daten zu verfälschen
1998. ISBN 978-3-456-82884-8

Myerscough/Ford
Kommunikation mit Patienten. Die Chancen des ärztlichen Gesprächs nutzen
2001. ISBN 978-3-456-83210-4

Reinhardt
Vom Wissen zum Buch. Fach- und Sachbücher schreiben
2008. ISBN 978-3-456-84521-0

Reinhardt
Schreiben. Ein Handbuch für Pflegende
2. A. 2006. ISBN 978-3-456-84308-7

v. Troschke
Die Kunst, ein guter Arzt zu werden. Anregungen zum Nach- und Weiterdenken
2. Auflage 2004. ISBN 978-3-456-84058-1

Wager/Godlee/Jefferson (Hrsg.)
Erfolg im Peer Review. Wissenschaftliche Betrachtungen durchführen und überstehen
2007. ISBN 978-3-456-84420-6

Zimmermann
Kulturelle Missverständnisse in der Medizin
2000. ISBN 978-3-456-83378-1

Andreas Winkelmann

Von Achilles bis Zuckerkandl – Eigennamen in der medizinischen Fachsprache

2., vollständig überarbeitete und erweiterte Auflage

Verlag Hans Huber

Anschrift des Autors:
Dr. med. Andreas Winkelmann, MSc.
Institut für Zell- und Neurobiologie
Centrum für Anatomie der Charité
D-10098 Berlin

Lektorat: Dr. Klaus Reinhardt
Herstellung: Peter E. Wüthrich
Illustration: Christian Mayrock
Umschlag: Atelier Mühlberg, Basel
Druckvorstufe: Satzspiegel, Nörten-Hardenberg
Druck und buchbinderische Verarbeitung: Kösel, Altusried-Krugzell
Printed in Germany

Bibliographische Information der Deutschen Bibliothek
Die Deutsche Bibliothek verzeichnet diese Publikation in der Deutschen Nationalbibliographie; detaillierte bibliographische Daten sind im Internet über http://dnb.d-nb.de abrufbar.

Anregungen und Zuschriften an:
Verlag Hans Huber
Hogrefe AG
Lektorat Medizin
Länggass-Strasse 76
CH-3000 Bern 9
Tel: 0041 (0)31 300 4500
Fax: 0041 (0)31 300 4593
verlag@hanshuber.com
www.verlag-hanshuber.com

2. Auflage 2009

ISBN 978-3-456-84470-1

Von des Lebens Gütern allen
Ist der Ruhm das höchste doch,
Wenn der Leib in Staub zerfallen,
Lebt der große Name noch.

Schiller: Siegesfest, 1803

Inhalt

Vorbemerkung zur zweiten Auflage

Da ein freundlicher Rezensent der ersten Auflage in diesem Buch vergeblich die «Achillesverse» suchte, liefere ich diese hier anstatt eines erneuten Vorwortes, das ja sowieso nur meine Freude über das schnelle Nötigwerden einer zweiten Auflage zum Gegenstand hätte haben können, nach:

Achillesverse

Achill war einer der Hellenen,
die fast nur Muskel sind und Sehnen.
Am liebsten zeigte er beim Bade
den Zeitgenossen seine Wade,
die hatt' 'ne eigne Dimension
durch Training der Plantarflexion.

Doch mehr noch hing er an dem Ding,
das distal an dem Muskel hing.
Er dacht: «Was wär ich, Achilleus,
ohne mein Tendo calcaneus?»
Stets musste er vorm Spiegel stehn,
den Lichtschein seiner Sehne sehn.

Drum kann man sagen (nur wegen des Gags):
Achilles liebte den Sehnen-Reflex.

Mein herzlicher Dank für wesentliche Hilfestellungen zur zweiten Auflage geht neben den in der ersten Auflage erwähnten Freundinnen und Helfern (siehe S. XI) an: Dr. Peter Godt (Kiel), Dr. Remigi Joller (Altdorf/Uri), Prof. Hanns Kaiser (Augsburg), Dr. Sabine Löffler (Leipzig), Prof. Michael O'Brien (Boston), Drs. Donald F. und Frederick C. Prehn (Wausau/Wisconsin), Dr. Rupert Reinhardt (Konstanz), Prof. Günther und Dr. Susanne Schellong (Münster), Dr. Cord Spilker (Leeds), Prof. Bernhard Tillmann (Kiel) sowie aus Berlin Prof. Geerd Dellas, Dr. Sven Hendrix, Sergej Khrulev, Dr. Árpád von Klimó, Dr. Michi Knecht, Reinhard Kober, Dr. Elena Pohl, Raimund Senf, Nicolas Ziegenhagen und Emil.

Budapest im März 2006
Berlin im Juni 2008
Andreas Winkelmann

Vorwort zur ersten Auflage

Benennungen nach Personen, auch «Eponyme» genannt, sind in der Medizin weit verbreitet. Es ist schon viel Papier verbraucht worden, um darüber zu diskutieren, ob die Verwendung solcher Namen in der Fachsprache überhaupt sinnvoll ist. Alle Versuche, ohne sie auszukommen, sind jedenfalls bisher fehlgeschlagen, und es scheint, als werden Röntgen, Babinski, Golgi, Yersin, Apgar, Creutzfeldt oder Jakob auf absehbare Zeit Teil der Fachsprache bleiben – ein Teil, der zwar Studierenden zusätzlichen Lernstoff aufbürdet, der aber die Medizin auch vor einer rein schematischen Sprache bewahrt, die Orwell wohl «doppelplusungut» genannt hätte.

Eigentlich wäre dieses Buch das typische Werk eines Ruheständlers, der, am Kaminfeuer sitzend, auf sein Arztleben zurückblickt und sich – vielleicht sogar mit Recht – in eine Reihe mit den anderen Größen seines Faches stellen möchte. Beides liegt mir fern. Vielmehr habe ich Unterhaltsames, Wissenswertes und Merkwürdiges zusammengetragen in der Hoffnung, der üblichen Sterilität von Nachrufen auf ehrwürdige alte Herren zu entgehen, die so manche Sammlung von Mediziner-Biografien kennzeichnet. Dabei ist natürlich kein streng wissenschaftliches Werk entstanden, dessen Worte alle der Goldwaage standhalten würden. Obwohl ich zwangsläufig in vielen mir fremden Fachgebieten dilettiere, habe ich mich aber stets um akkurate Informationen bemüht (siehe Quellen, S. 310).

Hervorgegangen ist dieses Buch ursprünglich aus einer Liste anatomischer Eigennamen, die ich für einen Atlas zusammengestellt habe. Bei der Suche nach biografischen Angaben stolperte ich immer wieder über bemerkenswerte oder seltsame Geschichten, die ich dann zu sammeln begann. Inzwischen sind viele klinische Begriffe hinzugekommen und viele anatomische wegen Unbekanntheit aussortiert. Bei der Auswahl habe ich mich weitgehend an zwei Regeln orientiert: Erstens musste der Name mir (als durchschnittlich ausgebildetem Mediziner) bekannt vorkommen, zweitens musste es lesenswerte biografische Details geben. Dem Einen oder der Anderen mag in der Liste ein Schilling oder Schellong fehlen. Das liegt auch daran, dass viele Wissenschaftler vor allem des 19. und frühen 20. Jahrhunderts das Kriterium der lesenswerten Biografie leider nicht erfüllten, sei es wegen fehlender Informationen, sei es wegen beamtischen Lebenswandels. Zudem ist beim Sammeln schnell klar geworden, dass die Zahl der in der Medizin verwendeten Eigennamen unvorstellbar groß ist. Meine Auswahl bleibt daher letztlich subjektiv und die Herausgabe der vollständigen, wohl 20-bändigen Enzyklopädie der medizinischen Eigennamen muss ich mir für den Ruhestand aufheben.

Trotz erweiterter Indikation bei der Aufnahme von Frauen in die Liste besteht diese überwiegend aus den sprichwörtlichen «dead white males». Selbst die Clara-Zellen sind nach einem Mann benannt, noch dazu nach einem Mann mit unrühmlicher Vergangenheit. Trotzdem entsteht hoffentlich nicht der Eindruck, ich hinge einer eigentlich überholten Geschichtsauffassung an, nach der die Medizingeschichte eine Folge von Entdeckungen genialer Männer sei – auch wenn ein Streifzug durch diese Geschichte anhand von Personen das manchmal nahe legen könnte. Daher habe ich mich auch wenig um die oft geführten Prioritäts-Diskussionen gekümmert, die ja letztlich behaupten, es müsse immer den Einen (oder die Eine) geben, die allein die entscheidende Entdeckung gemacht habe – was in der Realität sehr selten der Fall ist. Näheres hierzu findet sich unter anderem bei den Einträgen zu ↗ *Reiter* und ↗ *Ullrich*.

Danksagungen

Für die Überlassung von Informationen und andere Hilfestellungen danke ich: Marion Amort (Innsbruck), Prof. Jim Augustine (Columbia/USA), Prof. Gottfried Bogusch (Berlin), Mr. Frank B. Cockett (London), Prof. Turkan Erbengi (Istanbul), Dr. Herbert Fliege (Berlin), Prof. John Fraher (Cork/Irland), Florian Gerum-Winkelmann (Minden/Westf.), Dr. Luminita Göbbel (Halle/Saale), Dr. Claudia Kiessling (Berlin), Dr. Karl-Heinz Reiche (Berlin), Nino Rocha (Berlin), Dr. Franziska Rogger (Bern), Dr. Marion Maria Ruisinger (Erlangen), Prof. Sanjai Sangvichien (Bangkok), Dr. Udo Schagen (Berlin), Frau Schlecker (Stadt Hofheim/Taunus), Dr. Sabine Schleiermacher (Berlin), Prof. Thomas Schnalke (Berlin), Prof. Rüdiger Schultka (Halle/Saale), Dr. Mechthild Waldeyer (Wedel), Prof. Daniel J. Wallace (Los Angeles), Prof. Andreas H. Weiglein (Graz) und Mr. Martin Wiese (London). Vertretene Auffassungen und eventuelle Fehler bleiben natürlich bei aller Hilfe meine eigenen.

Dr. Klaus Reinhardt, Christina Weiblen und Peter E. Wüthrich vom Hans Huber Verlag danke ich herzlich für die sehr gute Zusammenarbeit.

Ein ganz besonderer Dank geht an Christian Mayrock für die wunderschönen Initialen, an Dr. Norbert Wichert für neurologische Hilfestellungen, an meinen Vater Alfons Winkelmann für viele Korrekturen und schließlich an Christian, Wiebke, Norbert und Paula für geistige, emotionale und physische Nahrung in arbeitsreichen Zeiten.

Berlin, im Februar 2004
Andreas Winkelmann

Hinweise zu den Einträgen

Bei allen Einträgen steht zunächst die Person, dann folgen die nach ihr benannten Begriffe, meist in der Reihenfolge ihrer Geläufigkeit. Bei einmal in die Liste aufgenommenen Personen werden zum Teil auch weniger bekannte oder veraltete Benennungen mit aufgeführt, auch dies aber ohne Anspruch auf Vollständigkeit. Verweise auf andere Einträge sind mit einem ↗ *Pfeil* gekennzeichnet.

Es gibt verschiedene Möglichkeiten, eine Struktur oder eine Krankheit mit einem Eponym zu bezeichnen, zum Beispiel Rosenthal-Vene, Rosenthals Vene, Rosenthal'sche Vene, Rosenthalsche Vene, Vena rosenthali oder gar Vena rosenthalii. Die neue deutsche Rechtschreibung sieht zwar für Adjektive, die von Personennamen abgeleitet sind (etwa «die goetheschen Schriften»), die Kleinschreibung vor. Dies gilt aber nicht, wenn die ganze Fügung ein Name ist, so dass «rosenthalsche Venen» also verboten bleiben. In dieser Sammlung wird meist die Form «Rosenthal-Vene» gewählt oder stillschweigend vorausgesetzt, es sei denn, eine andere ist wesentlich üblicher, wie zum Beispiel beim Locus ↗ *Kiesselbachii.*

Die Schreibweise ausländischer Namen folgt im Allgemeinen der deutschen Aussprache (z. B. Purkinje), auch wenn es politisch korrekter wäre, sie ausländisch zu schreiben (Purkině), was aber omniglotte Leserinnen und Leser voraussetzen würde. Bei russischen Namen habe ich allerdings das traditionelle W am Namensende beibehalten, auch wenn zur Aussprache ein «ff» eindeutiger wäre. Schließlich sei darauf hingewiesen, dass die Verwendung deutscher Namen für Städte nicht unbedingt impliziert, dass diese zu Deutschland gehören oder gehörten.

Ergänzungen und Korrekturen

Ein Buch wie dieses ist zwangsläufig *work in progress*. Daher bitten Autor und Verlag ausdrücklich darum, Ergänzungen, Kommentare und Korrekturen für weitere Ausgaben an folgende E-Mail-Adresse zu schicken: **eponyme@hanshuber.com**

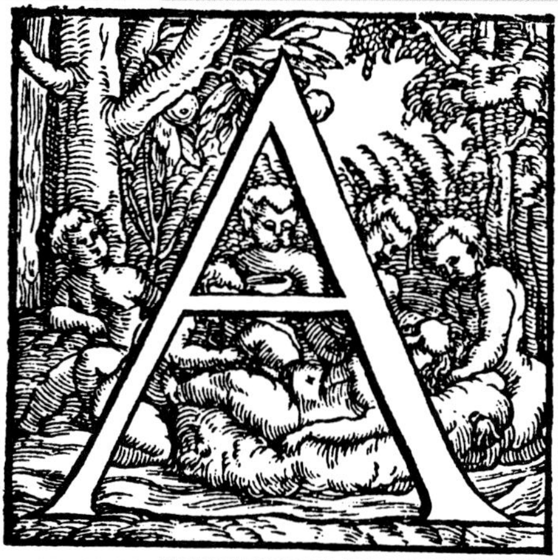

A

Achilles

Griechische Sagengestalt. Held der Ilias, der durch einen Pfeil des Paris an seiner einzigen verwundbaren Stelle, der Ferse, tödlich getroffen wird. Achilles war von seiner Mutter Thetis durch Eintauchen in den Unterweltfluss Styx unverwundbar gemacht worden, wobei die Benetzung durch das Wasser die «Achilles-Ferse», an der die Mutter den Kleinen hielt, aussparte. Nach einer anderen Version wurde der kleine Achilles allerdings von Thetis nachts ins himmlische Feuer gehalten und tags darauf mit Ambrosia (Schafgarbe) geheilt und unsterblich gemacht. Auch das ging aber schief, weil der Vater Peleus vorbeikam und die Mutter überraschte, weshalb sie ihr Werk nicht vollenden konnte. Die Benennung der Sehne nach der gleichnamigen Ferse geht auf ↗ *Verheyen* zurück.

In den ↗ *hippokratischen* Schriften wird interessanterweise die Überzeugung vertreten, dass die Verletzung der Achillessehne Fieber, Schluckauf und Geistesverwirrung auslöse und zum Tod führen könne. Dies könnte auf den Einfluss der Ilias auf die hippokratischen Vorstellungen hinweisen. Es könnte aber auch sein, dass Homer in der Ilias eine noch ältere medizinische Volksweisheit verarbeitet hat, die später auch in die hippokratischen Schriften Eingang fand.

• **Achillessehne, Tendo calcaneus:** Die Sehne, mit welcher der M. triceps surae am Fersenbein ansetzt, ist – trotz Achilles' Schwachstelle, die ja eigentlich auch mehr am Fersenbein lag – die stärkste Sehne des menschlichen Körpers. Es ist vorgeschlagen worden, die Sehne anatomisch korrekter «Hektor-Sehne» zu nennen: Hektor wurde von Achilles in der Schlacht von Troja getötet und sein Körper zum Zeichen des Triumphes hinter Achilles' Streitwagen um die Stadt geschleift. Dazu durchstieß Achilles, wie Homer ausführlich beschreibt, Hektors Füße «zwischen Ferse und Knöchel», um also den toten Widersacher quasi an den Achillessehnen aufzuhängen.

Adam

(*3761 oder 5493 v. Chr.) Erster Mensch (und Mann) des Alten Testaments. Das erste hier angegebene Geburtsdatum entstammt der jüdischen, das zweite der alexandrinischen bzw. äthiopischen Zeitrechnung.

• **Adamsapfel, Pomum Adami, Prominentia laryngea:** Der Adamsapfel als vorstehender Teil des Schildknorpels ist ein sekundäres extragenitales Geschlechtsmerkmal des Mannes. Die Benennung erfolgte nach dem mittelalterlichen Aberglauben, dass Adam ein Stück der verbotenen Frucht im Halse stecken geblieben sei, weshalb der Mann nun zum sichtbaren Zeichen seines Sündenfalles diese Vorwölbung mit sich herumtragen muss. Die Bibel spricht übrigens gar nicht von einem Apfel, sondern nur von einer Frucht.

Adamkiewicz, Albert

(1850–1921) Nach dem Medizinstudium in Königsberg, Warschau und Würzburg habilitierte er sich in Berlin bei ↗ *Westphal* und wurde 1880 Vorsteher einer neu geschaffenen Abteilung für Allgemeine und Experimentelle Pathologie an der Universität Krakau. Er schrieb 1881 das erste umfassende Buch zur Gefäßversorgung des Rückenmarks. In den 1890er-Jahren meinte er, die Ursache für Krebs in einem Parasiten gefunden zu haben, den er «Coccidium sarcolytus» taufte. Stimuliert von den Arbeiten Robert ↗ *Kochs* entwickelte er ein Antiserum namens «Cancroin», mit dem er den Krebs besiegen wollte. Heftige Kritik seiner Krakauer Kollegen, die seine Veröffentlichungen für verfrüht hielten und die Erwartungen der Öffentlichkeit fürchteten, ließ ihn mit diesem Serum nach Wien ziehen. Dort konnte er seine Therapie an der Klinik eines befreundeten Chirurgen testen, was aber in einem Desaster endete. Seine wissenschaftliche Karriere war damit für immer beendet und auch die Rückkehr nach Krakau unmöglich. Fortan verdiente er seinen Lebensunterhalt als Arzt am Rothschild-Spital in Wien, nicht ohne 1916 seiner Verbitterung durch einen Artikel mit dem Titel «Abrechnung und Entlarvung» Ausdruck zu verleihen. 1918 folgte ein weiterer mit dem Titel «Krebsoperationen sind Verbrechen».

• **Adamkiewicz-Arterie, Arteria radicularis anterior, Arteria radicularis magna:** Von den ursprünglich segmentalen Zuflüssen zum Rückenmark aus den Aa. vertebrales, intercostales und lumbales bleiben in der Entwicklung nur einige erhalten. Der größte, die Adamkiewicz-Arterie, ist meist ein Ast der 9., 10. oder 11. A. intercostalis auf der linken Seite und versorgt das Rückenmark im lumbosakralen Bereich. Die Unterbindung oder Verletzung der Arterie bei Operationen oder radiologischen Interventionen an der Aorta kann zur Querschnittlähmung führen.

Adams, Robert

(1791–1875) Dubliner Chirurg. Mit 24 Jahren erhielt er die chirurgische Lizenz des Royal College of Surgeons of Ireland, den M.D. (Doktortitel) allerdings erst mit 51 Jahren. Mit 70 wurde er Leibchirurg von Queen Victoria. Er litt an Gicht und schrieb über diese auch einen klassischen Aufsatz, starb jedoch an einem Herzinfarkt.

• **Adams-↗ Stokes-Anfall:** Eine kurze Bewusstlosigkeit auf Grund von Herzrhythmusstörungen. Diese Form der Synkope wird manchmal auch ↗ *Morgagni*-Adams-Stokes-Anfall genannt, um auch ja keinen der Erstbeschreiber zu vergessen. Adams selbst hat in seiner Veröffentlichung 1827 eigentlich nur einen Fall von sehr langsamem Puls erwähnt. Häufige Ursache des Anfalls ist ein AV-Block, insbesondere beim Übergang vom geringergradigen zum kompletten Block.

Addison, Christopher

(1869–1951) Lord Addison of Stallingborough, Anatom in London und Sheffield und von 1919 bis 1921 erster britischer Gesundheitsminister, nachdem er zunächst Minister für Munition und dann Minister für Wiederaufbau gewesen war. Er galt als progressiv und schrieb Bücher über die Bedeutung der Landwirtschaft und die Armut in den Slums, die es damals in London durchaus gab, sowie ein Werk mit Namen *Practical Socialism*.

• **Addison-Ebene, Planum transpyloricum:** Von Addison zur Orientierung im Abdomen definierte horizontale Ebene auf halbem Wege zwischen Fossa jugularis und Symphyse, die den Pylorus und die Unterkante von LWK1 schneidet.

Addison, Thomas

(1793–1860) Arzt am Guy's Hospital in London. Er gehört mit Hodgkin zu den bekanntesten Vertretern der englischen Hospitalmedizin des frühen 19. Jahrhunderts, die in der Tradition von ↗ *Bichat* genaue klinische Beobachtungen mit den neueren Untersuchungsmethoden (wie der Auskultation) und dem Befund der Leichensektion verbanden. Es heißt von Addison, er habe sich im Obduktionssaal immer wohler gefühlt als am Krankenbett. Er ist der Gründer der dermatologischen Abteilung von Guy's Hospital und hinterließ eine Sammlung von Wachsmodellen von Hautkrankheiten.

Er galt als unsicherer und nervöser Mensch, der an Schlaflosigkeit und Depressionen litt und oft an seinen Diagnosen zweifelte. Er hätte nie eine größere Praxis und blieb zu Lebzeiten weitgehend unbekannt, war aber ein brillanter Lehrer und bei Studenten sehr beliebt. Als seine Depressionen sich verstärkten, zog er sich 1860 aus der Praxis zurück, nicht ohne an seine Studenten zu schreiben: «A considerable breakdown in my health has scared me from the anxieties, responsibilities and excitement of the profession; whether temporarily or permanently can not yet be determined» und sich für das allzeit große Interesse zu bedanken. Die Depression besserte sich aber nicht. Noch im selben Jahr stürzte er sich aus einem Fenster seines Hauses in Brighton und starb 12 h später an einer Schädelfraktur.

• **Morbus Addison, Nebennierenrindeninsuffizienz:** Durch seine vielen Obduktionen konnte Addison den von ihm beschriebenen Symptomenkomplex aus allgemeiner Schwäche, niedrigem Blutdruck, Gewichtsverlust und bräunlicher Hautverfärbung mit morphologischen Veränderungen der Nebennierenrinde in Verbindung bringen. Es ist gesagt worden, der 15. März 1849, der Tag, an dem Addison seine Ergebnisse der *South London Medical Society* vortrug, sei der Beginn der Endokrinologie gewesen. ↗ *Brown-Séquard*

Adson, Alfred Washington

(1887–1951) Mit 30 Jahren operierte Adson in der ↗ *Mayo*-Klinik unter Beobachtung von drei berühmten europäischen Militärchirurgen einen Hirntumor. Einer der drei berichtete später, er habe einem «Schuljungen» beim Operieren zugeschaut, so wenig erwachsen scheint Adson ausgesehen zu haben. Er war nichtsdestotrotz der erste Chirurg der Mayo-Klinik, der sich ausschließlich auf Neurochirurgie spezialisierte.

• **Adson-Test, Skalenus-Test:** Bei Abduktion und Elevation des Arms und Kopfdrehung zur Gegenseite verschwindet der Radialispuls, wenn die A. subclavia in der Skalenus-Lücke komprimiert wird (Thoracic-Outlet-Syndrom). 1938 führte Adson die erste Skalenektomie bei symptomatischer Halsrippe durch.

• **Adson-Pinzette:** Kleine Pinzette mit schmalen Branchen und relativ breitem Griff, die sowohl als anatomische als auch als chirurgische Pinzette so benannt wird.

Albarran, Joaquim

(1860–1912) Auf Kuba geborener Mediziner, der in Spanien studierte und als Urologe in Paris und Madrid arbeitete. In Paris war er Nachfolger ↗ *Guyons* an der Klinik für Harnkrankheiten und führte hier auch als Erster eine perineale Prostatektomie durch.

• **Albarran-Lappen, Lobus medius prostatae:** Nach älteren Vorstellungen ist die Prostata in zwei große Seitenlappen und einen mittleren Lappen unterteilbar, wobei Letzterer hinten zwischen Urethra und Spritzkanälchen liegt. Nach neueren Erkenntnissen werden aber nur unscharf abgegrenzte Zonen unterschieden: eine periurethrale Mantelzone, eine diese trichterförmig nach oben umschließende Innenzone, die auch die Spritzkanälchen einschließt, und eine große Außenzone. Das gutartige Prostataadenom betrifft die Innenzone, das Karzinom meist die Außenzone. Die lange vertretene Vorstellung, dass die Innenzone östrogensensitiv sei und sich bei Nachlassen der Testosteronproduktion im Alter vergrößere, ist inzwischen auch verlassen worden. Vielmehr kommt es zu vermindertem Androgenabbau im Alter, wobei noch unklar ist, warum das resultierende Wachstum primär die Innenzone betrifft.

• **Albarran-Hebel:** Fernsteuerbarer Hebel an der Spitze des Zystoskopes, mit dem ein Ureterkatheter gezielt eingeführt werden kann.

• **Albarran-Ormond-Syndrom, Ormond-Syndrom:** Idiopathische Form der Retroperitonealfibrose, die insbesondere zur Kompression der Harnleiter mit nachfolgender Hydronephrose führt. John Kelso Ormond (1886–1979) war Urologe in Detroit.

Alcock, Benjamin

(1801–?) Anatom in Dublin und Cork, Irland. Er wurde in Cork 1855 wegen Streits um die nicht ausreichende Versorgung der Anatomie mit Leichen entlassen. Diese Versorgung war in Großbritannien und Irland durch speziell erlassene Gesetze geregelt worden, nachdem es Anfang des Jahrhunderts zu Leichenklau und sogar zu Morden gekommen war (↗ *Burke*). Die Zahl der Leichen, die der Anatomie aufgrund dieser Gesetze von Armenhäusern, Krankenhäusern und anderen Institutionen zur Verfügung gestellt wurden, war für Alcock anscheinend nicht befriedigend. Nach seiner Entlassung wanderte er 1859, wie es heißt «noch unverheiratet», nach Amerika aus. Über seinen weiteren Verbleib ist nichts bekannt.

• **Alcock-Kanal, Canalis pudendalis:** Der Kanal liegt in einer Faszienduplikatur des M. obturatoris internus. In ihm laufen der N. pudendus und die A. und V. pudendae internae vom Foramen ischiadicum minus aus durch die Fossa ischioanalis (früher: ischiorectalis).

Alderman

Dieser Name wird in der Eigennamenliste erwähnt, die der neuesten internationalen *Terminologia Anatomica* beigegeben ist. Es handelt sich aber nicht um eine Person, die dem unten genannten Nerv ihren Namen gab, sondern um eine «Berufsbezeichnung»: Aldermen sind Ratsherren, die einer Londoner Sitte zufolge nach dem opulenten Mahl ihre Verdauung anregten, indem sie sich kaltes Wasser hinters Ohr tupften und damit den «alderman's nerve» stimulierten. Eine andere Variante dieser Geschichte besagt, dass den Ratsherren, die sich an Austern schon satt gegessen hatten, die Ohren gekitzelt wurden, um «den Gaumen noch einmal zu stimulieren».

• **Alderman's nerve, Ramus auricularis nervi vagi:** Der einzige Hautast des N. vagus. Er innerviert einen Teil der Haut des äußeren Gehörgangs. Dieser Bereich könnte auch als die erogene Zone des Nervus vagus bezeichnet werden, was man mit einem Wattestäbchen ausprobieren kann, aber nicht sollte, da das Trommelfell empfindlich ist. Die Reizung des Nervs kann auch Husten oder Übelkeit auslösen. Beide oben angegebenen «aldermen»-Geschichten sind zumindest anatomisch plausibel, da der N. vagus sowohl Geschmacksfasern führt als auch die Magen- und Darmmotorik moduliert.

Allgöwer, Martin

(1917–2007) Schweizer Chirurg. Nach Forschungstätigkeiten in Basler und amerikanischen Labors wurde er Chefchirurg in Chur, 1963 dann Professor der Chirurgie in Basel. Er zeichnete sich durch operative Fertigkeiten aus, die von einigen inzwischen als legendär bezeichnet werden, und formulierte als sein Berufsziel «die chirurgische Arbeit in serener Aequanimitas – Gleichmut der Seele – und gleichzeitig offen für aufbauende Kritik und Fortschritt.»

Allgöwer gehört zu den Gründungsvätern der schweizerischen Arbeitsgemeinschaft für Osteosynthesefragen (AO), die die Behandlung von Frakturen weltweit auf neue Grundlagen gestellt hat (↗ *Weber*). In der Ende der 50er Jahre zusammengekommenen Gruppe von etwa einem Dutzend Chirurgen hatte Allgöwer die größte Erfahrung mit Tierexperimenten und etablierte das Laboratorium für experimentelle Chirurgie in Davos, eine der Keimzellen der AO.

Es ist eine interessante Frage, warum die Schweiz in diesem Punkt offenbar der gesamten Welt so weit voraus war. Viele Skiverletzungen waren wohl nicht der einzige Grund. Zum Einen kamen hier erfahrene unfallchirurgische Chefärzte zusammen, die sich untereinander gut kannten (wegen überschaubarer Anzahl, aber auch wegen regelmäßiger gemeinsamer Militärübungen) und die bereit waren, für ein gemeinsames

Ziel die durchaus vorhandenen Rivalitäten hintanzustellen. Hinzu kam ein guter Draht zu Technikern, die wiederum feinmechanische Erfahrungen aus der Uhrenindustrie mitbrachten. Und sollte schließlich zu den Charaktereigenschaften von Schweizer Chirurgen auch die penible Sauberkeit des Herbergsbesitzers in *Asterix bei den Schweizern* gehören und die wohlmeinende Pedanterie, mit der er zu jeder vollen Stunde sein «Kuckuck» ruft, so könnte dies zum Erfolg der AO durchaus beigetragen haben. (Schweizer Leserinnen und Leser, die solche Bemerkungen eines deutschen Autors für unangebracht halten, dürfen zum Ausgleich *Asterix bei den Goten* lesen und zitieren.)

- **Allgöwer-Naht:** Hautnaht mit transkutanem Vor- und intrakutanem Rückstich. Es ist kein Zufall, dass sich Allgöwers Name nicht z. B. mit einer Schraube, sondern primär mit einer Hautnaht verbunden hat, denn er war bekannt für seine sehr sorgfältige und schonende Weichteilbehandlung.
- **Allgöwer-Apparat:** Gehapparat zur Entlastung des Fußes bei Fersenbeinfraktur.

Allis, Oscar Huntington

(1836–1921) Orthopädischer Chirurg in Philadelphia, der sich insbesondere einen Namen als Experte für Hüftluxationen gemacht hat. Er erfand auch einen Äther-Inhalator.

- **Allis-Klemme:** Klemme mit verbreiterten gezähnelten Enden. Sie wurde ursprünglich zum Fassen der Darmwand bei Anastomosennähten entwickelt.

Alzheimer, Alois

(1864–1915) Psychiater und Neuropathologe in München, Heidelberg, Tübingen und Breslau. Er verband für verschiedene Hirnerkrankungen die klinischen Symptome mit genauen histopathologischen Befunden. Seine Doktorarbeit schrieb er bei ↗ *Kölliker* in Würzburg *Ueber die Ohrschmalzdrüsen*, die in ihrem Aufbau zwar schon erforscht waren, nicht aber in ihrer Entwicklung. Auf 17 Seiten erklärte Alzheimer, dass die Drüsen aus der Haarwurzelscheide entstehen und beim Neugeborenen auch noch in die Haarbälge münden, dann aber nach oben rücken und beim Erwachsenen meist frei auf der Haut des Gehörgangs münden. Er beschrieb auch die Zusammensetzung des Ohrenschmalzes, das man in der Geschichte auch schon als ein Abfallprodukt der Hirntätigkeit oder einen Schutz vor krabbelndem Ungeziefer während des Schlafes aufgefasst hatte. Alzheimer blieb, was dies anging, vorsichtig und schrieb: «Ob ihm wirklich irgendwelche besonderen Aufgaben zufallen, möge hier nicht erwogen werden.»

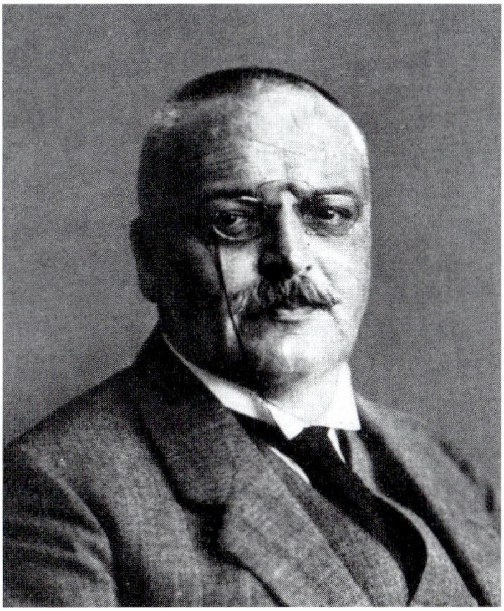

Alois Alzheimer

Die Ehefrau hatte Alzheimer seinem guten Freund ↗ *Erb* zu verdanken. Ein Bankier, den Erb erfolgreich wegen Syphilis behandelt hatte, finanzierte aus Dankbarkeit eine gemeinsame wissenschaftliche Expedition nach Algerien, erlitt aber vor Ort einen Zusammenbruch. Erb bat daraufhin Alzheimer, den Bankier nebst Gattin aus Algerien nach Deutschland zurückzuholen. Offenbar lernte man sich auf der Rückreise näher kennen, denn als der Bankier in Deutschland starb, heiratete Alzheimer dessen Witwe, was ihm finanzielle Unabhängigkeit bescherte.

• **Morbus Alzheimer:** Eine Form der senilen Demenz, die durch bestimmte pathologische Veränderungen charakterisiert ist: Hirnatrophie, Nervenzellverlust, β-Amyloid-haltige Plaques und Alzheimer-Fibrillen. Die Veränderungen beginnen meist im medialen und basalen Schläfenlappen und betreffen sehr häufig auch den Nucleus basalis ↗ *Meynert*. Entsprechend dem frühen Befall des Hippocampus (↗ *Ammonshorn*) steht am Anfang meist Vergesslichkeit, die in vier bis fünf Jahren in schwere Demenz übergehen kann. Medikamente können bisher nur eine leichte vorübergehende Besserung der kognitiven Funktionen erreichen.

Die Geschichte des Morbus Alzheimer begann mit einer Enttäuschung: Als Alzheimer auf der 37. Tagung der südwestdeutschen Irrenärzte 1906 seinen «eigenartigen schweren Erkrankungsprozeß der Hirnrinde» das erste Mal vorstellte, stellte kein einziger der Anwesenden anschließend eine Frage, nicht einmal der Vorsitzende ↗ *Hoche*, während es nach dem folgenden Vortrag zu heftigen Diskussionen über Sexualität, Hysterie und Freuds Psychoanalyse kam.

Ammon

Eigentlich Amon oder Amun, ägyptischer Gott, der oft durch einen Menschenkopf mit Widderhörnern dargestellt wurde. Er war zunächst ein Lokalgott für Theben, wurde aber später mit dem Sonnengott Ra (oder Re) gleichgesetzt und damit zum «Vater aller Götter».

• **Ammonshorn, Cornu ammonis, Hippocampus proprius:** Der Hippocampus ist unentbehrlich für die Überführung von Gedächtnisinhalten vom Kurz- ins Langzeitgedächtnis. Der Hippocampus im engeren Sinne (im Gegensatz zur «Hippocampusformation») liegt im Unterhorn der Seitenventrikel und schließt sich damit deren widderhornartigem Verlauf an, was ein Grund für die Namensgebung gewesen sein könnte. Nahe liegender ist jedoch, dass den Hirnforschern des 18. Jahrhunderts, von denen die Bezeichnung stammt, die Ähnlichkeit mit den Kalkschalen der Ammoniten auffiel, die ebenfalls Ammonshörner genannt werden – allerdings wiederum wegen der Ähnlichkeit mit den Widderhörnern des ägyptischen Gottes. Die Vorwölbung des Hippocampus in das Unterhorn (Pes hippocampi mit tatzenartigen Digitationen) sieht jedenfalls diesen kleinen Fossilien sehr ähnlich.

«Hippocampus» bedeutet Seepferdchen. Im *Lexikon phantastischer Tierwesen* heißt es allerdings: «Aus Griechenland stammend, hat der Hippocampus den Kopf und das Vorderteil eines Pferdes und das Hinterteil und den Schwanz eines Riesenfischs. Zwar lebt diese Art überwiegend im Mittelmeer, doch wurde im Jahr 1949 ein prächtiges Rotschimmel-Exemplar von Wassermenschen vor der Küste Schottlands gefangen und schließlich von ihnen gezähmt. Der Hippocampus legt große, zum Teil durchsichtige Eier, so dass die Fohlen darin sichtbar sind.» In seinem Exemplar dieses Lexikons hat Harry Potter – im Gegensatz zu vielen anderen Eintragungen – beim Hippocampus leider keine handschriftlichen Anmerkungen hinzugefügt.

Apgar, Virginia

(1909–1974) New Yorker Anästhesistin. Sie war 1929 eine von nur vier Frauen, die das Medizinstudium am Columbia University College begannen, das sie als viertbeste ihres Jahrgangs beendete. Sie wollte Chirurgin werden, gab dies aber nach einiger Zeit in der Chirurgie auf, da sie das Gefühl hatte, auf Dauer nicht in dem männlich dominierten Fach bestehen zu können. Ihr fiel dabei auf, dass der Widerstand gegen eine Frau in diesem Beruf nicht nur von den Kollegen ausging, sondern auch von Patientinnen, die sich aus unerfindlichen Gründen nicht von einer Chirurgin operieren lassen wollten. Sie wechselte daraufhin in die noch junge Anäs-

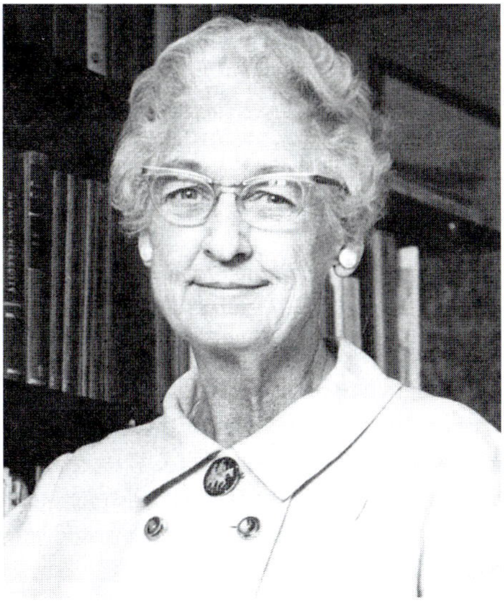

Virginia Apgar

thesie und wurde in diesem Fach am Columbia College mit nur 29 Jahren Abteilungsleiterin und 1949 auch Professorin. Sie begann nun, sich vor allem für Geburten und für die Probleme der Neugeborenen zu interessieren. Nach 17 000 betreuten Geburten wurde sie 1959 Direktorin einer Stiftung, die die Erforschung von angeborenen Fehlbildungen förderte und zur Aufklärung der Bevölkerung ein Buch mit dem Titel *Is my baby alright?* herausgab. Apgar war Geigenspielerin und hat auch selbst Geigen gebaut, sehr zum Leidwesen ihrer Nachbarn gern zwischen Mitternacht und zwei Uhr morgens. Ein Jahr nach ihrem Tod erschien in der New York Times ein Artikel, der berichtete, dass sie einmal auf der Suche nach dem besten Holz für eine Geige nicht davor zurückschreckte, in ihrem Krankenhaus eine alte Münzfernsprecher-Box auseinander zu nehmen, weil diese das richtige, leicht gewölbte Ahornholz enthielt. Eine Komplizin musste dabei das als Ersatz mitgebrachte Stück Holz noch auf der Damentoilette zurecht sägen, während Apgar vor der Tür Wache schob und Toilettenbesucherinnen mit der Bemerkung verscheuchte, es seien gerade Handwerker bei der Arbeit.

Apgar war nie verheiratet – vielleicht, weil das mit nächtlichem Geigenbau nicht vereinbar war? Sie selbst hat auf die Frage, warum sie nie geheiratet habe, geantwortet: «Ich habe eben keinen Mann gefunden, der kochen kann.»

• **Apgar-Index:** 1952 von Apgar veröffentlichter Bewertungsindex für die Beurteilung von Neugeborenen direkt nach der Geburt. Für fünf Kriterien werden fünf und zehn Minuten nach der Geburt jeweils 0 bis 2 Punkte vergeben, was einen maximalen Index von 10 ergibt. Die fünf Kriterien können praktischerweise mit den fünf Buchstaben von Apgars Namen verbunden werden (A = Aussehen/Hautfarbe, P = Pulsfrequenz, G = Grimassieren beim Absaugen, A = Aktivität, spontane, R = Respiration), was allerdings dazu geführt hat, dass der Name Apgar häufig für eine Abkürzung gehalten wird. Geburtshelfer legen oft großen Wert auf einen hohen Apgar-Index, da sie ihn als kritische Bewertung ihrer Arbeit ansehen und – zumindest in den USA sicher zu Recht – fürchten, bei später auftretenden Problemen des Kindes gerichtlich belangt zu werden. Dass allerdings Kandidaten nach nicht bestandenem Abitur ihren Geburtshelfer wegen eines Apgar-Scores unter 9 verklagen könnten, ist wohl – zumindest in Deutschland – eine unbegründete Befürchtung.

Arantius (Aranzio), Giulio Cesare

(1530–1589) Professor der Chirurgie und Medizin in Bologna, Schüler ↗ *Vesalius*' in Padua. Schon in seinem ersten Studienjahr 1548 entdeckte er eine bisher unbekannte anatomische Struktur: den Musculus levator palpebrae superioris. Mit 27 Jahren wurde er Professor der Anatomie. Er war Leibarzt des Papstes Gregor XIII. (des Begründers des gregorianischen Kalenders). Als Chirurg soll er bereits Rhinoplastiken (Nasenrekonstruktionen) durchgeführt haben.

• **Ductus venosus Arantii:** Teil des fetalen Kreislaufs. Das von der Plazenta kommende arterialisierte Blut läuft in der Nabelschnurvene (V. umbilicalis, später zum Lig. teres hepatis verkümmernd) in Richtung Leberpforte. Der Ductus venosus stellt zur fetalen Umgehung der Leber eine direkte Verbindung zum rechten Herzen über die Vena cava inferior her.

• **Ligamentum venosum Arantii:** Der bindegewebige Rest des Ductus venosus, der nach der Geburt bestehen bleibt. Das Band liegt dorsal im «H» der Leberpforte als Verlängerung des Lig. teres hepatis.

• **Noduli Arantii, Noduli valvularum semilunarium:** Kleine fibröse Verdickungen in der Mitte des freien Randes jeder Tasche der Pulmonal- und Aortenklappe, die bei Klappenschluss zusammenliegen.

Aschheim, Selmar

(1878–1965) Berliner Gynäkologe. Nach seiner Ausbildung zum Geburtshelfer und Gynäkologen eröffnete er 1905 eine Kassenpraxis in Berlin-Charlottenburg. Parallel wurde er 1912 Leiter des Histopathologischen und Bakteriologischen Laboratoriums der Frauenklinik der Charité. Unterbrochen wurde diese doppelte Tätigkeit zunächst nur durch den Einsatz als Truppenarzt im Ersten Weltkrieg, unter anderem mit der türkischen Armee an der Irakfront. Im Labor der Charité machte er seine später berühmten Versuche zur Erforschung der weiblichen Geschlechtshormone. Erst 1931, mit 52 Jahren, wurde er dafür zum Honorarprofessor ernannt. Wegen seiner jüdischen Abstammung wurde Aschheim 1933 vom Dienst beurlaubt, 1935 wurde ihm dann die Lehrbefugnis entzogen. 1936 ging er daher mit seiner Familie nach Paris, wo er schon 1937 die französische Staatsbürgerschaft erhielt und bald Forschungsleiter am Centre National de la Recherche Scientifique wurde. Die deutsche Besetzung Frankreichs hat er im Pariser Untergrund überstanden. Nach dem Krieg setzte er bis 1951 seine Arbeit in Paris fort.

• **Aschheim- ↗ Zondek-Reaktion, biologischer Schwangerschaftstest:** Die beiden Namensgeber entdeckten 1927, dass der Harn schwangerer Frauen, infantilen Mäusen injiziert, bei den Tieren die Bildung von Gelbkörpern in den Ovarien auslöst. Zuvor hatten die beiden mit Hypophysenextrakten und -transplantationen experimentiert und als erste die Wirkungen von Hypophysenhormonen auf die Ovarien beschrieben. Sie nannten das entdeckte Hormon zunächst Prolan, unterschieden später aber zwischen Prolan A (dem heutigen FSH) und Prolan B (dem heutigen LH). Entsprechend dieser Forschungsrichtung hielten sie auch das im Schwangerenharn entdeckte Hormon für ein Hypophysenprodukt und verkannten damit zunächst seinen plazentaren Ursprung.

Die Aschheim-Zondek-Reaktion war der erste sichere Schwangerschaftsnachweis und wurde, oft mit anderen Versuchstieren wie Kröten oder Kaninchen, bis in die 60er Jahre angewandt, um dann durch den immunologischen Nachweis von hCG abgelöst zu werden. Schon in einem altägyptischen Papyrus wurde allerdings behauptet, Schwangerenharn bringe Gerste und Hafer zum Treiben und könne damit zum Nachweis einer Schwangerschaft und auch zur Prognose des Kindsgeschlechts genutzt werden (bei Mädchen sollte nur die Gerste, bei Jungen der Hafer keimen). Dieses altägyptische Verfahren kann aber nicht als evidence-based gelten.

Aschoff, Ludwig

(1866–1942) Freiburger Pathologe. Während des 1. Weltkriegs war er Organisator der so genannten Kriegspathologie im Deutschen Reich (↗ *Koch, Walter*).

Mit seinem Schüler ↗ *Tawara* gelang ihm mit den Studien zum Reizleitungssystem als einem der Ersten die überzeugende Verbindung von Struktur und Funktion in der Folge von Virchows Zellularpathologie. Auf ihn geht

auch die Beschreibung des «Reticulo-Endothelialen Systems» zurück.
Als Aschoff auf der Naturforscher-Versammlung 1934 sagte, dass es «keine national beschränkte Medizin» gebe, sondern dass man «auf die Zusammenarbeit der Völker angewiesen» sei, trat er damit offen der Vereinnahmung der Hochschulmedizin durch die Nationalsozialisten entgegen. Das Bild von Aschoff, der als Wissenschaftler über den Dingen stand, wurde vor allem von seinem Schüler Franz Büchner (1895–1991) der Nachwelt überliefert, ist nach neueren Erkenntnissen aber etwas einseitig. Zwar förderte er zum Beispiel den internationalen Austausch, ließ aber ausländische Gastforscher in den Nachkriegsjahren nur in die Freiburger Labors, wenn sie schriftlich erklärten, die Alliierten seien am Weltkrieg Schuld gewesen. Er war sicher kein Nationalsozialist, aber als Nationalkonservativer, der dem Kaiserreich nachtrauerte, begrüßte er 1933 durchaus die neuen Machthaber und konnte sich gut mit dem Führergedanken und mit vielen der erbbiologischen Vorstellungen der Nazis anfreunden. Er stand jedenfalls mit Sicherheit nicht für deutlichen Widerstand gegen die neuen Herrscher, was nicht unerheblich ist, da er als bekannte akademische Autorität für viele Jüngere eine Vorbildfunktion hatte. Es ist aus heutiger Sicht natürlich schwierig (oder auch zu leicht), eventuelle persönliche Verfehlungen Aschoffs zu verurteilen, aber es lässt sich zumindest schließen, dass die Vorstellung von der Möglichkeit einer reinen, unpolitischen Wissenschaft falsch ist.

• **Aschoff-Tawara-Knoten, AV-Knoten, Nodus atrioventricularis:** Teil des Reizleitungssystems am Beginn der Überleitung von den Vorhöfen auf die Kammern, der bei Ausfall des Sinusknotens (↗ *Keith-Flack*) die Auslösung von Kammerkontraktionen übernehmen kann, allerdings mit niedrigerer Frequenz (40 bis 50/min).

• **Aschoff-Knötchen:** Beim rheumatischen Fieber auftretende Granulome mit fibrinoider Verquellung, in denen sich histiozytäre Zellen und Riesenzellen (Aschoff-Zellen) sammeln. Die Knötchen kommen praktisch nur im Herzmuskel vor.

• ↗ **Rokitansky-Aschoff-Krypten**

Atlas

Titan der griechischen Mythologie, der auf seinen Schultern den Himmel trägt. Durch Anblick des abgeschlagenen ↗ *Medusenhauptes* war er versteinert und in einen Berg verwandelt worden. Geografische Atlanten tragen den selben Namen, weil Gerhard Kremer, genannt Mercator, auf der Titelseite seiner berühmten Weltkarte 1585 ein Bild des Atlas darstellte.

• **Atlas:** Erster Halswirbel, der den Schädel trägt wie Atlas den Himmel (oder den Globus auf der Mercator-Titelseite).

Auerbach, Leopold

(1828–1897) Breslauer Neuropathologe, Physiologe und Anatom. Er wuchs im jüdischen Ghetto von Breslau auf und verdiente seinen Lebensunterhalt zumeist durch praktische ärztliche Tätigkeit.

• **Auerbach-Plexus, Plexus myentericus:** Der vegetative Auerbach-Plexus ist Teil des intramuralen Darmnervensystems, das autonom die Darmperistaltik steuert und vom N. vagus nur moduliert wird (↗ *Alderman*). Er liegt zwischen den Schichten der Ring- und Längsmuskulatur des Darmrohrs, also im Vergleich zum ↗ *Meissner*-Plexus außen. Eigennamen sind oft schwieriger zu lernen als beschreibende Bezeichnungen, daher braucht man dafür Merksprüche (↗ *Todaro*), in diesem Falle: Auerbach = außen.

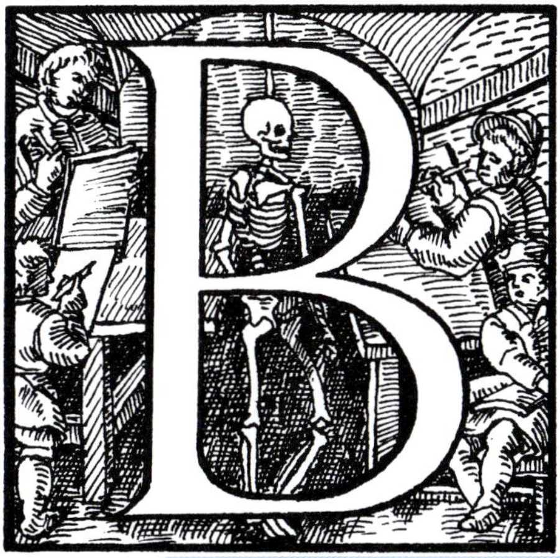
B

B

Babinski, Joseph François Félix

(1857–1932) Pariser Neurologe, dessen Eltern aus Polen auswandern mussten, weil sein Vater 1848 an einem erfolglosen Aufstand gegen die russische Herrschaft teilgenommen hatte. Der Vater war offenbar eine Art Berufsrevolutionär, denn er versuchte nicht nur in den 1860er-Jahren noch einmal sein Glück in der Befreiung Polens, sondern verließ seine Familie anschließend erneut, um im Bürgerkrieg in Peru zu kämpfen. Der Sohn hingegen legte ein exzellentes Medizinstudium hin und wurde rasch Oberarzt an der Salpêtrière bei ↗ *Charcot*, später Leiter der Neurologie am Krankenhaus La Pitié. Zweifel an der organischen Ursache der Hysterie, die Charcot im Gehirn vermutete, ließen Babinski nach Methoden suchen, psychische von organischen Symptomen abzugrenzen. So begann er das Studium der Reflexe und Krankheitszeichen. Außerdem untersuchte er – im Gegensatz zu Charcot – seine Patienten immer selbst. Als ein Student ihn während einer Visite nach der Diagnose fragte, soll Babinski geantwortet haben: «Ich weiß es nicht, ich untersuche. Tun Sie das selbe, und wir werden Ihre Frage erneut erörtern.» Letztlich kam er zu der Überzeugung, die Hysterie sei nicht organisch, sondern durch Suggestion bedingt und müsse durch Gegensuggestion heilbar sein (↗ *Highmore*, ↗ *Charcot)*.

Babinski war ein großer Gourmet und es wird behauptet, er habe einmal eine Visite unterbrochen und sei nach Hause geeilt, als man ihm die Nachricht überbrachte, das Soufflé nähere sich der Vollendung. Das Kochen übernahm sein zwei Jahre älterer Bruder Henri, der unter dem Pseudonym Ali-Bab ein in Paris sehr bekanntes Kochbuch veröffentlichte. Die beiden lebten zeitlebens als überzeugte Junggesellen zusammen. In späten Jahren litt Babinski an Parkinsonscher Krankheit und zog sich nach dem Tod des Bruders 1931 völlig zurück.

• **Babinski-Reflex:** Eine Sonderform eines Flexorreflexes, bei dem auf ein Bestreichen der lateralen Fußsohle die Großzehe dorsalflektiert und die übrigen Zehen fächerförmig gespreizt werden. Babinski hat dieses Phänomen 1896 beschrieben und zwei Jahre später als Pyramidenbahnzeichen gewertet, da es entweder bei Unreife der Pyramidenbahn in den ersten Lebensmonaten oder bei Schädigung der Pyramidenbahn in späteren Jahren auftritt. Inzwischen ist durch Sektionsbefunde an Patienten, bei denen eine Chordotomie zur Schmerztherapie durchgeführt worden war, gezeigt worden, dass der Reflex bei fast allen auftrat, deren Tractus corticospinalis lateralis durchtrennt war.

Backhaus

Wer Backhaus war, ist offenbar nicht bekannt. Da die Tuchklemme nichts mit Bäckereien zu tun hat, ist anzunehmen, dass sie nach einem Chirurgen namens Backhaus benannt wurde. Der Begriff taucht um 1900 in Büchern und Katalogen auf, in deutschsprachigen früher als in englischsprachigen.

• **Backhaus-Tuchklemme:** Eine Klemme mit gebogenen, spitz zulaufenden Enden zum Befestigen von OP-Tüchern.

Baillarger, Jules François Gabriel

(1806/09/15–1890/1) Als Beispiel für wenig aussagekräftige Einträge in einigen biografischen Lexika sei hier aus den Angaben zu Baillarger in Toellners *Illustrierter Geschichte der Medizin* zitiert: «1842 errang er mit einer Arbeit seines Fachs einen von der Medizinischen Akademie ausgesetzten Preis. Ein Jahr später war er mit einigen anderen Begründer einer eigenen Gesellschaft; in deren Journal erschienen die meisten seiner Arbeiten. Daneben hinterließ er noch einige physiologische Schriften.» Ich gebe allerdings zu, dass ich auch nicht viel mehr herausgefunden habe: Baillarger war Neurologe und Psychiater in Paris. Schon als Student hatte er begonnen, mit Geisteskranken zu arbeiten. Er war Mitbegründer der *Annales médico-psychologiques*, der ältesten noch heute erscheinenden psychiatrischen Zeitschrift der Welt. 1875 wurde ihm der erste französische Lehrstuhl für Psychiatrie angeboten, den er aber ablehnte, weil er sich zu alt fühlte.

• **Äußerer Baillarger-Streifen, Stria laminae granularis internae:** Streifen in Lamina IV des 6-schichtigen Isokortex, der inneren Körnerschicht, der durch eine hohe Konzentration entlang der Schicht verlaufender myelinisierter Nervenfasern entsteht. Dass mit bloßem Auge Streifen im Kortex zu sehen sind, hatten ↗ *Gennari*, ↗ *Vicq d'Azyr* und ↗ *Soemmering* bereits beschrieben, als Baillarger um 1840 an dünnen Schnitten frischer Hirnrinde, die er zwischen zwei Gläser legte und gegen das Licht betrachtete, die sechs Schichten des Kortex unterscheiden konnte. Er stellte ohne Mikroskop fest, dass dies für alle Hirnregionen gilt und die deutlich sichtbaren Streifen der Sehrinde also in anderen Regionen eine schmalere Entsprechung haben. Er beschrieb die Rinde als «graues Band mit drei weißen Streifen darin».

• **Innerer Baillarger-Streifen, Stria laminae pyramidalis internae:** Entsprechende Schicht im inneren Teil der inneren Pyramidenzellschicht, der Lamina Vb.

Baker, William Morrant

(1838–1896) Londoner Chirurg. Von seinem Eintritt als Student 1858 bis zu seiner frühen Pensionierung aus gesundheitlichen Gründen 1892 arbeitete er am St. Bartholomew's Hospital. Er war dort Dozent für Anatomie und Physiologie, vor allem aber Chirurg sowie zeitweise auch Rektor der zugehörigen medizinischen Hochschule und als solcher, wie es heißt, «a kind and wise friend to many students». Wenn die zum Teil bis heute erhaltenen Traditionen des Medizinstudiums am «good old Barts» aus dieser Zeit stammen, heißt letzteres wohl, dass er recht viele feuchtfröhliche Stunden mit den Studenten verbracht hat.

• **Baker-Zyste:** Aussackung der hinteren Kniegelenkkapsel, die meist Ausdruck eines chronischen Gelenkergusses ist und lokale Beschwerden verursachen kann. Wie aus Bakers beruflichem Weg fast zu vermuten, publizierte er die nach ihm benannte Zyste 1877 in den *St Bartholomew's Hospital Reports*.

• **Baker-Rosenbach-Krankheit, Erysipeloid:** Der durch Erysipelothrix rhusopathiae verursachte «Schweinerotlauf». Zu Zeiten, als es noch keine dermatologischen Abteilungen gab, entwickelte Baker ein spezielles Interesse für Hautkrankheiten. Er beschrieb diese Entzündung, die an den Händen von Fleischhändlern des Smithfield Market in London auftrat, und nannte sie Erythema serpens. Anton Julius Friedrich Rosenbach (1842–1923) war Chirurg in Göttingen.

Bárány, Robert

(1876–1936) Otologe in Wien und Uppsala. Nach Studium und Assistentenjahren kehrte er zurück in seine Heimatstadt Wien, um zunächst bei Sigmund Freud zu arbeiten. Er zweifelte an Freuds These, jeder Traum sei Ausdruck eines Wunsches. Da Freud angeboten hatte, auch die Träume seiner Studenten zu erklären, wenn Sie denn Zweifel an seiner Theorie hätten, ging Bárány eines Tages zu ihm und erzählte von einem Traum, der seiner Meinung nach nichts mit verdrängten Wünschen zu tun haben konnte. Freuds Antwort darauf war: «Das ist einfach, Ihr Wunsch war, mir zu widersprechen.»

1903 begann Bárány seine Karriere in der

Otologie in ↗ *Politzers* Wiener Klinik. Bald machte er entscheidende Entdeckungen zur Funktion des Vestibularapparats. Als man ihm dafür nach Beginn des Ersten Weltkriegs 1914 den Nobelpreis verleihen wollte, war er allerdings gerade als österreichischer Soldat in russische Gefangenschaft geraten und saß in einem Malaria-verseuchten Lager in Turkestan fest. Prinz Carl von Schweden konnte jedoch den Zar überzeugen, Bárány freizulassen, woraufhin dieser zunächst nach Wien zurückkehrte, im Sommer 1916 aber in Schweden den Nobelpreis in Empfang nehmen konnte. In Wien allerdings gönnte man ihm die Ehre nicht. Mehrere Kollegen beanspruchten die Priorität für die Entdeckung des kalorischen Nystagmus und eine Kommission der Wiener Universität entschied, Bárány habe sich unrechtmäßig fremdes geistiges Eigentum angeeignet. Es stimmte wohl, dass Bárány in seinen Arbeiten einige Literaturverweise unterschlagen hatte, und seine verschlossene Art gepaart mit einem Hang zu bissigen Bemerkungen über Kollegen hatten ein Übriges getan. Eine formale Untersuchung des Nobelpreis-Komitees bescheinigte ihm allerdings 1920, er habe sich in allen wesentlichen Punkten korrekt verhalten. Als man ihm 1917 den Lehrstuhl für Otologie in Uppsala anbot, kehrte Bárány ohne Zögern Wien den Rücken und sollte dann bis zu seinem Tod in Schweden arbeiten, obwohl er und vor allem seine Frau dort nie ganz über ihr Heimweh nach Wien hinwegkamen.

• **Bárány-Zeigeversuch:** Wiederholtes Zeigen auf einen Punkt mit gestrecktem Arm und geschlossenen Augen führt bei einseitiger Labyrinth-Schädigung zum Abweichen zur betroffenen Seite. Bei Ausfall z. B. des rechten Labyrinths «denkt» der Organismus, sein Kopf sei nach links gedreht und bewegt daher den Rumpf zum Ausgleich nach rechts.

Barr, Murray Llewellyn

(1908–1995) Anatom in London, Ontario (Kanada). Er war bekannt für guten Neuroanatomie-Unterricht, aus dem sich ein Lehrbuch entwickelte, das noch 1998 neu aufgelegt wurde. ↗ *Burkitt*

• **Barr-Körper:** Gemeinsam mit seinem Studenten E.G. Bertram stieß Barr bei Arbeiten an Hypoglossus-Neuronen der Katze eher zufällig auf ein «Körperchen» im Kernchromatin, das, wie sich herausstellte, nur bei weiblichen Versuchstieren vorhanden war: das Sex-Chromatin. Im Blutausstrich lässt sich das Barr-Körperchen bei 3 Prozent der neutrophilen Granulozyten als «drumstick» genannter Fortsatz des Kerns erkennen, was zur Diagnose des genetischen Geschlechts genutzt werden kann.

Barr, Yvonne

(*1932) Biologin irischer Abstammung, die 1966 im Labor von Epstein in London promovierte. Sie folgte dann ihrem Mann, einem Australier, nach Melbourne, wo sie als Biologie-Lehrerin arbeitete. Ein australischer Eigennamenforscher namens Ostör schrieb 2001, dass er sie mit viel Mühe aufgespürt habe, dass sie aber das Rampenlicht vermeiden wolle. Deshalb ist auch nicht bekannt, ob sie noch lebt.

• **Epstein-Barr-Virus:** 1961 hielt ↗ *Burkitt* am Middlesex Hospital in London einen Vortrag über «sein» Lymphom. Dies weckte das Interesse des Pathologen Michael Epstein (*1921). Nach längeren erfolglosen Versuchen gelang es ihm und seinen Mitarbeitern Yvonne Barr und Bert Achong, aus Burkitts Gewebeproben eine Lymphom-Zelllinie zu etablieren und darin per Elektronenmikroskop das neue Virus nachzuweisen. Dieser erste Nachweis eines onkogenen Virus beim Menschen wurden von den dreien 1964 im Lancet veröffentlicht. ↗ *Pfeiffer*

Barré, Jean Alexandre

(1880–1967) Straßburger Neurologe. Im Ersten Weltkrieg arbeitete er in einem Militärkrankenhaus, dessen Leiter ↗ *Guillain* war.

Gemeinsam verfassten die beiden später ein Buch über die neurologische Praxis in Kriegszeiten. 1953 erlitt er auf der Heimreise von einem Kongress in Lissabon einen Schlaganfall, der eine Halbseitenlähmung hinterließ. Barré nahm aber auch weiterhin an wissenschaftlichen Versammlungen teil.

- **↗ Guillain-Barré-Syndrom**

Barrett, Norman Rupert

(1903–1979) In Australien geborener Londoner Thoraxchirurg und begnadeter Cricket-Spieler.

- **Barrett-Syndrom, Endobrachyösophagus:** Ersatz des Plattenepithels des Ösophagus durch Zylinderepithel im Rahmen der Refluxkrankheit. Die Veränderung prädisponiert zu Adenokarzinomen. Manche definieren das Barrett-Syndrom auch nur als den besonderen Fall des Endobrachyösophagus, dessen Zylinderepithel selbst Säure produziert.
- **Barrett-Ulkus:** Ulzera im distalen Ösophagus, die allseits von Zylinderepithel umgeben sind.

Bartholin, Caspar

(1655–1738) Professor der Medizin, Anatomie und Physik in Kopenhagen. Schon mit dreizehn Jahren gab er ein Buch seines Vaters über die Anatomie des Schwans mit heraus. Mit neunzehn Jahren war er bereits Professor der Philosophie. Bartholin war Teil einer regelrechten Anatomen-Dynastie. Schon sein Großvater hatte 1611 ein bedeutendes anatomisches Lehrbuch verfasst und sein Vater, ebenfalls Anatom in Kopenhagen, gilt als Entdecker des Lymphgefäßsystems und insbesondere des Ductus thoracicus (↗ *Pecquet*).

- **Bartholin-Drüse, Glandula vestibularis major:** Erbsgroße Drüsen, die an der Innenseite der kleinen Labien ins Vestibulum vaginae münden. Ambroise Paré beschrieb schon 1575 «une certaine humeur séreuse» in dieser Gegend, die Drüse wurde zuerst 1676 von Duverney bei der Kuh, dann im gleichen Jahr von Bartholin bei der Frau beschrieben. Entzündungen der Drüse werden als Bartholinitis bezeichnet.
- **Bartholin-Gang, Ductus sublingualis major:** Ausführgang der Glandula sublingualis, der medial auf der Caruncula lingualis mündet.

Basedow, Carl Adolph von

(1799–1854) Nach dem Studium in Halle und Paris war er praktischer Arzt in Merseburg, einem Städtchen zwischen Halle und Leipzig. Er wurde ein Stadtarzt mit hohem wissenschaftlichem Anspruch und reger Publikationstätigkeit. Zu seinen Tätigkeiten gehörte auch die Sektion, meist noch im Hause der Verstorbenen. Eine Entdeckung, die ihm nach eigenen Angaben wichtiger war als die Beschreibung der Hyperthyreose, war der Zusammenhang von rheumatischen Beschwerden, Schwindel und anderen Symptomen mit den arsenhaltigen Ausdünstungen von Tapeten, die mit einer bestimmten Farbe, dem Schweinfurter Grün, gestrichen waren. Konsequent ließ er solche Tapeten entfernen. Als erfahrener Arzt erkannte er auch den positiven Einfluss von so einfachen Maßnahmen wie Pulsfühlen und Abhören. So beschreibt er, dass bei einer Frau mit anhaltendem Schluckauf «Veratrin, Opium, Morphium, Magisterium bismuthi, Ferrum carbonicum, Lapis infernalis» und sogar eine überraschende Ohrfeige nicht geholfen hatten, der Schluckauf aber nach einer Visite und der Auskultation von 20 «jungen Herren» verschwand. Basedow starb an einer septischen Infektion, die er sich bei der Obduktion eines Fleckfieber-Kranken zuzog.

Die Zeile «Im Krug zum Grünen Kranze, da trat ich durstig ein, da saß ein Wandrer drinnen am Tisch beim kühlen Wein» aus dem bekannten Volkslied soll sich auf Basedow beziehen. Das Lied stammt aus der Feder seines Schwagers Wilhelm Müller, der auch *Das Wandern ist des Müllers Lust* und *Am Brunnen vor dem Tore* geschrieben hat. Als Basedow sich nach erfolgreich verteidigter Dissertation im Hallenser Krug zum Grünen Kranze erholte, soll sein späterer Schwager ihn dort sitzend vorgefunden und in seinem Gesicht («das schien mir gar befreundet») die Züge seiner Liebsten, also Basedows Schwester, erkannt haben.

• **Morbus Basedow, Immunogene Hyperthyreose:** Die Schilddrüsen-Erkrankung wird durch Antikörper gegen TSH-Rezeptoren vermittelt, die auch gegen Antigene im Orbitagewebe reagieren sollen. 1840 veröffentlichte Basedow eine Beschreibung von vier Patienten mit Exophthalmus, Struma und Palpitationen, der «Merseburger Trias». Als weitere Symptome beschrieb er auch Unruhe, Tremor, Abmagerung, Durchfälle, Dyspnoe und Amenorrhoe und nannte die Krankheit Glotzaugenkachexie. Eine erfolgreiche Behandlung mit Schilddrüsenextrakten wurde erst 1891 begonnen, das Thyroxin konnte 1914 isoliert werden (↗ *Kocher*). Im Englischen heißt die Erkrankung Grave's disease nach dem Dubliner Robert James Graves (1796–1853).

Bassini, Edoardo

(1844–1924) Italienischer Chirurg. Nach dem Studium in Mailand und angefangener chirurgischer Ausbildung in seiner Heimatstadt Pavia schloss er sich 1867 zunächst Garibaldis Armee an, die schon zum zweiten Mal (vergeblich) versuchte, den Kirchenstaat dem kürzlich vereinten italienischen Königreich anzugliedern. Bei den Kämpfen um Rom wurde Bassini durch einen Bajonettstoß in den rechten Unterbauch verletzt. Die folgende Peritonitis hätte ihn beinahe das Leben gekostet, führte aber «nur» zu einer enterokutanen Fistel, die sich nach fünf Monaten wieder verschloss. Es sei hier erwähnt, dass zwei US-amerikanische Chirurginnen kürzlich vermutet haben, diese Wunde habe Bassini vielleicht zu seinen späteren Großtaten in der Hernienchirurgie inspiriert, etwa so wie Beethovens Ertaubung zu seiner großartigen neunten Symphonie beigetragen habe.

Nach seiner Gesundung und Studienaufenthalten bei ↗ *Billroth* in Wien, ↗ *Langenbeck* in Berlin und ↗ *Lister* in London kehrte Bassini mit den neuesten Erkenntnissen zur Antisepsis nach Italien zurück und wurde bald Chefchirurg in La Spezia.

• **Bassini-Operation:** Alle Versuche in den 2000 Jahren vor Bassini, der Leistenhernie chirurgisch beizukommen, sind letztlich an einer fast 100 %-igen Rezidivrate gescheitert. Erst Bassini machte die entscheidende Überlegung, die ausgedünnte Hinterwand des Leistenkanals zu verstärken, indem er die Unterränder des inneren schrägen und des queren Bauchmuskels an das Leistenband annähte. Als gleichzeitiger Leiter der Pathologie in La Spezia konnte er seine neue Technik ausführlich an Leichen erproben. 1887 stellte er sie dann den italienischen Chirurgen vor, 1889 konnte er schon 250 operierte Fälle publizieren mit einer beeindruckenden Erfolgsrate von 97 %. Alle weiteren Entwicklungen der Leistenhernienchirurgie können als Fußnoten zu Bassini aufgefasst werden. ↗ *Cooper*

Baudelocque, Jean-Louis

(1745–1810) Pariser Gynäkologe, langjähriger Leiter der größten Pariser Geburtsklinik, der Maternité. Er führte den Messzirkel zur Bestimmung der Beckenmaße ein und wandte sich gegen die Instrumentalisierung der Geburtshilfe, insbesondere gegen die zu seiner Zeit modische Symphyseotomie. In Zeiten, in denen die Sectio ↗ *caesarea* immer noch etwas Gefährliches war, hatte man nach Alternativen gesucht. ↗ *Camper* hatte die Spaltung der Symphyse zur Erweiterung des Geburtskanals vorgeschlagen und auch an Schweinen ausprobiert, allerdings nie am Menschen. Seine französischen Kollegen hatten weniger Hemmungen, aber trotzdem letztlich nicht viel Erfolg mit der Methode. Baudelocque wurde von Napoleon 1810 mit der Ernennung zum Geburtshelfer seiner zweiten Frau Marie Louise geehrt. Er starb jedoch, bevor diese ihren ersten Sohn, den «König von Rom», zur Welt brachte.

- **Baudelocque-Durchmesser, Conjugata externa:** Dieser Durchmesser oder Diameter ist der Abstand von der Oberkante der Symphyse zum Dorn des 5. Lendenwirbels. Die äußeren Beckenmaße erlauben allerdings nur eine unsichere Vorhersage der entscheidenden inneren Maße und sind in Zeiten von Ultraschalldiagnostik nur noch von historischem Interesse.
- **Lösung nach Baudelocque:** ↗ *Schultze*

Bauhin, Caspar

(1560–1624) Professor für Anatomie, Botanik und Griechisch in Basel und großer Systematiker in Botanik und Anatomie. Er begann mit sechzehn Jahren das Medizinstudium, mit 21 hielt er in Basel seine erste «öffentliche Anatomie» ab (↗ *Rolfinck*). 1590, also zu Bauhins Zeit, erhielt die Basler Fakultät ein kleines anatomisches Theater für Leichenzergliederungen, das immerhin bis 1776 genutzt wurde.
Bauhin veröffentlichte zahlreiche Bücher über Anatomie und Botanik. Seine anatomischen Werke sind allerdings vor allem Sammlungen bisherigen Wissens, das zwar akribisch zusammengetragen und mit allen synonymen Begriffen versehen ist, aber offenbar ohne eigene Erkenntnisse auskommt und das überlieferte Wissen unkritisch übernimmt. Dasselbe gilt für ein immerhin gut 300 Seiten umfassendes Traktat über die Heilkraft der Bezoare, der Haarballen, die sich durch das Lecken des Fells im Magen von Hirschen, Gämsen und anderen Tieren ansammeln. Darin zitiert Bauhin 167 ältere Schriften und empfiehlt ohne jede eigene Erfahrung das Wundermittel gegen Fieber, Unfruchtbarkeit und viele andere Leiden. Die Autorität überlieferten Schrifttums ist zu seiner Zeit oft noch wichtiger als eigene Erkenntnis (wobei noch heute einem Text durch Referenzen mehr Gewicht verliehen werden kann, auch wenn inzwischen antiken Schriften deutlich weniger Autorität zugesprochen wird als den letzten zwei Jahrgängen des *New England Journal of Medicine*). Wesentlich eigenständiger sind Bauhins Beiträge zur Botanik. Er sammelte selbst und ließ sich aus der ganzen Welt Pflanzen und Beschreibungen schicken. 1588 erschien sein *New vollkommentlich Kreuterbuch, Mit schoenen unnd kuenstlichen Figuren, aller Gewaechs der Baeumen, Stauden und Kraeutern so in Teutschen und Welschen Landen, auch in Hispanien, Ost unnd WestIndien, oder in der Newen Welt wachsen, derer uber 3000 eygentlich beschrieben werden …* (wie zu der Zeit üblich, geht der Titel noch über viele weitere Zeilen). Dieses war ein Standardwerk seiner Zeit und erlebte noch 1731 eine vierte Auflage. Die Basler Botanische Gesellschaft hat zu seinen Ehren ihre Zeitschrift *Bauhinia* genannt.

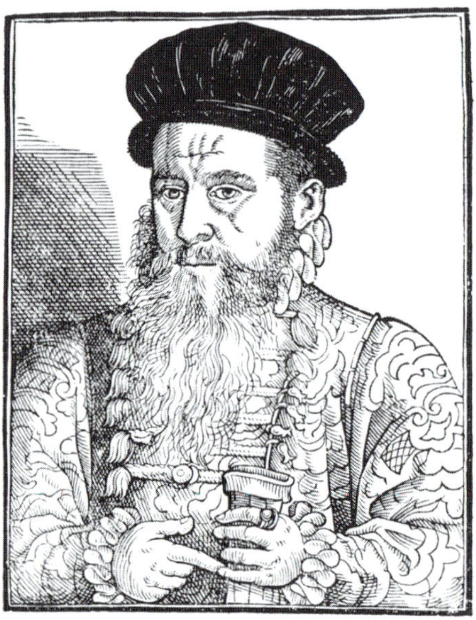

Caspar Bauhin

- **Bauhin-Klappe, Ostium ileale, Valva ileocaecalis:** Die Öffnung des Ileum, des letzten Teils des Dünndarms, in den Dickdarm. Die «Klappe» kann als eine Art Ventil Drücken von bis zu 40 mm Hg im Caecum widerstehen. Bauhin war sich zeitlebens unsicher wegen der Anerkennung seiner Entdeckung und stellte jeder seiner Veröffentlichungen nicht nur sein eigenes Bildnis voran (was auch nicht unbedingt üblich war), sondern auch einen Hinweis auf diese Entdeckung. Es hat offensichtlich etwas genützt.

Bechterew, Wladimir Michailowitsch

(1857–1927) Psychiater in Kasan (am Ural) und St. Petersburg. Viele seiner etwa 800 Veröffentlichungen sind auf deutsch erschienen, der damaligen Wissenschaftssprache. Er beschrieb 1893, wenn auch wohl nicht ganz zutreffend, das Krankheitsbild der Spondylitis ankylosans, interessierte sich aber vor allem für die Funktion des Gehirns. Dabei entwickelte er sehr mechanistische Auffassungen und wollte die Psychologie durch «Reflexologie» ersetzen. Nicht zufällig war er daher auch ein Befürworter psychochirurgischer Operationen. Seine Arbeiten stehen ↗ *Pawlow* sehr nahe, auch wenn beide in St. Petersburg eher Konkurrenten waren und Pawlow ihn als nachlässigen und ungenauen Wissenschaftler bezeichnete. In der Psychologie war Bechterew mit seinen Auffassungen Wegbereiter des US-amerikanischen Behaviorismus.

Bechterew fiel gegen Ende der Zarenzeit in Ungnade, kam aber nach der Oktoberrevolution erneut zu Ehren und behandelte 1923 auch den schwer kranken Lenin. Bechterews Tod ist immer noch mysteriös. Er starb 1927 kurz nachdem er dem aufstrebenden Stalin eine schwere Paranoia attestiert hatte und es wird vermutet, dass Stalin ihn hat umbringen lassen. Zwar wird sich dies wohl nie beweisen lassen und vielleicht schiebt man Stalin heute ein Verbrechen in die Schuhe, das er ausnahmsweise gar nicht begangen hat, aber einige Umstände von Bechterews Tod sprechen doch dafür. So war Bechterew am Morgen vor der Konsultation mit Stalin noch kerngesund. Nach einem Imbiss am folgenden Abend, mit dem man ihm wahrscheinlich ein Opiat verabreicht hatte, begann er zu erbrechen, was den Giftmord zunächst verhinderte. Zwei der drei am nächsten Morgen «hinzugezogenen» Ärzte waren wohl Mitglieder der sowjetischen Geheimpolizei GPU, die nach Verschwinden des ersten Arztes das Werk vollendeten und anschließend Tod durch Herzversagen bescheinigten. Eine Obduktion fand jedenfalls nicht statt und der vorher viel geehrte Bechterew geriet nach seinem Tod in plötzliche Vergessenheit. Erst in den 1970er-Jahren kam es zu einer Rehabilitierung seines Andenkens.

- **Morbus Bechterew, Morbus ↗Marie-↗Strümpell-Bechterew, Spondylitis ankylosans:** HLA-B27-assoziierte chronische Entzündung der Wirbelsäulenbänder und der Iliosakralgelenke, selten auch der Hüftgelenke, die bevorzugt bei Männern zwischen dem 15. und 40. Lebensjahr auftritt und zu einer Verknöcherung der Wirbelsäule in Kyphose-Stellung führt. Das Gen und die Krankheit sind sehr häufig bei den Ureinwohnern Nordamerikas und praktisch unbekannt in Südamerika, Südafrika und Australien.
- **Bechterew-Kern, Nucleus vestibularis superior:** Der oberste der Vestibulariskerne am Boden der Rautengrube. Seine Afferenzen stammen vor allem aus den Bogengängen. Er entsendet Fasern in den Fasciculus longitudinalis medialis, über den er auf die Augen- und Kopfbewegungen Einfluss nimmt. Außerdem erreichen Fasern über den Thalamus den Gyrus postcentralis der Hirnrinde, was zur bewussten Wahrnehmung des Gleichgewichtssinnes beiträgt.
- **↗ Kaes-Bechterew-Streifen**

Behçet, Hulusi

(1889–1948) (sprich: Bechdsched) Türkischer Dermatologe. Außer kurzen Studienaufenthalten in Budapest und Berlin verbrachte er sein Berufsleben in der Türkei, wo er zunächst eine Privatpraxis betrieb und später Chefarzt einer dermatologischen Klinik wurde. Kemal Atatürk, der Gründer der türkischen Republik, leitete in den 1920er-Jahren Reformen des Bildungswesens nach europäischem Vorbild ein (am Ende des osmanischen Reiches 1922 waren 90 Prozent der Türken Analphabeten gewesen). Die Reformen gipfelten 1933 in der Auflösung der alten, religiös geprägten medizinischen Fakultät und der Gründung der Universität Istanbul. Behçet war stark an dieser Öffnung zum Westen beteiligt, nicht nur weil sein Vater ein Freund Atatürks und seine Frau Tochter eines hoch stehenden Diplomaten war, sondern auch, weil er über eine entsprechende Ausbildung verfügte (er sprach fließend Deutsch und Französisch) und Anschluss an die internationale Wissenschaft hatte. Er übersetzte denn auch viele medizinische Texte ins Türkische, um sie seinen Landsleuten zugänglich zu machen. Als es nach 1933 zur Abwanderung hervorragender Wissenschaftler und Ärzte aus Deutschland kam (↗ *Nissen*), nutzte Istanbul die Gelegenheit und holte etwa 50 Deutsche ins Land, von denen viele die Lehrstühle der neu gegründeten Universität besetzten, sehr zum Leidwesen vieler türkischer Ärzte. Behçet war einer der wenigen Türken, der Professor der neuen Universität wurde, und gilt seither als «erster türkischer Professor in der Medizin».

Sein Charakter wird als schwierig und reizbar geschildert. Er litt an chronischer Schlaflosigkeit und Kolitis, war ein starker Raucher und starb mit 59 Jahren an einem Herzinfarkt. 1980, als die Europa-Briefmarken «Berühmte Forscher» abbildeten, zierte Behçets Kopf die türkische Version (die deutschen Entsprechungen waren immerhin Albertus Magnus und Leibniz).

• **Behçet-Syndrom, Adamantiades-Behçet-Syndrom:** Eine vor allem im östlichen Mittelmeerraum und in Ostasien vorkommende Vaskulitis mit dem typischen Auftreten von Aphthen im Mund und im Genitalbereich sowie Entzündungen der Augen. Behçet selbst war der Überzeugung, ein Virus sei die Ursache. Die Priorität der Entdeckung wird, wie könnte es bei einem Türken als Entdecker anders sein, auch für einen Griechen reklamiert, nämlich den Ophthalmologen Benediktos Adamantiades (1875–1965).

Bell, Charles

(1774–1842) Schottischer Anatom und Chirurg mit künstlerischem Talent. Schon als Medizinstudent schrieb er sein *System of Dissections* mit eigenen Illustrationen. Später veröffentlichte er *On the Anatomy and Physiology of Expression*, ein Lehrbuch für Künstler. In Edinburgh betrieb er eine private Anatomie-Schule. 1804 siedelte er nach London über, wo er in der von William ↗ *Hunter* gegründeten Schule unterrichtete. Als Helfer bei der Schlacht von Waterloo 1815 konnte er die Folgen von Schussverletzungen studieren. Er operierte nicht nur Verletzte, sondern hielt die Verletzungen auch künstlerisch fest. Seine Ölgemälde und Radierungen von Schusswunden sind heute im Royal College of Surgeons in Edinburgh zu sehen. In London demonstrierte er berühmterweise an einem lebenden Esel mit freigelegtem Rückenmark den Unterschied zwischen Vorder- und Hinterwurzel des Spinalnervs, indem er zeigte, dass eine Reizung der Vorderwurzel zu Muskelkrämpfen führte, während eine Reizung der Hinterwurzel keinen Effekt hatte (jedenfalls keinen, den der Esel hätte mitteilen können). Allerdings schloss er daraus, dass die Vorderwurzeln eine Verbindung zum Großhirn darstellten, dem Sitz von Sensibilität und Motorik, während die Hinterwurzeln das periphere Nervensystem mit dem Kleinhirn, dem Sitz der vegetativen Funktionen, verbanden. Erst ↗ *Magendie* teilte die Wurzeln in motorisch und sensibel ein. Um die Frage des Entdeckungsrechts kam es zwischen den beiden zu heftigem Streit, der aber mit dem Kompromiss beigelegt wurde, vom Bell-Magendie-Gesetz zu sprechen. Seinem Ruf in Frankreich hat dies offensichtlich nicht geschadet, denn es ist überliefert, dass der Neurologe Rucks, als Bell seine Vorlesung mit einem Besuch beehrte, diese recht rasch abbrach mit den Worten: «Genug für heute, meine Herren, Sie haben Charles Bell gesehen!»

• **Bellsche Lähmung, Periphere Fazialis-**

parese: Der idiopathische Ausfall des VII. Hirnnerven mit kompletter Gesichtslähmung. Er ist abzugrenzen von der zentralen Gesichtslähmung, die die Augen- und Stirnmuskulatur ausspart und meist zentrale Fazialisparese genannt wird, obwohl die Schädigung nicht den Nerv betrifft, sondern oberhalb des Fazialiskerns liegt.

• **Bellsches Phänomen:** Das Heben des Auges bei dem Versuch, trotz Fazialisparese das Auge zu schließen. Es handelt sich nicht um eine Folge der Parese, sondern um eine normale Mitinnervation, die bei Augenschluss die Hornhaut unter das schützende Oberlid dreht. Das Bellsche Phänomen ist also nur der Beweis, dass die Patientin sich wirklich bemüht.

• **Bell-Nerv, Nervus thoracicus longus:** Vor allem im Englischen gebräuchliche Bezeichnung für den Muskelast des Plexus brachialis, der nur den M. serratus anterior innerviert. Bei seinem Ausfall steht das Schulterblatt flügelartig ab (Scapula alata).

Bertin, Exupère Joseph

(1712–1781) Pariser Anatom. Er ist unter anderem durch ein Werk über die «legitimité des naissances tardives» hervorgetreten, in dem es um die Frage der Ehelichkeit von Kindern geht, die eine geraume Zeit nach dem Tod des Vaters auf die Welt kommen. Das war in Zeiten lange vor dem ersten Schwangerschaftstest (↗ *Aschheim*) eine durchaus medizinisch umstrittene Frage.

• **Bertini-Säulen, Columnae renales:** Anteile der Nierenrinde, die zwischen den Pyramiden bis zum Nierenbecken reichen und auf Schnitten säulenförmig aussehen.

• **Bertin-Muschel, Concha sphenoidalis:** Kleiner, vom Siebbein stammender Knochen, der die Keilbeinhöhle mit verschließt und im achten Lebensjahr mit dem Keilbein verschmilzt.

Betz, Wladimir Alexandrowitsch

(1834–1894) Anatom in Kiew.

• **Betz-Riesenzellen:** Die besonders großen Pyramidenzellen im primären motorischen Kortex, der Area 4 nach ↗ *Brodmann*. Sie können Durchmesser bis 100 µm erreichen. Ihre langen, stark myelinisierten Axone gehören zur Pyramidenbahn.

Bichat, Marie François Xavier

(1771–1802) Der Begründer der modernen Pathologie. Er sezierte angeblich mit 8 Jahren schon Katzen und Hunde. Nach anatomisch-chirurgischer Ausbildung und Tätigkeit als Heereschirurg in den Revolutionskriegen wurde er Dozent der Anatomie am Pariser Hôtel-Dieu, wo er zeitweise im Seziersaal gewohnt und diesen kaum verlassen haben soll. Durch die Anschauung an Leichen und ohne das Mikroskop zu benutzen, entwickelte er eine systematische Gewebelehre mit 21 Gewebearten. Er definierte dabei Gewebetypen sowohl nach ihrer anatomischen Beschaffenheit als auch nach ihrer gleichartigen Reaktion bei pathologischen Veränderungen. So klassifizierte er zum Beispiel Herzbeutel, Brustfell, Bauchfell und Spinnwebenhaut als «seröse Gewebe» und Sehnen, Knochenhaut und har-

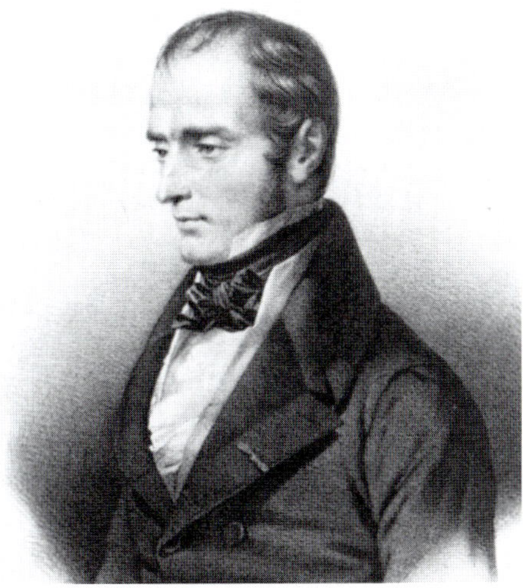

François Xavier Bichat

te Hirnhaut als «Fasergewebe». Bichat war ein äußerst produktiver Wissenschaftler, der es in nur drei Jahren auf mehr als 3500 Seiten wissenschaftlicher Arbeiten brachte. Kurz nach der Arbeit an einer exhumierten Leiche, deren Gestank alle seine Kollegen vertrieben hatte, erkrankte er unter nicht näher geklärten Umständen und starb zwei Wochen später mit gerade einmal 31 Jahren.

Bichat und seine Nachfolger sind für die Konstitution der modernen Medizin (die «Geburt der Klinik» in Michel Foucaults Worten) so bedeutend, weil sie zwei Neuerungen einführten. Erstens begründete Bichat mit seiner Gewebelehre über ↗ *Morgagnis* «Geographie» der Krankheiten hinaus eine Klassifikation pathologischer Veränderungen. Es interessierte jetzt nicht mehr nur, wo sich eine Krankheit abspielte, sondern dass bestimmte Krankheitsvorgänge, wie Entzündungen oder «Szirrhosen», sich an bestimmten Gewebetypen an verschiedener Stelle gleichartig abspielten. Damit war die Vorstellung von Krankheiten als primär pathologisch-anatomischen Prozessen geboren. Krankheiten waren nun nicht mehr eine bestimmte klinisch definierte zeitliche Abfolge von Symptomen, sondern Ausdruck einer grundlegenderen «Läsion», die in den Geweben sitzt und die allein die Krankheit definiert. So schrieb ein Bichat-Schüler 1810: «Als Schwindsüchtige können solche gelten, die weder Fieber noch Magerkeit noch eitrigen Auswurf zeigen; es genügt, wenn die Lungen von einer Läsion befallen sind, die sie auffrisst. Die Schwindsucht ist eben diese Läsion.» Zweitens begann man nun in den Pariser Hospitälern systematisch, diese Läsionen auch am lebenden Patienten zu suchen. Erst jetzt kamen Auskultation und Perkussion zum Einsatz, die quasi die Sektion am Patienten fortsetzen. Zwar hatte zum Beispiel der Wiener Leopold Auenbrugger (1722–1809) schon 1761 die Perkussion des Brustkorbs beschrieben und durch Versuche an Leichen verifiziert, stieß aber bei seinen Kollegen auf Unverständnis. Erst nach Übersetzung ins Französische 1808 wurde seine Arbeit gewürdigt. Der Pariser Théophile Hyacinthe Laënnec entwickelte um 1819 das Stethoskop und beschrieb auch als Erster pathologisch-anatomisch präzise den Tuberkel. Er starb 1826 tragischerweise selbst an der Tuberkulose und wurde so genauso wie Bichat ein Opfer der neuen «Nähe zum Patienten».

• **Bichat-Fettkörper, Corpus adiposum buccae:** Der Wangenfettpfropf liegt zwischen M. buccinator und M. masseter und kommt am Vorderrand des Masseter an die Oberfläche. Er gleicht die Lageveränderungen der umgebenden Muskeln bei Kaubewegungen aus und wird bei Kieferöffnung nach hinten gezogen.

Bigelow, Henry Jacob

(1818–1890) Chirurg am Massachusetts General Hospital in Boston. Ab 1849 war er auch Professor der Chirurgie in Harvard, der ältesten Universität der USA in Cambridge, Massachusetts. Sie wurde schon 1636 gegründet. Bigelow gilt als Initiator der ersten Demonstration einer Äther-Narkose vor medizinischem Publikum am 16. Oktober 1846 in einem Hörsaal am Massachusetts General Hospital, der noch heute im damaligen Zustand erhalten ist und *Ether Dome* genannt wird. Bigelow hatte zwei Wochen vorher in der Praxis des Zahnarztes Thomas William Green Morton (1819–1868) gesehen, wie dieser einem Patienten vor einer Zahnextraktion ein Gas zum Inhalieren gegeben und dem bewusstlosen Patienten den Zahn gezogen hatte, ohne dass dieser sich anschließend an das Ereignis erinnern konnte. Morton hatte im Vorfeld Tierversuche und auch Selbstversuche mit Schwefeläther gemacht. Er verabreichte den Äther durch eine Glaskugel, die einen getränkten Schwamm enthielt und mit einem Ventil versehen war, das die ausgeatmete Luft entweichen ließ, bevor sie in die Glaskugel gelangte (↗ *Charrière*). Bei der berühmten Demonstration im Ether Dome wurde einem Patienten namens Gilbert Abbot während einer dreiminütigen Narkose ein Hämangiom am Hals entfernt. Bigelow beschrieb den Erfolg in einer anschließenden Veröffentlichung: «During the operation the patient muttered, as in a semi-conscious state, and afterwards stated that the pain was considerable, though mitigated; in his own words, as though the skin had been scratched with a hoe» – der Operierte hatte also durchaus, wenn auch verminderten, Schmerz empfunden, der ihn an das Kratzen mit einer Hacke erinnerte. Trotzdem galt die Demonstration als Erfolg (eine ähnliche Demonstration einer Lachgas-Narkose im selben Hörsaal im Januar 1845 war misslungen: Der Patient hatte laut geschrien, als der Chirurg den Schnitt setzte). Der Chirurg Warren, der das Hämangiom operierte, soll sich nach der Operation dem Publikum zugewandt und gesagt haben: «Gentlemen, this is no humbug.». Bigelow selbst prophezeite, er habe etwas gesehen, das um die Welt gehen werde (↗ *Magendie*). Er beschreibt denn auch in seiner Veröffentlichung, dass noch am Folgetag ein wesentlich erfolgreicherer Versuch durchgeführt wurde, bei dem einer Frau in Äthernarkose ein großes Lipom am Oberarm entfernt wurde. In diesem Fall war die Patientin vollständig bewusstlos gewesen und hatte sich anschließend an nichts erinnert, sondern hatte bei der Befragung nach der Operation nur Sorgen um ein zu Hause zurückgelassenes Kind geäußert.

• **Bigelow-Band, Ligamentum iliofemorale:** Mehr historische Bezeichnung für das stärkste Band des menschlichen Körpers, an das man 340 kg hängen kann, bevor es reißt. Es schützt die Hüfte vor Überstreckung.

• **Bigelow-Operation, Litholapaxie:** Historisches Operationsverfahren für Blasensteine. Blasensteine waren schon im Altertum durch einen Schnitt vom Damm operativ entfernt worden, woher noch unsere heutige Bezeichnung Steinschnittlage stammt. Der ↗ *hippokratische* Eid empfiehlt ausdrücklich, dass Ärzte diese Therapie den Steinschneidern überlassen sollten. Anfang des 19. Jahrhunderts war es üblicher geworden, Blasensteine transurethral zu zertrümmern (Lithotritie). Die Trümmer gingen aber oft nicht leicht ab und verursachten lang anhaltende Pein und viele Infektionen. Bigelow verbesserte dies durch ein spezielles Absaugverfahren nach der Zertrümmerung.

Bilharz, Theodor Maximilian

(1825–1862) Nach dem Studium in Freiburg/Br. und Tübingen und kurzer Tätigkeit als anatomischer Prosektor in Tübingen ging Bilharz als Assistent Wilhelm Griesingers nach Kairo, wo Letzterer vom ägyptischen Vizekönig eine Stellung als Leibarzt und Leiter der medizinischen Schule angeboten bekommen hatte. Dort führte er viele Sektionen durch, was auch zur Beschreibung der Schistosomiasis führte. Seine Entdeckung eines krankheitserregenden Wurms 1851 kam zu einer Zeit, in der die Vorstellung von krankheitserregenden Lebewesen noch sehr neu war (↗ *Pasteur*). Bilharz untersuchte in Ägypten auch die elektrischen Organe des Zitterwelses, eines über einen Meter langen Fisches im Nil, der zur Lähmung von Beutetieren Stromschläge bis zu 100 Volt abgeben kann (der Zitteraal kommt auf 650 Volt). Auch damit war er seiner Zeit voraus, denn die Elektrophysiologie war noch kaum entstanden, von Vorstellungen elektrischer Vorgänge an Nervenzellmembranen ganz zu schweigen.

• **Bilharziose, Schistosomiasis:** In den Tropen stark verbreitete Infektion durch Trematoden (Saugwürmer). Die Larven können, zum Beispiel beim Baden, durch die intakte Haut dringen. Die Vermehrung und Eiablage erfolgt in den Venen. Je nach Art des Erregers folgen Gewebsreaktionen in Harnblase, Darm oder Leber. Therapie mit dem Wirkstoff Praziquantel ist normalerweise erfolgreich.

Billroth, Theodor

(1829–1894) Chirurg in Berlin, Zürich und Wien. Er war ein schlechter Schüler, der sich

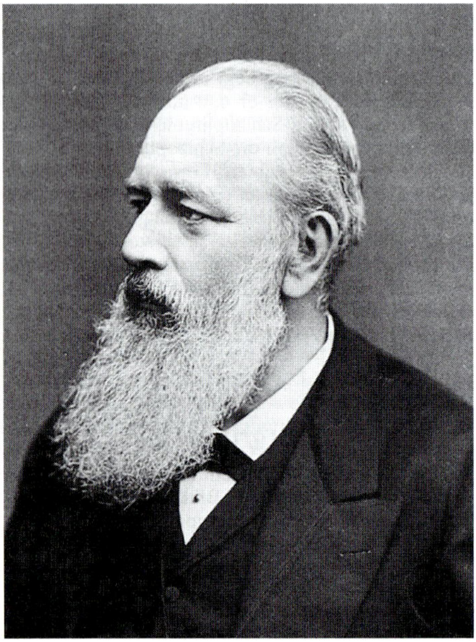

Theodor Billroth

... Ich kann's nicht ertragen,
wie mich die Menschen täglich,
stündlich quälen,
wie sie Unmögliches von mir begehren!
Weil ich ein wenig tiefer wohl als andere
in der Natur geheimstes Wesen drang,
so meinen sie, ich könnte –
gleich den Göttern –
durch Wunder Leiden nehmen,
Glück erzaubern,
und ich bin doch nur ein Mensch
wie andre auch.
Ach, wüßtet ihr, wie's in mir wallte, siedet,
und wie mein Herz den Schlag zurückhält,
wenn ich statt Heilung mit
unsicheren Worten
kaum Trost kann sprechen den Verlorenen
...
... Was soll aus mir werden,
aus mir, dem viel bewunderten,
hilflosen Mann?

lieber mit Musik und Zeichnen beschäftigte und trotz Unterstützung durch einen Hauslehrer zwei Klassen wiederholen musste. Nach dem Studium ließ er sich zunächst in Berlin als Arzt nieder, um die finanzielle Selbstständigkeit zu erlangen. Nachdem aber zwei Monate lang die Patienten ausblieben, wurde er Schüler und Assistent ↗ *Langenbecks*. Es galt damals als besondere Wertschätzung, dass Langenbeck seinem Assistenten erlaubte, nach seiner Heirat 1858 mit seiner Frau eine Wohnung zu beziehen und nicht mehr in der Klinik wohnen zu müssen (woraus man schließen muss, dass andere verheiratete Chirurgen durchaus in der Klinik zu wohnen hatten, und die Unverheirateten sowieso). Andere Quellen behaupten allerdings, das Besondere sei gewesen, dass Langenbeck ihn überhaupt heiraten ließ. In Zürich und Wien wurde er zum Pionier der Abdominalchirurgie und auch der ↗ *Listerschen* Antisepsis in der Chirurgie. Es gelang ihm, unter anderem durch histopathologische Untersuchungen, nachzuweisen, dass die Erreger der Wundinfektion nicht aus der Luft kamen, sondern aus der Wunde selbst. Mit Erfolg verlangte er daher in seiner Klinik «Reinlichkeit bis zur Ausschweifung».

Billroth war aber nicht nur Abdominalchirurg. Er war zum Beispiel auch der Erste, der eine vollständige Kehlkopfentfernung wagte. Zwar hatten zwei seiner Assistenten dies zuvor am Hund erfolgreich erprobt, aber der Eingriff an Silvester 1873 war wohl doch mehr aus der Not geboren. Der Patient, ein Religionslehrer, war einen Monat zuvor wegen eines großen Kehlkopftumors operiert worden, wobei man nach Kehlkopfspaltung ein Stimmband und auch Teile des Ringknorpels entfernt hatte. Nach recht guter Heilung musste Billroth dann am Silvestertag wegen zunehmender Atemnot den Kehlkopf erneut öffnen. Der Tumor war so weit gewachsen, dass nur noch die Entfernung des Kehlkopfes zur Wahl stand. Man ließ daher den Patienten aufwachen, und dieser stimmte per Kopfnicken der gewagten Operation zu. Billroth entfernte daraufhin den Kehlkopf und nähte das Luftröhrenende in den Pharynxschlauch ein. Der Pa-

tient erholte sich erstaunlich gut von der Operation, starb allerdings einige Monate später an einem erneuten Rezidiv.
Die Liebe zur Musik hat Billroth nie verlassen. So schrieb er über dreißig (zum Teil gefürchtete) Musikkritiken in der Neuen Zürcher Zeitung und komponierte auch Musikstücke. Mit Johannes Brahms war er freundschaftlich verbunden. 1891 schickte er dem Freund das links abgedruckte Gedicht aus eigener Feder. Billroth starb in Abbazia (jetzt Opatija), seinem geliebten Urlaubsort in Istrien. Sein Wunsch, dort mit Blick auf Meer und Burg zu sterben, ging damit in Erfüllung.

• **Billroth I:** Subtotale Gastrektomie mit End-zu-End-Anastomose von Magenrest und Duodenalstumpf. Bis ins 19. Jahrhundert war man der Überzeugung gewesen, dass Magenwunden wegen der Wirkungen der Magensäure nicht heilen konnten. Erst in den 1870er-Jahren begann man ernsthaft mit Tierversuchen zu Magenoperationen, vor allem am Hund. Billroth führte im Januar 1881 die erste gelungene Magenteilresektion am Menschen durch. Das in Formalin konservierte Operationspräparat wird noch heute in Wien aufbewahrt. Die Patientin war die 43-jährige Therese Heller, Mutter von acht Kindern, die an einem stenosierenden Pyloruskarzinom litt (man muss bedenken, dass die Diagnose vor der Operation damals ohne Röntgendiagnostik oder Endoskopie gestellt werden musste). Sie konnte nach 22 Tagen nach Hause entlassen werden, starb allerdings vier Monate später an einem Rezidiv. Schon ↗ *Péan* hatte 1879 eine Pylorusresektion wegen eines Karzinoms durchgeführt, sein Patient starb allerdings nach fünf Tagen und hatte auch die Obduktion verweigert, so dass die Todesursache und der «Erfolg» der Operation nicht endgültig beurteilt werden konnten.

• **Billroth II:** Bei zunehmend größeren Resektionen nach der ersten Operation von 1881 wurde es immer schwieriger, eine spannungsfreie Anastomose von Magenrest und Duodenalstumpf herzustellen. Erstmals 1885 führte Billroth daher eine Seit-zu-Seit-Anastomose mit einer hoch gezogenen Jejunumschlinge durch. In den Folgejahren wurde diese Methode vielfach abgewandelt (↗ *Roux*).

• **Billroth-Mischung, A.C.E.-Mischung:** Nach gehäuften Komplikationen und Todesfällen unter reiner Chloroform-Narkose wurde nach 1860 der Einsatz dieser Kombination aus Alkohol, Chloroform und Äther propagiert. Internationale Publikationen, die zeigten, dass das A.C.E.-Gemisch auch nicht besser war, blieben allerdings in Deutschland lange unbeachtet. Die Narkose-Mortalität sank erst, als man um 1900 begann, die Chloroform-Konzentration auf 2 % zu begrenzen und schließlich 1912 offiziell vom Gebrauch des Chloroforms abriet. Vereinzelt wurden in Deutschland allerdings noch bis 1930 Chloroform-Äther-Gemische eingesetzt. Dass die Mischung Billroths Namen trug, weist darauf hin, dass die Narkose in den 1860er-Jahren Chirurgen-Sache war. Erst etwa 30 Jahre später bildete sich die Anästhesie als eigenständiger Berufszweig heraus.

Binswanger, Otto

(1852–1929) Professor der Psychiatrie in Jena. Er wurde zu einem dermaßen gefragten Spezialisten seines Gebietes, dass zeitweise fast alle Betten in den Jenaer Hotels und Pensionen mit seinen Privatpatientinnen und -patienten belegt gewesen sein sollen. Er behandelte viele herausragende Persönlichkeiten seiner Zeit (heute würde man Prominente sagen). Unter anderem verbrachte Friedrich Nietzsche 1889/90 nach seinem Zusammenbruch ein Jahr in Binswangers Klinik. Auch Johannes R. Becher, der spätere Dichter der DDR-Nationalhymne, ließ sich in jungen Jahren, soweit es seine Finanzen erlaubten, hier behandeln und verfasste 1918 als Dank für seine Heilung ein Doppelsonett auf «Geheimrat B . . .», das so beginnt:

> Du strahlst. Der klein sich jäh zum Tag
> gerissen,
> Zum Tag aus Irren-Jodeln, Schlucht aus Schrei.
> Du ordnest die Gehirn-Wildnis mit Händen,
> Sanft pflügend um hah ungeheueren Wahn.
>
> O sieben mal siebenzig Wahn, o Krampf der
> Tausend.
> Blitzkugelaug so jäh fernst Raum durchschießt.
> Gebenedeiter Helfer. Unterschlupf der
> Horden.
> Aus Lall-Gewitter schlüg einst Posaun-Choral.

Das Gedicht endet mit «Tausende winken dir». Kafka hat Bechers Dichtung als «Lärm und Wortgewimmel» kritisiert.

• **Morbus Binswanger, Subkortikale Arteriosklerotische Enzephalopathie, Vaskuläre Demenz vom Binswanger-Typ:** Binswanger und ↗ *Alzheimer* waren noch der Auffassung, dass Durchblutungsprobleme die häufigste Ursache für Demenz seien. Heute gilt dies für 10–20 % der Demenzkranken. Der Binswanger-Subtyp beschreibt die Folgen diffuser subkortikaler Infarkte, die meist im Rahmen einer Hypertonie entstehen.

Blalock, Alfred

(1899–1964) Chirurg in Nashville und Baltimore.

• **Blalock-↗Taussig-Operation:** Die Kinderkardiologin Taussig hatte bei ihren «blue babies» mit ↗ *Fallot*-Tetralogie festgestellt, dass es denjenigen besser ging, bei denen der Ductus ↗ *Botalli* länger offen blieb. Sie leitete daraus ab, man müsse einen solchen Links-Rechts-Shunt operativ herstellen. Als Blalock als erfahrener Gefäßchirurg 1941 an ihre Universität wechselte, stieß sie bei ihm mit ihrer Idee auf offene Ohren. Gemeinsam führten sie sehr viele Tierversuche durch und entwickelten das Verfahren, das erstmals 1944 an einem kleinen Jungen erfolgreich erprobt wurde. Die ersten drei Fälle publizierten sie gemeinsam 1945, woraufhin sich der Name Blalock-Taussig-Operation einbürgerte.

Blumenbach, Johann Friedrich

(1752–1840) Göttinger Mediziner, Zoologe und Physiologe. Er war auch der erste Mumienexperte, der viele ägyptische Mumien «auswickelte», um sie wissenschaftlich zu untersuchen. Vor allem gilt er aber als Begründer der wissenschaftlichen Anthropologie, der Lehre vom Menschen als einem Lebewesen unter vielen. Blumenbach wehrte sich allerdings gegen die Gleichstellung des Menschen mit den Affen in Linnés Klassifikation. Er betonte durch seine Einteilung der Menschen als «Bimana» (Zweihänder) deren Einzigartigkeit. Für die Menschen selbst fand er eine Einteilung in Menschenrassen, die für viele Generationen bestimmend war. Die noch heute vor allem in Nordamerika übliche Einteilung der weißen Europäer und ihrer Nachfahren als Kaukasier («caucasian white») geht auf Blumenbach zurück. In seiner Schrift *De generis humani varietate nativa* von 1775, später übersetzt als *Über die natürlichen Verschiedenheiten im Menschengeschlechte*, teilte er die Menschen vor allem nach ihrer Schädelform in fünf Gruppen ein: kaukasisch, äthiopisch, amerikanisch, mongolisch und malaiisch. Für die Wahl des Kaukasischen als Bezeichnung für die eurasischen «Weißen» nannte er zwei Gründe: Erstens hielt er die Kaukasier, insbesondere die Georgier, für die ästhetisch ansprechendste Menschenrasse mit der «schönsten Schädelform» und zweitens glaubte er, dass der Urmensch aus dieser Region stammte und sich dann über die Erde verbreitet hätte. Die Einteilung der Menschheit in Rassen hat sich wissenschaftlich nicht als hilfreich erwiesen. Statt Blumenbachs fünf wurden 1926 schon 29 verschiedene Gruppen vorgeschlagen, um mit den immer wieder auftauchenden Schwierigkeiten «an den Rändern» fertig zu werden. Hinzu kam natürlich, dass «Rasse» immer auch ein soziokulturelles Konzept war und ist. Die Nazis und ihre Vordenker haben schließlich dem Begriff noch religiöse (jüdisch) und eher linguistische Ka-

tegorien (arisch) hinzugefügt, um ihre Interessen durchzusetzen. Das hat mit Blumenbachs Sicht natürlich nicht mehr viel zu tun.
Es mag aus heutiger Sicht trotzdem verwundern, welche Ansichten Blumenbach zur Menschheitswerdung hatte. Dass er aber auf jeden Fall mehr Ahnung hatte als seine Zeitgenossen, zeigt die Geschichte des Luzerner Riesen: 1577 war in Luzern ein großes Skelett gefunden worden und der berühmte Basler Anatom Felix Platter hatte festgestellt, dass es sich um die Überreste eines vorsintflutlichen Riesen handeln musste (bestimmte Bibelstellen gaben dem Glauben an solche Urgestalten Nahrung; ↗ *Riolan*). Der Riese wurde im Rathaus aufgestellt und war der Stolz der Luzerner – bis Blumenbach 1786 das Skelett untersuchte und zur allgemeinen Enttäuschung feststellte, dass es einem Mammut gehört haben musste.
Man sagt, Blumenbach habe seine Vorträge durch Witz belebt und dabei auch vor sich selbst nicht halt gemacht. So beschreibt er das prächtige Gefieder des Kolibri im Vergleich zur eigenen, weniger auffälligen Gestalt mit dem Vierzeiler: «Darf ich dich, o Schöpfer, fragen, / Warum musste diese Zier / Solch ein kleiner Vogel tragen, / Warum gabst du sie nicht mir?» ↗ *Wrisberg*

- **Clivus, Blumenbach-Clivus:** Der aus Keilbein und Hinterhauptsbein gebildete «Abhang» vom Türkensattel hinunter zum Foramen magnum. Er ist von anthropologischem Interesse, da er mit dem aufrechten Gang steiler wurde.

Bochdalek, Vincent Alexander

(1801–1883) Prager Anatom und Pathologe. Er schrieb seine Doktorarbeit über die Präparation des Gehirns unter besonderer Berücksichtigung des Kleinhirns, interessierte sich aber auch für die vergleichende Anatomie der Meerestiere. Von einer längeren Skandinavienreise brachte er 1200 anatomische Präparate der Meeresfauna nach Hause, von denen einige die Zerstörungen des Krieges «überlebten» und noch heute im Museum des Anatomischen Instituts ausgestellt sind.

- **Bochdalek-Hernie:** Meist angeborene Zwerchfellhernie an der Stelle des Trigonum lumbocostale, des ebenfalls nach Bochdalek benannten muskelfreien Dreiecks zwischen der Pars sternalis und der Pars lumbalis des Zwerchfells. Es handelt sich um eine Hemmungsfehlbildung, die fast nur links auftritt. Bochdalek beschrieb 1848 erstmalig ein Kind, das an der Hernie gestorben war, und sagte voraus, dass man diesen Defekt eines Tages operativ werde beheben können. Dies gelang allerdings erst 1946. Weil die in den Thorax übergetretenen Bauchorgane die vorgeburtliche Lungenentwicklung zu stark behindern, sterben trotz operativer Versorgung auch heute noch fast 50 % der Neugeborenen mit Bochdalek-Hernie.
- **Bochdaleksches Blumenkörbchen:** Teil des Plexus choroideus des vierten Ventrikels, der aus der Apertura lateralis ↗ *Luschkae* in den Subarachnoidalraum hineinragt. Im Englischen wird diese Struktur gelegentlich auch cornucopia (Füllhorn) genannt.

Boeck, Caesar Peter Moeller

(1845–1917) Professor der Dermatologie am Rikshospitalet in Oslo. Nach zahllosen dermatologischen Arbeiten publizierte er kurz vor seinem Tod 1917 auch ein kunsthistorisches Werk: *Rembrandt und Saskia in ihrem Haus*.

- **Morbus Boeck, Morbus Besnier-Boeck-Schaumann, Sarkoidose:** Granulomatöse Systemerkrankung unklarer Ursache, die vor allem die Lungen befällt. Es entstehen epitheloidzellige Granulome mit ↗ *Langhans*-Riesenzellen. Ob die zur Therapie eingesetzten Kortikosteroide auf die Langzeitprognose einen Einfluss haben, ist bisher umstritten. Etwa 5 % der Erkrankten sterben am Morbus Boeck. Ernest Besnier (1831–1909) war französischer, Jörgen Schaumann (1879–1953) schwedischer Dermatologe.

Boerhaave, Hermann

(1668–1738) (sprich: Burhawe) Er gilt als der bedeutendste Arzt seiner Zeit. In Leiden, wo er ab 1701 bis zu seinem Tode Professor der Medizin war und später drei der fünf Lehrstühle der Fakultät innehatte (Medizin, Botanik, Chemie), zog er Studenten aus ganz Europa an, zeitweise über 2000 gleichzeitig. Sogar Briefe, die nur mit «Boerhaave, Europa» adressiert waren, sollen ihn erreicht haben. Seine Beliebtheit gründete sich nicht nur auf sein weit verbreitetes Lehrbuch *Institutiones medicae*, sondern vor allem auf seine Einführung des klinischen Unterrichts am Krankenbett. Seine Medizin war eine Fortsetzung und Weiterentwicklung von ↗ *Descartes*' mechanistischem Menschenmodell. Therapeutisch war er eher zurückhaltend, wie auch eine Anekdote zeigt, die wohl mehr gut erfunden als wahr ist: In Boerhaaves Nachlass sei ein sehr großes versiegeltes Buch gefunden worden, das ein Engländer für sehr viel Geld ersteigerte. Als er es eröffnete, fand sich darin nur eine Seite beschrieben, auf der stand: «Den Kopf halt kalt, die Füße warm, / Und pfropf nicht allzu sehr den Darm.»

Seine Medizin soll hier mit einem (gekürzten) Zitat aus einem seiner Briefe illustriert werden, in dem er seinem Wiener Freund und Schüler Jean Bassand, dem Leibarzt des Prinzen Eugen von Savoyen, ärztlichen Rat erteilt: «Die Krankheit des Prinzen Eugenius habe ich wohl überlegt. Geschwollene Beine bekommen gemeiniglich diejenigen Personen, bei denen durchs Reiten und Drücken zur Sommerszeit viele dickte Säfte in die in den Stiefeln hängenden Teile sich ansetzen, worauf dann im Winter sich diese einmal entstandene Anlage noch mehr aufbläht und die Teile geschwollen macht. Hier sind Reibungen dienlich, welche mit Tüchern von trockener und warmer Leinwand gemacht werden, die da über den Rauch von angezündetem Agtstein gehalten worden, so daß sie mit diesem Dampfe geschwängert im Reiben stärken. Abends und morgens wird dies am besten vorgenommen. Wenn die Luftröhre, ihre Gänge und Bläslein einer gesunden, trockenen, festen und an heftiges Reiten recht gewöhnten Lunge durch die Kälte stärker zusammengezogen werden, so fangen sie an, des klebrigen Schleims zu entbehren; daher denn die bloßliegenden Nerven, so die rauhe Luft nicht gerne ertragen, stark zum Husten gereizt werden. Nur ölige, lindernde Arzneien helfen hier, und vor allem hat frisches süßes Mandelöl, so man öfters leckt, den Vorzug. Ich würde allerdings für ratsam erachten, daß man den Leib des Durchlauchtigsten Prinzen, den ich sonst recht gesund gesehen habe, nicht mit Arzneien beunruhige oder schwäche; zumal da diese beiden Krankheiten äußerlich sind und weder von verdorbenem und unreinem Geblüt noch von einer üblen Bildung, sondern bloß von seiner Lebensart herkommen.»

- **Boerhaave-Syndrom:** Im Grunde eine schwere Form des ↗ *Mallory*-Weiss-Syndroms. Bei starkem Erbrechen kommt es zu einer Perforation des Ösophagus mit anschließender Mediastinitis. Selbst bei schneller operativer Versorgung ist die Mortalität relativ hoch.

Böhm, Gottfried

(1880–1952) Münchener Röntgenologe. Er war Vorsteher des «Institutes für physikalische Therapie und Roentgenologie» der Universität München und hat neben radiologischen Arbeiten auch wissenschaftliche Untersuchungen zur Balneotherapie und zur Atemgymnastik veröffentlicht. Der Titel seiner Publikation *Über die röntgenologisch erfaßbaren Einwirkungen von gewöhnlichen und therapeutischen Bädern auf die zentralen Kreislauforgane bei Herzgesunden* zeigt, dass er die Röntgenstrahlen auch einsetzte, um die Balneotherapie zu erforschen.

- **↗Cannon-Böhm-Punkt**: Punkt am Dickdarm, etwa eine Handbreit proximal der linken Kolonflexur, der für die parasympathische Innervation die Grenze zwischen der Versorgung durch den N. vagus einerseits und den sakralen Parasympathicus (Nn. splanchnici pelvici) andererseits darstellt. Der Punkt ist sicher mehr eine Zone. Schon Böhm, der an dieser Stelle 1913 bei Katzen und Kaninchen einen «tonischen Kontraktionsring» beschrieb, sprach von einer Variabilität von einigen Zentimetern. Mit den Untersuchungen beim Menschen hatte er mehr Mühe, da bei seinen Probanden vor dem Röntgenschirm immer eine «psychische Hemmung» der Defäkation einsetzte.

Botallo, Leonardo

(1519–1587/1600) Italienischer Anatom und Chirurg, vor allem in Pavia und Paris tätig. Er war zeitweilig Leibarzt von Karl IX. von Frankreich. Nach Paris hatte ihn dessen Mutter Katharina de Medici gerufen, die seine lebenslange Gönnerin wurde. Botallo war, wie viele seiner Zeitgenossen, ein großer Anhänger des Aderlasses, der dazu geeignet war, überschüssige Säfte aus dem Körper entweichen zu lassen (↗ *Lisfranc*). Man darf annehmen, dass Könige sich damals besonders oft den Segnungen von Aderlässen, Klistieren und Brechmitteln unterziehen durften, da sie ja immer Anspruch auf die jeweils beste und modernste Medizin der Zeit hatten. Ähnliches gilt für heutige Privatpatienten.

- **Ductus Botalli, Ductus arteriosus:** Das Deutsche sieht den Namen Botallo meist nur im Genitiv für den embryonalen Ductus vor. Der Ductus stellt einen fetalen Rechts-Links-Shunt vom Truncus pulmonalis zur Aorta dar. Er verschließt sich nach der Geburt und ist beim Erwachsenen noch als Ligamentum Botalli zu sehen. Der andere Rechts-Links-Shunt ist das Foramen ovale, das selten auch Botallos Namen trägt. Botallo beschrieb, ein Jahrhundert vor Entdeckung des Kreislaufs (↗ *Harvey*), einen Fall von persistierendem Foramen ovale und war der Überzeugung, die Verbindung zwischen rechtem und linkem Herzen gefunden zu haben, die die antike Physiologie ↗ *Galens* vorsah.

Bowman, William

(1816–1892) Londoner Anatom und Augenchirurg, der als Erster das von Helmholtz erfundene Ophthalmoskop benutzte. Er soll sich als Junge beim Spielen mit Schießpulver die Hand verletzt haben und bei der Beobachtung des Heilungsprozesses und der Künste des behandelnden Chirurgen beschlossen haben, Arzt zu werden. Seine Schulbildung in der Hazelwood School in Birmingham ist erwähnenswert, weil diese Schule ohne körperliche Züchtigungen auskam und von den Schuljungen selbst verwaltet wurde. Nach Jahren in der allgemeinen Chirurgie konzentrierte er sich mehr und mehr auf die Augenheilkunde sowie auf histologische Untersuchungen. Bei beidem zeigte er außerordentliches manuelles Geschick. Bevor er zur Arbeit ging, soll sich Bowman als notorischer Frühaufsteher regelmäßig der Gartenarbeit gewidmet haben.

- **Bowman-Kapsel, Capsula glomeruli:** Kapsel, die den Glomerulus umschließt. Die dem Kapillarknäuel aufliegenden Podozyten werden als viszerales Blatt dieser Bowman-Kapsel angesehen. Zwischen diesem und dem äußeren Blatt, der eigentlichen Kapsel, sammelt sich der Primärharn, der in den Nierentubulus abfließt.
- **Bowman-Membran, Lamina limitans anterior corneae:** Eine 10 µm dicke Schicht feiner Kollagenfibrillen, die die Basalmembran des vorderen Hornhautepithels verstärkt und dem mechanischen Schutz der Hornhaut dient.
- **Bowman-Drüsen, Glandulae olfactoriae:** Drüsen in der Riechschleimhaut, die für die Schleimschicht auf dem Sinnesepithel verantwortlich sind, in dem die Sinneshärchen liegen.
- **Bowman-Sonde:** Instrument zum Sondieren der Tränenkanälchen.

Boyd, Alexander Michael

(1905–1973) Englischer Gefäßchirurg. Nach

dem Studium in London und militärärztlicher Tätigkeit in Kairo erhielt er direkt nach dem Zweiten Weltkrieg den Lehrstuhl für Chirurgie in Manchester. Er war bekannt dafür, sich auch noch nachts, wenn gewöhnliche Chefärzte im Bett liegen, für die merkwürdigen Gestalten zu interessieren, die eine städtische Notaufnahme frequentieren. Diese lieferten ihm denn auch den Stoff für seine stets überfüllten Vorlesungen, deren beliebteste die *self-inflicted injuries* behandelte (im Deutschen vornehm «Artefakte» genannt, ↗ *Münchhausen*). Bei Auslandsreisen, die er angeblich nur mit seinem Club *Travelling Surgeons* unternahm, erschien er regelmäßig mit Schirm und Melone, damit, sollte er unterwegs verloren gehen, zumindest seine Nationalität eindeutig zu erkennen wäre. Boyd war außerdem passionierter Gärtner und gewann bei Blumenausstellungen mehrere Preise.

• **Boyd-Vene:** Die Perforans-Vene(n) unterhalb des Kniegelenks auf Höhe der Tuberositas tibiae. Sie verbinden Äste der V. saphena magna mit den tiefen Beinvenen.

Breuer, Joseph

(1842–1925) Wiener Physiologe und «Großvater der Psychoanalyse». Er arbeitete als Internist, betrieb aber in ↗ *Brückes* Labor auch physiologische Studien, mit denen er sich 1868 habilitierte. Er zog es dann vor, eine Privatpraxis zu eröffnen, deren Patienten aus den besten Wiener Kreisen stammten. Er experimentierte unter anderem mit Hypnose, mit der er auch eine junge Frau namens Bertha Pappenheim behandelte, die unter dem Pseudonym «Anna O.» in die Geschichte der Psychoanalyse eingehen sollte. Sie litt unter einer Vielzahl verschiedener Symptome, die man als hysterisch klassifizierte, darunter einem nervösen Husten, verschiedenen Lähmungen und Sensibilitätsstörungen und wechselnden Sprachstörungen, wegen derer sie sich oft besser in Englisch als in ihrer Muttersprache Deutsch ausdrücken konnte. Im Laufe der Behandlung stellte sich heraus, dass bestimmte Symptome verschwanden oder sich besserten, wenn sie deren Entstehungsgeschichte oder erstes Auftreten im Detail erzählen konnte oder wenn sie diese unter Hypnose erzählte und Breuer sie anschließend mit ihr durchging. Sie nannte diese Form der Therapie «talking cure», Breuer selbst bezeichnete sie später als kathartische Methode. Allerdings führte seine lange intensive Beschäftigung mit dieser einen Patientin auch zu Schwierigkeiten mit seiner eifersüchtigen Ehefrau, wegen derer er die Behandlung dann beendete. Seinem jungen Freund Sigmund Freud, den er in Brückes Labor kennen gelernt hatte, berichtete er 1882 ausführlich von dem Fall der Anna O. und führte ihn auch in die Hypnose-Techniken ein. Gemeinsam entwickelten sie das Verfahren weiter, übertrugen Erkenntnisse aus diesem Fall auf andere Fälle und veröffentlichten 1895 fünf Fallbeschreibungen als *Studien über die Hysterie*. Die Hysterie wurde damit von ↗ *Charcots* organischer Krankheit zu einem Ausdruck unverarbeiteter Erlebnisse, zu einer psychogenen Krankheit. Die *Studien* stießen allerdings zunächst bei den Kollegen auf wenig positive Resonanz, was Breuer deutlich mehr ausmachte als Freud. Breuer wollte seinen guten Ruf nicht aufs Spiel setzen, was ein Grund für das baldige Zerwürfnis der beiden war. Auch maß Freud der Sexualität in der Untersuchung des Unbewussten wesentlich mehr Bedeutung bei, als Breuer dies tun mochte. Freud hat später gesagt, dass die Entwicklung der Psychoanalyse ihn die Freundschaft mit Breuer gekostet habe und dass dies ein hoher Preis, aber unvermeidbar gewesen sei.

• ↗ **Hering-Breuer-Reflex**

Broca, Pierre Paul

(1824–1880) Pariser Chirurg, Anatom und Anthropologe. Er unterrichtete ein Jahr Mathematik, bevor er sich der Medizin zuwandte, in der er es schnell zum Lehrstuhlinhaber der Pariser Fakultät brachte. Es gibt über 40 Begriffe, die Brocas Namen tragen. Da er sich

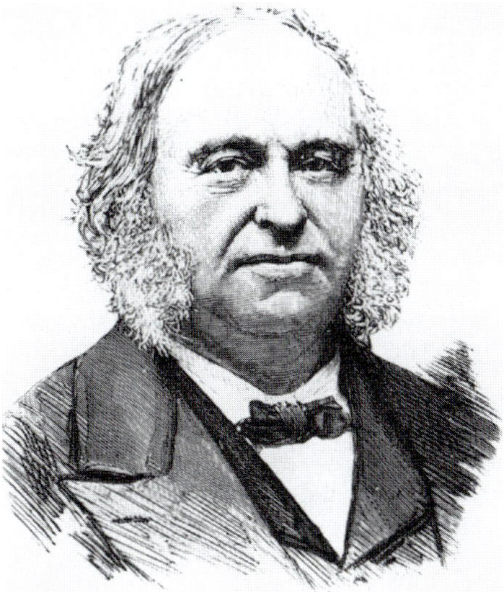

Pierre Paul Broca

sehr ausführlich mit der Vermessung menschlicher und tierischer Schädel auseinandersetzte und dafür eine ganze Reihe von Apparaturen und Instrumenten entwickelte, stehen die meisten dieser Begriffe für anthropologische Schädelmaße. Als Anthropologe beschäftigte er sich auch mit dem Wandel der Tierwelt durch natürliche Selektion. Im Gegensatz zu ↗ *Darwin* glaubte er aber nicht an die Unveränderbarkeit der einzelnen Spezies und verstand damit natürliche Selektion auch nicht als einzige Erklärung der Evolution.

• **Broca-Sprachzentrum, Motorisches Sprachzentrum:** Rindenareal im Bereich des Gyrus frontalis inferior, von dem aus der motorische Kortex beim Sprechen gesteuert wird. Bei seinem Ausfall kommt es zu einer motorischen Aphasie, d. h. zu einer Störung der Sprachproduktion bei ungestörtem Sprachverständnis. Entscheidend für Brocas Entdeckung war die im Jahre 1861 durchgeführte Autopsie eines Patienten, der «Tan-Tan» genannt worden war, weil er auf jede Frage nur noch mit «tan» antworten konnte. Damit wurde die ernsthafte Lokalisation bestimmter Funktionen im Gehirn begonnen, die 50 Jahre zuvor in der «Schädellehre» des deutschen Arztes Franz Joseph Gall noch ohne wissenschaftliche Grundlage gewesen war. Gall hatte bestimmte Schädelformen mit Wesenszügen der Menschen verbunden und damit als einer der Ersten überhaupt eine Verbindung von Psychologie und Anatomie hergestellt.

• **Diagonales Band von Broca, Stria diagonalis, Bandaletta:** Der oberflächliche Faserzug verbindet im Bereich des basalen Vorderhirns Area septalis und Mandelkern und ist damit Teil des limbischen Systems. Das Band enthält auch graue Substanz (Nucleus tractus diagonalis), die zu den cholinergen Arealen zählt und bei Morbus ↗ *Alzheimer* oft degeneriert.

• **Broca-Formel, Broca-Index:** Einfachste Formel zur Bestimmung des Normalgewichts von Erwachsenen: Körpergewicht (in kg) = Körpergröße (in cm) minus 100. Sie wird heute zunehmend durch den Body-Mass-Index ersetzt, wobei bei beiden die Festlegung von Normwerten immer willkürlich bleibt bzw. kulturellen Normen unterliegt.

Brodie, Benjamin Collins

(1783–1862) Londoner Chirurg, der vor allem nach der Emeritierung ↗ *Cooper*s als der führende Chirurg Englands angesehen wurde und zeitweise Leibchirurg («Sergeant-Surgeon») des Königs William IV. war. In dieser Position hatte er aber nur ein einziges Mal zu tun, bei der Entfernung eines kleinen Tumors von des Königs Haut. Überhaupt galt Brodie als geschickter, aber auch sehr zurückhaltender Chirurg, was man wohl nicht von allen Chirurgen seiner Zeit sagen kann. So nahm er als einer der Ersten in London die neue Technik der Blasensteinzertrümmerung auf, die den gefährlichen Steinschnitt ersetzte (↗ *Bigelow*). Brodies Stellung mag daran abzulesen sein, dass er der Einzige ist, der je gleichzeitig Vorsitzender der Royal Society, des General Medical Council (der britischen Ärztekammer) und des Royal College of Surgeons (der «Zunft» der Chirurgen) war. Königin Victoria machte ihn 1834 zum Baronet. Brodie beklagte sich später, dass diese Ehre ihn dazu verpflichtete, länger als nötig weiter zu praktizieren, um folgenden Generationen seiner Familie das entsprechende Auskommen und Anwesen zu sichern, aber man kann vermuten, dass ihn sein bekannter Arbeitseifer auch ohne die Bürde des Adelsstandes nicht verlassen hätte. Obwohl er als erster Präsident des General Medical Council an der Registrierung von Ärzten und damit auch ihrer Abgrenzung von Quacksalbern und Scharlatanen arbeitete, sah er ein, dass Ärzte allein die Bedürfnisse der Menschen nicht befriedigen können würden und sagte dazu: «Wir glauben nicht mehr an Wunder und Reliquien und sind daher mit der selben Raserei hinter Rezepten und Ärzten her. Das selbe Geld, das vor 300 Jahren für das Heil der Seele ausgegeben wurde, wird heute für das Heil des Körpers ausgegeben, und von den selben Menschen wie damals, Frauen und schwachsinnigen Männern.»

- **Brodie-Abszess:** Sonderform einer chronischen Osteomyelitis mit abgekapseltem Abszess in der Metaphyse eines Röhrenknochens.
- **Brodie-Bursa, Bursa musculi semimembranosi:** Ein Schleimbeutel unter dem distalen Ansatz des Muskels.

Brodmann, Korbinian

(1868–1918) Stellvertretend für ähnliche deutsche Wissenschaftlerkarrieren seiner Zeit mit ihren vielen Ortswechseln sei Brodmanns Werdegang hier ausführlicher aufgelistet: Nach dem Studium in München, Würzburg, Berlin und Freiburg arbeitete Brodmann kurz als Vertretung in einer ärztlichen Praxis im Schwarzwald, wo er seinen ursprünglichen Wunsch, Hausarzt zu werden, schnell aufgab. Nach einer Zeit der Weiterbildung in Lausanne und München ging er zur Erholung von einer schweren Diphtherie ins Fichtelgebirge, wo er Oskar Vogt kennen lernte. Dieser beschäftigte ihn als Assistent an seiner Nervenheilanstalt in Alexanderbad und weckte in ihm sein lebenslanges Interesse für die Neuroanatomie. Es folgte die Promotion über *Chronische Ependymsklerose* in Leipzig sowie neurologisch-psychiatrische und auch anatomische Arbeit in Jena, Frankfurt und schließlich am neuro-biologischen Institut in Berlin, wo er über fast zehn Jahre mit Oskar und Cäcilie Vogt zusammenarbeitete und seine grundlegenden Forschungen zur Endhirnrinde durchführte. Seine Habilitationsschrift *Die cytoarchitektonische Kortexgliederung der Halbaffen* wurde von der Berliner Medizinischen Fakultät als ungeeignet zurückgewiesen. Vogt schrieb dazu: «daß alle Bemühungen, ... Brodmann eine bescheidene, aber gesicherte äußere Existenz zu verschaffen, hauptsächlich an der Verständnislosigkeit scheiterten, welche die Berliner Medizinische Fakultät Brodmanns Arbeiten entgegenbrachte. Sie habe damit eine untilgbare Schuld auf sich geladen.» Brodmann ging daraufhin an die Nervenklinik der Universität Tübingen, wo er auch habilitiert wurde. Im Ersten Weltkrieg tat er zunächst Kriegsdienst in einem Tübinger Feldlazarett. 1916 erhielt er an einer Irrenanstalt bei Halle seine erste finanziell gesicherte Lebensstellung als Prosektor. Hier heiratete er auch und die Eheleute bekamen eine Tochter. Im April 1918 wurde er als Leiter der topographisch-histologischen Abteilung an die neu von Kraepelin gegründete Forschungsanstalt in München berufen. Kaum hatte er in dieser Traumstellung voller Schaffensdrang seine Arbeit aufgenommen, erkrankte er an einem zunächst harmlosen Infekt, der sich zu einer Sepsis ausweitete, an der er rasch starb. Es handelte sich wohl um das Wiederaufflackern einer Infektion, die er sich ein Jahr zuvor bei einer Autopsie zugezogen hatte.

- **Brodmann-Areale:** Durch vergleichende Zytoarchitektonik abgegrenzte Areale der menschlichen Endhirnrinde. Diese Einteilung, die also allein auf der Begutachtung histologischer Schnitte beruht, wurde 1907 bis 1909 veröffentlicht und ist zum großen Teil noch immer Grundlage der Beschreibung des Kortex. Vielen der so definierten Areae lässt sich eine umschriebene Funktion zuordnen. So entspricht die Area 17 der primären Sehrinde oder Area 4 dem primären Motorkortex. Die noch heute gebräuchliche Nummerierung folgt keinen logischen Regeln, sondern entspricht der mehr oder weniger zufälligen Reihenfolge, in der Brodmann die Schnitte untersuchte. Wer selbst versucht hat, überhaupt die sechs Schichten des Kortex in einem histologischen Präparat zu erkennen, kann Brodmanns Leistung ermessen.

Brown-Séquard, Charles Edouard

(1817–1894) Britisch-französisch-amerikanischer Tausendsassa. Geboren wurde er auf Mauritius, damals britisch, als Sohn einer Französin namens Séquard und eines irisch-amerikanischen Marineoffiziers (einige Quellen sagen auch: eines Piraten) namens Brown, der kurz nach der Zeugung seines Sohnes wieder auf See verschwand. Als junger Mann ging er nach Paris mit seiner Mutter und der Absicht, Schriftsteller zu werden. Wegen geringen Erfolgs studierte er daraufhin, von der Mutter unterstützt, mit mehr Erfolg Medizin und arbeitete als Arzt in verschiedenen Kliniken. Als die Mutter 1843 starb, reiste er völlig verwirrt nach Mauritius, fand dort aber keine Stellung und kehrte mit geliehenem Geld zurück nach Paris. Hier begann eine Zeit mit zahlreichen Experimenten und Veröffentlichungen und wenig Geld. Er hielt Frösche und Kaninchen in seiner Wohnung und zeigte zum Beispiel, dass eine Stimulation des Halssympathikus das Kaninchenohr zum Abblassen bringt, was zur Entdeckung der sympathischen Vasokonstriktion beitrug. Er schluckte auch schon mal einen Schwamm mit einem langen Bindfaden, um ihn wieder hervorzuziehen und den Magensaft zu analysieren. 1852 beschloss Brown-Séquard, er müsse nach Amerika gehen und tat dies mit nicht viel mehr als einem Empfehlungsschreiben von ↗ *Broca* an die Universität von Pennsylvania. In den USA angekommen, verdiente er sich seinen Unterhalt mit Französisch-Unterricht und mit Vorträgen sowie mit Geburtshilfe zu Dumping-Preisen und heiratete Ellen Fletcher aus Boston. Das junge Paar machte sich schon 1853 auf nach Mauritius, wo es in eine Cholera-Epidemie geriet. Brown-Séquard half ein Hospital zu errichten und stellte wieder einmal Selbstversuche an, diesmal mit dem Schlucken von infiziertem Material und von Laudanum, einem Opiumpräparat. Überraschend bekam er nun, auf Vermittlung Brocas, eine Professur in Richmond, Virginia, angeboten, wo er es immerhin vier Monate aushielt. Sein Englisch war immer noch nicht das Beste und die Versuche des agilen Jungprofessors, sich bei seinen Vorlesungen und Demonstrationen verständlich zu machen, wurden von den Hörern mit krampfartigen Asthma-Anfällen verglichen.

Es folgten Tätigkeiten in neurologischer Praxis 1855 in Paris, 1856 an der Universität in Boston, 1858 am Royal College of Surgeons in London, 1860 bis 1863 am National Hospital for the Paralysed and Epileptics ebenfalls in London, 1864 der Lehrstuhl für Physiologie und Pathologie der Harvard Medical School in Boston, 1867 bis 1870 Lehrtätigkeit an der Faculté de Médecine in Paris, dann in Ohio, Dublin, Genf und immer wieder Paris. Außerdem folgten zwei weitere Ehefrauen. Erst 1878 wurde er französischer Staatsangehöriger und konnte Nachfolger Claude Bernards auf dessen Lehrstuhl für experimentelle Medizin am Collège de France werden. Dieses Amt füllte er bis zu seinem Tode aus, nicht ohne Selbstversuche, versteht sich. 1889 gab er bekannt, dass er sich durch die Injektion von Hodenextrakten aus frisch getöteten Kaninchen und Hunden verjüngt habe.

Zu seinen wissenschaftlichen Einsichten zählte aber auch die Lokalisation der Kreuzung sensibler Bahnen im Rückenmark (siehe sein Syndrom) und die richtige Vermutung, dass Zellen unabhängig vom Nervensystem durch eine «innere Sekretion» miteinander verbunden seien. Er bewies dazu als Erster, dass Versuchstiere nach Entfernung der Nebennieren sterben, dass man sie aber durch anschließende Bluttransfusionen am Leben halten kann. Unsteter Lebenswandel und bleibende wissenschaftliche Erkenntnisse scheinen sich nicht auszuschließen.

• **Brown-Séquard-Syndrom, Halbseitenläsion des Rückenmarks:** Eine Schädigung des Rückenmarks auf nur einer Seite führt ipsilateral zu Lähmung und zu Aufhebung der Berührungsempfindung, während es wegen der Kreuzung der entsprechenden Bahnen unterhalb der Läsion kontralateral zu gestörter Schmerz- und Temperaturempfindung kommt (die auf der gelähmten Seite erhalten bleiben).

Bruch, Karl Wilhelm Ludwig

(1819–1884) Anatom in Basel und Gießen.

• **Bruch-Membran, Lamina basalis choroideae:** Direkt dem Pigmentepithel der Retina anliegende elastische Membran. Sie ist für die Spannung der Zonulafasern der Linse in Ruhe mitverantwortlich.

Bruce, David

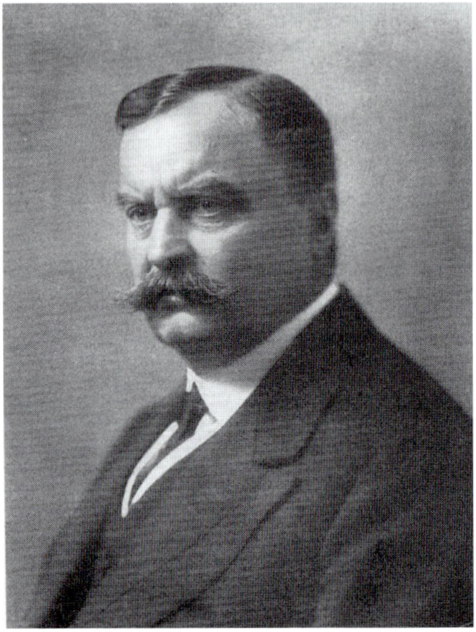

David Bruce

(1855–1931) Schottischer Militärarzt. Er konnte im Dienst der Krone nicht nur das Malta-Fieber aufklären (siehe unten), sondern fand auch in Südafrika in der Provinz Natal den Erreger der Rinderkrankheit *nagana*, eine Trypanosomenart, die jetzt Trypanosoma brucei heißt. Wie Bruce herausfand, wird sie durch die Tsetsefliege übertragen. Denselben Übertragungsmechanismus konnte er für die Schlafkrankheit nachweisen. Seine Frau begleitete ihn auf all seinen Reisen und erlangte große Fertigkeiten in den Untersuchungstechniken der Mikrobiologie. Bruce hat immer wieder betont, dass seine vielen Entdeckungen ohne seine Frau unmöglich gewesen wären. Als sie nach langer Krankheit starb, war er so sehr von Trauer überwältigt, dass er nicht zum Begräbnis erscheinen konnte und noch an diesem Tag des Begräbnisses selbst starb.

• **Brucellose, Maltafieber:** Durch Brucella melitensis ausgelöste Infektionskrankheit mit charakteristischem «undulierendem Fieber» und dem Auftreten von Granulomen. Brucellen sind gramnegative Stäbchen, die außer dem Maltafieber noch weitere Erkrankungen auslösen können. Bruce wurde 1886 als Militärarzt nach Malta geschickt und konnte, ohne je eine spezielle Ausbildung in Mikrobiologie gehabt zu haben, innerhalb von zwei Jahren den Erreger des Malta-Fiebers aus der Milz verstorbener Patienten züchten. Später fand man heraus, dass 40 % der Ziegen der Insel Keimträger waren, und das Verbot des Genusses von Ziegenmilch führte zu einer dramatischen Verringerung der Krankheitsfälle.

Brücke, Ernst Wilhelm von

(1819–1892) Physiologe in Königsberg, später Professor für Mikroskopische Anatomie in Wien. Er war einer der Schüler Johannes ↗ *Müllers*, die durch ihre mechanistische Betrachtung des Menschen die großen Erfolge der Physiologie der Zeit und damit der Medizin begründeten. Sein Forscherkollege Du-

Bois-Reymond schrieb: «Brücke und ich, wir haben uns verschworen, die Wahrheit geltend zu machen, daß im Organismus keine anderen Kräfte wirksam sind als die gemeinen physikalisch-chemischen».
Brücke beschäftigte sich auch sein Leben lang mit der Phonetik und entwickelte eine internationale Lautschrift, die auf der physiologischen Einteilung der Laute nach Ort und Art ihrer Entstehung im Rachen- und Mundraum basierte. Er untersuchte dazu die verschiedenen Sprachen, die ihm das österreichungarische Sprachengewirr von Wien bot, aber auch z. B. Sanskrit (das selbst in Wien nicht gesprochen wurde). Sein Zeichensystem erwies sich aber als zu kompliziert, um sich durchzusetzen.

• **Brücke-Muskel, Fibrae meridionales musculi ciliaris:** Der Brücke-Muskel ist der äußerste, also der von innen der Sklera anliegende Teil des M. ciliaris (↗ *Müller*) mit radiärem Faserverlauf. Er trägt durch seinen Zug dazu bei, dass der ↗ *Schlemmsche* Kanal offen bleibt. Daher können parasympathisch wirkende Medikamente den Augeninnendruck selbst bei weitem Kammerwinkel senken. Brücke hat ein ganzes Buch über die Anatomie des Auges verfasst. Seine Beschreibungen waren die Voraussetzung für Helmholtz' Entwicklung des Ophthalmoskops, wozu Brücke selbst später sagte: «Die größte Dummheit meines Lebens war, daß ich den Augenspiegel nicht erfunden habe.»

Brunner, Johann Konrad

(1653–1727) Heidelberger Anatom schweizerischer Herkunft. Er war auch unter dem Namen Baron Brunn zu Hammerstein Leibarzt des Kurfürsten von der Pfalz in Mannheim. Als experimenteller Physiologe erklärte er als Erster den Beitrag der Bauchspeicheldrüse zur Verdauung. ↗ *Peyer*

• **Glandulae duodenales:** Die Brunnerschen Drüsen sind submuköse Drüsenpakete, wie sie nur im Zwölffingerdarm vorkommen. Sie waren allerdings bereits durch Brunners Schwiegervater Johann Jakob Wepfer beschrieben worden. Ob dies zu familiären Streitigkeiten führte, ist nicht bekannt.

Burdach, Karl Friedrich

(1776–1847) Anatom und Physiologe in Dorpat (↗ *Rathke*). 1814 folgte Burdach einem Ruf auf den Lehrstuhl für Anatomie und Physiologie ins damals preußische Königsberg. Er war einer der bedeutendsten Ärzte der Romantik, der sich an den naturphilosophischen Ideen Schellings orientierte. Naturwissenschaft war für ihn nicht einfach eine empirische Beschreibung des Vorhandenen, sondern erfasste die Lebenserscheinungen als Ausdruck eines einheitlichen Prinzips der Natur. Dass dieses Prinzip als absolut vorausgesetzt wurde, schränkte natürlich die wissenschaftliche Erkenntnis aus heutiger Sicht von vornherein ein, führte aber andererseits zu einer Ehrfurcht vor dem Leben und seinen Erscheinungen, die spätestens mit Johannes ↗ *Müllers* Schülern aus der Medizin als Naturwissenschaft verschwand.

• **Burdach-Strang, Fasciculus cuneatus:** Der Burdach-Strang ist die laterale der beiden Hinterstrangbahnen (↗ *Goll*) und endet in der Medulla oblongata im:

• **Burdach-Kern, Nucleus cuneatus**, der von dorsal als Vorwölbung (Tuberculum cuneatum) zu erkennen ist. Der Strang führt Bahnen für Oberflächen- und Tiefensensibilität aus der oberen Körperhälfte.

Buerger, Leo

(1879–1943) Amerikanischer Pathologe und Urologe. Er wurde in Wien geboren, kam aber im ersten Lebensjahr mit seinen Eltern in die USA. Er war Pathologe, später Professor der Urologie in New York und Los Angeles. Er soll ein Egoist gewesen sein und ein Liebhaber teurer Autos. Als er nach New York zurückkehrte, wollte man ihn an seiner früheren

Wirkungsstätte, dem Mount Sinai Hospital, nicht mehr haben.

• Morbus ↗ Winiwarter-Buerger, Thrombangiitis obliterans

Burke, William

(1792–1829) In Großbritannien kennt fast Jeder die Namen Burke und Hare, vielleicht etwa so, wie man bei uns den Massenmörder Haarmann kennt. Diese traurige Berühmtheit haben die beiden letztlich dem Leichenmangel der Anatomie zu verdanken. Zu ihrer Zeit waren Hinrichtungen die einzige legale Quelle für Leichen, die die Anatomie hatte. Mit wachsendem Interesse an der Morphologie und einem höheren Standard in der Medizinerausbildung übertraf die Nachfrage deutlich das Angebot. So wurde es üblich, dass die Anatomen zwielichtige Gestalten dafür bezahlten, dass sie des Nachts frisch Beerdigte aus ihren Gräbern stahlen und in die Anatomie brachten. Diese «body snatcher», die bald auch den Namen «resurrectionists» (Wiederauferstehen) erhielten, waren gefürchtet, da ihre Tätigkeit nicht nur die Totenruhe störte, sondern es überhaupt als erniedrigend galt, auf dem Seziertisch der Anatomen zu landen, wie das eben sonst nur Kriminellen widerfuhr (↗ *Rolfink*).
Das besondere Verbrechen von Burke und Hare war nun, dass sie merkten, wie viel einfacher es war, gar nicht erst in Gräbern zu buddeln, sondern quasi selbst Leichen zu produzieren. Die beiden Iren ermordeten mehrere Menschen, wahrscheinlich 16, und verkauften die Leichen an den Edinburgher Anatomen Robert Knox. Nach ihrer Verhaftung wurde William Hare als Kronzeuge gegen seinen Kollegen freigesprochen und konnte später mit geändertem Namen «south of the border», also in England, in die Unbekanntheit verschwinden. Burke hingegen wurde gehängt und öffentlich seziert, wobei es um den Einlass in den Sektionssaal zu Schlägereien kam. Anschließend sollen noch 25000 neugierige Menschen an seinen sterblichen Überresten vorbeidefiliert sein, darunter skandalöserweise sieben (!) Frauen. Burkes Skelett steht noch immer im Anatomischen Museum in Edinburgh. Wie präsent die Geschichte von Burke und Hare in Schottland noch ist, zeigt sich daran, dass eine ältere Dame in Edinburgh kürzlich auf meine Frage nach Burke und Hare noch den folgenden Kinderreim auswendig rezitieren konnte:

> Up the close and down the stair,
> In and out with Burke and Hare,
> Burke's the butcher, Hare's the thief,
> Knox the man who gets the beef.

• Burking: Dieser Begriff ist in der deutschen Rechtsmedizin zumindest so gebräuchlich, dass er schon ohne weitere Erläuterung als Antwort-Alternative für Multiple Choice-Fragen im deutschen Staatsexamen verwendet wurde. Er steht für das Ermorden durch Ersticken, bei dem der Mörder sich auf den Brustkorb seines Opfers kniet und Mund und Nase zuhält – was weitgehend der Methode von Burke und Hare entspricht, die ja dem Anatomen eine möglichst unverletzte Leiche liefern mussten.
«To burke» steht mit ähnlicher Bedeutung immer noch in einigen englischen Wörterbüchern, obwohl es in der Umgangssprache wohl selten ist. Im übertragenen Sinne heißt es auch «vertuschen». Letztere Bedeutung wurde vor allem juristisch verwendet in dem Ausdruck «to burke evidence», d. h. Beweismaterial unterdrücken.

Burkitt, Denis Parsons

(1911–1993) Burkitt, in Irland geboren, verlor als Kind bei einem Gassenkampf ein Auge. Das hinderte ihn zwar nicht daran Medizin zu studieren und Chirurg zu werden, aber es verwehrte ihm zunächst seinen Traum, in den britischen Kolonien zu arbeiten. Man brauchte keinen einäugigen Chirurgen und fürchtete wohl auch seinen bekannten protestantischen Missionseifer. Erst im Zweiten Weltkrieg wurde er als Militärchirurg in Kenia, Somalia und Uganda eingesetzt und konnte seine Fähigkeiten beweisen. Anschließend wurde er in die kolonialen Dienste übernommen und arbeitete in Kampala in Uganda. Er entwickelte großes Interesse an epidemiologischen Fragen und erkannte die Wichtigkeit präventiver Medizin. Sein mehrfach geäußertes Motto war: «Es ist besser, an einer gefährlichen Klippe oben einen Zaun zu bauen als unten Notfallstationen einzurichten.» In Afrika fiel ihm auch auf, dass die Afrikaner keine Probleme mit dem Stuhlgang hatten, wie er sie aus England kannte (es ist gesagt worden, die Briten betrachteten ihre tägliche Verdauung geradezu als eine religiöse Pflicht und bekämen von klein auf beigebracht, der Darm sei eine Art Jauchegrube, an der man sich bei fehlender Entleerung vergiften könne). Er führte dies als einer der Ersten auf die andere Ernährung zurück und erkannte so die Folgen einer ballaststoffarmen Ernährung in den «zivilisierten» Ländern. 1966 tauschte er seine Tätigkeit in Afrika gegen eine wissenschaftliche Tätigkeit am Medical Research Council in London ein.

• **Burkitt-Lymphom:** Hochmalignes Non-↗ *Hodgkin*-Lymphom vom B-Zell-Typ. 1957 untersuchte Burkitt zwei Fälle von schnell wachsenden Kopf-Hals-Tumoren bei Kindern und erkannte sie als eine eigenständige Erkrankung. Später untersuchte er mit zwei Kollegen auf einer Reise von 16 000 km die Verbreitung von Lymphomen in Ost- und Südafrika und stellte für den nach ihm benannten Tumor ein Verbreitungsgebiet fest, das dem der Malaria entsprach. 1961 konnten Epstein und ↗ *Barr* in einer von Burkitts Proben das nach ihnen benannte Virus nachweisen, das mit der endemischen Form des Lymphoms assoziiert ist.

Burns, Allan

(1781–1813) Anatom in Glasgow. Er beaufsichtigte schon mit sechzehn Jahren den Präpariersaal der College Street Medical School, die sein älterer Bruder gegründet hatte. Dem Bruder wurde allerdings später wegen «body snatching» (Leichenraub) die Lehrberechtigung entzogen (↗ *Burke*). Zu Burns' Zeit war Konservierung von anatomischen Präparaten zu Lehrzwecken noch ein großes Problem. Er kam auf die Idee, dazu Zuckerlösungen zu verwenden, deren genaue Zusammensetzung allerdings nicht überliefert ist. Mit dieser Methode stellte er eine große Sammlung «kandierter» Präparate her. Burns starb mit nur 32 Jahren an einem abdominellen Abszess, wie seine Kollegen durch eine sofort durchgeführte Autopsie herausfanden. Seine Präparate gelangten nach seinem Tod mit einem dieser Kollegen, Granville S. Pattison, in die USA und etwa 100 von ihnen sind noch heute im Besitz der Universität von Maryland, die die Sammlung 1820 für die stolze Summe von 7800 Dollar erwarb. Während sie bis in die 1960er-Jahre zumindest noch als Merkwürdigkeiten in Vitrinen des Präpariersaales zu bestaunen waren, werden sie seither unter Verschluss gehalten.

• **Burns' ligament, Margo falciformis hiatus sapheni:** ↗ *Hey*

Burow, Karl August von

(1809–1874) Königsberger Anatom und Militärchirurg.

• **Burow-Dreieck:** Das kleine Hautdreieck, das an ungleich langen Wundrändern zum Längenausgleich auf einer Seite ausgeschnitten wird. Ursprünglich hatte Burow zum Ersatz eines Unterliddefektes (Blepharoplastik) einen Hautlappen bogenförmig zum Lid geschwenkt und dafür an anderer Stelle einen Defekt entstehen lassen, der durch Granulation verheilen sollte. Später kam er auf die Idee, am gesunden Ende des Hautlappens ein Dreieck so auszuschneiden, dass dieses durch die Verschiebung «verschwand», wodurch eine Deckung ohne Defekt möglich wurde.

• **Burow-Venen, Venae paraumbilicales:**

Begleitvenen des Lig. teres hepatis. Im Gegensatz zur Darstellung der meisten Lehrbücher ist zumindest der obere Teil der V. umbilicalis nicht zum Lig. teres obliteriert, sondern bleibt auch beim Erwachsenen eine durchgängige Vene, wenn auch eine sehr dünne. Im Gegensatz zu ↗ *Sappeys* Venen drainieren Burows Venen in diese Vena umbilicalis.

• **Burow's solution:** Englische Bezeichnung für essigsaure Tonerde.

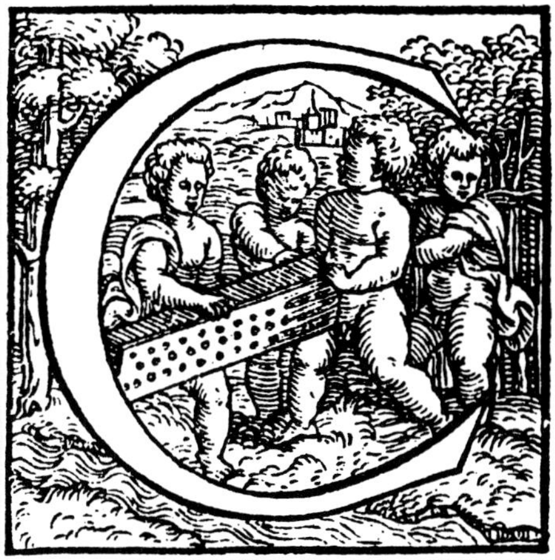

C

Caesar, Gaius Julius

(100–44 v. Chr.) Bekannter römischer Feldherr und Diktator. Sein Name wurde später zur generellen Bezeichnung für die höchsten weltlichen Herrscher, die Caesaren oder Kaiser. In jüngerer Zeit ist sein Bild wohl mehr durch die allgemeine Asterix-Lektüre geprägt als durch den Geschichts- und Lateinunterricht oder gar die Beschäftigung mit seinem Werk *De bello gallico*.

• **Sectio caesarea, Kaiserschnitt:** Der Legende nach wurde Caesar durch Schnittentbindung auf die Welt gebracht.

Sein Name soll sogar von dieser Geburtsart abgeleitet sein, genauer vom lateinischen *caedere* für schlagen, hauen oder herausschneiden. Wenn dies stimmt, dann ist das Wort Kaiserschnitt ein perfekter Zirkelschluss, denn dann wäre der Kaiser nach dem Schnitt und der Schnitt nach dem Kaiser benannt. (Ich schlage für diese Art der Begriffsbildung das Fachwort Vertigonym vor.)

Zu Caesars Zeiten hatte allerdings die Mutter bei der Schnittgeburt praktisch keine Überlebens-Chancen. Daher wurde der Eingriff nur zur Rettung des Kindes durchgeführt, wenn die Mutter schon tot war. Da Caesars Mutter aber noch lebte, als ihr Sohn schon die gallischen Kriege führte, ist diese Legende wohl tatsächlich nur eine Legende. Es gibt zwar Berichte von erfolgreichen Kaiserschnitten bei so genannten Naturvölkern und auch bei europäischen Müttern im 17. Jahrhundert. Aber erst im späten 19. und im 20. Jahrhundert stieg die Sicherheit der Mutter beim Kaiserschnitt, der damit zu einer Routine-Operation werden konnte (↗ *Baudelocque*). Inzwischen erscheint für viele Schwangere ein Kaiserschnitt als die bessere Methode der Geburt. Verona Feldbusch-Pooth, Claudia Schiffer und andere moderne Frauen ziehen nun den Kaiserschnitt den Mühen einer gewöhnlichen Entbindung vor. Die ↗ *Pfannenstiel*-Narbe wird so vielleicht noch zur Modeerscheinung.

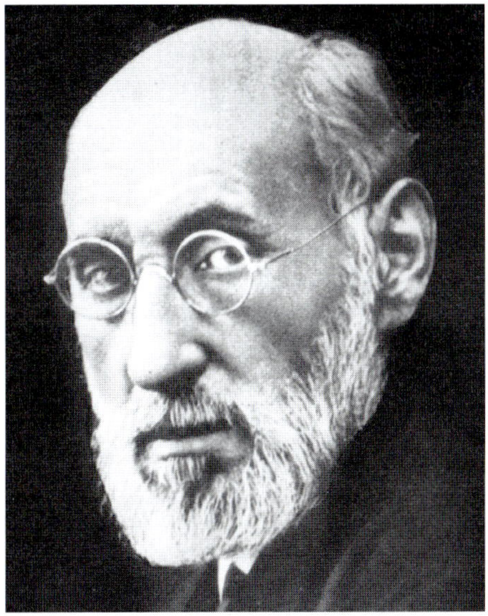

Santiago Ramon y Cajal

Cajal, Santiago Ramon y

(1852–1934) Anatom in Zaragoza, Valencia, Barcelona und schließlich Madrid. Wie viele Anatomen hatte er ein großes Zeichentalent, das ihm aber zunächst eher Probleme bereitete: Auf Grund seiner wohl allzu zutreffenden Karikaturen von Lehrern musste er die Schule verlassen und wurde zwischenzeitlich vom Vater in eine Schusterlehre gesteckt. Der Vater, selbst Anatom, führte ihn aber dann ab seinem 16. Lebensjahr in die Anatomie ein, wozu sie «das Material gemeinsam heimlich des Nachts vom Friedhof» holten, wie Cajal in seiner Autobiografie berichtet. Cajal war vor allem Laborforscher und wurde zum Meister der histologischen Darstellung von Nervenzellen und zum Mitbegründer der Neuronentheorie (↗ *Golgi*). 1889 fuhr Cajal zur Anatomentagung nach Berlin, um in holprigem Französisch seine Ergebnisse vorzustellen und seine Schnitte zu zeigen, die auf helle Begeisterung stießen. Angeblich soll ↗ *Kölliker* mit seinen 72 Jahren noch Spanisch gelernt haben, um Cajals Artikel besser lesen zu können. 1906 erhielt er den Nobelpreis gemeinsam mit ↗ *Golgi*. 1898 schrieb Cajal ein Büchlein mit *Regeln und Ratschlägen für wissenschaftliche Forschung*, in dem er unter anderem zukünftigen Wissenschaftlern Tipps für die Wahl der Ehefrau gibt. Er diskutiert darin ausführlich die vier erhältlichen «Haupttypen: die Intellektuelle, die reiche Erbin, die Künstlerin und die emsige Frau.» Den ersten Frauentyp findet er durchaus verlockend, wenn die Gattin sich zur eifrigen Mitarbeiterin eignet (Cajal schwärmt ausdrücklich vom Beispiel der ↗ *Dejerines*). Da dieser Typ allerdings im Spanien seiner Zeit selten war und der zweite und dritte nicht in Frage kommen, bleibt seiner Meinung nach nur, «ein häusliches und bescheidenes Mädchen heimzuführen, die ... eine genügende Bildung besitzt, um ihren Mann zu verstehen und zu ermutigen, und obendrein mit der nötigen Anhänglichkeit erfüllt ist, um an ihn zu glauben und von der Stunde des Erfolgs mit unerschütterlicher Überzeugung träumen zu können.» Eine solche Frau müsse man dann erziehen «für die Anforderungen eines ernsten Lebens, das mit harter Arbeit und strenger Sittsamkeit ausgefüllt wird.» Erstaunlicher als diese Ansichten selbst, die für seine Zeit wohl nicht unüblich waren, ist vielleicht, dass sie noch 1957 völlig ernst gemeint in deutscher Übersetzung aufgelegt wurden.

• **Cajal-Zellen, Interstitielle Zellen:** Spezialisierte glatte Muskelzellen in der Nähe des ↗ *Auerbach*-Plexus im Darm, denen eine Schrittmacher-Funktion bei der Darmperistaltik zugeschrieben wird.

• **Cajal-↗Retzius-Zelle**: Horizontalzelle in der äußersten Schicht der Endhirnrinde, die nur in der Entwicklung auftaucht.

• **Nucleus interstitialis Cajal:** Dieser Hirnstamm-Kern liegt lateral vor dem Okulomotorius-Kern und ist eine der Schaltstellen zur Koordination der Augenbewegungen.

Call, Emma Louisa

(1847–1937) Ärztin aus Massachusetts. Sie studierte an der University of Michigan, wo sie zum ersten Jahrgang gehörte, in den Studentinnen aufgenommen wurden. Nach einem Studienaufenthalt in Wien war sie von 1875 bis 1920 Ärztin und Geburtshelferin am New England Hospital for Women and Children in Boston. Diese Klinik war 1862 von Ärztinnen begründet worden, die in der damaligen männlichen Medizin schlechte Berufsaussichten hatten, und wurde auch nur von Ärztinnen betriebenen. Es war die zweite ihrer Art in den USA.

• **Call-Exner-Körperchen:** Eine charakteristische Formation aus Granulosazellen, die um einen Innenraum aus amorpher eosinophiler Substanz herum liegen. Diese Körperchen sind typisch für den Granulosazelltumor. Da sie gelegentlich aber auch im normalen Ovarialfollikeln vorkommen, könnten sie dem ↗ *Nitabuch*-Fibrinoid den Titel der «einzigen nach einer Frau benannten anatomischen Struktur» streitig machen.

Siegmund Exner (1846–1926) war ein Wiener Physiologe. Die Körperchen werden manchmal, vielleicht wegen des Bezugs zu Wien, fälschlich dem österreichischen Arzt Friedrich von Call (1844–1917) zugeschrieben.

Calmette, Léon Charles Albert

(1863–1933) Er wollte ursprünglich Seemann werden, wäre aber als Schüler während einer Typhus-Epidemie fast gestorben und beschloss daraufhin, Medizin zu studieren. Er arbeitete in kolonialen Diensten im französischen Kongo, auf Saint-Pierre-et-Miquelon und in Saigon, später in Lille und Paris. Neben dem Tuberkulose-Impfstoff entwickelte Calmette um 1900 auch die ersten polyvalenten Seren gegen Schlangengifte.

• **Bacille Calmette-↗Guérin, BCG**: In kontinuierlichen Subkulturen über zwölf Jahre züchteten Calmette und sein Mitarbeiter Guérin diesen Impfstoff auf Kartoffeln, die mit Galle getränkt waren, bis sie der festen Überzeugung waren, der Bakterienstamm sei attenuiert und nicht mehr kontagiös. Im Juni 1921 wurde der erste Test am Menschen an einem Kind durchgeführt, dessen tuberkulöse Mutter bei der Geburt gestorben war und dessen Großmutter, die das Kind großzog, ebenfalls Tuberkulose hatte. Die Impfung war erfolgreich, das Kind entwickelte trotz der ständigen Exposition nie Tuberkulose. Einziger Misserfolg der BCG-Impfung wurde der Impfskandal, der als Lübecker Totentanz in die Geschichte einging: Im Jahr 1930 impften zwei Lübecker Ärzte Neugeborene mit dem BCG-Impfstoff, der bereits weltweit mit Erfolg eingesetzt worden war und den sie extra aus Paris hatten kommen lassen. Von 256 geimpften Kindern erkrankten 208 an Tuberkulose, 77 von ihnen starben. Eine Untersuchung durch das Innenministerium ergab, dass die Ursache eine Kontamination des Impfstoffes im Lübecker Labor gewesen war, begünstigt durch die unzureichende bakteriologische Erfahrung der impfenden Ärzte. Der Klinikleiter wurde 1932 zu zwei Jahren Gefängnis verurteilt. Der Skandal war Anlass für das Reichsministerium des Inneren, 1931 *Richtlinien für neuartige Heilbehandlung und für die Vornahme wissenschaftlicher Versuche am Menschen* zu erlassen, die die vorhergegangenen Anweisungen des preußischen Kultusministeriums (↗ *Neisser*) erweiterten und präzisierten und inhaltlich dem späteren Nürnberger Kodex und der Deklaration von Helsinki kaum nachstehen. Diese Richtlinien wurden 1946/47 wichtig für die Anklage in den Nürnberger Prozessen, in denen Ärzte der Nazi-Zeit wegen Menschenexperimenten angeklagt waren. Sie konnten als die gesetzliche Grundlage für solche Experimente im deutschen Reich angesehen werden, obwohl die Verteidigung ihre Gesetzeskraft in Frage stellte. Es ist eine bittere Ironie, dass die nationalsozialistische Gesetzgebung für den Tierschutz deutlich strenger war. Sie hätte Tierversuche als Ersatz für Menschenversuche verboten, wenn sich die Experimentatoren denn an geltenden Gesetzen orientiert hätten.
↗ *Conn*

Calvé, Jacques

(1875–1954) Französischer Orthopäde. Nach dem Studium in Paris arbeitete er in einer Heilanstalt für Knochentuberkulose in Berck, einem kleinen nordfranzösischen Küstenort am Ärmelkanal. 1925 übernahm er die Leitung dieser Klinik. Er heiratete eine Amerikanerin und ging nach 1945 in die USA, kam aber 1953 zurück und starb in «seinem» Krankenhaus.

• **Calvé-Krankheit, Vertebra plana:** Isolierte Osteochondrose eines Wirbels.

• **Calvé-Legg-↗ Perthes-Krankheit**

Camper, Peter

(1722–1789) Anatom, Paläontologe, Anthropologe und Chirurg in Amsterdam und Groningen. Er entdeckte, dass Vogelknochen Luft enthalten. Goethe nannte ihn einen «Meteor von Geist, Wissenschaft, Talent und Thätigkeit». Camper äußerte sich zu vielen Dingen, zum Beispiel zu den gesundheitsschädigenden Effekten hochhackiger Schuhe oder auch zum Ammenwesen: Er sah eine große Gefahr in der möglichen Ansteckung der Säuglinge durch Krankheiten der Ammen, die «beynahe alle wegen der Ansteckung der Liebesseuche, die sich täglich mehr ausbreitet, verdächtig seyn» – es geht wohl um die Syphilis. Man solle deshalb unbedingt «gefallene Mädchen» als Ammen vermeiden, allerdings seien auch verheiratete Frauen «wegen der wenigen Enthaltsamkeit ihrer Männer» nicht sicher. Auch die Schwangerschaft der Amme sei unerwünscht, und Camper steigerte sich zu der Aussage: «Empfangen für Ammen soll strafbar sein.»

• **Camper-Faszie, Fascia investiens intermedia abdominis:** Variable Bindegewebseinlagerungen im subkutanen Fett insbesondere des Unterbauches, die eine regelrechte zweite Faszie bilden können zusätzlich zur eigentlichen Faszie (die dann ↗ *Scarpa*-Faszie heißt).

• **Camper-Gesichtswinkel:** In der Paläoanthropologie ist Camper bekannt geworden für seine Schädeluntersuchungen. Er ordnete die Variationen der Schädelformen durch dieses quantifizierbare Maß, das er als Winkel zwischen einer senkrechten Linie durch Schneidezähne und Stirn und einer horizontalen Linie durch Nasenbasis und Gehörgangsöffnung definierte. In einer berühmt gewordenen Serie von Profilen beträgt dieser Winkel unter anderem 100° bei griechischen Statuen, 80° bei Europäern, 70° bei Angolanern und 58° beim Orang-Utan. Diese Maße sind im 19. Jahrhundert dazu benutzt worden, die Inferiorität des Afrikaners gegenüber dem Europäer zu «beweisen» und ihn quasi zwischen Mensch und Affe einzuordnen. Dies hat Camper den Vorwurf eingetragen, den späteren Rassismus begründet zu haben. Allerdings haben neuere Übersetzungen seines großen Werkes gezeigt, dass Camper alles andere als ein Rassist war und seine Messungen sicher nicht diese Absicht hatten. So hat er zum Beispiel auch gezeigt, dass «schwarze» Haut genau so aufgebaut ist wie «weiße», und die Hautfarbe damit als unbedeutendes Merkmal angesehen. Auch ist überliefert, dass er in seinen Vorlesungen über die menschliche Gestalt der damals unter Europäern häufigen Auffassung entgegentrat, Afrikaner seien «hässlich», indem er ästhetische Empfindungen als etwas sehr Relatives kennzeichnete. ↗ *Baudelocque*

Cannon, Walter Bradford

(1871–1945) Amerikanischer Physiologe an der Harvard-Universität. Er betrieb grundlegende Forschungen zur vegetativen Regulation der Körperfunktionen und prägte in seinem Buch *The wisdom of the body* von 1932 den Begriff Homöostase. Auch die Vorstellung vom Sympathikus als einem System für «fight, fright and flight» stammt von ihm. Sein Nachweis, dass eine «Adrenalin-artige Substanz» für die Übertragung im vegetativen Nervensystem eine Rolle spielte, war – neben dem Nachweis von Azetylcholin etwa zur gleichen Zeit – der erste Nachweis eines Transmitters (Noradrenalin wurde erst 1946 definiert). In den 1930er-Jahren engagierte er sich in Gesellschaften wie dem «Medical Bureau to Aid Spanish Democracy» und der «American-Soviet Medical Society» gegen den heraufziehenden Faschismus.

Spannend zu lesen ist sein «Alterswerk» zum Thema Voodoo-Tod von 1942. Er zitiert darin zunächst mehrere Fälle dieses soziogenen Todes bei «Naturvölkern», bei denen bisher gesunde Menschen durch einen Voodoo-Zauber und den Ausschluss aus ihrer Gemeinschaft so verängstigt werden und so von ihrem bevorstehenden Tod überzeugt sind, dass sie innerhalb weniger Tage sterben. Cannon stellt sich die Frage, ob dies vom physiologischen Standpunkt denkbar ist, und kommt zu dem Schluss, dass eine maximale Stimulation des «sympathico-adrenalen Systems» über einen schockartigen Zustand im Extremfall zum Tode führen könnte. Er sieht dies als eine Hypothese, die durch Untersuchungen, insbesondere von Kreislaufparametern und bestimmten Blutwerten, bei kurz vor dem Tode Stehenden überprüft werden müsste. Das Problem bei diesem Vorschlag ist, dass der Voodoo-Tod, wenn es ihn denn überhaupt gibt oder gegeben hat (was einige Autoren anzweifeln), wahrscheinlich an Kulturen gebunden ist, in denen individuelles Bewusstsein wenig ausgeprägt ist und das Individuum so stark von der Gemeinschaft abhängt, dass der Ausstoß aus dieser Gemeinschaft subjektiv einem Todesurteil gleichkommt. Physiologische Untersuchungen im heutigen Sinne würden aber massiv die sozialen Zusammenhänge stören, die als Ursache angesehen werden. Seit Cannon sind verschiedenste Hypothesen zu dem Phänomen des Voodoo-Todes aufgestellt worden, zum Beispiel die Vermutung, die Opfer würden einfach daran sterben, dass sie kein Wasser mehr zu sich nehmen. Es besteht aber bisher keine Einigkeit darüber, ob das Phänomen überhaupt denkbar ist und welcher konkrete physiologische Mechanismus zum Tode führen könnte.

• **Cannon-↗Böhm-Punkt**

Carabelli, George, Edler von Lunkaszprie

(1787–1842) Wiener Kieferchirurg ungarischer Herkunft. Er soll das erste brauchbare Lehrbuch der Zahnheilkunde verfasst haben.

• **Carabelli-Höcker, Tuberculum anomale:** Inkonstanter fünfter Höcker auf der Innenfläche des ersten Molaren, der im Gegensatz zu den anderen Höckern nicht bis zur Kaufläche des Zahnes reicht.

Charcot, Jean-Martin

(1825–1893) Pariser Neurologe. Er war zunächst Arzt am Krankenhaus Salpêtrière, wurde dann gleichzeitig Professor der pathologischen Anatomie. 1882 wurde extra für ihn der weltweit erste Lehrstuhl für Nervenkrankheiten an der Salpêtrière geschaffen. Er zog aus aller Welt Studenten an und machte Paris zum Zentrum der Neurologie. Berühmt wurden seine Dienstagsvorlesungen. Ein bekanntes Gemälde zeigt ihn bei einer dieser Vorlesungen, wie er der versammelten Männermenge den hysterischen Anfall erklärt, während neben ihm ein Assistent eine junge Frau hält, die sich in einer krampfhaften Überstreckung aller Glieder befindet. Charcot hielt die Hysterie zunächst für eine Erkrankung des Gehirns, obwohl er nie eine assoziierte Läsion finden konnte und schließlich dazu kam, sie «zu drei Vierteln als psychisches Leiden» aufzufassen (↗ *Babinski*). Er definierte vier Phasen des hysterischen Anfalls und führte an der Salpêtrière eine Fotoabteilung ein, um unter anderem diese Stadien zu «objektivieren». Freud, der 1885/86 bei ihm hospitierte, machte die Hysterie zur Modellkrankheit seiner Psychoanalyse und zu einer primär psychogenen Krankheit. Heute muss diese Krankheit wohl als eine Art Modekrankheit aufgefasst werden, an deren Verbreitung Charcot nicht unschuldig war. Schon Babinski hat bemerkt, dass viele hysterische Patientinnen an der Salpêtrière nach Charcots Tod ihre Symptome verloren hätten.
↗ *Highmore*

Vielleicht wird dies im Vergleich mit einer heutigen Modekrankheit verständlicher, dem HWS-Schleudertrauma, das häufig nach banalen Auffahrunfällen zu schweren anhaltenden Beschwerden führt (während ähnliche Unfälle bei professionellen Crash-car-Fahrern keine solchen Folgen haben). Charcot hatte sich mit posttraumatischer Hysterie beschäftigt und gemeinsam mit Babinski für diese Fälle den Begriff Meditationsphase eingeführt für die Zeit, in der das Unfallopfer über die möglichen gesundheit-

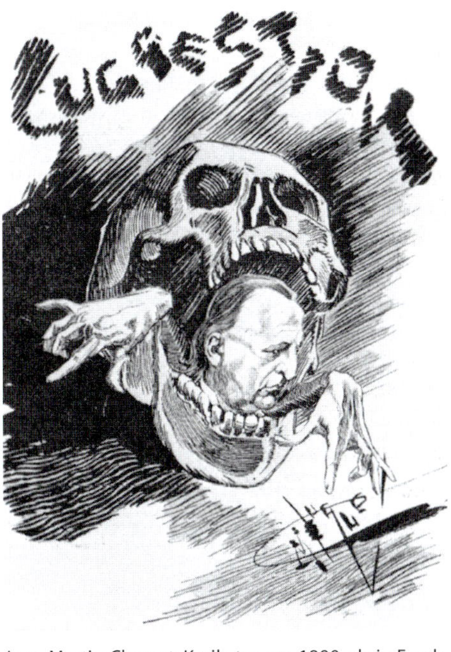

Jean-Martin Charcot: Karikatur um 1890, als in Frankreich heftig über die Möglichkeit der Zwangshypnose diskutiert wurde (↗ Gilles de la Tourette)

lichen Folgen «nachdenkt» und in der sich Symptome verstärken oder überhaupt erst auftreten konnten. Eine ähnliche Phase findet sich beim Schleudertrauma. Es ist in einer Studie im ländlichen England, das zur Zeit der Studie noch nicht von der Schleudertrauma-Epidemie erfasst war, gezeigt worden, dass es mehrere Wochen dauerte, bis «Unfallopfer» und ihre Angehörigen (!) Symptome entwickelten – wahrscheinlich überhaupt erst ausgelöst durch das Interesse der Forscher. In der Schweiz, in der die Öffentlichkeit schon mehr über die möglichen Folgen eines Schleudertraumas wusste, dauerte diese «Meditationsphase» zur gleichen Zeit weniger als eine Woche. Für Charcot war das Phänomen der Meditationsphase allerdings immer etwas Unbewusstes, während beim Schleudertrauma mit dem Anreiz des Schmerzensgeldes vielleicht auch bewusste Überlegungen der Patienten eine Rolle spielen. In beiden Fällen muss man davon ausgehen, dass Ärzte und Patienten ein gewisses, wie auch immer geartetes Interesse am Kranksein der Patienten hatten oder haben.

• **Charcot-↗Marie-Tooth-Krankheit, Neurale Muskelatrophie, HMSN Typ I:** Diese häufigste Form der hereditären motorisch-sensiblen Neuropathien führt zur Degeneration peripherer Nerven. Dies äußert sich in einer Kombination aus schlaffen Lähmungen und (weniger ausgeprägten) sensiblen Störungen, die beide an den Füßen beginnen. Die Krankheit ist unheilbar, schreitet aber nur langsam fort.

Howard Tooth (1856–1925) war Neurologe in Brighton.

• **Charcot-Trias:** Die Symptomenkombination aus Intentionstremor, Nystagmus und skandierender Sprache, die früher als charakteristisch für die Multiple Sklerose galt.

• **Charcot-Arterie, Arterie der zerebralen Hämorrhagie:** Nur noch selten gebrauchte Bezeichnung für die größte der lentikulostriatären Arterien, von der häufig Blutungen in die Basalganglien ausgehen.

• **Charcot-Krankheit, Amyotrophe Lateralsklerose:** ↗ *Gehrig*

Charrière, Joseph François Bernard

(1803–1876) Pariser Instrumentenbauer, der chirurgische Instrumente fertigte, aber auch den ersten Kehlkopfspiegel (↗ *Türck*). Nachdem die Nachricht von der ersten erfolgreichen Äthernarkose in Europa angekommen war (↗ *Bigelow*), war es Charrière, der die ersten brauchbaren Ätherverdampfer konstruierte. Auch diese beruhten allerdings noch auf dem recht einfachen Prinzip eines Gefäßes, in dem ein mit Äther getränkter Schwamm untergebracht war und das mit einem Ventilschlauch an ein Mundstück angeschlossen wurde. Es ging zu dieser Zeit aber auch immer um sehr kurze Narkosen. Die Chirurgen waren es noch gewohnt, angesichts eines schreienden und sich wehrenden Patienten schnell sein zu müssen. Die erste größere Operation unter Äthernarkose, die in Europa durchgeführt wurde, war eine Beinamputation. Der Londoner Chirurg Robert Liston brauchte dafür 25 Sekunden, eine durchaus nicht ungewöhnliche Zeit. Bei einer früheren hohen Oberschenkelamputation soll er in der Eile einen Hoden des Patienten und zwei Finger des Assistenten mit entfernt haben. Es dauerte Jahrzehnte, bis die Inhalationsapparate besser, die Narkose steuerbarer und die Chirurgen ruhiger wurden.

• **Charrière, Ch:** Größeneinheit für Blasenkatheter und Intubationstuben. 3 Charrière sind 1 mm.

Chassaignac, Charles Marie Edouard

(1805–1879) Pariser Chirurg. Seine Dissertation schrieb er 1835 über den Oberschenkelhalsbruch. Zur Erlangung einer Dozentur an der Pariser Universität benötigte er immerhin sieben Anläufe. Erst 1869, als er schon weit über Frankreich hinaus bekannt war, nahm ihn die Universität auf.

• **Chassaignac-Luxation, Pronation dou-**

loureuse: Subluxation des Radiusköpfchens bei Kleinkindern, die ruckartig an der Hand gezogen wurden (oder sich an der Hand fallen ließen). Dies führt zu einer Einklemmung des Lig. anulare zwischen Radiuskopf und Capitulum humeri und zur schmerzhaften Fixierung in Pronation («Chassaignac-Lähmung»).

• **Chassaignac-Höcker, Tuberculum caroticum:** Vorderfläche des 6. Halswirbels, gegen die die A. carotis communis bei einer akuten Blutung abgedrückt werden kann. Dies behaupten zumindest einige Anatomie-Bücher, auch wenn heutige Vertreter der Notfallmedizin davon nichts wissen.

Cheyne, John

(1777–1836) Schottischer Chirurg. Nach eher erfolglosen Schuljahren, die Hausunterricht erforderlich machten, half er in der Praxis seines Vaters, um dann auch formal bei ihm in die Lehre zu gehen. Bis zur Anerkennung als Arzt brauchte er zwölf Jahre. Später wurde er Militärarzt der britischen Armee, bevor er sich in Dublin niederließ. Dort wurde er erster Professor am Royal College of Surgeons of Ireland.

• **Cheyne-↗ Stokes-Atmung:** Cheyne hatte mehr nebenbei in einer Arbeit mit dem Titel *A case of apoplexy in which the fleshy part of the heart was converted into fat* diesen Atmungstyp beschrieben, bei dem sich tiefe und flache Atmung periodisch abwechseln («erst schön, dann stockt's»). In geringem Grade ist dies während des Schlafes normal, in deutlicherer Form tritt es bei Hypoxie oder Intoxikationen (zum Beispiel mit Opiaten) auf und spricht für Schädigungen in oder oberhalb der Brücke.

Chievitz, Johan Henrik

(1850–1901) Kopenhagener Anatom.

• **Chievitz-Organ, Organum juxtaorale:** Ein etwa 1 cm langer weißlicher Strang, der sich an der Außenseite des M. buccinator befindet, unterhalb des ↗ *Bichat*-Fettpfropfes gelegen und von einigen Fasern des N. buccalis innerviert. Histologisch findet man darin ein epitheliales Parenchym mit follikelartigen Strukturen sowie sensible Endkörperchen. Es wurde früher fälschlich (auch von Chievitz) für ein Rudiment eines fetalen Zweiges des Ductus parotideus gehalten. Die Funktion dieser Struktur ist bisher unbekannt.

Chopart, François

(1743–1795) Pariser Chirurg, der an der Cholera starb.

• **Chopart-Gelenk, Articulatio tarsi transversa:** Die Gelenklinie, die sich für Vorfußamputationen eignet, liegt zwischen Talus und Kalkaneus proximal sowie Navikulare und Kuboid distal und ist die Grenze zwischen «Vorfuß» und «Rückfuß». Sie umfasst also medial einen Teil des vorderen unteren Sprunggelenks und lateral die Articulatio calcaneocuboidea, eine Amphiarthrose. Pro- und Supinationsbewegungen des Fußes finden sowohl im unteren Sprunggelenk als auch im Chopart-Gelenk statt. Hauptproblem der ursprünglich von Chopart angegebenen Amputationstechnik ist die resultierende Spitzfußstellung durch Wegfall der Wirkung des M. tibialis ant. Dies wird heute durch Re-Insertion des Muskels in den Talushals oder durch transmetatarsale Amputation umgangen.

• **Chopart-Band, Ligamentum bifurcatum:** Das so genannte Pinzettenband entspringt V-förmig vom Fersenbein. Es setzt auf der Oberseite des Kahnbeins und des Würfelbeins an und ist das wichtigste Band des Chopart-Gelenks.

Christmas, Stephen

Der fünfjährige Patient, an dem 1952 erstmals die Hämophilie B und ihr Vererbungsmuster beschrieben wurden. Dass die Veröffentlichung im British Medical Journal ausgerechnet in der Weihnachtsausgabe vom 27. Dezember erschien, war wohl mehr Zufall und jedenfalls nicht entscheidend für die Namensgebung. Die Autoren meinten allerdings, ihre

C

Benennung mit einem Patientennamen rechtfertigen zu müssen, indem sie erwähnten, diese Art der Benennung sei von Sir Jonathan Hutchinson in die Hämatologie eingeführt worden und habe den Vorteil, keine vorläufigen Hypothesen über noch wenig verstandene Krankheiten im Namen festzuschreiben.

• **Christmas-Faktor, Faktor IX:** Einer der Faktoren der Gerinnungskaskade. Sein X-chromosomal-rezessiv vererbter Defekt führt zur Hämophilie B.

Clara, Max

(1899–1966) Anatom aus Südtirol, ab 1935 Lehrstuhlinhaber in Leipzig, ab 1942 in München. In der Anatomischen Gesellschaft, dem Zusammenschluss der deutschsprachigen Anatomen, war er bald – neben Pernkopf aus München – einer der führenden Nazis. In seiner Leipziger Antrittsvorlesung, die in der Münchner Medizinischen Wochenschrift abgedruckt wurde, heißt es unter anderem: «Der Umbruch des ganzen geistigen Lebens, der durch die nationalsozialistische Revolution im Jahre 1933 vollzogen wurde, kann selbstverständlich auch vor der Wissenschaft nicht Halt machen. Nicht im Sinne einer erzwungenen Gleichschaltung, sondern in dem Geiste einer wahrhaftigen inneren Bereitschaft soll sich das neue Leben in der Wissenschaft entwickeln. Die Dynamik des Führertums ist ein ewiges Fortschreiten; der Nationalsozialismus als Weltanschauung ist ein Zurückführen des Lebens auf seine natürlichen biologischen Grundlagen. Und in diesem Sinne und mit dieser Zielsetzung hat sich auch die Wissenschaft einzugliedern in die Marschkolonnen unseres Führers.» In Leipzig war Clara auch ab 1937 NS-Dozentenbundsführer.

Nach dem Krieg sagte er aus, er habe als Dozentenbundsführer primär die Interessen der Universität gegen die Partei verteidigt und «aktiven Widerstand» geleistet und sei nach einem Streit mit dem Gauleiter nach München «strafversetzt» worden. Zumindest gegen Letzteres sprechen allerdings seine erhaltenen Briefe an das Berliner Wissenschaftsministerium, in denen er diese «Versetzung» selbst aktiv betrieb. Der Konflikt, bei dem es um die Berufung eines dem Gauleiter unliebsamen Kandidaten für den HNO-Lehrstuhl ging, brachte Clara letztendlich einen Verweis durch das Oberste Parteigericht ein, obwohl das zuständige Ministerium durchaus auf seiner Seite gestanden hatte. Ob solche Machtkämpfe innerhalb der Partei als «Widerstand» gelten können, ist im Nachhinein schwer zu beurteilen.

Die Entnazifizierungs-Spruchkammer München hat Clara erstinstanzlich als Mitläufer eingestuft, um ihn 1948 in der Berufungsverhandlung vollständig zu entlasten.

Die Münchner Universität wollte ihn allerdings trotzdem nicht wiederhaben. Nach jahrelangen verzweifelten Bemühungen ging Clara daher 1951 nach Istanbul, wo er bis zu seiner Pensionierung im histologisch-embryologischen Institut arbeitete. Er hat anscheinend nie fließend Türkisch gesprochen, war aber allseits sehr beliebt und galt vor allem als korrekter und disziplinierter Wissenschaftler. Er starb in München.

• **Clara-Zelle:** Sekretorische Zelle in den Bronchioli der Lunge, die durch ein ins Lumen vorgewölbtes apikales Zytoplasma auffällt. Da diese Zelle ein spezifisches Protein produziert, ist Claras Name inzwischen auch in diesem «Clara cell protein» verewigt.

Claras viel zitierte Originalbeschreibung dieser Zelle von 1938 beruht ausdrücklich auf «lebensfrisch» fixiertem Gewebe von Hingerichteten. Während Forschung an Hingerichteten zu dieser Zeit durchaus international üblich war, hat Clara – wie einige andere Wissenschaftler (↗ *Stieve*) – doch so sehr von den steigenden Hinrichtungszahlen der NS-Zeit profitiert, dass dies aus heutiger Sicht fragwürdig erscheint. Es stellt sich daher und angesichts seiner Nazi-Aktivitäten die Frage, ob die Clara-Zelle nicht umbenannt werden sollte (↗ *Reiter*).

• **Clara-like cell:** Diese «Clara-ähnliche Zelle», die natürlich nicht Clara selbst, sondern der «Clara-Zelle» ähnlich sieht, findet sich in speziellen neuroepithelialen Körperchen in der Bronchialschleimhaut. Sie ist molekularbiologisch weitgehend identisch mit der «Clara-Zelle».

Clarke, Jacob August Lockhart

(1817–1880) Londoner Nervenarzt. Einen großen Teil seiner neuroanatomischen Forschungen betrieb er neben der Tätigkeit als praktischer Arzt im Stadtteil Pimlico. Erst mit 52 Jahren gab er die Praxis auf und wechselte in eine Stellung am Londoner National Hospital for the Paralysed and the Epileptic (heute das National Hospital for Nervous Diseases), wo er mehr Gelegenheit zur Forschung hatte und die nach ihm benannte Säule beschrieb.

• **Stilling-Clarke-Säule:** ↗ *Stilling.*

Als Clarke-Säule hat diese Struktur, gemeinsam mit dem ↗ *Türck*-Bündel, auch Eingang in die Literatur gefunden: in Jules Romains' Komödie *Knock oder Der Triumph der Medizin* von 1924. Die Hauptfigur dieses Stückes ist Dr. Knock, ein junger Arzt, der sich daran macht, die bisher leidlich gesunden Einwohner des Dorfes Saint-Maurice allesamt zu seinen Patienten zu machen. Auf diese Weise hofft er, endlich die Thesen seiner Doktorarbeit *Sur les prétendus états de santé* (Über die vorgeblichen Gesundheitszustände) in die Praxis umsetzen zu können. Dazu bietet er gleich am ersten Tag seiner neuen Tätigkeit eine Gratis-Sprechstunde an, die einen entsprechend guten Zuspruch findet.

In diese Sprechstunde kommt unter anderem eine 45-jährige Bäuerin, die bisher zu geizig für eine Konsultation war, außer einer Neigung zu Verstopfung aber auch recht gesund ist. Knock untersucht sie gründlich und stellt dabei eindeutig fest, sie müsse als kleines Kind rückwärts auf die linke Gesäßhälfte gefallen sein, und zwar von einer 3,50 m hohen Leiter, die an eine Wand gelehnt stand. Daraufhin macht er eine Skizze an der Tafel und erklärt ihr:

> Dr. Knock:
>
> «Hier ist ihr Rückenmark, im Schnitt, sehr schematisch, ja? Sie erkennen hier Ihr Türck-Bündel und hier Ihre Clarke-Säule. Können Sie mir folgen? Nun, als Sie von der Leiter fielen, haben sich Ihr Türck und Ihr Clarke gegeneinander verschoben (*er zeichnet Richtungspfeile ein*), um einige Zehntel Millimeter. Sie werden vielleicht sagen, dass sei sehr wenig. In der Tat. Aber es sitzt an einer ungünstigen Stelle. Und Sie haben dann hier ein beständiges Reißen, das auf die Multipolaren ausstrahlt.»
>
> Patientin:
>
> «Mein Gott! Mein Gott!»

Knock rät der Dame dann nach einiger Diskussion, eine Woche das Bett nicht zu verlassen und nur Wasser zu trinken. Dann könne man sehen, ob es ihr besser geht oder sie weiterer Behandlung bedarf.

Nach drei Monaten solchen Praktizierens liegen die meisten Einwohner von Saint-Maurice im Bett – und tun damit endlich etwas für ihre Gesundheit. Das einzige Hotel der Umgebung ist zum Krankenhaus umfunktioniert und der Apotheker ein reicher Mann geworden, vom Arzt ganz zu schweigen. Romains' Stück ist also eine Pflichtlektüre für alle, die sich niederlassen wollen.

Claudius, Friedrich Matthias

(1822–1869) Enkel des Dichters Matthias Claudius. Er war zunächst Konservator am Zoologischen Museum in Kiel, später Professor der Anatomie in Marburg.

• **Claudius-Zelle:** Eine der Stützzellen im ↗ *Corti*-Organ.

Cloquet, Jules Germain

(1790–1883) Pariser Chirurg. Aufgewachsen als Sohn eines französischen Hafenverwalters in Marokko, ging er zunächst zur Armee, wurde aber wegen schlechter Gesundheit entlassen – was ihn nicht daran hinderte, 92 zu werden. Er führte 1829 eine Mastektomie unter Hypnose durch.

• **Cloquet-Drüse:** Der französische Name für den ↗ *Rosenmüller*-Lymphknoten. Das lockere Bindegewebe zwischen Lig. lacunare und V. femoralis, in dem die «Drüse» liegt, wird gelegentlich auch mit Cloquets Namen belegt.

Cockett, Frank Bernard

(*1916) Londoner Gefäßchirurg und einziger Mann dieser Liste, der mir zumindest am Telefon für ein Gespräch zur Verfügung stand (die meisten anderen waren aus offensichtlichen Gründen schwer erreichbar). Seine Karriere begann, als er, gerade aus dem Krieg zurückgekommen, am St. Thomas' Hospital die Sprechstunde für Gefäßerkrankungen übernahm. Dort fand er häufig venöse Ulzera im Bereich des Innenknöchels ohne sichtbare Krampfadern und vermutete eine anatomische Erklärung. Er erforschte daraufhin an Leichen den venösen Abfluss dieses Gebiets, zum Teil mit Hilfe von Gefäßinjektionen, und schrieb darüber 1953 seine Doktorarbeit. Diese wurde dann auch Grundlage für die erste Publikation im *Lancet* und für ein Buch über Venenchirurgie der unteren Extremität (gemeinsam mit ↗ *Dodd*). Er ist eher überrascht, dass niemand vor ihm die anatomischen Verhältnisse der Perforans-Venen in diesem Bereich beschrieben hatte. Heute freut er sich jedenfalls, dass mit der Namensgebung sein grundlegender Beitrag zur Venenchirurgie gewürdigt wird. Cockett war ein begeisterter Segler und gab seiner Segelyacht passenderweise den Namen «Saphena».

• **Cockett-Venen:** Perforans-Venen am distalen Unterschenkel, die meist einen Nebenast der V. saphena magna (↗ *Leonardo*) mit den tiefen Vv. tibiales verbinden. Meist finden sich drei solche Venen, die etwa 7, 14 und 18 cm oberhalb der Fußsohle liegen. Sie enthalten wie alle Perforans-Venen Klappen, die nur Blutfluss in die Tiefe erlauben, aber häufig insuffizient werden. Neuere anatomische Untersuchungen stellen allerdings eine so genaue Vorhersagbarkeit der Lokalisation dieser Perforans-Venen in Frage.

• **Cockett-Syndrom:** Im Französischen gebräuchliche Bezeichnung für Thrombosen auf Grund einer Kompression der linken V. iliaca communis an ihrem Übergang in die V. cava inf. durch die hier kreuzende rechte A. iliaca communis.

Coiter (oder Koyter), Volker

(1534–1576) Niederländischer Chirurg und Anatom. Er stammte aus einer Groninger Patrizierfamilie und studierte in Bologna. 1566 wurde der Protestant wohl im Zuge der Inquisition verhaftet, aber bald wieder auf freien Fuß gesetzt. Anschließend arbeitete er drei Jahre für den Pfalzgrafen Ludwig in Amberg, der damaligen Hauptstadt der Oberpfalz, und war dann ab 1569 einer von fünf Stadtärzten in Nürnberg. In Diensten eines weiteren Pfalzgrafen namens Johann Casimir starb er auf einem Feldzug gegen Frankreich. Er war einer der ersten vergleichenden Anatomen, der dazu fast alle Wirbeltiere sezierte. Außerdem machte er für seine Zeit sehr genaue und systematische Untersuchungen zur Entwicklung des Hühnerembryo. Die Internet-Seite eines Süßigkeitenherstellers behauptet, Coiter habe Marzipan als Heilmittel verschrieben. Nürnberg ehrt ihn mit einer Volker-Coiter-Straße.

• **Coiter-Muskel, M. corrugator supercilii:** Der Muskel entspringt medial am Stirnbein und zieht die Augenbrauen zur Nase, was die Haut zwischen den Brauen in Zornes- oder Denkfalten legt. In der kosmetischen Chirurgie wird zur Zeit ein Zusammenhang vermutet zwischen Migräne und einer Einklemmung des N. supraorbitalis im verspannten Coiter-Muskel. Nach positivem Test mittels Botulinus-Toxin wird der Muskel reseziert – mit positivem Einfluss auf die Zahl der Migräne-Attacken.

Colles, Abraham

(1773–1843) Anatom und Chirurg in Dublin. Als kleiner Junge fand Colles auf einem Feld ein Anatomiebuch, das dort gelandet war, nachdem das Haus eines Arztes durch eine Flut zerstört worden war. Colles brachte das Buch dem Arzt zurück, wirkte aber wohl so begeistert, dass er es behalten durfte. Nach der Lektüre war es beschlossene Sache, dass er Chirurg werden würde. Als Student war er so eifrig, dass seine Vermieterin gesagt haben soll «Er liest sich noch ins Grab». Schon mit 29 Jahren war er Präsident des Irish College of Surgeons. Es ist überliefert, dass seine sterblichen Überreste von seinem Nachfolger Robert Smith autopsiert wurden.

- **Colles-Fraktur, Extensionsfraktur des Radius:** Eine Verletzung, die man vor Colles' Beschreibung für eine Luxation des Handgelenks hielt (es gab ja noch keine Röntgenbilder und die «Einrenkung» half meistens). Mit dem Namen seines Nachfolgers und Zergliederers Smith ist hingegen die Flexionsfraktur des Radius verbunden.
- **Colles-Band, Lig. reflexum:** Nach anatomischen Untersuchungen der Leistenregion mit ↗*Cooper* in London beschrieb Colles dieses Band, das medial vom Leistenband abzweigt und die mediokaudale Begrenzung des Anulus inguinalis superficialis bildet. Es wird daher noch zur Hinterwand des Leistenkanals gezählt.
- **Colles-Faszie:** Drei Strukturen tragen diesen Namen: Die (fettfreie) Unterhaut am Penis, eine Bindegewebsschicht in der Subkutis der Dammregion und die Tunica dartos, die ebenfalls fettfreie Schicht zwischen der Haut und Faszie des Skrotums, die glatte Muskelzellen enthält.

Conn, Jerome William

(1907–1981) Endokrinologe in Ann Arbor, Michigan. Neben seinen wissenschaftlichen Arbeiten ist vielleicht noch erwähnenswert, dass er, um mit der steigenden Zahl medizinischer Publikationen fertig zu werden, einen neun Meter langen Schreibtisch anschaffte.
Es ist vielleicht auch erwähnenswert, dass er während des Zweiten Weltkrieges an Kriegsdienstverweigerern die Akklimatisationsmechanismen in feuchtheißer Umgebung erforschte. Die amerikanische Regierung hatte 1940 ein Gesetz geschaffen, das für Kriegsdienstverweigerer einen Ersatzdienst vorsah, in dem sie Arbeiten «of national importance» versehen sollten. Religiöse Gruppen wie die Quäker und die Mennoniten, aus denen viele der Verweigerer stammten, schlossen sich zusammen und organisierten ein Ersatzdienstprogramm mit insgesamt 3400 Männern. Außerdem wurde 1941 ein Committee on Medical Research gegründet, das die Forschungsaktivitäten in den USA koordinierte und auf kriegswichtige Fragestellungen orientierte. Dazu gehörten Wundversorgung, Infektionskrankheiten und eben auch Überleben in Hitze und Kälte. Diese Forschungen wurden zum Teil an Insassen von psychiatrischen Anstalten durchgeführt (nicht von Conn), aber auch an den Kriegsdienstverweigerern, für die damit eine Möglichkeit geschaffen wurde, wie ihre kämpfenden Kollegen einen Dienst fürs Vaterland zu leisten. Conn konnte so unter kontrollierten Bedingungen und mit exzellenter Laborunterstützung den Einfluss von Ernährung und Temperatur auf den Körper studieren. Unter anderem untersuchte er die Regulation des Elektrolytverlustes über den Schweiß und vermutete einen Zusammenhang mit den Nebennieren-Steroiden, obwohl Aldosteron erst viel später isoliert und chemisch definiert wurde.
Auch wenn Conns Versuche nicht mit einem heute verlangten «informed consent» auf der Grundlage einer freien Entscheidung durchgeführt wurden, muss hier betont werden, dass sie natürlich nicht vergleichbar sind mit Menschenversuchen an KZ-Insassen, obwohl die Verteidigung in den Nürnberger Ärzteprozessen versucht hat, auf die Unfreiwillig-

keit amerikanischer Versuche zur gleichen Zeit hinzuweisen. Die Maßstäbe, die der Nürnberger Kodex 1946 setzte, sind allerdings in den USA noch bis in die 1960er-Jahre mehrfach missachtet worden, wohl weil sie für Nazi-Ärzte galten und daher nicht auf die eigene Praxis bezogen wurden. Erst die Helsinki-Deklaration der World Medical Association hat weltweit akzeptierte Regelungen für Versuche am Menschen gebracht.

• **Conn-Syndrom, Primärer Hyperaldosteronismus:** Als Conn 1954 eine 32jährige Patientin behandelte, die an Muskelschwäche, Polyurie und Bluthochdruck litt und wenig Natrium im Schweiß hatte, wurde er an seine oben erwähnten Studien erinnert und vermutete eine Überproduktion des soeben in London isolierten Aldosterons. In Zeiten vor Computer- oder Kernspintomographie musste Conn einen Chirurgen überzeugen, dass es sich lohnte, die Nebennieren dieser Patientin freizulegen. Man fand dann wirklich einen kirschgroßen Tumor in der rechten Nebenniere, der große Konzentrationen des neuen Hormons enthielt und dessen Entfernung die Patientin heilte.

Cooper, Astley Paston

(1768–1841) Londoner Anatom und Chirurg. Seine Ausbildung begann er, wie zu seiner Zeit üblich, mit sechzehn Jahren als Lehrling eines Chirurgen. Durch sein lebhaftes Interesse an der Anatomie wurde er schon mit 21 Jahren Anatomiedozent an der Medizinfakultät von St. Thomas in London und lehrte zwei Jahre später dort auch Chirurgie. Er machte es sich als praktizierender Chirurg zur Gewohnheit, jeden Morgen noch vor dem Frühstück ein bis zwei Stunden anatomische Präparationen durchzuführen, um sein anatomisches Wissen zu verbessern. Als erster Chirurg führte er, wohlgemerkt noch vor der Einführung der Anästhesie, eine Amputation im Hüftgelenk und eine Aortenunterbindung durch.

Als er dem englischen König Georg IV. einen Tumor der Kopfhaut entfernte, fiel ihm auf, dass der König ihn abschätzig von oben bis unten musterte. Wieder zu Hause angekommen, fragte Cooper seinen Assistenten, was denn an seiner Erscheinung auszusetzen sei – woraufhin der Assistent ihn darauf aufmerksam machen musste, dass Cooper von einer vorhergehenden Operation noch grobe Blutspritzer an Krawatte und Hemdsärmeln hatte (saubere und häufig gewechselte Kleidung im OP wurden erst viel später eingeführt und noch heute machen englische Chefärzte auch in der Chirurgie Visite im eleganten Straßenanzug). Nichtsdestotrotz wurde Cooper von Georg IV. bald darauf in den Adelsstand erhoben. Seine Statue ist in St. Paul's Cathedral zu sehen.

• **Cooper-Band, Ligamentum pectineum:** Ein Band auf dem Kamm (Pecten) des Os pubis, das medial in das Lig. pubicum sup. übergeht (weshalb einige Chirurgen auch dieses als Cooper-Band bezeichnen). Bei Leistenhernienoperationen (↗ *Bassini*) kann der Unterrand des M. transversus mit «tiefen Stichen» an diesem Band und damit am Schambein befestigt werden (Reparation nach McVay).

• **Cooper-Bänder, Ligamenta suspensoria mammae:** Stränge innerhalb des Bindegewebes der Brustdrüse, die die Drüse kranial an der Fascia pectoralis «aufhängen». Ihre Verlängerung ist für das Tiefertreten der Brust im Alter verantwortlich.

• **Cooper-Schere:** Eine Schere mit gebogenen Schneiden.

Corti, Alfonso Marchese de

(1822–1876) Italienischer Histologe, der, ohne je eine akademische Stelle innezuhaben, in Wien (bei ↗ *Hyrtl*), Berlin, Utrecht und Würzburg (bei ↗ *Kölliker*) arbeitete und ab Mitte 30 auf dem eigenen Landgut in Italien lebte. Er wurde vor allem bekannt durch die Veröffentlichung seiner *Recherches sur l'organe de l'ouïe des mammifères* von 1851, der Beschreibung des Innenohrs der Säugetiere.

• **Corti-Organ, Organum spirale:** Das Corti-Organ sitzt der Basilarmembran des Ductus cochlearis der Schnecke auf und ist das Rezeptororgan des Gehörs. Es ist eine der bemerkenswertesten Einrichtungen des Organismus, wenn man bedenkt, dass es den Schalldruck im Bereich von sechs Zehnerpotenzen misst (von der Hörschwelle bei 0 dB bis zur Schmerzgrenze bei 120 dB), was einer Messung von Millimetern und Kilometern mit dem selben Maßband gleichkommt. Außerdem hat es eine physikalisch erstaunlich niedrige Schwelle: Die gerade wahrnehmbaren Schwingungen des Trommelfells liegen nur knapp über dessen thermischen Fluktuationen, und die kleinste wahrnehmbare Auslenkung der Basilarmembran soll im Bereich von 0,1 nm liegen, also im molekularen Bereich. Die Stereozilien der Haarzellen reagieren auf Ablenkungen, die beim Eiffelturm einer Verschiebung der Spitze um Daumesbreite entsprächen.

• **Corti-Ganglion, Ganglion spirale cochleae:** Auch das im Modiolus der Schnecke gelegene Ganglion wird gelegentlich mit Cortis Namen verbunden.

• **Corti-Lymphe:** Die Flüssigkeit im ↗ *Nuel*-Raum und anderen Zwischenräumen der Zellen des Corti-Organs. Sie entspricht eher der Perilymphe, was zur Folge hat, dass die Haarzellen seitlich von einer kaliumarmen, apikal aber von einer kaliumreichen Flüssigkeit, der Endolymphe, umspült werden. Dies ist für ihre sensorische Leistung wichtig (↗ *Menière*).

Cowper, William

(1666–1709) Londoner Chirurg und Anatom, Herausgeber luxuriös ausgestatteter und hervorragend gezeichneter Atlanten. Allerdings gab er ungefragt einen Atlas des niederländischen Anatomen Bidloo neu heraus, indem er einfach die lateinischen Legenden durch englische und das Autorenporträt Bidloos durch das eigene ersetzte, und geriet daher in den Ruf eines Plagiators. Bidloos Proteste bei der Royal Society hatten allerdings wenig Erfolg.

• **Cowper-Drüse, Glandula bulbourethralis:** Zwei erbsgroße Drüsen im Bereich des männlichen Beckenbodens, die ihr Sekret, den «Lusttropfen», in die Urethra abgeben.

Credé, Karl Sigmund Franz

(1819–1892) Gynäkologe und Geburtshelfer in Berlin und Leipzig. An beiden Universitäten war er Leiter der Hebammenanstalt und richtete eine gynäkologische Abteilung ein.

• **Credé-Prophylaxe, Ophthalmieprophylaxe:** Von Credé 1884 empfohlene Anwendung von Silbernitrat-Augentropfen zur Verhinderung der Blenorrhöe. Diese durch Gonokokken hervorgerufene, stark eiternde Entzündung greift bei der Geburt vom Vaginalsekret auf die Bindehaut über und kann sehr rasch die Hornhaut zerstören. Wegen der Seltenheit von Geschlechtskrankheiten ist die Prophylaxe in Deutschland seit 1986 nicht mehr vorgeschrieben, wird aber weiterhin empfohlen.

• **Credé-Handgriff:** Expression der gelösten Plazenta durch «Auspressen» des Uterus vom Fundus her. Dazu wird versucht, mit den vier Fingern einer Hand durch die Bauchdecken auf die Hinterseite des Uterus zu gelangen, während der Daumen vorn liegt.

Creutzfeldt, Hans Gerhard

(1885–1964) Kieler Psychiater. Nach dem Studium ging er auf Abenteuerreise als Schiffsarzt, um dann in der Neuropathologie und Psychiatrie in Frankfurt, Breslau, Berlin und München zu arbeiten. Zur Zeit der Naziherrschaft soll er Geisteskranken durch das Stellen falscher Diagnosen das Leben gerettet haben. Seine Frau wurde Ende 1943 verhaftet, weil sie bei einem Kaffeekränzchen den totalen Krieg kritisiert und von Hitler gesagt hatte, er «werde von manchem ja als ‹Teppichbeißer› bezeichnet.» Durch Gutachten von Kollegen gelang es, das Urteil auf vier Monate Gefängnis abzumildern, die sie aber absitzen musste. Zur

Wiedereröffnung nach dem Krieg war Creutzfeldt Rektor der Universität Kiel, wurde aber von der britischen Militärregierung dieses Amtes enthoben, nachdem er mehrfach die strengen Zulassungsregelungen für Studenten umgangen hatte (die Briten wollten keine Studenten haben, die in der Wehrmacht einen Offiziersrang bekleidet hatten, Creutzfeldt wollte aber von Fall zu Fall entscheiden). Er blieb bis zu seiner Emeritierung 1953 Direktor der Psychiatrischen und Nervenklinik und zog sich dann nach München zurück.

Creutzfeldt spielte eine wichtige Rolle in der «Heyde/Sawade-Affäre»: Der Psychiater Prof. Werner Heyde war einer der führenden Organisatoren des nationalsozialistischen «Euthanasie»-Programms zur Massentötung von Geisteskranken (↗ *Hoche*). Von 1950 an war er unter dem Namen Dr. Fritz Sawade in Schleswig-Holstein unbehelligt als Gerichtsgutachter tätig gewesen, bis er 1959 verhaftet wurde und sich im Laufe des folgenden Verfahrens 1964 das Leben nahm. Man kann nun an verschiedensten Stellen entweder lesen, dass Creutzfeldt entscheidend zur Enttarnung dieses Massenmörders beigetragen habe oder aber dass er ihn gedeckt und geschwiegen habe, obwohl er Sawades wahre Identität und Vorgeschichte kannte. Es gibt inzwischen eine 1998 erschienene Untersuchung des Historikers Godau-Schüttke, die zeigt, dass die Wahrheit wohl dazwischen liegt. Creutzfeldt hatte von der Identität Sawades erfahren. Nachdem es zu einem Streit um ein Doppelgutachten gekommen war, in dem «Sawade» Creutzfelds Gutachten verunglimpfte, klärte Creutzfeldt 1954 in einem Schreiben das Gericht in Schleswig über die wahre Identität von Dr. Sawade auf und nannte ihn explizit einen «Führer und Propagandisten der Irrentötung». Dieser Brief blieb in der Gerichtsbarkeit zunächst liegen, wurde dann zwischen einigen Stellen hin und her geschoben. Er stieß anscheinend auf Juristen, die gute Beziehungen zu Heyde und seinen Gönnern unterhielten oder selbst nationalsozialistische Vergangenheit zu verbergen hatten. Heyde konnte über Mittelsmänner erreichen, dass der Brief quasi wegen fehlender Zuständigkeit an Creutzfeldt zurückgeschickt wurde. Außerdem fand er einen Juristen, dem Creutzfeldt seit dem Verfahren gegen seine Frau persönlich verbunden war, der Creutzfeldt extra in München aufsuchte und ihn überzeugte zu schweigen. Dies tat Creutzfeldt auch bis zu seinem Tode, und es ist nie ganz klar geworden, warum. Godau-Schüttke vermutet, dass er und seine Frau schlechte Erfahrungen mit Denunzianten gemacht hätten und außerdem Denunzianten in «seiner bürgerlichen Welt» generell als ehrlos und verabscheuungswürdig galten. Creutzfeldt wollte vor allem kein solcher Denunziant sein.

● **Creutzfeldt-↗ Jakob-Krankheit, Jakob-Creutzfeldt-Krankheit:** Häufigste der sehr seltenen menschlichen Prionenerkrankungen. Zelluntergänge, die die graue Substanz schwammartig erscheinen lassen, führen zu einer rasch fortschreitenden Demenz und meist innerhalb von einem Jahr zum Tode. Neben der sporadischen und der seltenen familiären Form ist es zu iatrogenen Erkrankungen nach Duratransplantationen und Gabe menschlicher Hypophysenhormone gekommen. Die Inkubationszeit wird auf 2 bis 25 Jahre geschätzt. Von 1995 bis 2005 sind, vor allem in Großbritannien, 165 Fälle einer neuen Variante von Creutzfeldt-Jakob-Krankheit aufgetreten, die höchstwahrscheinlich durch Übertragung der Rinderkrankheit BSE auf den Menschen entstanden sind. Sie werden als vCJD (variant of Creutzfeldt-Jakob-Disease) bezeichnet und unterscheiden sich durch Auftreten in jüngerem Alter, langsameres Fortschreiten und neuropathologisch durch das Auftreten charakteristischer Plaques.

Einer modernen Legende zufolge wurde die sehr ähnliche Krankheit Kuru, auch eine Prionenkrankheit, in Papua-Neuguinea durch Kannibalismus übertragen. Kritische Untersuchungen der Literatur haben aber gezeigt, dass am Anfang der Geschichte eine Vermutung stand, die auf Hörensagen über kannibalistische Praktiken beruhte und dann durch gegenseitiges Zitieren zu einer wissenschaftlichen Tatsache wurde. Dabei sind dann andere mögliche Übertragungswege ausgeblendet worden, wie etwa das durchaus übliche Essen von Schweinehirn oder belegte Bestattungsrituale, bei denen Kontakt mit Hirngewebe möglich war.

Crohn, Burrill Bernard

(1884–1983) New Yorker Gastroenterologe. Er war ein Sohn deutsch-jüdischer Auswanderer. Die meisten seiner Berufsjahre verbrachte er am New Yorker Mount Sinai Hospital, wo er sich einen Ruf erwarb, der Patienten von weither, angeblich sogar aus Europa, anlockte. Nach seiner Pensionierung zog er sich aufs Land zurück, war aber immer noch so gefragt, dass seine Kontakte von der PR-Abteilung des Krankenhauses gemanagt wurden. Er wurde 99 Jahre alt.

- **Morbus Crohn, Enterocolitis regionalis:** Diskontinuierliche segmentale Entzündung von Abschnitten des Verdauungstraktes, die bevorzugt das terminale Ileum befällt. 1932 veröffentlichte Crohn mit Oppenheimer und Ginzburg im JAMA die Krankheitsbeschreibung der Enteritis regionalis. Crohn war zu dieser Zeit noch Assistent, erschien aber im Alphabet zuerst, weshalb die Krankheit nun allein seinen Namen trägt.

Cruveilhier, Jean Baptiste

(1791–1874) Der wohl bedeutendste französische Pathologe des 19. Jahrhunderts. Eigentlich wollte Cruveilhier lieber Priester werden, aber der Vater, selbst Militärarzt, schickte ihn mit einem Brief an den berühmten ↗ *Dupuytren* zum Studium der Medizin nach Paris. Dort fand er die Leichenöffnungen so grauenvoll, dass er das Studium wieder aufgab und in das Kloster Saint-Sulpice eintrat. Kaum hatte sein Vater davon Wind bekommen, war er in Paris und schaltete Dupuytren ein, der den Abt des Klosters zur «Herausgabe» des Jungen bewegen musste. Der Sohn gehorchte nun, beendete sein Studium mit Auszeichnung und eröffnete in seiner Heimatstadt Limoges eine Privatpraxis. Der ehrgeizige Vater war aber immer noch nicht zufrieden und überzeugte seinen Sohn, die akademische Laufbahn einzuschlagen, was der Sohn denn auch mit großem Erfolg tun sollte, zunächst als Professor für Chirurgie in Montpellier, dann für Anatomie in Paris, bevor er auf den ersten Pariser Lehrstuhl für pathologische Anatomie berufen wurde, der auf Dupuytrens Betreiben eingerichtet worden war. Immerhin hatte es nach dem Pariser Siegeszug der klinischen Leichensektion um die Jahrhundertwende (↗ *Bichat*) also noch gut 30 Jahre gedauert, bis die Pathologie als eigenständige akademische Disziplin institutionalisiert wurde. Cruveilhier steht für diese Institutionalisierung, er gilt heute oft als der erste klinische Pathologe.

Die Krönung seiner pathologischen Tätigkeit war der große Atlas *Anatomie pathologique du corps humain*, der zum ersten Mal in der Geschichte der Pathologie Farblithographien verwendete. Der Pathologe Jansen nennt die Darstellung «anschaulich und lebendig», was bei einem Pathologie-Atlas etwas merkwürdig erscheinen mag. Die Abbildungen waren jedenfalls so beeindruckend, dass sie noch in den 1920er-Jahren, also lange nach Einführung der Fotografie, in Lehrbüchern verwendet wurden. Cruveilhier blieb immer Makroskopiker, verwendete allenfalls eine Lupe, aber kaum das Mikroskop, und konnte sich daher für ↗ *Virchows* Zellularpathologie nicht erwärmen.

- **Cruveilhier-Ulcus, Ulcus ventriculi:** Angeblich soll Cruveilhier der Erste gewesen sein, der ein Magenulkus abgebildet hat, weshalb dieses zeitweise seinen Namen trug.
- **Cruveilhier-Baumgarten-Krankheit:** Persistierende fehlgebildete Vena umbilicalis mit resultierendem Caput ↗ *medusae*.
- **Cruveilhier-Plexus, Plexus cervicalis**

posterior: Verbindungsäste zwischen den ersten drei dorsalen Rami der Spinalnerven.

Cushing, Harvey Williams

(1869–1939) Amerikanischer Chirurg, der oft als Gründer der Neurochirurgie angesehen wird. Als Medizinstudent wurde er durch den Tod eines Patienten während einer Operation dazu angeregt, gemeinsam mit einem Mitstudenten ein Überwachungsprotokoll für die Narkose («anesthesia chart») zu entwerfen, angeblich das erste seiner Art auf der Welt. Später sollte er auf einer Italienreise das Blutdruckmessgerät von Riva-Rocci kennen lernen (↗ *Korotkow*) und dies in die USA einführen. Seinen weithin guten Ruf als Neurochirurg verdankte er unter anderem einer Operation an General Wood, dem Generalstabschef der amerikanischen Armee und späteren Gouverneur der Philippinen, dem er 1910 erfolgreich ein großes Meningeom vom Okzipitallappen entfernte. Vor allem aber gelang es Cushing, die zu seiner Zeit noch extrem hohe Sterblichkeit der Gehirnchirurgie auf ca. 7 % zu senken. Während der großen Influenza-Pandemie von 1918, bei der weltweit 20 Millionen Menschen starben, erkrankte auch Cushing und trug eine eingeschränkte Gehfähigkeit davon, was ihn aber nicht hinderte, seine Karriere in Harvard bis zur Emeritierung 1932 fortzusetzen.

Cushing scheint ein sehr ausgeprägtes Selbstbewusstsein gehabt zu haben (ein Abguss seiner Hände hing an prominenter Stelle in seinem Büro) und es war offensichtlich nicht leicht, neben ihm zu existieren. Es heißt, seine vielen Bücher seien «mit dem Blut seiner Assistenten geschrieben» worden. Einer dieser Assistenten, ein australischer Weltkriegsteilnehmer, schrieb später, die Schlacht an der Marne sei nichts gewesen gegen den Stress seines Assistentenjahres bei Cushing.

Auch führte Cushing für spätere Biographen ein sehr ausführliches Tagebuch. Er betätigte sich aber auch selbst als Medizinhistoriker. 1925 schrieb er eine zweibändige Biografie über seinen Freund William ↗ *Osler*, den er auf einer Europareise näher kennen gelernt hatte, und gewann für dieses Werk den Pulitzer-Preis für Literatur. Osler hatte ihm einmal auf einer Postkarte geschrieben «Gestern sah ich Sie im Traum Hughlings ↗ *Jackson* operieren. Das Kernproblem der Neurochirurgie sei, so sagten Sie, kräftig im Gehirn herumzurühren, damit die Assoziationsbahnen wieder funktionstüchtig werden.» Obwohl (oder weil) sein Vater ihm zum Studium die Anweisung mitgegeben hatte, weder zu rauchen noch zu trinken, Boot zu fahren oder Baseball zu spielen, wurde Cushing unverbesserlicher Raucher. Er starb an einem Herzinfarkt, mitten in der Arbeit zu einem Werk über ↗ *Vesalius*. Der Infarkt soll durch das anstrengende Anheben eines der großen Vesalius-Bände ausgelöst worden sein.

- **Cushing-Syndrom, Hyperkortisolismus:** Alle Zustände mit erhöhtem Kortisol und typischen Folgen wie Fettumverteilung, Osteoporose, Hypertonie, Adynamie. Der Morbus Cushing ist der Sonderfall mit einer Nebennierenrindenhyperplasie auf Grund eines Adenoms des Hypophysenvorderlappens.
- **Cushing-Reflex:** Ansteigen des systemischen Blutdrucks bei Erhöhung des Hirndrucks. Dieser «Erfordernis-Hochdruck» kann kurzfristig die Blutversorgung des Gehirns trotz erhöhten intrakraniellen Drucks sicherstellen.

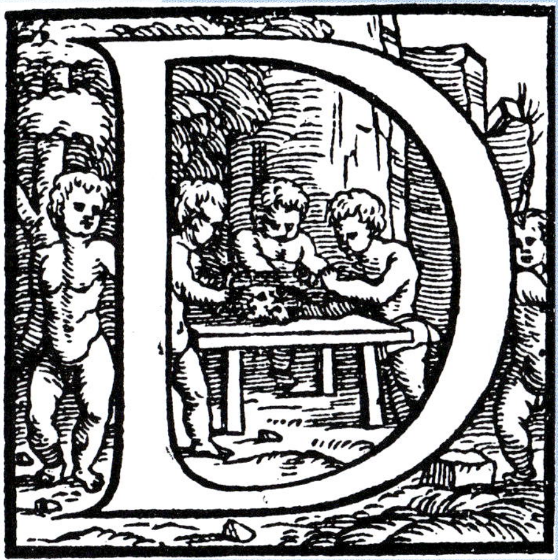

D

Danlos, Henri Alexandre

(1844–1932) Pariser Dermatologe. Er nutzte als Erster Radium für die Therapie des Lupus erythematodes und für Hauttuberkulose.

• ↗ **Ehlers-Danlos-Syndrom**

Darwin, Charles Robert

(1809–1882) Der Spross einer Ärztefamilie studierte zunächst Medizin, die ihm aber nicht zusagte (↗ *Monro*), und wechselte dann zur Biologie. 1831 ging er mit der HMS Beagle als Naturforscher auf eine fünfjährige Forschungsreise. Nach seiner Rückkehr lebte er ein zurückgezogenes Gelehrtenleben in seinem Landhaus in Downe südlich von London. 1859 veröffentlichte er sein berühmtes Werk *On the Origin of Species by Means of Natural Selection*. Schon 1860 redete man dank ↗ *Huxley* von Darwinismus. Beinahe hätte ihm Alfred Russel Wallace die Priorität streitig gemacht und nur ein gekonntes Arrangement von Tagungsordnung und Sitzungsberichten der Londoner Linnean Society im Juli 1858 durch seine Freunde hatte den Aufsteiger und Sozialisten Wallace ausgebremst. Es ist mehrfach darauf hingewiesen worden, dass das, was dann als Darwinismus bekannt wurde, in vielen Aspekten den Theorien von Wallace und Huxley näher kam als Darwins eigenen Ansichten. So betonte zum Beispiel Huxley über das «survival of the fittest» die Entwicklung zum «Höheren» in der Evolution, die Darwin so gar nicht formuliert hatte. Auch war Darwin immer zögerlich, den Menschen in seine Theorien einzubeziehen. So können sich spätere Verfremdungen zum «Sozialdarwinismus» sicher nicht auf Darwin berufen. Der war zwar durchaus von einer Überlegenheit der Engländer gegenüber den kolonialen Völkern überzeugt, aber war zum Beispiel im Gegensatz zu ↗ *Keith* Gegner der Sklaverei und der zu ihrer Verteidigung angeführten Ansicht, die menschlichen Rassen seien in ihrer Entwicklung wie verschiedene Spezies aufzufassen.

Karl Marx schickte Darwin ein Exemplar seines *Kapitals* mit einer Widmung von einem «aufrichtigen Bewunderer». Darwin las es nicht zu Ende, da es ihm zu weit entfernt von seinen Vorstellungen schien, schrieb aber an Marx, dass er denke, sie beide würden das menschliche Wissen erweitern und auf lange Sicht zum Glück der Menschheit beitragen.

• **Darwin-Höcker, Tuberculum auriculare:** Ein inkonstanter, verschieden großer Höcker am Oberrand der Ohrmuschel, der beim Fetus deutlicher zu sehen ist und den Menschen mit dem Affen verbindet. Der englische Bildhauer Thomas Woolner (1825–1892) hatte Darwin auf den Höcker aufmerksam gemacht.

David

(um 1000–960 v. Chr.) Israelitischer König, der Jerusalem zum Mittelpunkt seines Reiches machte und einen Großstaat schuf, der in der Geschichte Israels einmalig blieb.

• **Lyra Davidis, Commissura fornicis:** Die quer zwischen den beiden Crura fornicis aufgespannten Fasern, die die beiden Hippocampi miteinander verbinden, haben die alten Anatomen an ein Saiteninstrument erinnert, weshalb sie ihnen den Namen Lyra oder auch Psalterium Davidis gaben. Lyra und Psalter sind zunächst Bezeichnungen für solche Saiteninstrumente, dann auch im übertragenen Sinne für das Spiel auf diesen Instrumenten und schließlich für die dazu gesungenen Lieder (Lyrik, Psalmen). In der Kirche ist mit «Davidischem Psalter» nicht das Instrument, sondern die Dichtung der Psalmen gemeint, die bis in Davids oder sogar frühere Zeiten zurückreicht. Die Bibel schreibt König David selbst das Verfassen und Singen von Liedern zu, zum Beispiel: «David verfasste folgendes Klagelied auf Saul und dessen Sohn Jonathan ...» (2 Sam 1,17). Es ist aber nicht anzunehmen, dass alle ihm zugeschriebenen Psalmen aus seiner Feder stammen.

DeBakey, Michael Ellis

(1908–2008) Amerikanischer Thorax- und Gefäßchirurg. Nach der Ausbildung in New Orleans und in Straßburg (bei Leriche) und Heidelberg (bei ↗ *Kirschner*) war er ab 1942 im Kriegseinsatz für die US-Armee, wo er entscheidend an der Entwicklung von Mobile Army Surgical Hospitals (M.A. S. H.) beteiligt war. Von 1948 bis 1993 war er dann Chefchirurg in Houston, Texas. Er war der Erste, der ein Kunstherz einpflanzte. Die Liste seiner Auszeichnungen, Ehrenmitgliedschaften und chirurgisch-technischen Erfindungen ist so lang, dass sie jeden Nachfolger im Amte vermutlich erschlagen wird. Nur der Nobelpreis scheint zu fehlen (den erhielten allerdings bisher außer ↗ *Kocher* nur drei weitere Chirurgen).

Die Homepage des «Michael E. DeBakey Department of Surgery» in Houston meint – nicht ganz uneigennützig, aber sicher zu Recht – DeBakey sei noch zu Lebzeiten zu einer Legende geworden. Er ist im Juli 2008 gestorben, nachdem er noch Anfang 2006 wegen eines disseziierenden Aortenaneurysmas operiert worden war. Die Reparatur der Aorta mittels Einnähen eines Dacron-Patches hatte er selbst in den 50er Jahren unter Zuhilfenahme der Nähmaschine seiner Ehefrau entwickelt. Diese Operation eines 97-Jährigen hat in den USA eine Debatte ausgelöst, insbesondere auch deshalb, weil die Anästhesisten die Operation des (zu dem Zeitpunkt nicht mehr ansprechbaren) DeBakey abgelehnt hatten, denn in seinen Akten war eine Äußerung festgehalten, er wolle nicht operiert werden. Seine Frau war daraufhin in eine Sitzung der sich beratenden Chirurgen gestürmt und hatte die Operation erfolgreich «verlangt». Nach sehr langwieriger Rekonvaleszenz sagte der erstaunlich gut genesene DeBakey dazu natürlich, dass die Entscheidung zur Operation die richtige gewesen wäre.

- **DeBakey-Pinzette:** Atraumatische Pinzette zum Halten von Schleimhautgewebe. Die feine Zahnung verhindert eine stärkere Gewebe-Schädigung.

Deiters, Otto Friedrich Karl

(1834–1863) Bonner Neurohistologe. Er unterschied als einer der Ersten die verschiedenen Fortsätze der Nervenzelle und nannte sie «Achsenzylinder» und «protoplasmatische Fortsätze» (heute Axon und Dendriten). Die Verbindungen der Nervenzellen untereinander waren zu seiner Zeit allerdings noch nicht geklärt (↗ *Golgi*). Deiters starb mit gerade einmal 29 Jahren an Typhus. Angeblich soll er sich ausgerechnet auf einer Reise nach Tübingen angesteckt haben, die er unternahm, weil Freunde ihm dringend angeraten hatten, sich doch einmal zu entspannen und ein paar Tage nicht ins Mikroskop zu blicken. Seine *Untersuchungen über Gehirn und Rückenmark des Menschen und der Säugetiere* wurden von seinem Lehrer ↗ *Schultze* posthum herausgegeben.

- **Deiters-Kern, Nucleus vestibularis lateralis:** Zu Deiters' kurzen Lebzeiten war noch nicht lange bekannt, dass das Labyrinthorgan dem Gleichgewichtssinn dient (↗ *Purkinje* hatte in seinen Selbstversuchen den Schwindel noch dem rotierenden Gehirn zugeschrieben). Man war auf der Suche nach dem «Ursprung» des VIII. Hirnnerven im Gehirn, ohne schon seine kochleären von seinen vestibulären Anteilen zu trennen. Deiters hat den nach ihm benannten Kern zwar beschrieben, eine Verbindung zum «akustischen Nerv» aber sogar abgelehnt. ↗ *Bechterew* hat dann wenig später die Verbindung mit dem N. vestibularis etabliert.

Monakow behauptete danach, der Kern gehöre zum heutigen Tractus vestibulospinalis. Später zeigte sich, dass sich diese Auffassungen nicht widersprechen müssen. Der Kern ist eine Schaltstation (in Deiters' Worten des neuen Eisenbahnzeitalters ein «Knotenpunkt») zwischen Vestibularorgan, Kleinhirn und motorischen Vorderhornzellen. Über Letztere werden vor allem die Extensoren angesprochen, also die Muskeln, die der Schwerkraft entgegenwirken.

• **Deiters-Zelle:** Eine der Stützzellen im ↗ *Corti*-Organ

Dejerine, Joseph Jules

(1849–1917) Im Gegensatz zur verbreiteten Schreibweise trägt sein Name keine Accents. Dejerine war Nachfolger ↗ *Charcot*s als Professor der Neurologie an der Pariser Salpêtrière. 1886 heiratete er seine Studentin Augusta ↗ *Klumpke*, von der er sagte: «Elle a toutes les qualités possibles». Gemeinsam veröffentlichten sie das bahnbrechende Lehrbuch *Anatomie des centres nerveux*.

• **Landouzy-Dejerine-Krankheit, Fazioskapulo-humerale Muskeldystrophie:** Form der Muskeldystrophie, die im Gegensatz zum häufigeren ↗ *Duchenne*-Typ primär Gesichts-, Schulter- und Armmuskulatur betrifft.

• **Dejerine-Sottas-Krankheit, Hypertrophische Neuropathie, HMSN Typ III:** Seltene, rasch progrediente Unterform der hereditären motorisch-sensiblen Neuropathien (↗ *Charcot*). Jules Sottas (1866–1943) war ein Schüler Dejerines an der Salpêtrière.

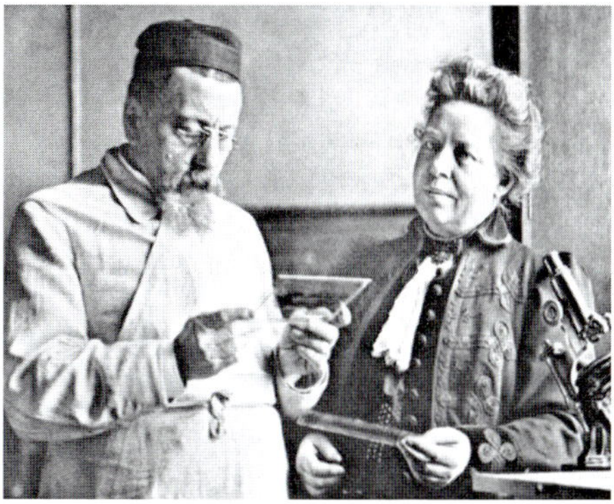

Jules Dejerine mit seiner Frau Augusta ↗ Klumpke-Dejerine

Denonvillier, Charles-Pierre

(1808–1872) Pariser Chirurg und Anatom. Seine ausgedehnte Publikations- und Lehrtätigkeit kam wegen einer unbekannten Krankheit 1857 weitgehend zum Erliegen. Er arbeitete aber noch bis 1864 weiter als Arzt. In diesem Jahr starb sein frühgeborener Sohn, ein Schicksalsschlag, von dem er sich nie mehr ganz erholte.

• **Denonvilliers-Faszie, Fascia rectoprostatica, Septum rectovesicale:** Eine frontal gestellte Bindegewebsplatte zwischen Rektum und Prostata, die vom Peritoneum bis zum Beckenboden reicht. Embryologisch ist sie wohl aus der Verschmelzung einer Peritonealfalte (einer tiefen Plica rectovesicalis) entstanden. Histologisch kann man gelegentlich noch zwei Blätter unterscheiden, die man aber chirurgisch nicht trennen kann. Die Faszie ist ein wichtiger Orientierungspunkt für Prostatektomien.

• **Denonvilliers-Band, Ligamentum puboprostaticum:** Das Band fixiert die Prostata vorne am Schambein.

Desault, Pierre-Joseph

(1744–1795) Pariser Chirurg. Schon 1766 eröffnet er eine eigene private Anatomie-Schule in Paris. 1782 wurde er Chefchirurg des Krankenhauses Hôtel-Dieu, wo er, obwohl er inzwischen auch verheiratet war, zeitweise wohnte und schlief. Er beschäftigte sich viel mit der Anatomie als Grundlage der Chirurgie und zog von überall her Studenten an. Seine Tage begannen regelmäßig mit einer frühen Lehrvisite, die um 8 Uhr abgeschlossen sein musste, damit er seine Sprechstunde abhalten konnte. Noch am selben Vormittag wurde dann operiert und anschließend regelmäßig autopsiert (er hatte eigens einen Sek-

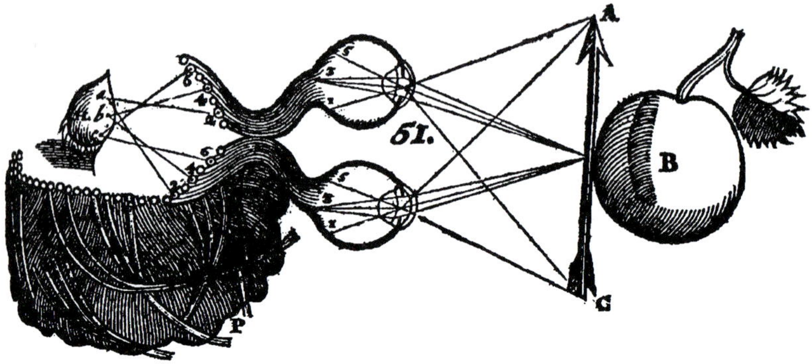

Darstellung des Sehvorgangs aus Descartes' Werk «Über den Menschen» von 1632

tionssaal einrichten lassen). Mittags folgte eine große klinische Vorlesung, dann kümmerte er sich wieder um Patienten, um dann um 18 Uhr abends eine erneute Visite zu machen und den Tag mit einer weiteren Vorlesung zu beschließen, diesmal zur Anatomie oder zur Operationstechnik. Mit seiner Operationstechnik, die er auf einer «chirurgischen Anatomie» aufbaute, wurde Desault zu einem der Begründer der modernen Chirurgie (↗ *Dupuytren*).

In den Revolutionsjahren konnte er zunächst weiterarbeiten, wurde aber während der «Schreckensherrschaft» aus nichtigen Gründen ins Gefängnis gesteckt. Er konnte aber der ↗ *Guillotine* entkommen und wurde auf Drängen seiner Kollegen wieder freigelassen. Quasi als Entschädigung ernannte man ihn 1795 an der neuen Pariser École de Santé (↗ *Vicq d'Azyr*) zum Professor der Chirurgie. Davon hatte er aber nicht mehr viel, denn noch im selben Jahr starb er an den Folgen einer Lungenentzündung, die er sich angeblich bei einem Besuch beim immer noch gefangen gehaltenen Kronprinzen im Gefängnis geholt hatte. Erst sein Schüler ↗ *Bichat* veröffentlichte die meisten seiner Schriften posthum.

• **Desault-Verband:** Verband zur Ruhigstellung des Schulter- und Ellbogengelenks, mit dem der rechtwinklig gebeugte Arm am Rumpf fixiert wird.

Descartes, René

(1596–1650) (Renatus Cartesius) Begründer der rationalistischen Philosophie. Er hat nie Medizin studiert, beschäftigte sich aber früh in seinem Leben viel mit Anatomie und Physiologie und sezierte selbst Schweine, Rinder, Schafe und Fische und auch lebende Kaninchen und Aale. Er hat einmal behauptet, dass «es kaum einen Arzt gibt, der diese Dinge so genau beobachtet hat wie ich selbst». Er versuchte sich auch im Erteilen medizinischer Ratschläge, war aber überzeugt, dass die Medizin seiner Zeit wenig Nützliches zu bieten habe und dass jeder Mann über 30 gut sein eigener Arzt sein könne. Aus wohl berechtigter Angst vor Verfolgung durch die Kirche (Galilei musste 1633 von seinen Lehren abschwören) hat Descartes nur sehr wenig zu Lebzeiten veröffentlicht, ging auch aus dem selben Grund von Frankreich nach Holland und schließlich nach Schweden. Dort starb der immer schwächliche Mann und notorische Langschläfer wohl an den Anstrengungen des regelmäßigen Frühaufstehens.

Aus Sicht der heutigen Geistes- und Kulturwissenschaften ist Descartes vor allem der Urheber beklagenswerter Dualismen wie Materie und Geist oder Körper und Seele. Descartes selbst sah diese seine Unterscheidungen, jedenfalls zum Teil, noch eher als Analogien oder Modellvorstellungen denn als Realität. So nannte er seinen berühmten Vergleich des Körpers eines kranken Mannes mit einem defekten Uhrwerk «une simple dénomination». Seine Einteilungen waren aber so überzeugend, dass sie schon bald für Realität genommen wurden. Erst die cartesische Trennung des Körpers von der Seele gab der neuzeitlichen Medizin ihr Betätigungsfeld, indem sie letztlich den Körper uneingeschränkt der Erforschung nach den Gesetzen der Naturwissenschaften eröffnete. Aber auch die Kirche hätte Descartes im Grunde dankbar sein müssen, denn sein System wies ihr den Bereich der Seele zu, mit dem sie sich fortan unabhängig von physischen und körperlichen Fährnissen beschäftigen konnte.

• **Epiphyse, Zirbeldrüse, Corpus pineale, Glandula pinealis:** Auch wenn niemand vom «kartesischen Organ» spricht, führe ich die Zirbeldrüse hier auf, weil sie so eng mit Descartes' Weltanschauung verknüpft ist. Sie war für ihn der Sitz der Seele, der Ort der Kommunikation der beiden getrennten Welten von Seele und Körper. Die zentrale Stellung der Zirbeldrüse kann gut am Beispiel des visuellen Systems erläutert werden (siehe Abbildung). Zu Descartes' Zeit war durch die Arbeiten von Physikern wie Kepler die Abbildung von Objekten als umgekehrte Projektion auf die Netzhaut bekannt. Descartes löste nun erstens das Problem des umgekehrten Bildes und zweitens die Entstehung eines Bildes trotz zweier Augen. Der Sehnerv leitet nach seiner Auffassung das Bild unverändert weiter und bildet es auf den Wänden der Ventrikel ab. Von hier wird es wieder umgekehrt in Richtung Zirbeldrüse projiziert (diesmal allerdings ohne Hilfe einer Linse), wo sich das Bild «in die Spiritus auf der Oberfläche der Zirbeldrüse einzeichnet … Dort allein befinden sich die Vorstellungen, Bilder und Formen, die die vernunftbegabte Seele unmittelbar wahrnimmt, wenn sie sich dank der Vereinigung mit dieser Maschine irgendein Objekt vorstellt oder es empfindet.»

• **Kartesisches Koordinatensystem:** Die Kennzeichnung aller Punkte eines Raumes durch korrespondierende Punkte auf drei Achsen. Der Erfolg der neuzeitlichen Medizin beruht unter anderem auf der Anwendung dieses kartesischen Koordinatensystems – also eines abstrakten homogenen Raumes, der durch algebraisch-analytische Symbole definiert wird – auf den menschlichen Körper. Dass man den Körper als Teil dieses Raumes betrachtet, mag zunächst trivial erscheinen. Wenn ich aber in diesem Raum zwei Punkte definiere, einen außerhalb und einen innerhalb meines Körpers, und mir an diesen Punkten eine Messerspitze vorstelle, dann besteht zwischen diesen beiden Punkten nicht nur ein räumlicher, sondern auch ein Bedeutungsunterschied – eventuell der Unterschied zwischen Leben und Tod, vielleicht auch «nur» zwischen Bedrohung (Messer außerhalb) und Schmerz (Messer innerhalb meines Körpers). Der abstrakte kartesische Raum ist also ein anderer als der erlebte Raum eines Lebewesens. Die historische Leistung der Anwendung des räumlichen Koordinatensystems auf den menschlichen Körper besteht also auch in einer Abstraktion von der unmittelbaren eigenen Betroffenheit des Menschen. Dass diese Abstraktion nicht einfach war, mag man daran erkennen, dass das Abendland dafür fast 2000 Jahre gebraucht hat. In Zeiten von Magnetresonanztomografie fällt es eher schwer, sich noch in die vorherige Weltsicht hineinzuversetzen. Man vergisst leicht, dass man nie sein eigenes Gehirn sehen wird, sondern allerhöchstens Bilder davon.

Descemet, Jean

(1732–1810) Pariser Chirurg und Anatom. Er war aber auch begeisterter Botaniker und gab Unterricht für Apothekerlehrlinge.

• **Descemet-Membran, Lamina limitans posterior corneae:** Die Descemet-Membran ist die spezialisierte Basalmembran des Hornhautendothels. Sie ist dünner als die ↗ *Bowman*-Membran, stellt aber zusammen mit dem Endothel die entscheidende Barriere zum

Kammerwasser dar und hilft, den Wassergehalt des Stromas der Hornhaut zu kontrollieren und damit dessen «Entquellungszustand» aufrechtzuerhalten. Bei einer Verletzung des Endothels oder der Membran wird die Hornhaut trübe. Dasselbe passiert, wenn nach dem Tod die aktiven Transportmechanismen des Endothels erlöschen.

Disse, Joseph

(1852–1912) Nach dem Studium und Assistententätigkeit in Erlangen und Straßburg wurde er Professor der Anatomie in Tokio. Nach seiner Rückkehr arbeitete er in Göttingen und Marburg. Disse war einer der «Entwicklungshelfer» des medizinischen Hochschulsystems in Japan (↗ *Fuse*). Eine Folge des regen Austausches bis zum Zweiten Weltkrieg war, dass Deutsch in Japan zur Wissenschaftssprache wurde. An der medizinischen Fakultät der 1877 gegründeten Universität von Tokio wurde nur japanisch oder deutsch gesprochen, was die Lehre deutscher Professoren und Studienaufenthalte von Japanern in Deutschland ermöglichte. Einige deutsche Worte haben sich bis heute in der medizinischen Fachsprache Japans gehalten. So heißt der Patient «Kuranke» (von Kranke), ein chirurgischer Orientierungspunkt «Merukumaaru» (von Merkmal) und eine Magenoperation «Maagen» (zusätzliche Vokale wurden dort eingefügt, wo zwei Konsonanten aufeinander treffen, weil dies der japanischen Zunge Schwierigkeiten macht). Schließlich haben japanische Ärzte sogar ein eigenes, rein ärztliches Wort für ihr Mittagsmahl, nämlich «Essen». ↗ *Ito*

• **Disse-Raum, Perisinusoidalraum:** Schmaler, mit Flüssigkeit gefüllter Raum zwischen den fenestrierten Wänden der Lebersinusoide und den Leberzellen. Er enthält Microvilli der Leberzellen sowie ↗ *Ito*-Zellen.

Dodd, Harold

(1899–1987) Londoner Gefäßchirurg. Noch als Medizinstudent musste er in den Ersten Weltkrieg ziehen und wurde zum verdienten Flieger im Royal Flying Corps. Nach seiner Rückkehr beendete er Studium und chirurgische Ausbildung in Liverpool und war dann bis zu seiner Pensionierung 1964 Chirurg in Ilford, einem Vorort von London. Gemeinsam mit dem jungen ↗ *Cockett* schrieb er das erste spezielle Lehrbuch für die Beinvenenchirurgie. Nach seiner Berentung begann er eine «dritte Karriere» und wurde zum Curate (einer Art Hilfspriester) der Kirche All Souls im Londoner West End geweiht, eine Position, die er noch zwölf Jahre innehatte.

• **Dodd-Venen:** Perforans-Venen am Oberschenkel auf Höhe des Adduktorenkanals.

Döderlein, Albert Sigmund Gustav

(1860–1941) Nach Ausbildung in München, Erlangen und Leipzig wurde Döderlein Professor der Gynäkologie in Groningen, später in Tübingen und München. Er wurde zum Begründer der gynäkologischen Bakteriologie und führte auch den Gummihandschuh in die Geburtshilfe ein. Die Anerkennung und Verbreitung seines *Leitfadens für den geburtshilflichen Operationskurs*, der von 1893 bis 1950 in 20 Auflagen erschien, mag man daran ablesen, dass er Eingang in die Weltliteratur fand: Michail Bulgakow beschreibt in der autobiografischen Geschichte «Die stählerne Kehle» von 1925 seine Tätigkeit als Landarzt in der tiefsten russischen Provinz. Dort heißt es:

> Nun war ich also allein. Rings um mich Novemberfinsternis mit stöberndem Schnee, das Haus verweht, in den Schornsteinen heulte es. Die vierundzwanzig Jahre meines Lebens hatte ich in einer riesigen Stadt verbracht, und ich hatte geglaubt, der Schneesturm heule nur in Romanen. Jetzt stellte sich heraus, er heulte tatsächlich. [...] Ich träumte von der Kreisstadt, vierzig Werst von mir entfernt gelegen. Am liebsten wäre ich von meinem Revier dorthin geflüchtet. Dort gab es Elektrizität,

dort waren vier Ärzte, mit denen man sich beraten konnte, auf jeden Fall war es nicht so beängstigend. Aber die Flucht war ganz unmöglich, und zuzeiten begriff ich selber, daß dies Kleinmut war. Weshalb hatte ich denn an der medizinischen Fakultät studiert?

Nun, und wenn eine Frau mit einer komplizierten Entbindung gebracht wird? Oder vielleicht ein Patient mit einem eingeklemmten Bruch? Was mache ich dann? So ratet mir doch, bitte schön. Vor achtundvierzig Tagen habe ich das Studium mit Auszeichnung bestanden, aber die Auszeichnung ist eines, ein Bruch etwas anderes. Ein einziges Mal habe ich gesehen, wie der Professor einen eingeklemmten Bruch operierte. Er machte die Operation, ich saß im Hörsaal. Das ist alles . . .

Der Gedanke an den Bruch jagte mir mehr als einmal kalten Schweiß die Wirbelsäule hinunter. Allabendlich, wenn ich mich an Tee satt getrunken hatte, saß ich in der selben Pose da: links von mir alle möglichen Nachschlagewerke über operative Geburtshilfe, obenauf der kleine Döderlein. Rechts von mir ein Dutzend Bände über Operationstechniken mit Zeichnungen. Ich krächzte, rauchte, trank kalten schwarzen Tee.

Eher unrühmlich ist hingegen ein anderes Werk aus Döderleins Feder: Für den 1934 erschienenen Kommentar zum *Gesetz zur Verhütung erbkranken Nachwuchses*, das die erste deutliche gesundheitspolitische Willensbekundung der Nazis darstellte, schrieb Döderlein ein Kapitel zur Operationstechnik der Sterilisation bei der Frau. Ohne dieses Gesetz im mindesten rechtfertigen zu wollen, sollte aber doch erwähnt werden, dass es vorher bereits Sterilisationsgesetze in der Schweiz, Dänemark und den USA gab, auch wenn die Zahl der tatsächlich durchgeführten Sterilisationen meist gering blieb. Rassenhygiene war jedenfalls keine rein deutsche Erfindung und anfangs beneideten einige internationale Eugeniker ihre deutschen Kollegen durchaus um ihre neuen Möglichkeiten.

• **Döderlein-Stäbchen, Lactobacillus acidophilus:** Große ↗ *Gram*-positive Bakterien, die die Normalflora der Vagina darstellen. Sie können aus dem Glykogen abgeschilferter Zellen Milchsäure bilden und sind damit für das saure Milieu der Vagina verantwortlich, das vor der Besiedelung durch pathogene Keime schützt.

Douglas, James

(1675–1742) Londoner Anatom und Geburtshelfer schottischer Abstammung, später auch Leibarzt der englischen Königin. Douglas kann als aufgeklärter Mann gelten in einer Zeit, in der man noch viele aus heutiger Sicht äußerst merkwürdige Dinge für möglich hielt. Ein schönes Beispiel ist der Fall der Mary Toft, in dem Douglas eine wichtige Rolle spielte. Diese 25-jährige Frau hatte im Jahre 1726 in einem Städtchen bei Guildford angeblich mehrere Kaninchen zur Welt gebracht. Der örtliche Geburtshelfer, ein gewisser Dr. Howard, überzeugte sich davon, dass es sich wirklich um Kaninchen, oder zumeist um Kaninchenteile handelte (es waren allesamt Totgeburten). Wie ein Lauffeuer verbreitete sich die Neuigkeit bis nach London, wo bald jeder von der wundersamen Geburt sprach. Also schickte der König seinen «Hofanatomen» nach Guildford, einen gewissen Schweizer namens St. André, der seine Karriere am Hofe des ersten Hannoveraner Königs wohl mehr seiner deutschen Muttersprache als seinen ärztlichen Fähigkeiten verdankte (Georg I. hatte es nie für nötig erachtet, die englische Sprache zu erlernen). St. André überzeugte sich jedenfalls vor Ort von der Richtigkeit der Angaben Dr. Howards und eilte zurück nach London, um in Vorträgen darüber zu berichten, wie er selbst Augenzeuge der Geburt weiterer Kaninchen gewesen sei, und gab auch schnell eine Abhandlung über diese wundersamen Vorgänge in Druck. Schließlich beschloss man, Mary Toft nach London zu holen, wo sie zu einer großen Sensation wurde. Jeder wollte sie sehen, und Howard und St. André machten Pläne, für das Publikum eine Art öffentliche Geburt eines Kaninchens zu veranstalten. Hier wurde sie aber auch von Douglas und seinem Geburtshelfer-Kollegen Manningham befragt und untersucht. Douglas, der anerkannte Experte für die weibliche Anatomie, hielt es für unmöglich, dass eine Frau ein Kaninchen zur Welt bringen könnte, und stellte fest, genauso gut könnte ein Kaninchen ein Menschenkind zur Welt bringen. Die beiden organisierten eine Wache, die rund um die Uhr bei Mary Toft blieb, um jede Form von Täuschung zu verhindern. Schließlich berichtete einer der Wärter nach einigen Tagen, Mary habe versucht, ihn zu bestechen, um ein Kaninchen geliefert bekommen zu können. Erst nachdem man ihr im folgenden Verhör angedroht hatte, ihre Beckenorgane operativ explorieren zu wollen, gab Mary Toft schließlich zu, Kaninchenteile in ihren Röcken versteckt zu haben, um diese in einem unbeobachteten Moment in ihre Scheide einzuführen und dann zum Erstaunen aller zur Welt zu bringen. Sie gab auch an, dass sie sich gewundert hätte, wie leicht die gelehrten Herren zu täuschen gewesen seien. Mary Toft wurde ins Gefängnis geworfen, wo sie weiterhin von den Londonern bestaunt wurde, weshalb man sie wohl bald in ihr Heimatdorf entließ. Der Guildforder Geburtshelfer und der Hofanatom waren zum Gespött der Leute geworden, während Douglas und sein Kollege ihre Fähigkeiten bewiesen hatten.

• **Douglas-Raum, Excavatio rectouterina:** Tiefster Punkt der Peritonealhöhle (gelegentlich als «Schlammfang» bezeichnet), dem Fornix vaginae benachbart und daher bei der vaginalen Untersuchung erreichbar.

• **Douglas-Linie, Linea arcuata:** Unterhalb des Nabels gelegene bogenförmige Linie in der hinteren Wand der Rektusscheide. Unterhalb der Linie ist die Scheide deutlich dünner, da sie nur noch aus der Fascia transversalis besteht.

Down, John Langdon Haydon

(1828–1896) Nach Mitarbeit in der Apotheke seines Vaters studierte Down in London Medizin und wurde bald Leiter des *Earlswood Asylum for Idiots* in Redhill südlich von London (man würde *Idiots* heute wohl mit «geistig Behinderte» übersetzen). 1868 eröffnete er in der Harley Street, Londons Ärztestraße, eine Privatpraxis und gründete schließlich das Normansfield Mental Hospital, dessen Leitung noch zwei weitere Generationen seiner Familie innehaben sollten.

• **Down-Syndrom, Trisomie 21:** Chromosomenanomalie mit typischem äußerlichem Erscheinungsbild und häufigen Fehlbildungen an Herz und Magen-Darm-Kanal. Down beschrieb 1866 einen «mongolischen Typ der Idiotie» innerhalb einer größeren Klassifikation von geistigen Behinderungen nach «ethnischen» Merkmalen, die die damals üblichen «Rassen» umfasste: amerikanisch, äthiopisch, kaukasisch, malaiisch, mongolisch (↗ *Blumenbach*). Erst 1959 konnte man die mit diesem Symptomenkomplex assoziierte Chromosomenaberration feststellen. Danach wurde der Begriff Mongolismus auch im allgemeinen Sprachgebrauch mehr und mehr durch die Bezeichnung Down-Syndrom ersetzt.

Duchenne, Guillaume Benjamin Amand

(1806–1875) Pariser Neurologe. Nach dem Studium in Paris praktizierte er in seiner Heimatstadt Boulogne. Als seine Frau nach der Geburt des ersten Kindes im Kindbett starb, nahm seine Schwiegermutter den neugeborenen Jungen an sich und verbreitete Gerüchte, der Vater, der als Einziger bei der Geburt anwesend war, sei Schuld am Tod seiner Frau. Nachdem daraufhin auch die Patienten in seiner Praxis ausblieben, ging er 1842 zurück nach Paris. (Es gibt allerdings auch eine Version dieser Geschichte, bei der Duchenne nach dem Tod seiner Frau depressiv wurde und seine Praxis vernachlässigte.) In Paris war er der «Duchenne de Boulogne», den man mit diesem Namen von einem Namensvetter unterscheiden musste, aber auch als jemanden aus der Provinz abstempelte. Er hatte nie eine Universitätsstellung inne, sondern schlug sich zunächst mit einer Privatpraxis durch, hatte dafür aber Zeit, sich mit seinem Lieblingsthema, den neurologischen Erkrankungen und ihrer Elektrotherapie, zu beschäftigen. Dazu ging er morgens in die großen Krankenhäuser auf der Suche nach interessanten Fällen, die er untersuchte und mit seinem Elektrisiergerät «faradisierte». Die Krankenhausärzte betrachteten ihn skeptisch und abschätzig, aber mit den Jahren erwarb er sich einen Ruf als hervorragender Neurologe und später sollte ihn sogar ↗ *Charcot* als seinen «Meister» bezeichnen. Er war der Erste, der ausführlich und systematisch die elektrische Stimulation von Muskeln durch die Haut erforschte. So konnte er zum Beispiel den Unterschied zwischen zentralen und peripheren Lähmungen erfassen und bei den verschiedensten neurologischen Erkrankungen die Schädigung besser lokalisieren. Berühmt geworden sind die Fotografien, mit denen er seine Untersuchungen der mimischen Muskulatur dokumentierte (siehe Abbildung). Er hatte dafür einen älteren Mann gefunden, der Sensibilitätsstörungen im Gesicht hatte und daher die verschiedensten elektrischen Stimulationen der einzelnen mimischen Muskeln ruhig über sich ergehen ließ (woraus man schließen muss, dass es viele von Duchennes Probanden nicht so leicht hatten). Er stellte dabei fest, dass von Herzen kommendes Lächeln mehr Muskeln in Anspruch nahm als falsches Lächeln, welches sich auf die Muskeln um den Mund beschränkte (auch Non-Duchenne-Lächeln genannt).

Später kam es doch noch zu einer Wiedervereinigung von Vater und Sohn, als Letzterer nach Paris kam und auch beruflich in die Fußstapfen des Vaters trat. Es heißt, bei den wissenschaftlichen Vorträgen, die Duchenne zu Hause im kleinen Kreis hielt, habe er zwischendurch immer wieder lustige Bilder eingefügt, um seine Enkelkinder bei Laune zu halten. Er starb an einer Gehirnblutung und hat in seinen letzten Tagen noch selbst die Entwicklung seiner Halbseitenlähmung beobachtet und schriftlich festgehalten.

- **Duchenne-Muskeldystrophie:** Häufigste

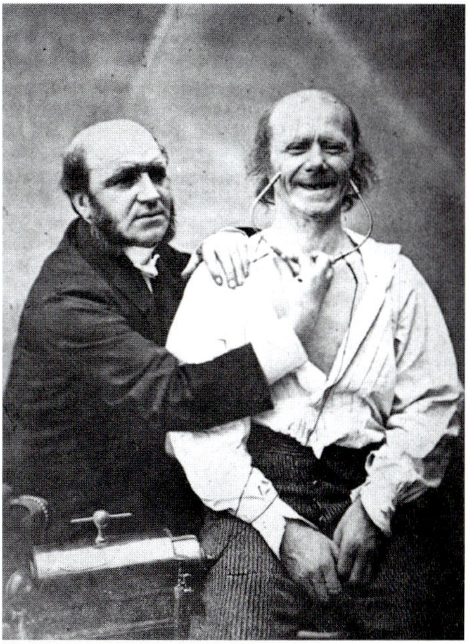

Guillaume Duchenne bei der elektrischen Stimulation von mimischen Muskeln

Form der Muskeldystrophie mit X-chromosomal-rezessivem Erbgang, die im Beckengürtelbereich beginnt und rasch progredient verläuft. Das betroffene Gen wurde inzwischen auf Chromosom 21 lokalisiert. Es gilt mit 2,3 Millionen Basenpaaren als das größte Gen des Menschen und kodiert für Dystrophin, ein ebenfalls sehr großes Protein, das normalerweise der Muskelzellmembran innen anliegt. Sein Fehlen führt zur Degradation von Zellmembranen in Muskelzellen.
- **Duchenne-Zeichen:** Wenn ein «positiver ↗ *Trendelenburg*» durch eine Seitneigung des Oberkörpers ausgeglichen wird, nennen manche dies «Duchenne positiv».
- ↗ **Erb-Duchenne-Lähmung**

Dupuytren, Guillaume

(1778–1835) Der «Napoleon der Chirurgie». Er arbeitete sich aus ärmlichen Verhältnissen empor, und es geht die Sage, er sei als Student so arm gewesen, dass er für seine Öllampe das Fett von Anatomie-Leichen verwendet habe.

Er wurde schließlich Professor der Chirurgie am Pariser Hôtel-Dieu und Leibarzt der französischen Könige Ludwig XVIII. und Karl X., die er vor der Rückkehr der Bourbonen auf den Thron 1814 im Exil unterstützt hatte. Seine Chirurgie baute er auf profunden anatomischen, physiologischen und pathologischen Kenntnissen auf. Damit folgt er im Wesentlichen der von ↗ *Desault* begründeten anatomische Orientierung der Pariser Chirurgie. Seine Operationstechnik galt als die beste der Zeit. Als Mensch war er aber äußerst unbeliebt und machte sich durch Grobheit, Arroganz und Intrigen Kollegen und auch begeisterte Schüler zu Feinden, so zum Beispiel ↗ *Lisfranc*. Nélaton meinte, Dupuytren sähe sich selbst als Giganten und alle anderen als Pygmäen. Und der Chirurg Dieffenbach sagte nach Dupuytrens Tod: «Er war nicht nur einer der größten Chirurgen neuerer Zeit, sondern der größte, welcher je gelebt hat, nicht bloß in Frankreich, sondern in der ganzen Welt; . . . So wie ↗*Larrey* aber noch von seinen Feinden geliebt wird, so wurde Dupuytren von seinen Freunden gehasst.»

Aus einer Zeit, in der man meinte, intellektuelle oder historische Größe müsse sich auch in Besonderheiten des Gehirns niederschlagen (↗ *Tiedemann*), können wir diesen Beschreibungen immerhin noch Dupuytrens Hirngewicht hinzufügen: es betrug 1436 Gramm. Ein gewisser Herr Huschke publizierte diese Zahl 1854 und war sich auch nicht zu schade hinzuzufügen, sie liege zwar über dem französischen Durchschnitt, nicht aber über dem germanischen.

• **Dupuytren-Kontraktur:** Eine Verdickung und Verkürzung der Palmaraponeurose, die im Verlauf zu Streckdefiziten der Finger führt. In den 1980er-Jahren erlangte die Krankheit verstärktes öffentliches Interesse, als sowohl Ronald Reagan als auch Margaret Thatcher daran erkrankten. Daraus kann natürlich weder geschlossen werden, dass Konservatismus ein Risikofaktor für die Erkrankung ist, noch dass die beiden wegen ihres gemeinsamen leiblichen Schicksals so gut politisch miteinander auskamen. Die abenteuerlichste Theorie zur Erkrankung der beiden, von der BBC ersonnen, besagte, dass die genetische Anlage zur Dupuytren-Kontraktur von den Wikingern verbreitet wurde und man daher vermuten müsse, dass Reagan und Thatcher auch Teile ihrer Persönlichkeit von diesen furchtlosen Skandinaviern geerbt hätten.

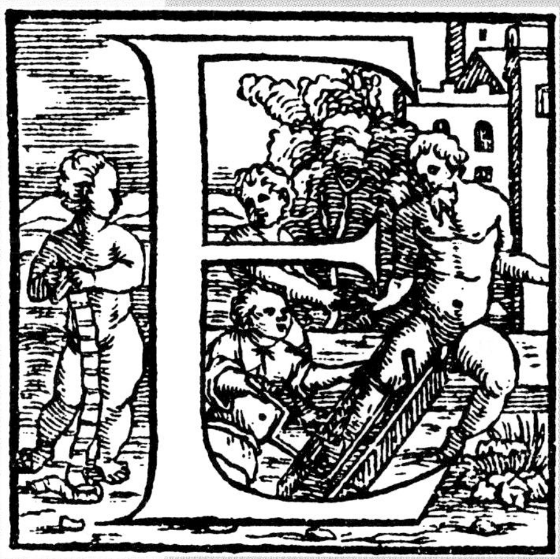

E

Ebner, Viktor, Ritter von Rosenstein

(1842–1925) Histologe in Innsbruck, Graz und Wien. Er wurde beschrieben als «eher zierliche Gestalt mit dem leicht gebeugten Rücken des Mikroskopikers». Sogar ein Schlag mit dem Hammer auf seinen eigenen Daumen regte ihn noch zur Publikationstätigkeit an: 1905 legte er in einem Artikel im Anatomischen Anzeiger *Über ein Blutextravasat im Nagelkörper* dar, dass, wie er an seinem Daumen beobachtet hatte, das Nagelwachstum vom proximalen Teil der Nagelwurzel und von der palmaren Matrix ausgehen könne, nicht aber vom Eponychium, dem Nagelfalz. Das entspricht der heutigen Auffassung.

- **Ebner-Drüsen:** Seröse Spüldrüsen der Zunge.
- **Ebner-Halbmonde:** Seröse Endstücke, die mukösen Tubuli halbmondförmig aufsitzen. Sie finden sich in den Gll. submandibularis und sublingualis.
- **Ebner-Linien:** Parallel zur Oberfläche verlaufende Linien im Dentin der Zähne, die im Zahnquerschnitt ein «Jahresring-Muster» hervorrufen. Sie sind bedingt durch rhythmisch sich ändernde Verkalkung des Dentins bei seiner Entstehung.

Economo, Constantin Alexander von

(1876–1931) In Rumänien geborener und in Triest aufgewachsener Baron von San Serff, der mit seinem Vater griechisch, mit seiner Mutter deutsch, mit seiner Gouvernante und zwei Geschwistern französisch, mit einem Bruder italienisch sprach. Nach dem Studium und ausgedehnten Studienreisen durch Europa arbeitete er in der Neurologie und Psychiatrie in Wien. Ab 1907 legte er sich ein damals sehr extravagantes Hobby zu, das Fliegen (erst 1906 hatte es den ersten «offiziellen» motorisierten Flug in Europa gegeben). Er nahm Flugunterricht in Frankreich und kehrte mit einem Flugzeug heim, dem ersten überhaupt in Österreich. Morgens vor und abends nach der Klinikarbeit flog er dann ein paar Runden. Im Ersten Weltkrieg wurde er einer der ersten österreichischen Kampfpiloten.

1919 erhielt er eine außerordentliche Professur der Universität Wien. Mehrere Rufe an andere Universitäten lehnte er ab. Er zog das adlige High-Society-Leben eines unbezahlten Professors in Wien den Pflichten eines Lehrstuhlinhabers andernorts vor und konnte sich das offenbar leisten. Im Juni 1931 fühlte er sich das erste Mal in seinem Leben müde. Nur vier Monate später starb er nach mehreren Herzinfarkten und einem Schlaganfall.

- **Economo-Encephalitis, Encephalitis lethargica:** Vermutlich viral ausgelöste Polioenzephalitis, die häufig zu ausgeprägtem Stupor führte. 1917 beschrieb Economo die ersten sieben Wiener Fälle. Bis 1927 erkrankten weltweit etwa fünf Millionen Menschen, dann verschwand die Krankheit wieder. Etwa ein Drittel der Erkrankten war gestorben, ein weiteres Drittel litt an Folgeerkrankungen, besonders häufig ↗ *Parkinsonismus.* Wie in dem Hollywood-Film *Awakenings* (Zeit des Erwachens) plastisch dargestellt, konnte Oliver Sacks in den 60er Jahren durch Behandlung mit dem neuen L-Dopa einige der noch in Heimen lebenden Opfer der Pandemie «auferwecken», konnte damit aber keine Langzeiterfolge erzielen. Die virale Ursache der Krankheit konnte auch später nie eindeutig bewiesen werden.

Edinger, Ludwig

(1855–1918) Erster deutscher Lehrstuhlinhaber für Neurologie in Frankfurt/Main. Er bekam mit 14 Jahren ein Mikroskop geschenkt,

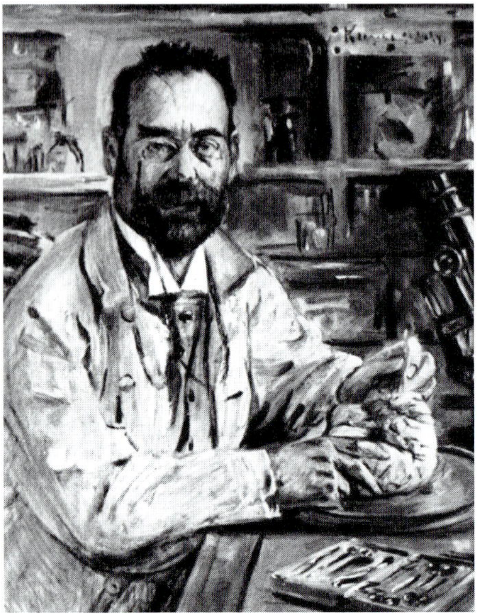

Ludwig Edinger: Ausschnitt eines Gemäldes von Lovis Corinth von 1909

was sein Interesse an der Biologie weckte. Bei seinem medizinischen Examen soll ihn ↗ *Schwann* beinahe durchfallen lassen haben. Nach seiner Habilitation 1881 konnte er zunächst auf Grund des wieder erstarkenden Antisemitismus in Deutschland keine Professur erhalten (trotz formaler rechtlicher Gleichstellung von Juden seit 1871, ↗ *Remak*). Er ließ sich daher in Frankfurt als einer der Ersten mit der Spezialbezeichnung «Neurologe» nieder. Nach getaner Arbeit schnitt und mikroskopierte er abends im Schlafzimmer hinter seiner Praxis. Dieses Hinterzimmer war quasi die Keimzelle des noch heute existierenden Edinger-Instituts für Neurologie an der Uniklinik Frankfurt. Erst 1914 wurde Edinger an der neu gegründeten Frankfurter Universität Lehrstuhlinhaber für die Neurologie. Einer seiner wichtigsten Beiträge zur Neuroanatomie war die vergleichend-anatomische Unterscheidung von «Palaeencephalon» und «Neencephalon», also entwicklungsgeschichtlich verschieden alter Teile des Gehirns. Damit brachte er eine hierarchische Ordnung in die komplexe Hirnstruktur. Er erkannte früh die spekulative Natur der Aussagen seiner Kollegen zur Frage des Bewusstseins und schrieb dazu: «Wir haben keine Ahnung, wie es kommt, daß ein Teil der vom Nervensystem geleisteten Arbeit dem Träger ‹bewußt› werden kann. ... Die Schwierigkeit einer Erklärung, ja vielleicht ihre Unmöglichkeit wird dadurch veranlaßt, daß wir Bewußtsein und Außenwelt gar nicht getrennt untersuchen können. Die Dinge erscheinen uns ja nur so, wie sie unsere Sinnesorgane vermitteln. Wir können sie nicht an sich studieren und müssen uns begnügen, den Zusammenhang des Bewußtseinsinhaltes mit einer Außenwelt einfach anzuerkennen.» Bei der Autopsie nach seinem Tod, die er selbst gewünscht hatte, fand man ein Gehirn mit mehreren Auffälligkeiten, darunter sehr große Okzipitallappen. Es wäre zu klären, ob das heißt, dass ein solches Gehirn eine gute Voraussetzung für histologische Forschung ist oder dass häufiges Mikroskopieren Einfluss auf die Größe des Hinterhauptslappens hat.

• **Edinger-↗ Westphal-Kern, Nucleus accessorius nervi oculomotorii:** Parasympathischer Kern des III. Hirnnerven, der medial von den motorischen Kernen im Mesencephalon liegt. Er ist für die Innervation von M. sphincter pupillae und M. ciliaris zuständig, also für Pupillenverengung und Nahakkommodation.

Ehlers, Edvard Lauritz

(1863–1937) Kopenhagener Dermatologe. Er unternahm mehrere Studienreisen nach Island (das bis 1918 unter dänischer Herrschaft stand), wo er unter anderem die Lepra untersuchte.

Ehlers-↗ Danlos-Syndrom, Fibrodysplasia elastica generalisata: Eine Gruppe von Bindegewebserkrankungen, die gekennzeichnet ist durch stark dehnbare, leicht verletzbare Haut mit gestörter Narbenbildung. Inzwischen werden sieben Typen unterschieden, denen jeweils verschiedene Defekte in der Kollagensynthese zu Grunde liegen. Da die elastischen Fasern ungestört sind, geht die Haut nach der Dehnung stets in ihre Ausgangslage zurück (der Begriff Hyperelastizität ist daher missverständlich). Durch abnorm dehnbare Bänder kommt es zu überstreckbaren Gelenken und zu Luxationen. Auch die Gefäße (Blutungsneigung, Aortendissektion) und innere Organe (z. B. Hiatushernie, Darmruptur) können betroffen sein.

Das Syndrom wird gern mit im Zirkus auftretenden «Schlangenmenschen» in Verbindung gebracht. Eine krankhafte Bindegewebsschwäche ist aber keine zwingende Voraussetzung für das Erreichen außergewöhnlicher Körperstellungen. Zudem bedarf es für solche Auftritte auch einer gut trainierten Muskulatur, während Ehlers-Danlos-Patienten häufig eher schwach ausgebildete Muskeln haben. Dem Geiger Paganini wurde auch das Ehlers-Danlos-Syndrom schon versuchsweise untergeschoben (↗ *Marfan*).

Einthoven, Willem

(1860–1927) (niederländisch korrekt «äinthowen» ausgesprochen) Auf Java geborener niederländischer Physiologe. Seine erste Veröffentlichung schrieb er, noch als Student, über die Pronation und Supination, nachdem eine Handgelenksfraktur beim Sport sein wissenschaftliches Interesse an der Mechanik des Ellbogengelenks geweckt hatte. Nach Studienabschluss und Promotion 1885 wurde er noch im selben Jahr zum Professor der Physiologie in Leiden gemacht, der er bis zu seinem Lebensende blieb. Seine wissenschaftlichen Artikel soll er jeweils zunächst ein Jahr lang in der Schublade aufbewahrt haben, bevor er sie dann, nach nochmaligem gründlichen Studium, publizierte.

Er prägte während seiner Tätigkeit in Leiden den Begriff Elektrokardiogramm (schrieb diese Benennung aber später bescheiden dem englischen Physiologen A. D. Waller zu, dem Sohn des bekannteren ↗ *Waller*) und entwickelte das erste klinisch brauchbare EKG-Gerät, ein Saitengalvanometer mit silberbeschichteten Quarzfasern, das eine wesentlich genauere Aufzeichnung der Herzpotenziale erlaubte als frühere Kapillargalvanometer. Die ersten EKGs von Patienten wurden 1905 über eine 1,5 km lange Kabelverbindung zwischen Einthovens Labor und der Leidener Uniklinik geschrieben und Telekardiogramm getauft (Einthovens Apparatur wog ca. 30 kg und war noch nicht transportabel). Für die Entwicklung des EKG erhielt er 1924 den Nobelpreis.

- **Einthoven-Ableitungen:** Einthoven führte die bipolaren Extremitäten-Ableitungen I, II und III ein, die heute seinen Namen tragen und im Einthoven-Dreieck grafisch dargestellt werden. Er benannte auch die Anteile der aufgezeichneten Potenziale einer Herzaktion mit den heute noch üblichen Buchstaben PQRST. Die ersten Herzkurven, aufgezeichnet mit älteren Kapillargalvanometern, waren mit ABCD bezeichnet worden. Da Einthoven in einer Veröffentlichung von 1895 seine durch mathematische Korrekturen verbesserte Kurve dieser anderen in einer Abbildung überlagerte, musste er für die neue Kurve andere Buchstaben wählen und entschied sich für PQRST. Es ist vor allem in der Mathematik üblich, sich dann Buchstaben aus der zweiten Hälfte des Alphabets auszusuchen, und man beginnt oft mit P, da N meist für die Anzahl steht und O der Null ähnelt. Es ist aber auch vermutet worden, Einthoven hätte mit P begonnen, weil ↗ *Descartes* oft P und Q benutzte, um Punkte auf Kurven zu bezeichnen.

Der amerikanische Kardiologe Frank Wilson erschuf in den 1930er-Jahren die unipolaren Ableitungen, deren Spannung 1942 von Emanuel Goldberger, einem weiteren Amerikaner, an den Extremitäten um 50 % erhöht wurden, wonach man sie «augmentierte» Extremitätenableitungen nannte: aVR, aVL and aVF.

Erb, Wilhelm Heinrich

(1840–1921) Heidelberger Neurologe. Er gilt als einer der Begründer des Faches Neurologie und als Erfinder des Begriffes «Sehnenreflex». Zeitgleich mit ↗ *Westphal*, sogar im selben Heft des *Archivs für Psychiatrie und Nervenkrankheiten* von 1875, berichtete er über den Patellarsehnenreflex. Sein unglücklicher Begriff hat sich bis heute gehalten. Westphals Bezeichnung «Unterschenkelphänomen» wäre allerdings auch nicht passender gewesen. Erb erkannte auch die Tabes dorsalis als eine Spätfolge der Syphilis. Um seinen Patienten die Wahrheit über ihre Vorgeschichte zu entlocken, fragte er sie nicht «Hatten Sie Syphilis?», sondern «*Wann* haben Sie Syphilis gehabt?» Dies brachte allerdings zumindest einen Patienten, der selber Arzt war, so auf, dass er wütend zurückfragte: «Wann haben denn Sie *Ihre* Syphilis gehabt?»

Erb galt, wie man heute sagen würde, als Workaholic und veröffentlichte 273 wissenschaftliche Artikel. Er starb kurz nachdem er beim Besuch seiner Lieblingssymphonie, Beethovens Eroica, zusammengebrochen war. Vielleicht hatte ihm die seltene Entspannung nicht gut getan? Vielleicht war es aber auch einfach Zeit für ihn gewesen, denn immerhin hatte er auf eine Rundfrage der Abstinenzler (↗ *Forel*) an deutsche Ärzte geantwortet: «Es mag sein, dass der Alkohol, den ich trinke, mein Leben verkürzt; aber eines ist sicher: er nimmt mir nur am Ende etwas weg, und auf dieses letzte schlechte Stück lege ich sowieso keinen Wert.»

• **Erb-Lähmung, Erb- ↗ Duchenne-Lähmung, Obere Armplexuslähmung:** Schädigung der oberen Anteile des Plexus brachialis (C5 bis 6) führt zum Ausfall der Schulterabduktion, der Beugung im Ellenbogen und der Handstrecker. Der Arm hängt schlaff und innenrotiert herunter. Da die Beugung im Handgelenk noch erhalten ist, hat sich zumindest im Englischen der Begriff «waiter's tip» (Trinkgeld)-Stellung eingebürgert. Häufigste Ursache sind Motorradunfälle oder der Zug am Ärmchen bei der Geburt. Berühmtes Beispiel für Letzteres ist Kaiser Wilhelm II., der in einer komplizierten Steißlage zur Welt kam. Der Geburtshelfer, ein Dr. Martin, war zunächst gefeiert worden, weil er trotz aller Komplikationen den Thronfolger lebend in die Welt geholt hatte. Bald stellte sich aber heraus, dass mit dem linken Arm etwas nicht stimmte. Der arme Junge wurde im Laufe der Jahre mit den verschiedensten «Therapien» gequält, die natürlich an der Lähmung wenig änderten: So musste er den Arm zur Zuführung «animalischer Wärme» in frisch gewonnenem Hasenblut baden, oder Armstreckmaschinen und Elektroschocks kamen zum Einsatz. Alle Strenge von Eltern und Lehrern half aber nur, den Jungen zu einem «selbstsüchtigen, oberflächlichen, arroganten und kalten» Mann zu machen, wie die Mutter selbst später sagte. Vielleicht wäre die deutsche Geschichte ohne Erbsche Lähmung wirklich anders ausgegangen.

• **Erb-Punkt, Punctum nervosum:** Anscheinend hat jedes Fachgebiet seinen Erbschen Punkt. Der anatomisch-anästhesistische ist die Austrittsstelle der sensiblen Äste des Plexus cervicalis am Hinterrand des M. sternocleidomastoideus. Entsprechend dem Ausbreitungsgebiet dieser Nerven kann durch Lokalanästhesie an diesem Punkt die Haut vom Kieferwinkel bis zum Schlüsselbein anästhesiert werden.

• **Erb-Punkt:** Dieser Punkt 3 cm oberhalb der Clavicula, außerhalb des Hinterrands des M. sternocleidomastoideus, dient der elektrophysiologischen Reizung des Plexus brachialis, insbesondere von C5 bis 6. Zumindest dieser Punkt ist von Erb tatsächlich 1882 beschrieben worden.

• **Erb-Punkt:** Der Auskultationspunkt «Erb» wird am linken Sternalrand im dritten Interkostalraum lokalisiert. Es ist der Punkt, an dem Geräuschphänomene von allen Herzklappen wahrgenommen werden können.

• **Erb-Goldflam-Krankheit:** Veraltete Bezeichnung für die Myasthenia gravis. Samuel

Goldflam (1852–1932) war ein Warschauer Neurologe.

Escherich, Theodor

(1857–1911) Nach Assistentenjahren in Würzburg und München wurde er Lehrstuhlinhaber für Pädiatrie zunächst in Graz, 1902 dann in Wien. Er starb mit 53 Jahren völlig unerwartet an einem Schlaganfall, und in einem Nachruf heißt es: «Er war noch mitten in der Arbeit, als ihn der Tod dahinraffte. Er war noch nicht in der rückblickenden Beschaulichkeit des Alters angelangt, sondern dachte wie ein Jüngling nur an die Zukunft.»

- **Escherichia coli, Bacterium coli:** Gram-negatives Stäbchen aus der Gattung der Enterobacteriaceae, das u. a. häufig für Harnwegsinfekte, Reisediarrhöen, aber auch die meisten Septikämien verantwortlich ist. E. coli kann heute als eines der, insbesondere genetisch, am besten untersuchten Lebewesen gelten. Escherich hatte sich schon früh parallel zu seiner klinischen Ausbildung in der Pädiatrie für die Bakteriologie interessiert und diese beiden Gebiete gewinnbringend miteinander verbunden. «Seinen» Keim, den er Bacterium coli commune nannte, beschrieb er das erste Mal in seinem Werk *Die Darmbakterien des Säuglings und ihre Beziehungen zur Physiologie der Verdauung* von 1886.

Esmarch, Johann Friedrich August von

(1823–1908) Der spätere Kieler Chirurg und Militärarzt wurde im damals dänischen Schleswig-Holstein geboren. Er organisierte die Erhebung der Deutschen in Schleswig-Holstein gegen den dänischen König im März 1848 und geriet im anschließenden ersten Deutsch-Dänischen Krieg in dänische Gefangenschaft. Mit nur 31 Jahren wurde er Direktor der chirurgischen Universitätsklinik in Kiel. Nebenbei war er Militärchirurg im zweiten Deutsch-Dänischen Krieg von 1864 sowie im Deutsch-Französischen Krieg, in dem er die Erste-Hilfe-Pakete für militärische Verwendung einführte. Aus diesen

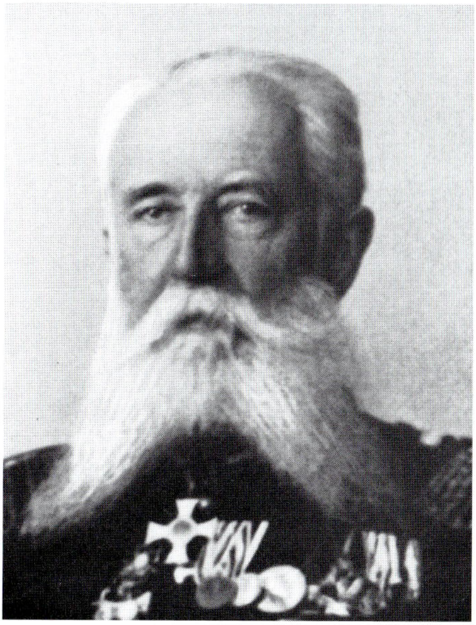

Friedrich von Esmarch

Erfahrungen entstand sein preisgekröntes *Handbuch der kriegschirurgischen Technik.* In zweiter Ehe heiratete er eine Tante des Kaisers Wilhelm II. und wurde (deshalb?) in den erblichen Adelsstand erhoben.

- **Esmarch-Bandage:** Elastische Bandagen für die operative Blutsperre. Sie wurden das erste Mal bei Amputationen im Deutsch-Französischen Krieg 1870 bis 1871 eingesetzt.
- **Esmarch-Handgriff:** Das Vorziehen des Unterkiefers bei Bewusstlosen in Rückenlage. Durch dieses Manöver wird mit dem M. genioglossus der Zungengrund nach vorn gezogen und so das Zurückfallen der Zunge in den Rachen und damit das Ersticken verhindert.

Porträts von Esmarch zeigen einen so gewaltigen, in zwei Teile geteilten Bart, dass man versucht wäre, daran zu ziehen, wenn man dem stolzen Besitzer noch gegenüberstehen könnte. Auf diese Weise könnte man wunderschön den Unterkiefer nach vorne ziehen, ohne dem großen Chirurgen aufdringlich hinter die Kinnladen fassen zu müssen. Hat sich vielleicht seine Gattin des Nachts dieses Kunstgriffs bedient, wenn ihr Johann Friedrich mal wieder schnarchte? Dann hätten wir den Esmarch-Handgriff eher Frau von Esmarch zu verdanken.

Eustachio, Bartolomeo

(1500/1510–1574) Anatom in Rom. Über seine frühe Zeit ist wenig bekannt, aber er muss eine gute humanistische Bildung erhalten haben, denn er beherrschte Griechisch, Hebräisch und Arabisch. Um 1540 war er in seiner Heimatstadt San Severino als Arzt tätig. Später wurde er Leibarzt der Herzogsfamilie von Urbino und Professor der Anatomie in Rom. Er war der Schöpfer der ersten anatomischen Kupferstiche, von denen manchmal angenommen wurde, Tizian sei an ihrer Entstehung beteiligt gewesen. Es war aber wohl «nur» Pier Matteo Pini, ein Künstler aus Urbino. Acht Stiche wurden 1564 veröffentlicht, die anderen 39 blieben aber fast 160 Jahre verschwunden, bis ↗ *Lancisi* sie bei einem Nachfahren des Pini in Urbino entdeckte und sie 1714 veröffentlichte. Dem Vatikan wird viel Böses zugetraut, so auch, dass Eustachios Stiche die ganzen Jahre im Vatikan unter Verschluss lagen. Das stimmt aber nicht, im Gegenteil, Papst Clemens XI. kaufte die wieder aufgefundenen Stiche und schenkte sie Lancisi. Eustachio gehört zu den großen Anatomen der Renaissance, die mit neuem Enthusiasmus die ↗ *galenische* Anatomie in Frage stellten und dabei viele Entdeckungen machten. In seinen Schriften musste er diese oft gegen seine Zeitgenossen und Konkurrenten, vor allem ↗ *Vesalius* und ↗ *Fallopio*, verteidigen. Seine Kupferstiche entsprechen allerdings in ihrer Reihenfolge noch dem mittelalterlichen Muster: von den vergänglichen Teilen, insbesondere den inneren Organen, geht es zu den weniger vergänglichen, am Ende steht das Skelett. Das entspricht in Zeiten vor der effektiven Leichenkonservierung der Sektionsreihenfolge: zuerst müssen die inneren Organe betrachtet werden, weil bei ihnen am schnellsten die Verwesung einsetzt.

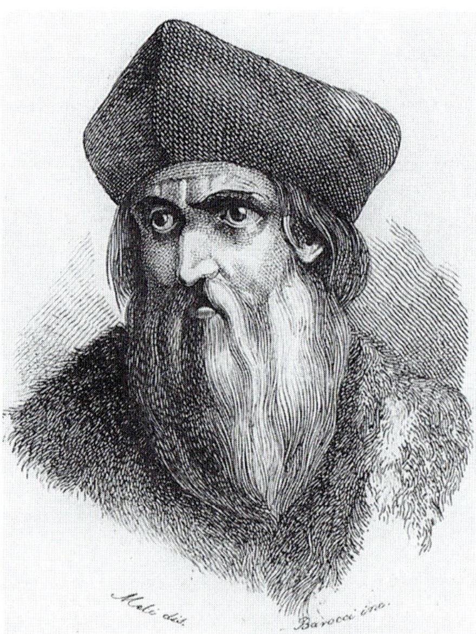

Bartolomeo Eustachio

• **Eustachische Röhre, Tuba auditiva (oder: auditoria):** Die Ohrtrompete verbindet die Paukenhöhle mit dem Nasenrachenraum. Sie wurde von Eustachio 1564 in seinem Werk *De Auditus Organis* beschrieben. Eustachio betonte darin, dass diese Entdeckung für Ärzte nützlich sei, da sie jetzt von einem Weg wüssten, auf dem selbst dickflüssiges Material aus dem Ohr ausgetrieben werden könnte (wobei Eustachio nicht an mechanische Maßnahmen dachte, sondern – der Säftelehre folgend – an «treibende» Medikamente). Es ist vermutet worden, dass diese neue Entdeckung etwa 40 Jahre später Shakespeare auf die Idee bringen konnte, in seinem *Hamlet* das Motiv der Vergiftung durch das Ohr zu verwenden. Hamlets Vater wird, wie Hamlet später von dessen Geist erfährt, durch den Bruder getötet, der dem im Garten schlafenden König Gift ins Ohr träufelt. Während Teile der *Hamlet*-Geschichte schon vor Shakespeare kursierten, war diese Art der Tötung neu. Man müsste natürlich einen königlichen Trommelfelldefekt annehmen, um die gute Wirkung des Giftes zu erklären. Aber eine chronische Otitis media war zu Shakespeares Zeiten anscheinend nicht unüblich, und die dazugehörige Schwerhörigkeit würde auch erklären, warum der König durch den heranschleichenden Mörder nicht geweckt wird. Es könnte allerdings auch sein, dass Shakespeares anatomisches Wissen hier überschätzt wird und dass er mit einer neuen Verbindung «zwischen Ohr und Magen» vollauf zufrieden war, ohne sich Gedanken über die Feinheiten der Verbindung von Außen- und Mittelohr zu machen.

- **Eustachische Klappe, Valvula venae cavae inferioris:** Eine rudimentäre Klappe an der Mündung der unteren Hohlvene in den rechten Vorhof. Im fetalen Kreislauf lenkt sie das Blut in Richtung Foramen ovale.

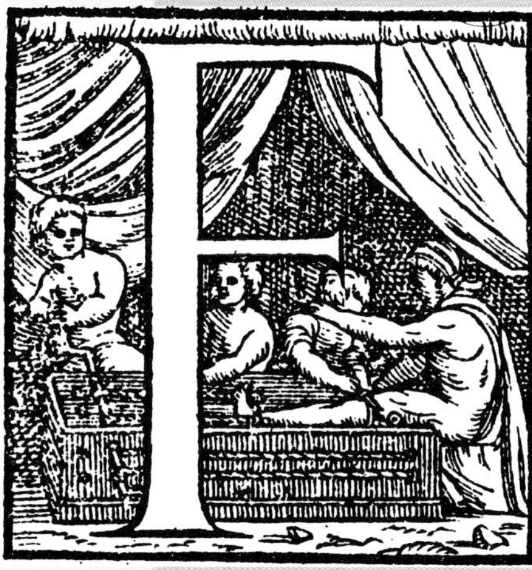

F

Fabricius de Acquapendente, Hieronymus

(1533–1619) Chirurg und Anatom in Padua, wo er 1594 im Universitätsgebäude ein anatomisches Theater bauen ließ. Nachdem man bis dahin für öffentliche Leichenzergliederungen, die immer nur im Winter stattfanden, höchstens temporäre Tribünen aufgebaut hatte, war dieses der erste permanente Bau seiner Art auf der Welt. Umso erstaunlicher ist, dass das anatomische Theater von Padua, im Gegensatz zu vielen anderen, immer noch existiert. Es wurde immerhin bis 1872 für Demonstrationen genutzt und ist inzwischen ein Museum. Um einen kleinen ovalen Raum für einen Präpariertisch erheben sich sechs steile, enge Ränge, in denen man nur stehen, nicht sitzen konnte. Für Goethe, der auf seiner ersten Italienreise vorbeischaute, war es zu eng: «In einem spitzen hohen Trichter sind die Zuhörer übereinander geschichtet. Sie sehen steil herunter auf den engen Boden, wo der Tisch steht, auf den kein Licht fällt; deshalb der Lehrer bei Lampenschein demonstrieren muß.»

Fabricius gilt als der größte Chirurg der italienischen Renaissance. Er beschrieb unter anderem Techniken für Tracheostomie und Pleuradrainage. Außerdem hinterließ er ein monumentales, wenn auch unvollendetes Werk zur vergleichenden Anatomie der Tiere (*Totius animalis fabricae theatrum*). Sein Ruhm ging so weit über Italien hinaus, dass der König von Polen ihn (schriftlich) konsultierte und ihm für seine Dienste eine goldene Kette schickte. Er kam durch solche Konsultationen zu großem Reichtum, behandelte aber weiterhin die Armen ohne Bezahlung.

• **Bursa fabricii:** Das lymphatische Organ der Vögel, dem die B-Lymphozyten ihren Namen verdanken. Deren Reifung findet beim Menschen im «Bursa-Äquivalent» statt, dessen Ort lange Zeit unbekannt war, das aber inzwischen im Knochenmark lokalisiert wurde (weshalb B jetzt auch für Bone Marrow stehen kann).

Fallopio, Gabriele

(1523–1562) Professor der Anatomie, Chirurgie und Botanik in Pisa und Padua. Er beschrieb unter anderem die Chorda tympani und gab der Vagina und der Plazenta ihre heutigen Namen. In Pisa wurde er angeschuldigt, lebende Kriminelle seziert zu haben, aber die Anschuldigungen stellten sich als falsch heraus. In seinem Werk *De morbo gallico* («Über die französische Krankheit», also Syphilis) empfahl Fallopio dem Manne zur Verhütung der Übertragung von Geschlechtskrankheiten die Verwendung eines Leinentüchleins, das entweder unter der Vorhaut befestigt oder sogar in die Harnröhre gesteckt werden sollte. Auch wenn es Kondome verschiedener Art schon seit der Antike gab, scheint er doch einer der Ersten gewesen zu sein, der diese zu solch medizinischen Zwecken empfahl, während vorher eher magische oder dekorative Ziele verfolgt worden waren. Praktikablere Kondome aus Schafsblinddarm, denen auch empfängnisverhütende Wirkung zugeschrieben wurde, kamen aber erst im 17. Jahrhundert in Gebrauch.

• **Fallopian tube, Tuba uterina:** Der englische Begriff für den Eileiter ist in der englischsprachigen Welt so geläufig, dass es verwundert, dass er in Deutschland nie in Gebrauch gekommen ist. Eileiter ist natürlich ein eingängiges Wort, während Fallopische Röhre nicht sehr schön klingt.

• **Canalis fallopii, Aquaeductus fallopii, Canalis nervi facialis:** Im Deutschen ebenfalls ungebräuchlicher Name für den Kanal im Felsenbein, in dem der N. facialis am Innenohr vorbeizieht.

Fallot, Etienne-Louis Arthur

(1850–1911) Professor für Hygiene und Rechtsmedizin in Marseille. Bis zu seinem 40. Lebensjahr hat Fallot zahlreiche wissenschaftliche Arbeiten veröffentlicht, in den folgenden zwei Jahrzehnten dann nur noch eine einzige Arbeit, die Beschreibung einer neolithischen Höhle in Südwest-Frankreich. Fallot wünschte ausdrücklich, dass nach seinem Tod kein Nachruf erscheine.

- **Fallot-Tetralogie:** Angeborener Herzfehler mit Ventrikelseptumdefekt, auf dem Septumdefekt reitender Aorta, Pulmonalisstenose und rechtsventrikulärer Hypertrophie.
- **Fallot-Pentalogie:** Seltene Kombination der Tetralogie mit einem Vorhofseptumdefekt.

Finkelstein, Heinrich

(1865–1942) Einer der Begründer der wissenschaftlichen Kinderheilkunde. Nach abgeschlossenem Geologie-Studium wechselte er zur Medizin. 1899 habilitierte er sich bei ↗ *Heubner* in Leipzig. Er war in Berlin Leiter eines Kinderasyls und eines Waisenhauses, dann von 1918–33 Direktor des Kaiser- und Kaiserin-Friedrich-Kinderkrankenhauses. Sein *Lehrbuch der Säuglingskrankheiten* von 1905 war lange Zeit ein Standardwerk. Als Juden emeritierte man ihn 1933, offiziell «aus Altersgründen», 1934 wurde ihm die Kassenzulassung entzogen, 1936 der Professorentitel aberkannt. Er schrieb selbst dazu: «Was aus mir wird, weiß ich noch nicht. Die Praxis ist vernichtet, die Arbeitsgelegenheit genommen, der Rest des Besitzes im Wanken, die literarische Tätigkeit, soweit man sich zu solcher überhaupt aufraffen könnte, erscheint zwecklos, da ja die Mitarbeit von unserer Seite nicht erwünscht ist.» 1936 übernahm er ohne viel Enthusiasmus eine Gastprofessur in Chicago, kehrte aber 1937 nach Deutschland zurück, um sich um seine beiden Schwestern zu kümmern, mit denen der Unverheiratete zusammengelebt hatte. 1939 emigrierte er endgültig nach Chile, über das er schrieb: «Das Land ist schön, aber es ist nicht mein Land; die Berge sind schön, aber es sind nicht meine Berge.» Hier starb er 1942 an Typhus.
Sein Schicksal steht für viele ähnliche Schicksale jüdischer Kinderärztinnen und -ärzte, die vor 1933 fast die Hälfte der praktizierenden deutschen Kinderärzte stellten. Praktisch alle «nicht-arischen» Ärzte verloren 1933 ihre Krankenhausstellen und ihre Kassenzulassung. Ab 1935 durften keine Juden mehr neu approbiert werden, 1938 wurde allen die Approbation entzogen und sie durften höchstens noch als «Krankenbehandler» mit blauem Davidstern auf dem Praxisschild andere Juden behandeln. Wer nicht emigrieren wollte oder konnte, musste ab September 1941 wie alle Juden den gelben Stern tragen, bald darauf begannen die Deportationen in die Vernichtungslager. Die Deutsche Gesellschaft für Kinderheilkunde hat in den 90er Jahren die historische Erfassung dieser Schicksale begonnen und der verfolgten Kolleginnen und Kollegen in einer Feierstunde gedacht. Bis zum Jahr 2000 konnten 611 Verfolgte namentlich benannt werden, von denen sicher 385 emigrierten und 49 in Konzentrationslager verschleppt worden waren. Weitere 24 nahmen sich das Leben. Von den Deportierten überlebten nur sieben.

- **Finkelstein-Formel:** Formel zur Berechnung der Trinkmenge des Säuglings in den ersten zehn Lebenstagen: Lebenstage minus 1, multipliziert mit 70–80.

Flack, Martin

(1882–1931) Londoner Physiologe, zeitweise Direktor der medizinischen Forschung der britischen Luftwaffe. Ein Ergebnis dieser Tätigkeit war sein Beitrag *Der Mensch im Flugzeug* zu einem Berliner Physiologie-Handbuch von 1930.

• ↗ **Keith-Flack-Knoten, Sinusknoten:** Nachdem ↗ *Purkinje* schon 1839 seine Fäden beschrieben hatte, ↗ *His* 1893 sein Bündel und ↗ *Aschoff* und ↗ *Tawara* 1905 den AV-Knoten, war nur noch der Ursprung der Erregung des Vorhofes unklar. Der Sinusknoten, wie wir ihn heute kennen, wurde im Urlaub entdeckt: Keith und Flack verbrachten diesen 1906 mit ihren Familien in zwei benachbarten Bauernhäusern in der Grafschaft Kent und richteten sich in Keiths Haus ein Labor mit einer Sammlung menschlicher Herzen ein (erst 2002 ist ja der Fall eines Neuroanatomen aus Florida bekannt geworden, der sich immer «Arbeit» in Form von Präparaten mit nach Hause nahm, bis seine Frau es mit Köpfen und Gehirnen im Schlafzimmer nicht mehr aushielt, aber das führt jetzt vom Thema weg ...). Die Herzsammlung erweiterten die beiden noch durch die Jagd nach Maulwürfen, Ratten, Mäusen und Igeln. Während Keith an einem heißen Sommernachmittag mit seiner Frau einen Fahrradausflug machte, fand Flack in einem Maulwurfherzen nahe der Einmündung der oberen Hohlvene ein Muskelgeflecht, das sich von der restlichen Vorhofmuskulatur unterschied und das ihn an eine ähnliche Struktur in einem menschlichen Herzen erinnerte. Gemeinsam mit dem zurückgekehrten Ausflügler konnte er diese Struktur dann auch in allen anderen zur Verfügung stehenden Herzen finden. Keith und Flack tauften die Struktur Sinoatrialknoten. 1910 konnte dann der Brite Thomas Lewis auch physiologisch nachweisen, dass dieser Knoten der Ursprung der Reizbildung im Herzen ist.

Flechsig, Paul Emil

(1847–1929) Leipziger Psychiater. Als er einen Patienten mit Größenwahn behandelte, der sich für Ludwig XV. hielt, berichtete er einem Kollegen nach kurzer Zeit über erste Erfolge, denn «unser Kranker hält sich nur noch für Ludwig XIV. – Ich hoffe das Beste.» Es ist allerdings nicht überliefert, wie Flechsig den Patienten behandelte und ob die Hoffnung, der Sonnenkönig werde sich durch weiteres Herunterzählen kurieren, berechtigt war.

• **Flechsigsches ovale Feld, Fasciculus septomarginalis:** Genauer entspricht das *Feld* einem Querschnitt des *Fasciculus* im thorakalen Bereich. Es liegt dort median zwischen den beiden Hintersträngen des Rückenmarks. Sakral erscheint die Bahn als Philippe-Gombault-Dreieck. Die funktionelle Bedeutung dieser Bahn ist unklar, aber sie enthält wohl propriozeptive und andere Fasern aus den Hinterwurzeln.

• **Flechsig-Trakt, Tractus spinocerebellaris posterior:** Bahn zur Weiterleitung propriozeptiver Afferenzen von der ↗ *Stilling*-Clarke-Säule zum Kleinhirn.

• **Flechsig-Regel:** Über die Kommissurenfasern des Balkens sind nur Assoziationsfelder der Endhirnrinde miteinander verbunden, nicht dagegen die primären Rindenfelder.

Flint, Austin

(1812–1886) Amerikanischer Internist und Allgemeinmediziner. Er war Professor an acht verschiedenen Fakultäten, von denen er zwei mit gegründet hatte. Trotzdem verbrachte er die meiste Zeit seines Berufslebens, zwischendurch oder parallel, in seiner Praxis in Buffalo, einer Stadt in der Nähe der Niagara-Fälle. 1860 ging er schließlich nach New York und gab die Praxistätigkeit auf, um sich ganz der Hochschullehre widmen zu können. Die britische Zeitschrift Lancet nannte ihn wegen seiner Erfolge mit den direkten Untersuchungsmethoden den Watson Amerikas.

• **Austin Flint-Geräusch:** Seltenes zusätzliches «funktionelles» Diastolikum mit präsystolischem Crescendo bei Aorteninsuffizienz. Dieses soll dadurch verursacht werden, dass das anteriore Segel der Mitralklappe vom rückfließenden Blut durch die insuffiziente Aortenklappe in den physiologischen Blutstrom gedrängt wird und dadurch eine funktionelle Stenose der Mitralklappe verursacht. Diesen Mechanismus hat bereits Flint vermutet. Warum das Geräusch seinen Vor- und Nachnamen trägt, ist nicht bekannt – vielleicht liegt es daran, dass «flint murmur» einfach «Feuerstein-Geräusch» hieße. Vielleicht ist es auch eine kardiologische Eigenart, denn das Graham Steell-Geräusch bei Pulmonalinsuffizienz ist nach dem englischen Arzt Graham Steell (1851–1942) benannt. Bekannt ist jedenfalls, dass Flint ausdrücklich dagegen war, Herzgeräusche nach Entdeckern zu benennen.

Fogarty, Thomas J.

(*1934) Chirurg in Cincinnati und an der Stanford University in Palo Alto in Kalifornien. Er war schon als Kind ein großer Bastler und Erfinder und hatte bereits vor dem Studium einige Patente auf seinen Namen angemeldet. Inzwischen sind es über 60. Seit den 80er Jahren ist er auch ein erfolgreicher Winzer, der sich auf der Homepage seines kalifornischen Weinguts mit seinen Insignien Weinglas, Herzmodell und Katheter darstellt und dort auch behauptet, Wein sei kein alkoholisches Getränk, sondern eher «health food».

• **Fogarty-Katheter, Embolektomie-Ballonkatheter:** Katheter mit aufblasbarem Ballon an der Spitze, der von proximal an einem arteriellen Embolus oder Thrombus vorbeigeschoben wird, um dann mit dilatiertem Ballon den Embolus herausziehen zu können. Fogarty entwickelte noch als Medizinstudent einen Prototyp, indem er den kleinen Finger eines Latex-Handschuhs mit Techniken, die er vom Angeln kannte, an der Spitze eines Blasenkatheters befestigte. 1962 wurde ein besseres, aber immer noch selbst gefertigtes Modell das erste Mal an Patienten erprobt. Drei der angeseheneren Chirurgie-Zeitschriften lehnten eine Veröffentlichung ab, bevor die Erfindung 1963 in *Surgery, Gynecology and Obstetrics* publiziert wurde. Fogarty schloss daraus später, eine Idee sei nur dann eine gute Idee, wenn sie von mindestens einer größeren Zeitschrift abgelehnt wird.

Fontana, Abt Felix

(1730–1805) Professor der Physiologie in Pisa. 1781 beobachtete er mit einer speziellen mikroskopischen Methode Zelle und Zellkern in der Epidermis des Aals, was als eine der ersten Beobachtungen tierischer Zellen gelten kann. Auch beschrieb er 1782 als Erster die retinalen Ganglienzellen, während erst 100 Jahre später nachgewiesen wurde, dass die Sehnervenfasern aus diesen Zellen stammen (zu Fontanas Zeit bestand noch keine Vorstellung davon, dass Nervenzellen lange Fortsätze haben). Er schrieb ein wichtiges Werk über die Wirkung von Schlangengift und hat zur Erforschung spinaler Reflexaktivitäten mit den Köpfen und Rümpfen geköpfter Verbrecher experimentiert.

Bekannt ist er vor allem für seine Arbeiten am Museum für Naturgeschichte in Florenz, für das er die größte Sammlung von äußerst kunstvollen anatomischen Wachsmodellen erstellte. Als Vorlage zur Herstellung dieser Modelle wurden parallel Leichen präpariert. Manchmal wurden diese Präparate auch direkt zur Anfertigung von Gipsabdrücken genutzt, die dann als Gussform für das flüssige Wachs dienten. Der österreichische Kaiser Joseph II. war von Fontanas Kunst so beeindruckt, dass er ihn zum Ritter schlug und eine Reihe von Modellen in Auftrag gab, die noch immer im medizinhistorischen Museum Josephinum in Wien zu sehen sind.

Auch der Italienreisende und «Hobby-Anatom» ↗ *Goethe* war zutiefst beeindruckt von der Kunst Fontanas. In *Wilhelm Meisters Wanderjahre* verarbeitet er offensichtlich seine Begegnung mit Fontana, indem er eine seiner Figuren bei einer Diskussion um die Vorzüge und Nachteile von anatomischen Modellen sagen lässt: «Ich erinnerte mich nämlich des großen Kabinetts dieser Art, das ich auf meinen Reisen gesehen und welches mich dergestalt interessierte, daß der Kustode, der, um nach Gewohnheit fertig zu werden, die auswendig gelernte Schnurre herzubeten anfing, gar bald, da er der Künstler selbst war, aus der Rolle fiel und sich als einen kenntnisreichen Demonstrator bewies. Der merkwürdigste Gegensatz, im hohen Sommer in kühlen Zimmern, bei schwüler Hitze draußen, diejenigen Gegenstände vor mir zu sehen, denen man im strengen Winter sich kaum zu nähern getraut.... In größter Gelassenheit und schönster Ordnung zeigte er mir die Wunder des menschlichen Baues und freute sich, mich überzeugen zu können, daß zum ersten Anfang und zu später Erinnerung eine solche Anstalt vollkommen hinreichend sei». Es wird noch angefügt, dass der Künstler sich beklagt, dass die Anatomen sich für seine Kunst nicht interessierten und lieber Prosektoren als «Proplastiker» ausbildeten. Auch andere Zeitgenossen haben die Ähnlichkeit der Wachsmodelle mit (damals eben nur im Winter zugänglichen) Leichenpräparaten festgestellt und geäußert, es fehle eigentlich nur der Gestank. Goethe hat versucht, eine ähnliche Tradition anzustoßen, da er hoffte, aber auch für die Anatomie fürchtete, humanistischere Zeiten würden weniger Leichensektionen zulassen. Noch in seinem letzten Lebensjahr schrieb er einen Brief an einen Berliner Staatsrat in der Hoffnung, man werde Männer zum Erlernen der Technik nach Florenz schicken und dann in Berlin mit der Herstellung ähnlicher Modelle beginnen. Er stieß damit aber offensichtlich nicht auf Gehör.

• **Fontana-Räume, Spatia anguli iridocornealis:** Im Kammerwinkel der Vorderkammer des Auges findet sich ein (beim Menschen allerdings schwach ausgeprägtes) Maschenwerk aus Bindegewebstrabekeln, das Lig. pectinatum. Durch die zwischen diesen Trabekeln liegenden Räume fließt das Kammerwasser in den ↗ *Schlemmschen* Kanal ab.

Forel, August

(1848–1931) Schweizer Hirnforscher und Psychiater. Nach dem Studium in Zürich und Dissertation über den Thalamus bei ↗ *Meynert* in Wien habilitierte er bei ↗ *von Gudden* in München. Für seine Doktorarbeit verschaffte er sich, wie er selbst schreibt, «sogar Maulwürfe, Ratten und Mäuse und fing an in meinem eigenen Zimmer die Gehirne all jener Tiere mit Katzen-, Hunde- und Rindergehirnen zu vergleichen ... Von einem Metzger in der Vorstadt hatte man mir gesagt, dass er Pferde schlachte. Als ich aber bei ihm nach einem Pferdegehirn fragte, geriet er in derartige Entrüstung, dass er mich fast erschlagen hätte.» Mit 31 Jahren wurde er Direktor der psychiatrischen Heilanstalt Burghölzli in Zürich. Forel fand unter anderem heraus, dass der Untergang einer geschädigten Nervenzelle die Nachbarzellen nicht in Mitleidenschaft zieht und gilt daher als Mitbegründer der Neuronentheorie (↗ *Golgi*). Er schrieb ein bedeutendes Lehrbuch über Hypnose und war überzeugt, dass Gehirn und Seele nicht trennbar seien. Außerdem hat er schon als Medizinstudent grundlegende Werke über Ameisen verfasst. Die Ameisen beschäftigten ihn so sehr, dass er das medizinische Staatsexamen erst im zweiten Anlauf bestand. Inzwischen tragen nicht nur Hirnstrukturen, sondern auch mehrere Ameisengattungen Forels Namen. Schließlich engagierte sich Forel vehement gegen Alkoholismus und Prostitution und äußerte sich auch zur Frage des Frauenstudiums, das er befürwortete: «Entweder sind die Frauen zum Hochschulstudium befähigt, dann wäre es feige und brutal – ein Abusus roher Kraft, es ihnen etwa aus Konkurrenzangst zu verwehren. Oder sie sind dazu nicht befähigt – dann werden sie schon von selber im Kampf für die Existenz allmählich unterliegen und man hat ebenfalls keinen Grund, ihnen den Versuch zu verwehren.»

Dieses Zitat zeigt aber auch Forels sozialdarwinistische Grundauffassungen. Er sah, durchaus im Einklang mit vielen Zeitgenossen, das Zusammenleben der Völker als einen «Konkurrenzkampf der Rassen» und glaubte an die Überlegenheit der weißen Rasse und an die Bedeutung der Erbanlagen für diese Überlegenheit. Auch sein Engagement in der damaligen Alkoholabstinenz-Bewegung passt in den Zusammenhang, denn diese Bewegung betonte die Wirkungen des Alkohols auf das «Keimplasma», also die Erbanlagen, und sah im verbreiteten Alkoholgenuss einen Hauptgrund für die drohende Degeneration der Menschen. Diese Abstinenzbewegung ist daher als die erste Institutionalisierung der Rassenhygiene angesehen worden. Forels Ansichten hatten jedenfalls nachweislich großen Einfluss auf die spätere universitäre Rassenhygiene in Deutschland, insbesondere auf den Psychiater Ernst Rüdin (↗ *Kallmann*).

Die Schweiz ehrte Forel mit einer Abbildung auf dem Tausend-Franken-Schein, der auf der Vorderseite neben seinem Porträt einen Gehirnschnitt und auf der Rückseite einen Ameisenhaufen zeigt.

• **Forel-Feld, Nuclei campi perizonalis:** Verstreute Zellgruppen zwischen Nucleus subthalamicus (↗ *Luys*) und Thalamus, die man zum Subthalamus rechnet.

• **Forel-Achse:** Die topographische Längsachse des Zwischen- und Endhirns, die gegenüber der ↗ *Meynert*-Achse des Hirnstamms nach vorne abknickt. Sie ist wichtig für vergleichend-anatomische Untersuchungen und für die Benennung der Richtungen am Gehirn.

• **Forel-Haubenkreuzung, Decussatio tegmentalis anterior:** In dieser Kreuzung im Mittelhirn kreuzen Fasern vom Nucleus ruber auf die Gegenseite.

Forestier, Jacques Ernest

(1890–1978) Französischer Rheumatologe. Er studierte in Paris und zog dann zunächst als Soldat in den Weltkrieg, den er hochdekoriert verließ, nachdem er bei der Schlacht von Verdun ganz allein fünf bewaffnete Deutsche gefangen genommen hatte. Wieder in Paris, durchlief Forestier seine klinische und wissenschaftliche Ausbildung. Er war hier unter anderem an der Entwicklung von jodhaltigen Kontrastmitteln beteiligt, was ihn 1925 zu Vortragsreisen in die USA führte. In diese Zeit fällt aber auch sein größter sportlicher Erfolg: bei den olympischen Spielen 1928 gewann er mit der französischen Rugby-Mannschaft die Silbermedaille. 1929 ging er zurück in seine Heimatstadt Aix-les-Bains, wo er seinem Vater in seiner Funktion als «Thermaliste» (Badearzt) folgte. Auch in Aix-les-Bains blieb Forestier wissenschaftlich sehr aktiv, unterschied in einer Artikelserie 1931 als einer der Ersten zwischen Arthritis und Arthrose und gilt auch als Begründer der Goldtherapie bei rheumatoider Arthritis.

• **Morbus Forestier, Hyperostosis ankylosans vertebralis senilis:** Knöcherne Verbindung von Wirbeln vor allem an der BWS und LWS älterer Männer, die im Röntgenbild zur «Zuckergusswirbelsäule» führen kann. Da die Beschwerden der befallenen Patienten gering sein können, ist der M. Forestier oft ein Zufallsbefund auf Röntgenaufnahmen. Forestiers Erstbeschreibung wurde 1950 veröffentlicht.

Frankenhäuser, Ferdinand

(1832–1894) Gynäkologe in Jena und Zürich. Er publizierte 1857 eine Anleitung zur Diagnose des fetalen Geschlechts anhand des Herzrhythmus, die für großes Aufsehen sorgte. Darin gab er die durchschnittliche Herzfrequenz mit 124 für männliche und 144 für weibliche Feten an.

Ein Student hat der Nachwelt überliefert, dass Frankenhäusers Vorlesungen im Allgemeinen «schlaferregend» waren – außer wenn er über sein eigenes Forschungsgebiet sprach, die Innervation des Uterus. Dann wurden die Vorträge zu «dankbar genossenen Lichtpunkten» des Studiums. 1888 musste Frankenhäuser wegen einer beginnenden Geisteskrankheit seinen Beruf aufgeben und kehrte mit seiner Familie nach Jena zurück. Er starb dort, wie es heißt, «in geistiger Umnachtung».

• **Frankenhäuser-Plexus, Frankenhäuser-Ganglion, Plexus uterovaginalis:** Vegetatives Nervengeflecht seitlich und hinter der Zervix, in dem auch verstreut Ganglien liegen.

Freiberg, Albert Henry

(1868–1940) Orthopäde in Cincinnati, Ohio. Nach dem Studium in Ohio ging er zur Ausbildung nach Europa in Würzburg, Straßburg, Berlin und Wien. Nach seiner Rückkehr war er bis auf die Weltkriegszeit 36 Jahre Professor der Orthopädie in seiner Geburtsstadt Cincinnati.

• **Freiberg-Osteochondrose, ↗ Köhler II-Osteochondrose:** Selbstlimitierte juvenile Osteochondrose, die das Köpfchen des zweiten Metatarsalknochens betrifft.

Frenzel, Hermann

(1895–1967) Göttinger Professor der Hals-Nasen-Ohrenheilkunde. Als 19-jähriger Medizinstudent zog er zunächst, wie so viele, freiwillig in den Krieg, wahrscheinlich unter der damals verbreiteten Vorstellung, nach ein paar Wochen oder höchstens Monaten siegreich zurückgekehrt zu sein. Immerhin hatte er das Glück, schon 1916 sein Studium in Greifswald fortsetzen zu dürfen. Dort habilitierte er sich dann auch 1925 mit einer Arbeit über den Vestibularapparat, sein Lebensthema. Nach Stationen in Köln und Dortmund erhielt er 1942 den Lehrstuhl in Göttingen. In einem Nachruf heißt es, er liebte wissenschaftliche Diskussionen und betrieb sie «mit allen Varianten und Finessen vom leichtesten Spott bis zur sarkastischen Kritik» und korrigierte «sich und seine Schüler mit äußerster Akribie». Das kann natürlich auch heißen, dass man es unter ihm nicht leicht hatte. Über ihm aber auch nicht: 1932 hatte er, selbst noch «nur» Oberarzt, auf einem Kongress die Behauptungen eines Ordinarius so erbarmungslos kritisiert und als unwissenschaftlich entlarvt, dass dieser ob solcher Frechheit erst einmal aus der Gesellschaft für Hals-Nasen-Ohrenheilkunde austrat und später auch nur mit verschiedenen «Ehrenerklärungen» zum Wiedereintritt bewogen werden konnte. Manchmal gibt es offenbar Dinge, die wichtiger sind als Wissenschaftlichkeit.

• **Frenzel-Brille:** Leuchtbrille zur Untersuchung des Nystagmus, die mit ihren starken Gläsern sowohl das Fixieren des Patienten verhindert als auch das Beobachten seiner Augen erleichtert.

F

Friedreich, Nikolaus

(1825–1882) Pathologe und Kliniker in Würzburg und Heidelberg. In Würzburg war er Assistent in der Klinik des blinden Internisten Karl Friedrich von Marcus (1802–1862), der vor den Visiten immer genauestens über seine Patienten informiert werden musste, damit er sogar das Aussehen ihres Auswurfs oder die Trübung ihres Urins kommentieren konnte, als hätte er sie gesehen (ob es dazu gekommen war, weil Marcus während seiner Tätigkeit erblindete und man ihn nicht hinauskomplimentieren konnte oder weil man auf seine Fähigkeiten angewiesen war, habe ich leider nicht herausbekommen). In Würzburg wurde Friedreich auch ein begeisterter Schüler ↗ *Virchows* und 1856, als Virchow nach Berlin ging, dessen Nachfolger auf dem ersten deutschen Lehrstuhl für Pathologie. Nur ein Jahr später ging er aber als Pathologe und Leiter der medizinischen Klinik nach Heidelberg. Er soll immer mit einem düsteren Gesichtsausdruck durch die Klinik gelaufen sein und eine paranoide Angst vor Kritik gehabt haben. Er starb an einem rupturierten Aortenaneurysma.

• **Friedreich-Ataxie, Spinale Heredoataxie:** Eine Systematrophie des Nervensystems, die vor allem die sensiblen Wurzeln und die Hinterstränge betrifft, was, meist vor der Pubertät einsetzend, zu Parästhesien und Gangataxie führt. Typisches Zeichen ist der Friedreich-Fuß, ein Hohlfuß. Die Erkrankung betrifft aber auch Herz und Pankreas. Inzwischen ist ein Gendefekt auf Chromosom 9 identifiziert worden, der ab einer bestimmten Anzahl von enthaltenen «repeats» der Sequenz GAA

(↗ *Huntington*) zu verminderter Expression von Frataxin, einem mitochondrialen Protein, führt. Eine kausale Therapie ist aber noch nicht bekannt und die meisten Patienten sterben zwischen dem 30. und 40. Lebensjahr an kardialen Komplikationen oder Immobilisationsfolgen.

Fuse, Gennosuke

(1880–1946) Japanischer Anatom und Embryologe. Die Zusammenarbeit mehrerer japanischer mit deutschen Forschern (↗ *Tawara*, ↗ *Disse*, ↗ *Shiga*) erklärt sich dadurch, dass Japan um 1870 nach 200 Jahren fast vollständiger Isolierung vom Westen beschloss, offiziell das deutsche medizinische Ausbildungssystem zu übernehmen, was bis zum Zweiten Weltkrieg zu regem Austausch führte. Das deutsche System war damals führend in der Welt, da es von erfolgreichen Grundlagenforschern geführt wurde (Helmholtz, ↗ *Müller*), deren Erkenntnisse schneller in die Praxis gelangten als im klinisch-pathologisch orientierten System, wie es in England und Frankreich noch vorherrschte. Die deutsche Medizin war den Japanern außerdem nahe, da diese in der Isolationszeit, in der Kontakt zum Westen nur über Niederländer erlaubt war, meist niederländische Übersetzungen deutscher Fachbücher gelesen hatten (↗ *Heister*). Schließlich gab es einige Besonderheiten, die die Installation des deutschen universitären Systems in Japan beförderten: Dies waren unter anderem die ausgeprägte deutsche Hierarchie und die Betonung akademischer gegenüber finanziellen Meriten, die beide der fernöstlichen Verehrung des «Lehrers» entsprachen. Daher wählte man auch 1871 zur Organisation einer medizinischen Hochschule nach westlichem Vorbild zwei deutsche Militärärzte aus, die im japanischen System als Angehörige des Militärs automatisch hoch angesehen waren. Außerdem gefiel den Japanern der damals wenig konfrontative deutsche Lehrstil mit vielen Vorlesungen und nur einem Examen am Ende des Studiums, weil dies der fernöstlichen Angst vor dem Gesichtsverlust entgegenkam. ↗ *Disse*

- ↗ **Kölliker-Fuse-Kern**

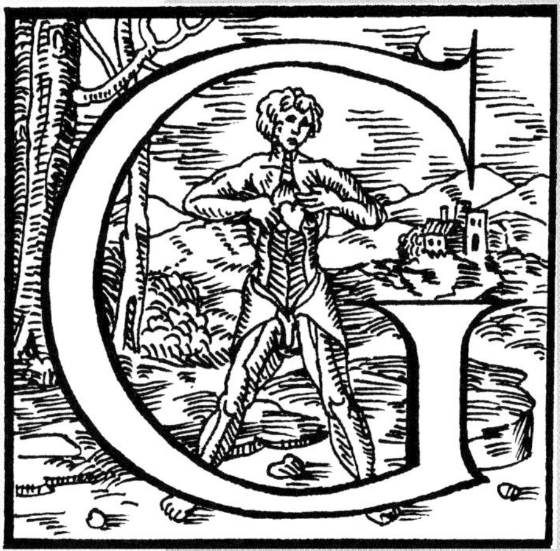
G

G

Galeazzi, Ricardo

(1866–1952) Mailänder Orthopäde. Er soll einmal für eine Publikation 12 000 Fälle von kongenitaler Hüftluxation untersucht haben. Außerdem kann er als der erste Chirurg gelten, der eine vordere Kreuzbandplastik durchführte. Im Jahre 1932 verwendete er dafür die Sehne des M. semitendinosus, die er an ihrem natürlichen Ansatz beließ und mittels eines Bohrloches durch den Tibiakopf ins Gelenk führte.

• **Galeazzi-Fraktur:** Radiusfraktur mit distaler Radioulnar-Luxation, die in der Regel mit Osteosynthese behandelt werden muss.

Galen, Claudius

(129–199/200/216) Galenos von Pergamon war vielleicht der einflussreichste Arzt aller Zeiten. Seine ursprünglich griechische Heimatstadt Pergamon in Kleinasien (heute türkisch Bergama) gehörte damals zum römischen Reich. Er erlernte die Medizin in Pergamon, Smyrna (heute Izmir) und Alexandria, wofür er sich etwa zehn Jahre Zeit nahm. Ab 157 war er Gladiatorenarzt in Pergamon, ab 161 in Rom. Hier wurde er bald als geschickter Arzt bekannt und von hoch stehenden Persönlichkeiten gefördert. In seiner Autobiografie behauptet er, dass er 166 Rom verließ, weil man ihm seinen Erfolg neidete. Wahrscheinlich hat aber auch der Ausbruch einer Pest- oder Pocken-Epidemie die Rückkehr in seine Heimatstadt veranlasst. Der Kaiser Marc Aurel ließ ihn aber 169 nach Rom zurückholen und machte ihn zu seinem Leibarzt. Bis zu seinem Tode, dessen genauer Zeitpunkt umstritten ist, blieb er nun in Rom und stand hoch in der allgemeinen Gunst. Man sagt, er sei zänkisch und eitel gewesen und habe sein Ansehen seinen ärztlichen Leistungen

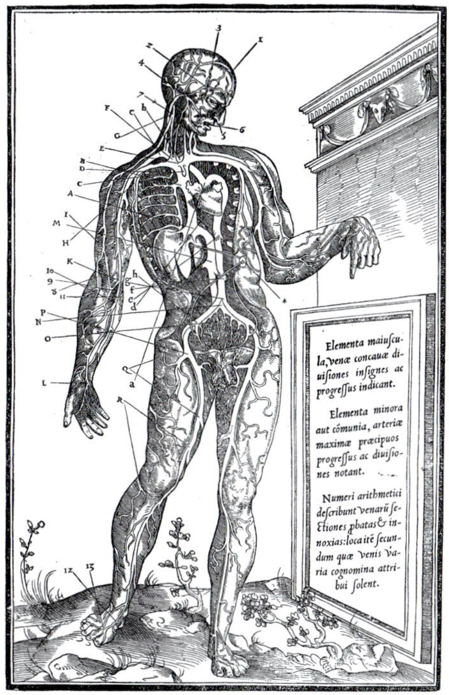

Darstellung der Gefäße aus einem Werk von Charles Estienne von 1546. Nach galenischer Vorstellung entspringen die Arterien aus dem Herzen, die Venen aus der fünflappigen Leber

und wissenschaftlichen Schriften genauso zu verdanken wie seinen Polemiken gegen Kollegen und geschickter Selbstdarstellung.

In seinen Schriften fasste er das antike Wissen zusammen und ordnete es zu einer medizinischen Lehre, die bis mindestens ins 17. Jahrhundert hinein Autorität hatte (siehe die Abbildung mit einer Darstellung aus dem 16. Jahrhundert). Krankheit war nach dieser Lehre ein Ungleichgewicht der vier Säfte (Humores oder Krasen, ↗ *Rokitansky*). Die Säfte ließen sich den vier Elementen des Empedokles und ihren Eigenschaften zuordnen: Blut war heiß und feucht wie Luft, gelbe Galle heiß und trocken wie Feuer, schwarze Galle kalt und trocken wie Erde und Schleim kalt und feucht wie Wasser. Nach Galens anatomisch-physiologischen Vorstellungen wird die Nahrung in einem ersten Digestionsprozess im Magen zu Chylus verarbeitet. Abfallprodukt dieses Vorgangs ist der Stuhlgang. Der Chylus gelangt in die Leber und wird dort in einem zweiten Digestionsprozess zu Blut verarbeitet, wobei als Abfallprodukt der Harn anfällt. Von der Leber wird das Blut über die Venen in die Organe verteilt, wo es ernährende Funktion hat und in einem dritten Digestionsprozess verbraucht wird. Abfallprodukt dieser dritten Verdauung ist der Schweiß. Blut gelangt aber auch von der Leber über das rechte in das linke Herz (↗ *Vesalius*), wo es mit dem Lebenspneuma oder Spiritus vitalis aus der Lunge angereichert wird und über die Arterien ebenfalls zu den Organen gelangt. Der Spiritus vitalis hat hier wärmende und wachstumsfördernde Funktion. Schließlich wird im Gehirn der Spiritus animalis, das Seelenpneuma, erzeugt und über die Nerven, die man sich hohl vorstellte, ebenfalls im Körper verteilt.

Galen hat viel seziert, nach eigenen Angaben täglich, allerdings wohl keine Menschen, sondern vor allem Affen, Hunde und Schweine, und hat auch Experimente an lebenden Tieren durchgeführt. Trotzdem dürfen seine Vorstellungen nicht als ein von Körperbefunden hergeleitetes Konzept missverstanden werden. Auch Galen glaubte wohl Aussagen anderer mehr als eigenen Beobachtungen – eine sehr menschliche Eigenschaft, von der noch heute zum Beispiel die Werbung lebt. Sein Konzept war eher eine geniale Zusammenführung vorhandener, zum Teil konkurrierender Vorstellungen wie Säfte-, Pneuma-, Entzündungs- und Digestionslehre, die den Vorteil hatte, praktisch alles mit einem relativ einfachen Schema erklären zu können.

Seine anatomischen «Fehler» können zum Teil auf die Übertragung von Tierbefunden auf den Menschen zurückgeführt werden, so die fünflappige Leber und der gehörnte Uterus, zum Teil auf die Zwänge seiner physiologischen Vorstellungen, wie die Annahme eines Milz-Magen-Gangs oder von Poren im Ventrikelseptum.

- **Vena Galeni, Vena cerebri magna:** Die kurze unpaare Vene sammelt das Blut der tiefen Hirnvenen, vor allem der V. basalis cerebri (↗ *Rosenthal*) und der V. interna cerebri, läuft durch eine nach ihr benannte Zisterne oberhalb der Vierhügelplatte und mündet in den Sinus rectus.
- **Galenische Mittel:** Aus Drogen (also natürlichen tierischen oder pflanzlichen Rohstoffen) zusammengestellte Arzneimittel im Gegensatz zu Rohstoffen oder chemischen Fabrikaten.
- **Galenik:** Die Lehre von der Verarbeitung und «Verpackung» von Wirkstoffen zu Arzneien.

Gartner, Hermann Treschow

(1785–1827) Kopenhagener Militärarzt und Anatom. Geboren wurde er auf der damals dänischen Insel St. Thomas, einer der Jungferninseln östlich von Puerto Rico, die die USA 1917 den Dänen gemeinsam mit der Nachbarinsel St. John für 25 Millionen Dollar abkauften und die seither in ihrem Besitz ist. Gartner war zeitweise Regimentschirurg der norwegischen Armee (auch Norwegen gehörte zu seiner Zeit zu Dänemark).

- **Gartner-Gang, Ductus longitudinalis epoophori:** Überrest des embryonalen ↗ *Wolffschen* Ganges im Lig. latum uteri, manchmal auch in der Scheidenwand, der zur Bildung von Zysten führen kann.

Gasser, Johann Lorenz

(1723–1765) Wiener Anatom, zu dessen Ehren sein Schüler Balthasar Hirsch 1765 in seiner Dissertation das Ganglion benannte – vielleicht weil Gasser gerade gestorben war. Er selbst hinterließ keine wissenschaftlichen Schriften.

• **Gasser-Ganglion, Ganglion trigeminale, Ganglion semilunare:** Das halbmondförmige, im Cavum ↗ *Meckeli* gelegene Ganglion enthält die Zell-Leiber der sensiblen Fasern des N. trigeminus und entspricht damit einem Spinalganglion.

Gehrig, Henry Louis

(1903–1941) Lou Gehrig war ein US-amerikanischer Baseball-Profi. Der Sohn deutscher Einwanderer spielte 1924 bis 1939 für die New York Yankees und stellte einen beeindruckenden Rekord auf, indem er ohne Unterbrechung 2130 Spiele in Folge antrat, und das trotz diverser Verletzungen. Ein Röntgenbild seiner Hände am Ende dieser Serie zeigte angeblich Hinweise auf 17 verheilte Frakturen aus dieser Zeit. So wird sein Spitzname «Iron Horse» verständlich. Man hat diesen Rekord lange für nicht wiederholbar gehalten. Als dann 1995 ein Spieler namens Cal Ripken es doch schaffte, kam selbst Präsident Clinton ins Stadion. Wer etwas von Baseball versteht, kann auf der offiziellen Lou Gehrig-Homepage (www. lougehrig.com) viele weitere Rekorde finden, die er hielt oder noch hält. Auf dieser und auf vielen anderen Internet-Seiten wird er als «American hero» bezeichnet.
Ende 1938 ging es Gehrig schlechter und man vermutete zunächst ein Gallenblasenproblem, aber die angesetzte Diät machte ihn nur schwächer. Obwohl er dann Schwierigkeiten beim Laufen bekam, brachte es niemand über sich, ihn aus dem Team zu nehmen und seine Serie zu beenden, bis er selbst dies im Mai 1939 tat. In der ↗ *Mayo*-Klinik wurde dann ALS diagnostiziert und es war klar, dass er nie wieder Baseball würde spielen können. Im Juli 1939 organisierte man im Yankee Stadium extra für ihn eine Abschiedsveranstaltung, bei der er vor 62 000 Fans eine berühmte Rede hielt:

> «Fans, for the past two weeks you have been reading about the bad break I got. Yet today I consider myself the luckiest man on the face of the earth. I have been in ballparks for 17 years and have never received anything but kindness and encouragement from you fans. Look at these grand men. Which of you wouldn't consider it the highlight of his career just to associate with them for even one day? Sure I'm lucky.... When the New York Giants, a team you would give your right arm to beat, and vice versa, sends you a gift – that's something. When everybody down to the groundskeepers and those boys in white coats remember you with trophies – that's something. When you have a wonderful mother-in-law who takes sides with you in squabbles with her own daughter – that's something. When you have a father and a mother who work all their lives so you can have an education and build your body – it's a blessing. When you have a wife who has been a tower of strength and shown more courage than you dreamed existed – that's the finest I know. So I close in saying that I may have had a tough break, but I have an awful lot to live for.»

Gehrig wurde dann im Bewährungsausschuss des Staates New York beschäftigt, wo er sich um straffällig gewordene Jugendliche kümmerte, musste dies aber bald wegen der Verschlechterung seines Gesundheitszustandes aufgeben. Seine Rede und seine Tätigkeit im sozialen Bereich weisen auf eine gesellschaftliche Rolle hin, die Behinderten in den USA wohl eher zur Verfügung steht als bei uns: die des Motivational Speakers. Unter diesem Stichwort findet man im Internet mehrere Agenturen, die neben religiös motivierten Rednern auch solche vermitteln, die einen schweren Schicksalsschlag erlebt und verwunden haben und nun Schülern oder Firmenmitarbeitern zeigen, dass auch Menschen, die es viel schwerer haben, das Leben mit Optimismus angehen können.
• **Lou Gehrig's disease, Amyotrophe Lateralsklerose, ALS, ↗ Charcot-Krankheit:** Die häufigste neurologische Systemkrankheit, die durch eine Degeneration von Pyramidenbahn, Vorderhörnern und motorischen Hirner-

venkernen gekennzeichnet ist. Sie manifestiert sich in einer Kombination aus atrophischen und spastischen Lähmungen bei erhaltener Sensibilität und ungestörten kognitiven Fähigkeiten. Obwohl die Benennung nach Lou Gehrig im deutschen Sprachraum unüblich ist, habe ich sie doch in diese Liste mit aufgenommen, nachdem ich mehrfach in englischen Texten über die Bezeichnung gestolpert war, die dort als selbstverständlich galt und nicht weiter erklärt wurde. Außerdem werden zwar gelegentlich Krankheiten nach einem Patienten benannt (↗ *Christmas*), aber Gehrig ist meines Wissens der einzige *berühmte* Patient, der einer Krankheit seinen Namen gab.

Gennari, Francesco

(1752–1797) Italienischer Anatom.

• **Gennari-Streifen, ↗ Vicq d'Azyr-Streifen, Stria occipitalis:** Makroskopisch sichtbarer weißer Streifen in der Sehrinde, der dieser Region den Namen Area striata gibt. Der Streifen unterteilt in dieser Region die Lamina IV des Kortex in drei Unterschichten, was auf die hohe Differenzierung des visuellen Systems bei Mensch und Primaten hinweist. Rein deskriptiv stellt er eine okzipitale Verdickung des äußeren ↗ *Baillarger*-Streifens dar. Im Unterschied zum Baillarger-Streifen wird er aber nicht durch thalamokortikale Fasern gebildet, sondern durch intrakortikale Fasern, die von Pyramidenzellen ausgehen.

Gerota, Dumitru

(1867–1939) Professor der Chirurgie und Experimentellen Chirurgie in Bukarest. Die Veröffentlichung seiner Schrift über die Nierenfaszien geschah, wie damals oft üblich, in Deutsch. Gerota arbeitete aber auch zeitweise in Berlin, wo er durch Injektionsdarstellungen das lymphatische System erforschte. Gerota lehrte auch an der Bukarester Kunstakademie, wo er gemeinsam mit dem Künstler Constantin Brancusi, der später als einer der ersten modernen Bildhauer berühmt wurde, 1902 einen «Ecorché» erstellte, die Darstellung eines Mannes ohne Haut mit deutlich herausgearbeiteter Muskulatur.

• **Gerota-Faszie, Fascia renalis:** Es handelt sich um einen dünnen Fasziensack, der die Niere inklusive Nebenniere und perirenalem Fett umschließt. Man spricht von einem vorderen und einem hinteren Blatt, die lateral und kranial miteinander verbunden sind und dort in die Fascia transversalis bzw. die Faszie des Zwerchfells übergehen. Der Fasziensack ist nach medial und nach kaudal offen, was das mögliche Absinken perinephritischer Abszesse vor allem nach kaudal in Richtung Lacuna musculorum erklärt. Manchmal ist nur das dorsale Blatt der Faszie nach Gerota benannt, während das ventrale auch ↗ *Zuckerkandl*-Faszie heißt.

Gilles de la Tourette, Georges Edouard Albert Brutus

(1857–1904) Pariser Neurologe. Schon mit sechzehn Jahren begann er das Medizinstudium in Poitiers (die Mutter hielt ihn noch für zu jung, um den Verlockungen des Quartier Latin in Paris zu widerstehen). Ab 1884 arbeitete er an der Pariser Salpêtrière als einer von ↗ *Charcots* Lieblingsschülern und sein späterer Chef de Clinique. Als dieser war es eine seiner Hauptaufgaben, Patientinnen für Charcots berühmte öffentliche Präsentationen auszuwählen und «vorzubereiten». Titel seiner Publikationen wie *Ein hysterischer Fall von Hirnblutung* oder *Hysterische Manifestationen nach einem Sturz aus 17 Metern Höhe* zeigen, dass zu dieser Zeit an der Salpêtrière fast alles als Hysterie durchgehen konnte. Zur Therapie von Schwindel und Trigeminusneuralgien erfand er einen batteriebetriebenen Vibratorhelm. Er forschte aber auch über die Hypnose und zog zu diesem Zweck durch die Pariser hypnotischen und spiritualistischen Gesellschaften. Er kam zu dem Schluss, dass man niemanden gegen seinen Willen hypnotisieren könne. Im Dezember 1893

wurde er ironischerweise (oder tragischerweise) von einer jungen Frau in seinem Sprechzimmer angeschossen, die genau dies behauptete, nämlich dass sie an der Salpêtrière gegen ihren Willen hypnotisiert worden sei. Das Attentat sorgte für großes Aufsehen in Frankreich, da es gerade in den Tagen zuvor zu einer öffentlichen Debatte über die Frage der Zwangshypnose gekommen war. Es stellte sich allerdings heraus, dass die Täterin an einer paranoiden Schizophrenie litt. Gilles de la Tourette hatte großes Glück, denn er kam mit einer oberflächlichen Verletzung im Nackenbereich davon, die recht schnell verheilte.
Von seinen Kollegen wurde Gilles als arbeitswütiger Sonderling angesehen. Einer beschrieb ihn als «hässlich wie eine papuanische Statue mit drangeklebten Haaren». Dass er zumindest nicht unter Minderwertigkeitsgefühlen litt, zeigt die folgende Episode: Gilles fragte einen Examenskandidaten, wer die drei größten französischen Ärzte des 19. Jahrhunderts seien. Der Student antwortete nach kurzer Überlegung, wohlwissend, dass sein Prüfer ein Charcot-Schüler war: «Laënnec, ↗ *Duchenne* de Boulogne und Charcot.» Gilles aber antwortete: «Non, Monsieur, Sie haben Unrecht. Es waren mein Großvater, mein Vater und ich. Und deshalb wird man mir eine Statue aus Kaliumbromid errichten.» Letzteres hatte er zur Behandlung der Epilepsie eingesetzt. In seinen letzten Jahren verschlechterte sich sein Gesundheitszustand rapide, wohl auf Grund einer Neurolues. Er wurde zunehmend psychotisch und dement und starb in einer Irrenanstalt.

• **Gilles de la Tourette-Syndrom, Tourette-Syndrom:** Gehäuftes und anhaltendes Auftreten von Tics im Kindesalter. Tics sind kurze motorische oder vokale Äußerungen, denen ein Drang zu dieser Äußerung vorausgeht und eine Erleichterung folgt. Die unwillkürlichen Bewegungen betreffen meist das Gesicht. Bei etwa 40 % der Patienten kommt es zur so genannten Koprolalie, dem unwillkürlichen Äußern obszöner Wörter. Eine neuropathologische Veränderung konnte bisher nicht gefunden werden. Gilles de la Tourette wurde zu der Beschäftigung mit diesem Krankheitsbild angeregt durch die Lektüre von Berichten eines amerikanischen Neurologen namens Beard, der 1878 abrupte motorische Reaktionen bei frankokanadischen Holzfällern beobachtet und als «Jumping Frenchman» bezeichnet hatte. Studien aus den 1980er-Jahren zeigten allerdings, dass das plötzliche Aufspringen (immer noch!) nur in einer bestimmten Region und nur bei Holzfällern auftrat, und legten nahe, dass es sich um ein psychogenes oder eher soziogenes Phänomen handelte.

G

Glaser, Johann Heinrich

(1629–1675) Basler Anatom. Nach dem Studium der Philosophie und Medizin in Basel und Genf praktizierte er in Heidelberg und Paris, bevor er in seine Heimatstadt Basel zurückkehrte und dort 1665 Professor für Griechisch wurde, zwei Jahre später dann für Anatomie und Botanik. Die Bezeichnung «Anatom und Botaniker» findet sich relativ häufig in den üblichen Namenslisten (↗ *Bauhin*, ↗ *Riolan*, ↗ *Zinn*) und mag für moderne Ohren eine ungewöhnliche Kombination darstellen. Diese «Berufsbezeichnung» stammt aber aus einer Zeit, als einerseits der Kräutergarten eine feste Institution medizinischer Fakultäten war und andererseits Anatomen auch praktizierende Ärzte. Angeblich soll er eine Abhandlung über die mögliche Menstruation aus den Ohren verfasst haben.

• **Glaser-Spalte, Fissura petrotympanica:** Durch diesen Spalt im Schläfenbein zieht die Chorda tympani aus dem Mittelohr in die Fossa infratemporalis, um sich dort dem N. lingualis anzuschließen

Glisson, Francis

(1597–1677) Auch wenn sein Name in der Histologie meist französisch ausgesprochen wird, war Glisson Brite. Er war Londoner Anatom und Arzt, der zwar einen Lehrstuhl in Cambridge innehatte, aber nur selten in Cambridge war. Auch während des großen Pestausbruchs 1665 (↗ *Wharton*) arbeitete er in London. Sein Buch *Anatomia hepatis* von 1654 war eine der ersten Monographien über ein einzelnes Organ. Er schrieb aber auch ein wichtiges Werk über die Rachitis, die damals außerhalb Englands als Englische Krankheit bekannt war und der er ihren heutigen Namen gab.

Glissons Hauptbeitrag zur Medizingeschichte ist aber das Konzept der Irritabilität (Reizbarkeit). Er verstand darunter eine Art «natürlicher Erregbarkeit» von Körperstrukturen, insbesondere Muskelfasern (man muss sich klar machen, dass zu Glissons Zeit Muskelfasern noch nicht mit der Vorstellung von Zellen oder gar erregbaren Zellmembranen verbunden waren und entsprechend den antiken Vorstellungen in Nerven zumeist noch ein Hohlraum vermutet wurde, durch den der Spiritus animalis vom Gehirn in die Gewebe gelangte). Für Glisson waren Muskelfasern in der Lage, bestimmte Reize «wahrzunehmen» und diese mit einer Bewegung zu beantworten. Dasselbe galt für die von ihm beobachteten Gallenkanälchen, die seiner Meinung nach die Galle nicht «auswarfen», weil sie von Nerven dazu veranlasst wurden, sondern weil sie eine Irritation durch den Gallenandrang wahrnehmen konnten. Damit war Irritabilität eine den Organen eigene Fähigkeit, die unabhängig von Nerven oder Seeleneinfluss war. Dass Glissons Name heute mehr mit der Leber als mit diesen Phänomenen verbunden ist, liegt nicht nur an unseren heutigen Vorstellungen von elektrischen Vorgängen, sondern auch daran, dass Glissons Konzept seine Zeitgenossen nicht überzeugte und erst ein Jahrhundert später von ↗ *Haller* wieder aufgenommen wurde. Erst Haller ging diese Fragen experimentell an und durchtrennte zum Beispiel im Tierversuch die Nervenverbindungen von Muskelfasern, um Reizphänomene an isolierten Muskeln zu studieren.

- **Glisson-Dreieck:** Das periportale Feld zwischen den Leberläppchen mit der «Glisson-Trias» aus Pfortaderast, Leberarterienast und Gallenkanälchen.
- **Glisson-Kapsel, Capsula fibrosa perivascularis:** Von einigen wird die gesamte Leberkapsel als Glisson-Kapsel bezeichnet, von anderen nur der Teil, der mit den Gefäßen in das Lebergewebe eindringt.
- **Glisson-Schlinge:** Halsschlinge zur zervikalen Extension, die an Kinn und Hinterhaupt angreift.

Golgi, Camillo

(1844–1926) Anatom in Pavia und Siena, der 1906 gemeinsam mit ↗ *Cajal* den Nobelpreis erhielt, insbesondere für seine Erfolge in der Darstellung von Nervenzellen durch Silberimprägnation. Dass er diese Methode als verarmter Anatom durch Experimente «am Küchentisch bei Kerzenschein» entwickelte, wie ein Neurobiologie-Lehrbuch behauptet, ist vielleicht zu romantisierend, aber es stimmt wohl, dass er trotz eher primitiver Arbeitsbedingungen sehr weit kam. Seine Färbung, durch Cajal weiterentwickelt, trug entscheidend zur Durchsetzung der Neuronentheorie bei, also der Erkenntnis, dass Nervenzellen voneinander getrennte Zellindividuen sind. Bis dahin war man eher von einem kontinuierlichen Netzwerk ausgegangen. ↗ *His* hatte aber 1886 frei auslaufende Faser-Enden beschrieben und ↗ *Waldeyer* prägte 1891 den Begriff Neuron für die Einheit von Zellleib, Axon und Dendriten. Die vermuteten Verbindungen dieser Neuronen wurden zwar schon 1897 vom Physiologen Sherrington Synapsen genannt, über ihre Funktion war man aber lange auf Spekulationen angewiesen.

Ironischerweise war Golgi selbst kein Anhänger der Neuronentheorie und sprach sich noch bei seinem Nobelpreisvortrag 1906 dagegen und damit gegen Cajal aus. Letzterer schreibt dann auch in seiner Autobiografie über die Preisverleihung in Stockholm, dass

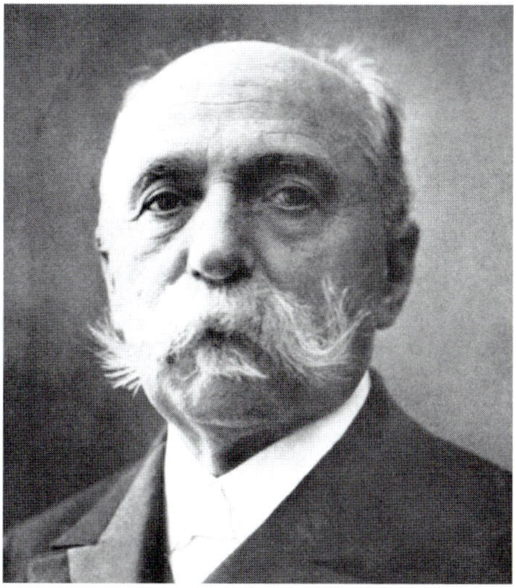

Camillo Golgi

«Golgis Auftreten mich und alle stark befremdete». Golgis Geburtsort Corteno in den italienischen Alpen heißt heute Corteno Golgi.

• **Golgi-Apparat:** Ein in jeder Zelle vorhandenes Membranensystem. Es besteht aus einem Stapel flacher Zisternen, in denen transkribierte Proteine modifiziert und «verpackt» werden. Die Form dieser Organelle auf elektronenmikroskopischen Schnitten hat erstaunliche Ähnlichkeit mit Golgis Schnurrbart (siehe Abbildung).

• **Golgi-Zellen:** Große Zellen in der Körnerschicht der Kleinhirnrinde, die Afferenzen von den Purkinje-Zellen erhalten und hemmend auf die Körnerzellen wirken.

• **Golgi-Mazzoni-Körperchen:** Organ der Hautsensibilität. Es wird heute als synonym mit dem ↗ *Krause*-Endkolben angesehen. Vittorio Mazzoni (1880–1940) war italienischer Arzt.

• **Golgi-Methode, Versilberung nach Golgi:** Eine Versilberungsmethode zur selektiven Darstellung der Nervenzellen im histologischen Schnitt. Bei der Entwicklung dieser Methode soll die Aufräumwut einer Putzfrau hilfreich gewesen sein, die in Golgis Labor herumliegende Schnitte und verschiedene Lösungen für Abfall hielt und zusammenwarf, woraufhin die wieder aus dem Müll gezogenen Schnitte ein erstaunliches Bild zeigten, nämlich einzelne Nervenzellen, die in ihrer Gesamtheit mit Axon und Dendriten angefärbt waren.

Goll, Friedrich

(1829–1903) Nach dem Studium in Würzburg und Paris leitete er die Poliklinik in Zürich. Erst 1885 wurde er dort Professor für Pathologie und «Materia medica».

• **Goll-Strang, Fasciculus gracilis:** Die mediale der beiden Hinterstrangbahnen, die sensible und propriozeptive Informationen aus den unteren Extremitäten leitet. Sie endet im:

• **Goll-Kern, Nucleus gracilis:** in der Medulla oblongata, von wo der Lemniscus medialis die Informationen zum Thalamus der Gegenseite weitergibt.

Goethe, Johann Wolfgang

(1749–1832) Kein hämatologischer Vortrag ist vollständig ohne das Faust-Zitat «Blut ist ein ganz besonderer Saft», keine Abhandlung über den Naturforscher Goethe ohne die Bemerkung, dass dieser den Zwischenkieferknochen entdeckt habe, und genauso wäre dieses Büchlein unvollständig ohne einen Eintrag zu Goethe – selbst wenn kaum jemand wirklich «Goethe-Knochen» sagt, wenn er das Os incisivum meint. Schon ↗ *Kußmauls* Dichterfreund Eichrodt hat gemeint: «Daß man spricht vom Schiller und vom Goethe / Wo zwei Deutsche nur versammelt sind!» Als Naturforscher hat sich Goethe vor allem mit der Farbenlehre, der Mineralogie (siehe Goethit), der Botanik und der Anatomie beschäftigt, mit Letzterer vor allem in Jena, wo er Vorlesungen hörte und Schädel studierte, sich aber auch als Minister um die Belange der Medizin kümmerte. So schaltete er sogar den Großherzog ein, als der Prosektor der Tierarzneischule anhaltenden Hänseleien wegen seines Geruches ausgesetzt war, den das Sezieren und Konservieren anscheinend mit sich brachte.

Noch in seinem letzten Lebensjahr hat er sich für die Einrichtung anatomischer Sammlungen eingesetzt (↗ *Fontana*). ↗ *Fabricius*, ↗ *Soemmering*

• **Os incisivum, Zwischenkieferknochen:** Dieser Knochen, den Goethe Os intermaxillare nannte, war zu seiner Zeit besonders beachtet worden, «da man ihn als ein Unterscheidungszeichen zwischen den Affen und Menschen angegeben». Goethe aber glaubte nicht, dass zwischen Mensch und Tier ein grundsätzlicher anatomischer Unterschied bestehe und postulierte daher, dass der Knochen auch beim Menschen vorkommen müsse. Er konnte, von dieser Einsicht geleitet, dessen Existenz am menschlichen Embryo nachweisen und auch an mehreren Menschenschädeln die nur zum Teil verschmolzenen Knochennähte zur Maxilla zeigen. Mit welcher Genauigkeit er sich dem Thema widmete, sieht man an einer Liste in seiner Publikation, die an dem kleinen Knochen nicht weniger als 30 Anteile anatomisch benennt. Goethe war so glücklich über seine Entdeckung, dass er 1784 an Charlotte von Stein schrieb: «Ich habe eine solche Freude, daß sich mir alle Eingeweide bewegen.»

• **Goethit, Nadeleisenerz:** Schwarzbraunes, meist nadelförmiges Mineral, das in Brauneisen vorkommt. Chemisch besteht es aus Eisenhydroxid.

Gowers, William Richard

(1845–1915) Londoner Internist und einer der Gründungsväter des Faches Neurologie (↗ *Head*). Sein 1880 veröffentlichtes zweibändiges Lehrbuch der Neurologie galt lange als «the neurologists' bible». Er war ein talentierter Maler, der seine Lehrbücher selbst illustrierte, aber auch Gemälde in der Royal Academy ausstellte. Außerdem war er ein großer Verfechter der Stenographie und hat mit dieser Methode über 20 000 neurologische Fallgeschichten gesammelt und dokumentiert. Er gründete eine Gesellschaft für Medizinische Stenographie und man sagt, es konnte passieren, dass Gowers einen fremden Mann auf der Straße fragte: «Können Sie stenographieren?», um auf die verdutzte Verneinung zu erwidern: «Sie sind ein Narr und werden es zu nichts bringen.»

Gowers führte 1904 als Erster den Begriff Fibrositis ein zur Beschreibung einer hypothetischen Entzündung der fibrösen Anteile von Rückenmuskeln, die zur Erklärung von Rückenschmerzen dienen sollte. Später im selben Jahr berichtete ein Edinburgher Pathologe, Ralph Stockman, von einer Gruppe von Patienten mit Muskelschmerzen, -schwäche und -steifheit und schneller muskulärer Ermüdung, bei denen er in Biopsien tatsächlich eine Entzündung der intermuskulären Septen nachweisen konnte. Diese Fibrositis musste lange als «wissenschaftliche Erklärung» für Rücken- und andere Muskelschmerzen herhalten, auch wenn später niemand je die Ergebnisse von Stockman wiederholen und eine Entzündung der betroffenen Gewebe beweisen konnte. 1975 wurde aus der Fibrositis die sehr erfolgreiche Fibromyalgie, nachdem zwei kanadische Ärzte bestimmte, für diese Krankheit charakteristische schmerzhafte Punkte (tender points) definiert hatten und außerdem, zum Beweis einer organischen Erkrankung, im Non-REM-Schlaf dieser Patienten vermehrt Alpha-Wellen feststellten. Diese neue Krankheit trug und trägt alle Merkmale einer Modekrankheit: vage Definition, variable Symptomatik mit vielen allgemein verbreiteten Erscheinungen (wie Müdigkeit und Schmerz auf Druckreize), fehlende Beweisbarkeit durch eindeutige Messmethoden, überproportionale Erkrankung in der Mittel- und Oberschicht sowie die Möglichkeit für Ärzte und Alternativmediziner, daran zu verdienen. William Gowers trägt daran natürlich keine Schuld, er konnte nicht ahnen, was einmal aus seiner Vermutung werden sollte. Er selbst galt als eher vorsichtig mit seinen fachlichen Aussagen und lebte nach dem Motto «Words have a strong tendency to cause opacity if they be numerous.»

• **Gowers-Trakt, Tractus spinocerebellaris anterior:** Bahn, die propriozeptive Informationen von den Muskelspindeln und Sehnenorganen leitet und dabei zur Freude der Autoren von Multiple-Choice-Fragen sowohl zweimal kreuzt als auch entgegen allen Regeln durch den oberen Kleinhirnstiel läuft.

• **Gowers-Zeichen:** Charakteristisches Aufstehen aus dem Sitzen bei Kindern mit Myopathie, die sich dazu mit den Armen auf den Beinen abstützen und sich so quasi an sich selbst hochziehen.

Graaf, Reinier de

(1641–1673) Niederländischer Arzt und Forscher, der vor allem in Delft und Paris arbeitete. Weil er katholisch war, wurde ihm die Nachfolge auf ↗ *Sylvius*' Lehrstuhl in Leiden verwehrt. Er schrieb ein *Traktat über den Gebrauch der Spritze in der Anatomie*, in dem er neu entwickelte Techniken und Instrumente für die Injektion färbender Stoffe in verschiedene Organe beschrieb. Seine Erfolge in der Entwicklung wasserdichter Spritzen übertrug er auch auf die damals beliebte Therapie mit Klistieren. Er führte Tierexperimente zur Erforschung der Pankreassekretion durch, bei denen er den Ductus pancreaticus mit einem Gänsekiel sondierte und feststellte, dass ein großer Hund in acht Stunden etwa zwei Unzen Bauchspeichel produzierte. Um die Vorstellung zu widerlegen, die Bauchspeicheldrüse sei ein exkretorisches Organ der Milz wie die Gallenblase eines für die Leber sei, entfernte er einem Hund die Milz und wies zwei Monate später die erhaltene Sekretion des Pankreas nach. An einem von einem stürzenden Mast erschlagenen Matrosen, den er «noch warm» sezierte, konnte er zu seiner großen Freude auch am Menschen Pankreassekret gewinnen. Graaf starb an der Pest.

• **Graaf-Follikel, Folliculi ovarici vesiculosi:** Bezeichnung für den sprungreifen präovulatorischen Follikel. Gelegentlich werden aber auch alle größeren Tertiärfollikel (also Follikel mit Flüssigkeitshöhle) als Graaf-Follikel bezeichnet. De Graaf hielt diese Gebilde im Ovar noch für die Eizellen selbst.

Gräfenberg, Ernst

(1881–1957) Gynäkologe in Berlin und New York. Nach Studium in Göttingen und München war er Assistent in der Kieler Frauenklinik und eröffnete 1910 eine gynäkologische Praxis am Berliner Kurfürstendamm, wo er eine Art Prominentenarzt wurde. Ab 1930 leitete er zusätzlich die gynäkologische Abteilung des Krankenhauses Berlin-Britz, wurde dort aber als Jude 1933 entlassen. Seine Praxis konnte er bis 1937 weiterführen, dann geriet auch er in die Mühlen der Verfolgung durch seine Landsleute. Wegen eines «Devisenvergehens» (er hatte wertvolle Briefmarken außer Landes verkauft) saß er ab November 1938 im Zuchthaus Brandenburg ein und konnte im August 1940 nur durch Abzahlung einer Strafe von 199000 Reichsmark sowie finanzielle Unterstützung durch die amerikanische Sexualreformerin Margaret Sanger freikommen. Über die Sowjetunion und Shanghai floh er in die USA. Dort legte er noch mit 60 Jahren das amerikanische Examen ab und ließ sich schließlich trotz hoher Arztdichte in New York nieder, wo er bis 1953 praktizierte.

• **Gräfenberg-Ring:** Von Gräfenberg entwickeltes Intrauterinpessar, das er erstmals 1928 auf einer Tagung vorstellte und das man als Vorläufer moderner «Spiralen» ansehen kann. Es handelte sich um einen Ring aus gedrehtem Silberdraht, der, wie bei Nachuntersuchungen in den 70er Jahren festgestellt wurde, einen hohen Anteil an Kupfer enthielt und vermutlich deshalb wirklich verhütend wirkte. Der Ring stieß auf (im Grunde unberechtigte) Kritik, die auf schlechten Erfahrungen mit Stiftpessaren beruhten, die aufsteigende Infektionen von der Vagina in den Uterus begünstigt hatten. Kontrazeption wurde zu dieser Zeit aber auch generell von breiten ärztlichen Kreisen abgelehnt (↗ *Knaus*).

G-Punkt, G-Spot, Gräfenberg-Areal: Gräfenberg berichtete erstmals 1944 über eine Patientin, die immer dann Orgasmusschwierigkeiten hatte, wenn ein verordnetes Vaginaldiaphragma Teile der vorderen Vaginalwand bedeckte (Gräfenberg hatte die Intrauterinpessare inzwischen aufgegeben). 1950 publizierte er dann einen ausführlicheren Artikel im *International Journal of Sexology* über eine erogene Zone «an der Vorderwand der Vagina entlang der Harnröhre», die bei sexueller Erregung fühlbar anschwelle. Außerdem berichtete er über die Ejakulation einer Flüssigkeit, die nicht Urin sei und deren Ursprung er in «Drüsen innerhalb der Harnröhre» im Bereich der beschriebenen Zone vermutete (↗ *Skene*). Diese Arbeit blieb zu Gräfenbergs Lebzeiten weitgehend unbeachtet, bis 1981 zwei US-amerikanische Sexualforscherinnen die These wieder aufnahmen und den Bereich «Gräfenberg spot» nannten (obwohl Gräfenberg nie von einem «Punkt» gesprochen hatte – das Wort «spot» verwendete er für eine ganz andere Aussage: «there is no spot in the female body, from which sexual desire could not be aroused»).
Die akademischen Diskussionen über diesen Punkt sind auch heute noch nicht abgeschlossen. Die Existenz von erektilem Gewebe um die weibliche Urethra bleibt strittig, und es ist bisher kein Nervengewebe gefunden worden, das die Sensibilität in diesem Bereich befriedigend erklären würde. Es gibt also noch Punkte, an denen das Verhältnis von gefühlter und anatomischer Realität verzwickt ist.

Gram, Hans Christian Joachim

(1853–1938) Kopenhagener Pharmakologe und Kliniker. Bis auf eine zweijährige Studienreise durch Europa hat er sein Studien- und Berufsleben in Kopenhagen verbracht, wo er zunächst Professor der Pharmakologie wurde, später dann der Pathologie und Therapie. In einer Quelle heißt es, nach seiner Emeritierung 1923 «lebte er unauffällig bis zu seinem Tod».

- **Gram-Färbung:** Färbung mit Gentianaviolett und Lugolscher Lösung zur Differenzierung von Bakterien. Bei einem Forschungsaufenthalt bei dem Berliner Pathologen Friedländer entwickelte Gram «aus Versehen» seine Färbung: Er verschüttete Lugolsche Jodlösung über ein Bakterienpräparat und versuchte, diese mit Alkohol abzuwaschen, was aber bei den «grampositiven» Zellwänden nicht gelang. Das Ergebnis wurde 1884 in *Friedländers Journal* veröffentlicht.

Gratiolet, Louis Pierre

(1815–1865) Pariser Anatom und Zoologe. Gemeinsam mit ↗ *Broca* gründete er die französische Gesellschaft für Anthropologie. Er versuchte, an Schädeln und Gehirnen anatomische Unterschiede zwischen «höheren» und «niederen» Rassen nachzuweisen. So untersuchte er zum Beispiel das Gehirn der so genannten «Hottentotten-Venus». Die Südafrikanerin Saartjie Baartman war 1810 wegen ihres für europäische Augen ungewöhnlichen Körperbaus nach Europa verschleppt und in verschiedenen Ländern zur Schau gestellt worden. Ihre recht ausladenden Hüften und auch ihre sehr langen Labia minora («Hottentottenschürze» getauft) passten in das Konzept der «animalischen Sexualität» der Afrikanerinnen, der angeblich die kontrolliertere Sexualität der Europäer gegenüberstand. Georges Cuvier (↗ *Meckel*) hatte ihren Körper nach ihrem frühen Tod 1815 seziert und konserviert. Daher konnte Gratiolet später ihr Gehirn untersuchen und an dessen niedrigem Gewicht und einer angeblich einfacheren Struktur der Hirnwindungen die afrikanische Inferiorität «beweisen». Allerdings stellte er wohl für das Hirngewicht nicht einmal die kleinere Körpergröße in Rechnung (↗ *Tiedemann*). Konservierte Überreste von Saartjie Baartman waren bis 1974 im Pariser Musée de l'Homme ausgestellt. 2002 wurden sie der südafrikanischen Regierung übergeben und in einer im Fernsehen übertragenen

Zeremonie, an der auch Präsident Mbeki teilnahm, beerdigt.

• **Gratiolet-Sehstrahlung, Radiatio optica:** Die Verbindung des Corpus geniculatum laterale mit der gleichseitigen Sehrinde, die durch den hinteren Teil der Capsula interna verläuft. Gratiolet hatte diese Verbindung an Mazerationspräparaten dargestellt und war anhand seiner Untersuchungen zu der irrigen Überzeugung gekommen, die Sehstrahlung reiche vom Chiasma opticum ohne Unterbrechung bis zur Okzipitalrinde. Erst von ↗ *Gudden* und Monakow erkannten die Bedeutung des Corpus geniculatum laterale als Relaisstation der Sehbahn.

Grünholz, Walter Benjamin

(1777–1856) Preußischer Militärchirurg. Der Sohn eines westfälischen Beamten studierte Medizin in Münster, Königsberg und Breslau. Nach Assistentenjahren in der Chirurgie in Bielefeld und Paris wurde er 1809 auf Vermittlung eines gewissen Barons von Thunder-ten-Tronckh für kurze Zeit beratender Chirurg am Hofe des Königs von Westfalen in Kassel. Nach den Wirren des napoleonischen Zusammenbruchs gelang es ihm, sich als Garnisonschirurg in Potsdam zu installieren, wo er sein viel beachtetes *Handbuch der dringlichen Kriegschirurgie* verfasste. 1842 errang er mit einer Arbeit seines Fachs einen von der Medizinischen Akademie ausgesetzten Preis. Ein Jahr später war er mit einigen anderen Begründer einer eigenen Gesellschaft; in deren Journal erschienen die meisten seiner Arbeiten (↗ *Baillarger*).

• **Grünholz-Fraktur:** Knochenbruch des Kindesalters, bei dem der Periostschlauch ganz oder teilweise erhalten bleibt und damit die Fraktur «schient», wodurch eine gute Heilungstendenz besteht. Weshalb sich ausgerechnet der Name eines Armeechirurgen mit dieser kindlichen Fraktur verbunden hat, ist nicht bekannt.

Gudden, Bernhard Aloys von

(1824–1886) Professor der Psychiatrie in Zürich und München. Er gewann wesentliche neue Erkenntnisse über den Bau des Nervensystems durch Degenerationsversuche. Vor allem an neugeborenen Kaninchen zerstörte er operativ Organe oder Nervenbahnen, um dann bei der späteren Sektion an Serienschnitten die degenerierenden Bahnen und Zentren darzustellen. Er entwickelte dazu, gemeinsam mit seinem Schüler ↗ *Forel*, einen Schneideapparat, das Guddensche Mikrotom, dessen Prinzip der auf Wasser schwimmenden Schnitte noch heute in der Histologie angewandt wird. Dem Psychiater von Gudden übertrug man den Fall des bayrischen Königs Ludwig II., des «Märchenkönigs». Er erklärte den König am 8. Juni 1886 für unheilbar krank, ohne allerdings mit ihm selbst gesprochen zu haben. Am 13. Juni 1886, nach der Absetzung des Königs wegen Geistesverwirrung, ertrank von Gudden mit seinem Patienten im Starnberger See. Es ist nie geklärt worden, ob Ludwig aus Gram ins Wasser ging und Gudden bei dem Versuch, ihn zu retten, ums Leben kam, oder ob vielleicht der erboste König den Psychiater umbringen wollte und dabei dann selbst ertrank. ↗ *Nissl*

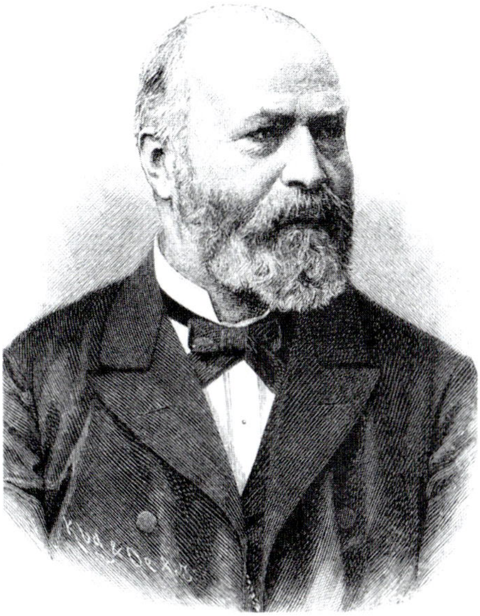

Bernhard von Gudden

• **Gudden-Haubenkern, Nucleus tegmentalis posterior:** Ein Kern im Hirnstamm, der zum limbischen System gezählt wird. Er scheint eine Rolle bei der Steuerung des Aufmerksamkeitsniveaus zu spielen.

• **Gudden-Bündel, Fasciculus mamillotegmentalis:** Eine Faserbahn, die das Corpus mamillare mit dem Tegmentum des Mittelhirns verbindet.

• **Gudden-Zeichen:** Einige Bücher geben an, dass Gudden eine Pupillenträgheit bei Alkoholvergiftung nachgewiesen habe.

Guedel, Arthur Ernest

(1883–1953) Anästhesist in Indianapolis und Los Angeles. Er hatte kein Abitur, weil seine Familie die höhere Schule nicht bezahlen konnte, bekam aber über eine Aufnahmeprüfung einen Medizinstudienplatz in Indianapolis. Dort ließ er sich auch als Arzt nieder und begann bald, in den Krankenhäusern der Region Narkosen zu machen. Im Ersten Weltkrieg diente er der amerikanischen Armee in Frankreich als Anästhesist. Um vor allem auch Krankenschwestern und Sanitätssoldaten eine Beurteilung der Narkosetiefe bei der Ätheranästhesie zu ermöglichen, entwarf er Schemata mit Symptomen und Stadien, die zur Grundlage seiner 1920 publizierten Stadieneinteilung der Äthernarkose wurden. Nach dem Krieg wurde er Professor der Anästhesie in Los Angeles.

Für die Demonstration der Effektivität seiner Intubationsmethoden musste auch sein eigener Hund herhalten, der auf den sehr passenden Namen «Airway» hörte. Dieser wurde zu Beginn einer Vorlesung narkotisiert, intubiert und dann in einem Aquarium unter Wasser beatmet. Zum Schluss holte Guedel ihn wieder heraus, ließ ihn zu sich kommen und sich schütteln und unter dem Applaus des Publikums aus dem Hörsaal trotten.

• **Guedel-Tubus, Oropharyngealer Tubus:** Mund-Rachen-Tubus aus Kunststoff, der beim bewusstlosen Patienten das Zurückfallen der Zunge verhindern und damit die Atemwege offen halten kann.

Guérin, Jean-Marie Camille

(1872–1961) Sein Vater starb an Tuberkulose, als er zehn Jahre alt war, aber entscheidender für seinen Lebensweg war wohl, dass seine Mutter in zweiter Ehe einen Tiermediziner heiratete. Er studierte Veterinärmedizin, entschied sich dann aber für die Bakteriologie. Von 1900 bis 1928 leitete er das bakteriologische Labor an ↗ *Calmettes* Institut in Lille.

• **Bacille ↗ Calmette-Guérin, BCG**

Guillain, Georges

(1876–1961) Nach Beginn des Studiums in seiner Heimatstadt Rouen ging er bald nach Paris und geriet dort in den Sog der Neurologie, deren Mekka immer noch Paris war. Viele Ausländer kamen, um hier Neurologie zu lernen. Guillain war einer der wenigen, die den umgekehrten Weg gingen, und unternahm Studienreisen nach Deutschland und in die USA. Später wurde er Nachfolger von ↗ *Marie* auf dem Lehrstuhl an der Salpêtrière.

• **Guillain-↗ Barré-Syndrom:** Eine akute Polyneuroradikulitis, die gehäuft, aber nicht immer, mit vorangegangenen Campylobacter-jejuni-Infektionen assoziiert ist. Es kommt zu einer über Tage aufsteigenden Lähmung und geringeren Sensibilitätsstörungen, die über Wochen und Monate wieder abklingen. Etwa ein Fünftel der Patienten muss zeitweilig beatmet werden, etwa 5 % sterben an der Krankheit. Der Liquor zeigt wenig Zellen, aber erhöhtes Eiweiß.

• **Guillain-Barré-Liquorsyndrom:** Da der genannte Liquorbefund («dissociation protéino-cytologique») auch bei anderen Polyneuropathien auftreten kann, ist er nicht spezifisch für das Guillain-Barré-Syndrom.

Guillotin, Joseph Ignace

(1738–1814) «Guillotine» kann nicht unbedingt zu den medizinischen Begriffen gezählt werden; da ihr Namensgeber aber Arzt ist, soll dieser hier Aufnahme finden. Das Leben des Dr. Guillotin begann mit einer Frühgeburt, angeblich ausgelöst durch Schreie eines durch Rädern Hingerichteten, die seine Mutter erschreckten – eine Geschichte, die zu passend klingt, um wahr zu sein. In seiner Jugend war er Jesuit, studierte dann aber Medizin und wurde bald Professor in Paris. Seine Bedeutung lässt sich an seiner Berufung in eine hohe staatliche Kommission ablesen, die 1784 die Aktivitäten des Anton Mesmer untersuchen sollte. Dieser Schweizer setzte in hypnotischen Séancen den von ihm entdeckten «animalischen Magnetismus» zur Behandlung aller möglicher Leiden ein und war, aus Wien vertrieben, 1778 nach Paris gekommen, wo er mit seinen Methoden viel Geld verdiente. Die Kommission erklärte Mesmers Erfolge mit der Suggestionskraft und nannte Mesmer einen Scharlatan (der er wohl auch war, auch wenn der «Mesmerismus» viel zur Entwicklung der modernen Psychotherapie beigetragen hat).

Weithin bekannt wurde Guillotin durch seinen Einsatz für die stärkere Vertretung des «Dritten Standes» (des Bürgertums) in den 1789 einberufenen Generalständen. Er war Abgeordneter der Nationalversammlung, zu der sich der Dritte Stand im Juni erklärte, kurz vor dem Sturm auf die Bastille. In den ersten Revolutionsmonaten arbeitete Guillotin als Mitglied des Armuts-Komitees der Nationalversammlung und gründete dann das Gesundheits-Komitee. Dieses hörte die verschiedensten Experten und übernahm schließlich 1791 weitgehend die Reform-Vorschläge des Anatomen ↗ *Vicq d'Azyr*.

Trotz dieses Reformgeistes blieb Guillotin im Herzen Traditionalist. Er trug auch weiterhin seine Culottes, die aristokratischen Kniehosen, und noch 1789 sammelte er für die Errichtung einer Statue König Ludwigs XVI., der dann 1793 unter «seiner» Guillotine endete. Angewidert floh er vor Robespierres Schreckensherrschaft in die Provinz, wurde bei seiner Rückkehr 1795 sogar kurz festgenommen. Er hieß die Wiederherstellung von Recht und Ordnung durch Napoleon willkommen und versuchte, mit Gründung der Société académique de médecine auch ein wenig von der alten medizinischen Ordnung wiederherzustellen, allerdings ohne viel Erfolg. Er setzte sich aber auch noch für die Einführung der Jennerschen Pockenimpfungen ein. Kurz vor Napoleons völliger Niederlage starb er mit dem unguten, leider richtigen Gefühl, sein Name werde für immer mit einem Tötungsinstrument verbunden werden.

> Guillotin
> Médecin
> Politique,
> Imagine, un beau matin,
> Que pendre est inhumain
> Et peu patriotique . . .
>
> Et sa main
> Fait soudain
> La machine
> Qui simplement nous tuera
> Et que l'on nommera
> Guillotine.

• **Guillotine, Fallbeil:** Das Fallbeil gab es schon im 14. Jahrhundert und es wurde während der Revolutionsjahre auch von einem anderen Arzt, Antoine Louis, perfektioniert (und sollte darum zeitweise auch Louisette heißen). Ihren heutigen Namen verdankt die Guillotine im Grunde Guillotins Menschen- und Gerechtigkeitsliebe. Es mag heute, wo alle zivilisierten Staaten die Todesstrafe abgeschafft haben, schwer verständlich sein, aber die Todesstrafe selbst stand 1789 nicht ernsthaft zur Debatte. Die Folter, zum Beispiel das Knochenbrechen auf dem Rad, war noch üblich, und die relativ humane Tötung durch das Schwert war adeligen Delinquenten vorbehalten Und selbst dabei hing die «Humanität» sehr von den Fähigkeiten des Henkers ab. Guillotin schlug daher im Dezember 1789 der Nationalversammlung vor, dass erstens alle zum Tode verurteilten Franzosen auf die gleiche Art hingerichtet werden sollten, nämlich durch die Enthauptung, und dass dies zweitens durch einen simplen Mechanismus geschehe. Guillotin konnte natürlich nicht ahnen, dass dieser Mechanismus später zum Wahrzeichen der französischen Revolution werden sollte und das Leben von Zehntausenden beendete. Es heißt, der oben angegebene Spottvers habe den neuen Namen für das Fallbeil etabliert, weil dieser Name sich so schön auf Machine reimte.

Guyon, Jean Casimir Félix

(1831–1920) Pariser Chirurg, geboren auf der Insel Réunion. Studenten kamen aus ganz Europa, um seine Vorlesungen über urologische Erkrankungen und Operationen zu hören. Aber auch sehr reiche Herren kamen, um sich durch ihn von Harnsteinen befreien zu lassen. Das Geschäft war so lukrativ, dass Guyon sein Landhaus in Meudon mit der Aufschrift versehen ließ: «Dieses Haus ist aus drei Steinen gebaut.»

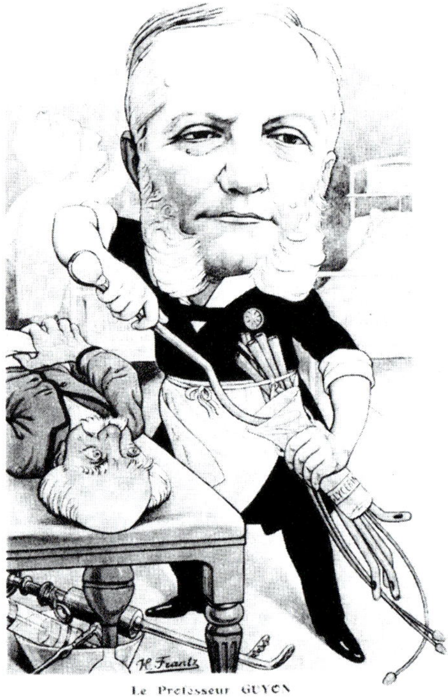

Félix Guyon: Zeitgenössische Karikatur

• **Guyon-Loge, Canalis ulnaris:** Radial vom Erbsenbein gelegener fibröser Tunnel für den R. palmaris des N. ulnaris und die ulnaren Gefäße. Der Nerv ist an dieser Stelle durch Druck, zum Beispiel beim Radfahren, gefährdet. Es kommt zu einem Engpass-Syndrom mit Sensibilitätsstörungen im kleinen Finger und Lähmungen der kleinen Handmuskeln.

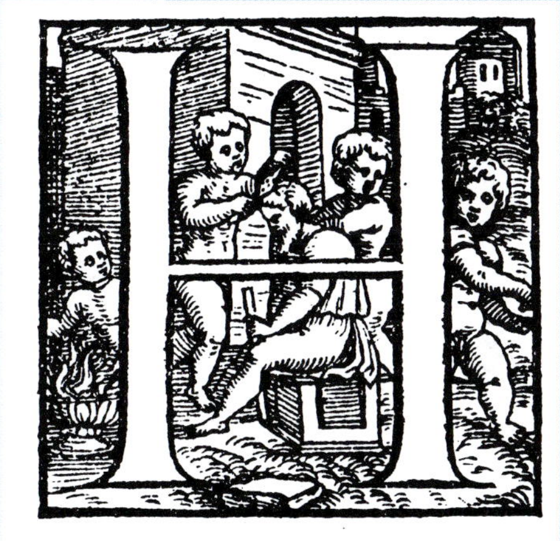

H

Haller, Albrecht von

(1708–1777) Schweizer Anatom und Physiologe. Er war erster Professor für diese Fächer an der neu gegründeten Universität Göttingen, später dann in Bern. Er schrieb das erste große Lehrbuch der Physiologie, die er definierte als «eine Erzählung von den Bewegungen, die eine beseelte Maschine beleben». Nachdem ↗ *Descartes* die Beschreibung des Körpers als Maschine begründet hatte, war eine der Hauptfragen für Naturforscher, wie sie die Eigenbewegungen dieser Maschine erklären könnten. Entsprechend war Physiologie für Haller «Anatomia animata». In einem seiner dichterischen Werke schrieb er: «Hier sucht ein weiser Mann, bei Nacht und stillem Öle, / Des Körpers innre Kraft, das Wesen seiner Seele.» Er zeigte experimentell, dass das Herz auch nach Durchtrennung der Nerven und vor allem auch nach Trennung vom Organismus, also nach dem Tod, weiter schlagen kann. Da die Seele sich aber im Tod vom Körper trennt, bedeutete dies, dass die Bewegung allein aus der Muskelfaser kommen musste. Durch systematische Studien bewies er, dass im Körper nur die Muskelfaser «Irritabilität» besitzt, sich also auf einen Reiz hin kontrahieren kann (↗ *Glisson*). Bewegungen waren also eine in die Muskelfasern «eingepflanzte» Fähigkeit, für deren Erklärung es keiner Seele bedurfte. Das zweite Kennzeichen «lebender Maschinen» neben der Irritabilität war die Sensibilität, die Fähigkeit zu fühlen. Diese war für Haller eine Fähigkeit der Nerven und er schrieb: «Allein der Nerv fühlt, und genauer im Nerv fühlen allein die Markfasern.» Auch wenn Haller diese Grundprinzipien des Körpers rein mechanistisch betrachtete, war sein Irritabilitäts-Begriff doch der Ausgangspunkt für den folgenden Aufschwung des Vitalismus, der diese Fähigkeiten des Organismus als Ausdruck einer ursprünglichen «Lebenskraft» ansah und der erst hundert Jahre später, mit den Schülern Johannes ↗ *Müllers*, endgültig aus der Welt geschafft wurde. ↗ *Reil*

- **Tripus Halleri, Haller-Dreifuß, Truncus coeliacus:** Der erste unpaare Abgang der Bauchaorta, der sich in die Aa. splenica (lienalis), hepatica communis und gastrica sinistra aufteilt.
- **Haller-Bögen, Ligamenta arcuata laterale et mediale:** Die Sehnenbögen, mit denen das Zwerchfell an der dorsalen Rumpfwand befestigt ist, laufen von der Wirbelsäule zum Rippenfortsatz des ersten Lendenwirbels und von dort zum freien Ende der letzten Rippe. Sie überspannen medial den M. psoas, lateral den M. quadratus lumborum.
- **Haller-Arterie, Arteria pancreatica dorsalis:** Eine variable Arterie, die kurz nach dem Haller-Dreifuß aus der A. splenica entspringt und an der Rückwand des Pankreas Anastomosen mit mehreren anderen Gefäßen bildet.
- **Ductuli aberrantes inferiores Halleri:** Wenn vom ↗ *Wolffschen* Gang ausgewachsene Ductuli efferentes keinen Anschluss an das Rete testis gewinnen, können sie als blind endende Abgänge des Nebenhodenganges bestehen bleiben. Unterhalb der Ductuli efferentes gelegene tragen Hallers Namen, die oberen sind nicht mit einem Eigennamen beehrt worden.

Hallervorden, Julius

(1881–1965) Deutscher Neuropathologe. Er arbeitete zunächst als Psychiater in Landsberg/Warthe, bildete sich zwischendurch aber über längere Zeiträume in München zum Neuropathologen weiter. Hier lernte er ↗ *Spatz* kennen. 1929 wurde er für seine Forschung von seinen klinischen Tätigkeiten in Landsberg entbunden und bekam die Zentralprosektur für die brandenburgischen Heilanstalten übertragen, zu denen auch Landsberg gehörte. 1938 holte ihn Spatz an das Kaiser-Wilhelm-Institut für Hirnforschung in Berlin, wo er Leiter der Histopathologie wurde, gleichzeitig aber das Amt des Prosektors behielt. Damit war dem Kaiser-Wilhelm-Institut für seine Forschungen «Forschungsmaterial» aus dem Berliner Umland gesichert; das Krankenhaus Brandenburg-Görden war eines der Zentren, in denen im Rahmen des nationalsozialistischen «Euthanasie»-Programmes ab 1939 «unheilbar Kranke» ermordet wurden. Von den über 7000 Gehirnen, die 1939 bis 1944 im KWI untersucht wurden, stammten wahrscheinlich etwa 700 aus diesem Programm. Dass Hallervorden wusste, woher diese Gehirne kamen, ist belegt. Spatz und Hallervorden wurden 1940 auch offiziell über das «Euthanasie»-Vorhaben informiert, haben davon aber mit Sicherheit auch auf informellem Wege erfahren. Bei 40 Gehirnen von ermordeten Kindern, die sich in Hallervordens Sammlung fanden, war er an der Sektion vor Ort am 28. Oktober 1940 nachweislich persönlich beteiligt. Auch seine eigenen Nachkriegsaussagen belegen, dass er mit Sicherheit kein ahnungsloser Präparate-Empfänger war. Der frühere Frankfurter Neurologe Leo Alexander, der 1933 als Jude aus Deutschland vertrieben worden war, befragte Hallervorden nach dem Krieg im Auftrag der Amerikaner. Hallervorden war sehr offen zu ihm, da er in dem Glauben war, Alexander würde sich für die Wiedererrichtung des KWI einsetzen und erzählte ihm daher: «Ich habe da so was gehört, daß das gemacht werden soll, und da bin ich dann zu denen hingegangen und habe ihnen gesagt, nu Menschenskinder, wenn Ihr nu die alle umbringt, dann nehmt doch wenigstens mal die Gehirne heraus, so daß das Material verwertet wird. Die fragten dann, nu wie viele können Sie untersuchen, da sagte ich ihnen, eine unbegrenzte Menge, – je mehr, desto lieber.» Die neuere historische Forschung ist der Meinung, dass es gar keiner zentralen Lenkung des Präparatestromes in Richtung KWI bedurfte, sondern dass ein dichtes kollegiales Netz das Institut mit vielen der beteiligten Anstaltsleiter und «Tötungsärzte» verband. Viele von ihnen waren als Gastwissenschaftler am Institut gewesen. Nicht zuletzt war außerdem Max de Crinis, einer der Köpfe des «Euthanasie»-Programmes, im Kuratorium des KWI.

Wegen der Bombardements zog Hallervorden mit seiner Abteilung 1944 nach Dillenburg und Gießen. Nach dem Krieg fand er Aufnahme am Max-Planck-Institut Frankfurt am Main. Seine Verstrickung mit dem «Euthanasie»-Programm wurde nie formal geklärt. In einem Nachkriegs-Schreiben gab Hallervorden die Nutzung der «Gehirne Euthanasie-Getöteter» zu, meinte aber, dass ein Ablehnen dieser Präparate die Aktion nicht aufgehalten hätte, die er «für eines der größten Verbrechen halte». Er glaubte, «moralisch darum nicht schlechter dazustehen, als etwa ein Anatom, dem Leichen Hingerichteter zur Untersuchung zugeführt werden, auch wenn er selbst Gegner der Todesstrafe ist». Selbst wenn die Todesstrafe und die Verwendung von Hingerichteten in der Anatomie in den 1940er-Jahren auch international üblich waren (weshalb Hallervorden sich ja darauf berief), war es die Tötung von Geisteskranken sicher nicht. Außerdem leugnet er mit seiner Argumentation allgemeine ethische Prinzipien, indem er nur von der *Meinung* des Präparate-Empfängers (hier des Anatomen «selbst») spricht. Es muss betont werden, dass Hallervorden kein Nazi war und auch zum Beispiel jüdische Kollegen nachweislich und offen unterstützt hat. Der Tübinger Neuropathologe Peiffer, der sich ausführlich mit dem «Fall Hallervorden» auseinandergesetzt hat, sieht die Motivation Hallervordens zur Annahme des Materials in einer Mischung aus wissenschaftlicher Begeisterung und preußischem Pflichtgefühl. Er stellt fest, dass Hallervorden nicht an der Planung der «Euthanasie» beteiligt war, aber sehr eng mit deren Organisatoren kooperiert hat und sich daher vorwerfen lassen muss, «den Tötungsärzten den Schein einer Rechtfertigung ihres verbrecherischen Tuns» gegeben zu haben. ↗ *Stieve*

• **Hallervorden-↗ Spatz-Krankheit, Neuroaxonale Dystrophie:** Seltene neurodegenerative Erkrankung, die mit Sprach- und Bewegungsstörungen und einer progressiven Demenz einhergeht, die meist vor dem 30. Lebensjahr zum Tode führt. Hallervorden hatte eine Familie untersucht, in der 5 von 13 Geschwistern erkrankt waren. 1922 brachte er von Landsberg die Gehirne zweier verstorbener Schwestern mit nach München, wo er in Zusammenarbeit mit Spatz Verfärbungen der Basalganglien feststellte, die auf Eisenablagerungen beruhten.

Der britische Genetiker Harper hat auf einem Kongress 1988 seine Bedenken geäußert, den Namen der beiden weiter für diese Erkrankung zu verwenden, wurde aber nach eigenen Angaben dafür kritisiert, dass er Wissenschaft und Politik vermische (was natürlich Hallervordens und Spatz' Nachkriegs-Argumentation sehr nahe kommt). Es ist vorgeschlagen worden, die Krankheit stattdessen nach dem Geschwisterpaar, an dem sie das erste Mal beschrieben wurde, «Martha-Alma-Krankheit» zu nennen und damit an die namenlosen Opfer der nationalsozialistischen Kindereuthanasie zu erinnern. Es leuchtet aber nicht ganz ein, warum daran mit den Namen von Kindern aus einer ganz anderen Zeit erinnert werden soll. Ob und wie schnell der Name Hallervorden-Spatz verschwinden wird, ist noch nicht klar. Noch 2003 hat der kanadische Neurologe Shevell im New England Journal of Medicine zur Umbenennung aufgefordert. Nachdem 1996 ein zu Grunde liegender Defekt in einem Gen lokalisiert werden konnte, das für Pantothenat-Kinase codiert, ist der Name «Pantothenat-Kinase-assoziierte Neurodegeneration» vorgeschlagen worden. Ein anderer vorgeschlagener Name, der auch die Fälle ohne nachweisbaren Gendefekt einschließen würde, ist «Neurodegeneration mit Eisenablagerungen im Gehirn».

Harvey, William

(1578–1657) Englischer Arzt und Naturforscher, später auch Leibarzt der englischen Könige. Mit seinem Werk *De motu cordis*, 1628 publiziert, belegte er den Kreislauf des Blutes und läutete damit das Ende der ↗ *galenischen* Physiologie ein. Er hatte dazu recht einfache, aber überzeugende Versuche an Tieren gemacht, aber auch simple Abbindungs- und Ausdrückversuche an den Venen des menschlichen Unterarms. Diese Versuche zeigten ihm, dass das Blut in den Arterien immer vom Herzen weg floss und in den Venen zum Herzen hin. Außerdem kalkulierte er, dass die Leber nie so viel Blut produzieren könne, wie das Herz bewegt, und dass ein Flüssigkeitsübertritt vom rechten zum linken Herz nicht möglich sei. Er schloss daraus, dass eine bestimmte Blutmenge im Körper zirkulieren und das Blut in den Organen von den Arterien in die Venen gelangen müsse, obwohl die Existenz von Kapillaren noch nicht bekannt war (↗ *Malpighi*). Interessanterweise ersetzte er damit eine nicht sichtbare Verbindung (die bisher angenommenen Poren in der Herzscheidewand) durch eine andere, die Kapillaren.

Von Harvey ist überliefert, dass er seinen eigenen Vater und eine Schwester nach deren Tod sezierte. Trotz aller Distanz zum «menschlichen Objekt», die Anatomen für die Leichenzergliederung entwickelt haben, ist die Sektion von Verwandten in der Geschichte der europäischen Anatomie sehr selten vorgekommen (↗ *Meckel*). Insofern ist die Ankündigung des Ausstellungsmachers der «Körperwelten», Gunther von Hagens, und seiner Frau, sich nach dem Tod gegenseitig plastinieren zu wollen, auch Zeichen einer neuen Einstellung zum sezierten Körper.

Im Alter litt Harvey unter seinem schwächer werdenden Augenlicht. Als sein Diener ihn eines Tages mit der Bemerkung weckte, es sei schon helllichter Tag, es für ihn aber stockfinster blieb, obwohl er die wärmende Sonne spüren konnte, ließ er sich ein bestimmtes Fläschchen bringen, das er leer trank, um kurz darauf für immer die Augen zu schließen.

• **Harvey-Ligament, Ligamentum arteriosum:** Zugegebenermaßen eine seltene historische Bezeichnung für das Ligamentum ↗ *Botalli* und damit noch ein Argument dafür, dass die Vergabe von Eigennamen in der Medizin sehr ungerecht vonstatten geht (↗ *Vesalius*). Wer seinen Glauben an den steten Sieg der Gerechtigkeit behalten will, sollte sich vielleicht nicht zu eingehend mit den medizinischen Eigennamen beschäftigen. Vielleicht auch überhaupt nicht mit Geschichte.

Hasner, Joseph Ritter von Artha

(1819–1892) Prager Ophthalmologe, der für eine Begründung der Augenheilkunde mit anatomischen Untersuchungen eintrat. Außerdem vertrat er die Meinung, die Kurzsichtigkeit entstehe durch einen zu langen Augapfel, der durch Zug des Sehnerven bedingt sei.

• **Hasner-Klappe, Plica lacrimalis:** Eine angebliche Klappe am Ausgang des Ductus nasolacrimalis in die Nasenhöhle. Nach neueren Erkenntnissen entscheidet nicht eine Klappe, sondern ein submuköser arteriovenöser Schwellkörper an dieser Stelle über den Tränenfluss bzw. die Abdichtung des Ganges.

Hassall, Arthur Hill

(1817–1894) Arzt in London und auf der Isle of Wight, wo er das Royal National Hospital gründete, in dem aus hygienischen Gründen jeder der Patienten ein eigenes Zimmer hatte. Sein Werk *The Microscopic Anatomy of the Human Body in Health and Disease*, 1846 (also mit 29 Jahren) geschrieben, war das erste englische Lehrbuch der mikroskopischen Anatomie und wurde auch in Deutschland und den USA verlegt. Hassall beschäftigte sich auch mit dem, was man heute wohl zum Verbraucherschutz rechnen würde, mit unerlaubten Beimengungen zu Lebensmitteln. Marx zitiert ihn daher im ersten Band des *Kapitals* an einer Stelle, an der er erklärt, dass der Arbeiter seine Arbeitskraft dem Kapitalisten quasi vorschießt, da er seinen Lohn erst nachher bekommt, und dass dies den Arbeiter wiederum in Abhängigkeiten zum Beispiel vom Bäcker bringt, bei dem er wegen seines Geldmangels anschreiben lassen muss. Belegt durch Hassalls Werk *Adulterations detected or Plain Instructions for Discovery of Frauds in Food and Medicine* von 1861 kann Marx hier süffisant anmerken, dass der Arbeiter daher oft genötigt sei, Brot zu essen, das «verfälscht ist durch Beimischung von Alaun, Seife, Perlasche, Kalk, Derbyshire-Steinmehl und ähnlichen angenehmen, nahrhaften und gesunden Ingredienzien.»

• **Hassall-Körperchen:** Im Mark des Thymus vorkommende auffällige Strukturen, die aus zwiebelschalenartig angeordneten Thymusepithelzellen bestehen und ab einer gewissen Größe im Zentrum homogenes Material enthalten. Sie sind schon beim Fetus nachweisbar. Ihre Funktion ist unbekannt.

Havers, Clopton

(1650/55–1702) Londoner Arzt und Anatom. Seinen Doktortitel erhielt er in Utrecht 1685. Er war ab 1698 Anatomie-Dozent für die Company of Surgeons, die zu Havers' Zeit offiziell noch Teil der Company of Barber-Surgeons war. Die Chirurgen und Barbiere waren im 16. Jahrhundert, als Barbiere noch kleine chirurgische Eingriffe vornahmen und Chirurgen noch keine Akademiker waren, von Heinrich VIII. in einer Company vereint worden. Erst 1745 konnten sich die Chirurgen endgültig von den Barbieren trennen und erhielten dann im Jahr 1800 die königliche Erlaubnis zur Gründung des noch heute bestehenden Royal College of Surgeons, während die «Physicians», die Internisten, schon seit 1518 ein Royal College hatten. Wegen dieses kleinen Unterschieds nennen sich noch heute in England diejenigen, die Mitglied des Royal College of Surgeons werden (was dem deutschen Facharzt für Chirurgie entspricht), wieder «Mister» und nicht mehr «Doctor» – zu Havers' Zeiten war ihnen der Doktorentitel verwehrt, heute lehnen sie ihn aus Stolz ab.

• **Havers-Kanal, Canalis centralis:** Zentralkanal im Osteon, der Baueinheit der Kompakta des Lamellenknochens. Er ist 20 bis 100 μm weit und enthält Blutgefäße (die dann auch Haversche Gefäße genannt werden), Nerven und lockeres Bindegewebe. Über feine Knochenkanälchen erfolgt von hier aus die Ernährung der «eingemauerten» Osteozyten.

• **Havers-Falten, Plicae synoviales:** Seltene Bezeichnung für Falten der Membrana synovialis der Gelenkkapsel.

Head, Henry

(1861–1940) Nach dem Studium in Cambridge, Halle/Saale, Prag und London schrieb er seine Doktorarbeit über die später nach ihm benannten Phänomene der Hautsensibilität. Praktisch sein ganzes Berufsleben verbrachte Head als Arzt in der Inneren Medizin eines Londoner Krankenhauses, beschäftigte sich aber wissenschaftlich fast nur mit Neurologie (die in England noch immer ein Teil der Inneren Medizin ist). Er galt als exakter und pedantischer Untersucher, der sich in der Literatur seines Faches glänzend auskannte oder zumindest auszukennen meinte. Ein Kollege, den Heads Allwissenheit störte, fragte ihn einmal beim Mittagessen, ob er denn auch schon Hagenheimers neues Buch zur Ataxie gelesen habe. Head antwortete, er habe bisher nur einen kurzen Blick hineinwerfen können – zur Freude des Kollegen, denn das Buch gab es natürlich gar nicht. Sein berühmtestes Experiment hat Head angeblich auch deshalb durchgeführt, weil er kaum einem Patienten seine genaue, lang dauernde Untersuchung der Sensibilität zumuten konnte: Head überredete 1908 einen chirurgischen Kollegen, bei ihm selbst den Ramus superficialis des N. radialis chirurgisch zu durchtrennen und die beiden Enden dann wieder durch Nähte zu adaptieren. Über die nächsten acht Monate ließ er sich regelmäßig untersuchen, um die Ausfälle und das Wiederkehren der Sensibilität festzuhalten. Für dieses Experiment hatte er extra zwei Jahre vorher das Rauchen eingestellt und trank während der Untersuchungen keinen Tropfen Alkohol, um die Ergebnisse nicht zu verschleiern. Auf diese Versuche geht seine Einteilung der Sensibilität in epikritische und protopathische Qualitäten zurück.

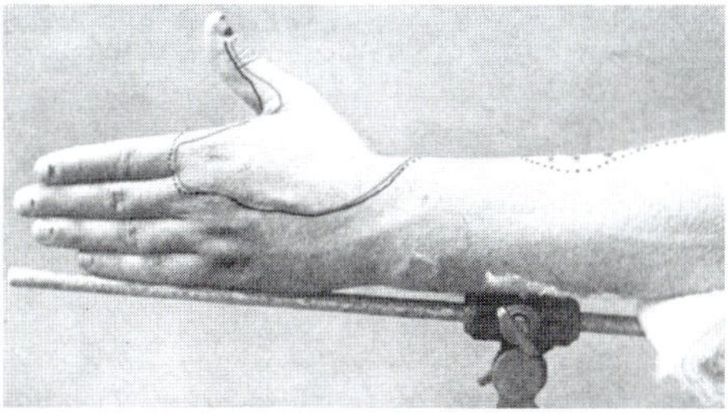

Henry Heads Hand drei Wochen nach der Operation. Die innere Linie zeigt die Grenze der Schmerzempfindung, die äußere die der Berührungsempfindung

Head war aber auch Dichter und veröffentlichte zwei Gedichtsammlungen. In vielen seiner Gedichte verarbeitete er seine Erfahrungen aus dem Ersten Weltkrieg, den er als Lazarettarzt mitmachte. In Versen wie «And we fell silent at the thought of death. / We were too old to leap with panting breath / Into the turmoil of the bloody strife, / And dance upon the razor-edge of life / To fame or to oblivion» drückt er vor allem seine Enttäuschung aus, als 55-Jähriger nicht mehr am Kampf teilnehmen zu dürfen. Kurz nach dem Krieg erkrankte er am Morbus ↗ *Parkinson*, der ihn die letzten 20 Jahre seines Lebens begleiten sollte.

• **Headsche Zonen:** Die Zonen des übertragenen Schmerzes sind diejenigen Hautareale, die bei Erkrankung eines bestimmten inneren Or-

H

gans überempfindlich für Schmerzreize sind. Oft entsprechen sie klinisch der für eine Erkrankung typischen «Schmerzausstrahlung». Sie folgen weitgehend den Dermatomen und werden durch die Konvergenz von Schmerzfasern aus dem Dermatom und aus dem betroffenen Organ auf dieselben weiterleitenden Neurone im Rückenmark erklärt. Da der Organismus gelernt hat, dass Erregung dieser Neurone zumeist aus der Haut kommt, werden Schmerzafferenzen aus dem Organ als Hautschmerzen interpretiert («referred pain»).

Heberden, William

(1710–1801) Londoner Arzt mit großer Privatpraxis. Während seiner vielen Jahre als praktisch tätiger Arzt hielt er alle Fallgeschichten in Latein fest und ging diese am Ende eines jeden Monats durch, um generelle Schlussfolgerungen zu ziehen. Typisch für seine Arbeit ist die folgende Beschreibung, die er 1768 im Royal College of Physicians vortrug: «Es gibt eine Brustkrankheit, die durch heftige und eigentümliche Symptome gekennzeichnet ist. Sie ist bemerkenswert wegen der mit ihr verbundenen Gefahr und gar nicht so außerordentlich selten. ... Ihr Sitz und das mit ihr verbundene Gefühl des Erwürgtwerdens und der Angst mögen zutreffend als Angina pectoris bezeichnet werden.» Er gilt als Erstbeschreiber dieser Angina pectoris und beschrieb auch als Erster eindeutig den Unterschied zwischen Pocken und Windpocken. Die letzten 20 Jahre seines Lebens verbrachte er damit, seine Notizen zu ordnen und weitere Krankheitsbeschreibungen zusammenzustellen. Diese wurden, allerdings erst nach seinem Tod 1802, ebenfalls in Latein, unter dem Titel *Commentarii de morborum historia et curatione* veröffentlicht. Dass Latein nicht mehr allen potenziellen Lesern geläufig war, zeigt sich daran, dass noch im gleichen Jahr die Übersetzung ins Englische erschien, die sein Sohn besorgte.

• **Heberden-Knoten:** Vorwölbungen an den Fingerendgelenken, die durch Randosteophyten hervorgerufen werden. Sie sind Ausdruck einer primären Arthrose. Heberden erkannte sie als gutartig und nicht-entzündlich und grenzte sie damit von Knotenbildungen bei Gicht und Arthritis ab.

Hegar, Alfred

(1830–1914) Freiburger Gynäkologe. Nach zehnjähriger Praxistätigkeit als Frauenarzt in seiner Heimatstadt Darmstadt wurde er 1864 nach Freiburg berufen, wo er vier Jahrzehnte lang die Frauenklinik leiten sollte. Hier beschäftigte er sich vor allem mit gynäkologischen Operationstechniken, gab gemeinsam mit Kaltenbach das erste Handbuch gynäkologischer Operationen heraus und trug damit zur Etablierung der Gynäkologie als eigenständigem operativem Fach bei. Eine seiner Operationen war die damals recht beliebte Entfernung beider Ovarien aus den unterschiedlichsten, heute abstrus wirkenden Gründen. Indikation waren neben den Fibromyomen des Uterus unter anderem verschiedene Geisteskrankheiten, das Mammakarzinom, aber auch Osteomalazie. Für ihn war das Ovar noch kein endokrines Organ, sondern wohl eine Art Nervenstruktur. 1911 publizierte er ein Werk mit dem Titel *Die Wiederkehr des Gleichen und die Vervollkommnung des Menschengeschlechts*, in dem er sozialdarwinistische Auffassungen vertrat und die Verbesserung der Rassen durch eugenische Maßnahmen propagierte. (↗ *Schultze*)

• **Hegar-Stifte:** Metallstifte mit verschiedenen Durchmessern zur Dilatation der Zervix vor der Kürettage.

• **Hegar-Schwangerschaftszeichen:** Die leichte Komprimierbarkeit des unteren Uterinsegments. Dieses Merkmal gehört zu mehreren mit Eigennamen belegten so genannten Uterus-Zeichen, allesamt zu Zeiten von Ultraschall und hormonellem Schwangerschaftsnachweis nur noch von geringer Bedeutung. Aber wie sagt ein neues Gynäkologie-Lehrbuch so schön: «Sie können allerdings jederzeit Thema von Prüfungen sein.»

• **Hegar-Nadelhalter:** Arretierbare Klemme mit kurzen Branchen zum Fassen einer Nadel, mit Ringgriffen und im Gegensatz zu anderen Nadelhaltern ohne Rückstellfeder.

Heister, Lorenz

(1683–1758) Nach Studium und Feldarzttätigkeit in den Niederlanden wurde er Professor der Chirurgie in Altdorf (bei Nürnberg) und später in Helmstedt (↗ *Meibom*). Er besaß eine Privatbibliothek mit etwa 12 000 Bänden (was alle Witze über Chirurgen, die sich in der Bibliothek treffen, verstummen lassen sollte). Aus Leiden und Amsterdam brachte er einen chirurgischen Wissensstand mit, der in der deutschen «Wundarzneikunst» führend war. Heisters Hauptwerk *Institutiones chirurgicae* (1719) wurde in fast alle europäische Sprachen übersetzt und gab der Chirurgie, die zu seiner Zeit noch überwiegend in der Hand von Wundärzten und Nichtmedizinern lag, erste wissenschaftliche Grundlagen. Die Bedeutung des Buches mag man auch daran erkennen, dass es das erste Chirurgiebuch überhaupt in Japan war, wo es 1790 aus dem Niederländischen ins Japanische übersetzt wurde. Japan hat sich von 1637 bis 1854 fast vollständig von der Außenwelt abgeschottet und nur Niederländern und Chinesen beschränkten Zugang gestattet. Daher konnte Heisters Buch nur über die niederländische Übersetzung nach Japan gelangen (↗ *Fuse*).

• **Heister-Klappe, Plica spiralis (ductus cystici):** Fünf bis zwölf schräg im Ductus cysticus angeordnete Schleimhautfalten, die den Eindruck einer spiralförmigen Klappe hervorrufen. Diesen Falten wurde, gemeinsam mit der schwachen Muskulatur der Gangwand, eine Sphinkterfunktion zugeschrieben, die beim Menschen aber bisher nicht bewiesen werden konnte. Eine wirkliche Klappenfunktion, also die Erschwernis des Gallenflusses in eine Richtung, ist mit Sicherheit nicht vorhanden. Eine andere Vermutung ist, dass die Schleimhautfalten dazu beitragen, das Lumen offen zu halten, wenn der Gang, zum Beispiel durch die verschiedenen Füllungszustände der Gallenblase, seine Lage ändern muss.

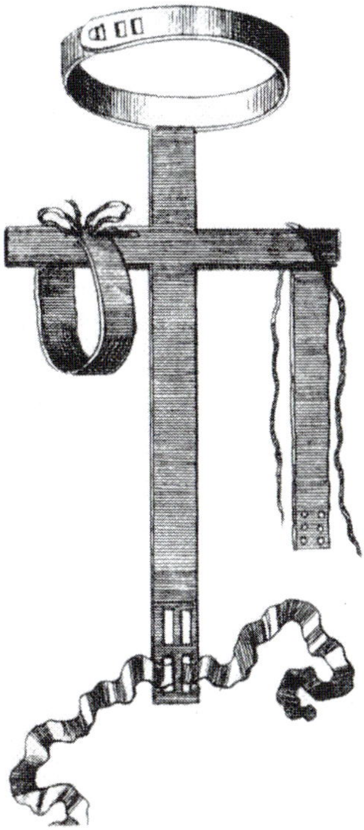

Das Heister-Creutz zur Behandlung von Wirbelsäulenverkrümmungen

• **Heister-Creutz:** Ein von Heister in einem Werk von 1719 abgebildetes Eisenkreuz, das als ein «Instrument um einen Buckel zu verhüten» empfohlen wurde. Ein horizontaler Metallstab für den Rücken trägt seitlich und am unteren Ende Riemen für Arme und Rumpf und am oberen Ende einen Ring, der um den Hals gelegt wurde. Es gilt als der Urtyp des orthopädischen Korsetts.

Henle, Friedrich Gustav Jakob

(1809–1885) Anatom in Zürich, Heidelberg und Göttingen. Durch Bearbeitung von ↗ *Bichats* Gewebelehre mit mikroskopischer Technik bereitete er den Weg für die moderne Histologie. Dabei machte er unter dem Mikroskop zahlreiche Entdeckungen. Henle war auch Verfechter der Kontagienlehre, die Seu-

H

chen auf ansteckende Keime zurückführte und sich damit gegen die ältere Auffassung wandte, die Ausdünstungen des Bodens und üble Luftbestandteile (Miasmen) verantwortlich machte. Erst Henles Schüler Robert ↗ *Koch* konnte durch seine Studien die Miasmenlehre endgültig widerlegen.

Henle ist aber auch bekannt geworden durch das «Bildungsexperiment» seiner ersten Ehe. In Zürich hatte er, selbst schon prominenter Gelehrter, 1841 das einfache Nähmädchen Elise Egloff kennen und lieben gelernt. Als er 1843 den Ruf nach Heidelberg erhielt, beschloss er, das unstandesgemäße Verhältnis nicht zu lösen, sondern Elise heimlich in einem abgeschiedenen Mädchenpensionat und später im Haushalt seiner Schwester zu einer Frau heranbilden zu lassen, die als seine Gattin akzeptiert würde. 1846 konnten sie dann heiraten. Nur zwei Jahre später, im Kindbett ihres zweiten Kindes, starb Elise an Tuberkulose. Schon damals wurde ein Zusammenhang zwischen Elises Erkrankung und den seelischen Belastungen ihrer bürgerlichen «Erziehung» vermutet. Die Alliance der beiden ist mehrfach literarisch verarbeitet worden und kam romantischen Vorstellungen der bürgerlichen Leserschaft von der Liebesheirat entgegen. Am bekanntesten wurde Gottfried Kellers Geschichte der *Regine* in seinem Novellenzyklus *Das Sinngedicht*, in der die zur Dame gemachte Dienstmagd am Ende den Freitod wählt.

- **Henle-Schleife:** Haarnadelförmige Schleife aus den geraden Anteilen der Nierentubuli, die ins Nierenmark herunterreicht und eine wichtige Rolle bei der Harnkonzentration spielt.
- **Henle-Band, Falx inguinalis, Tendo conjunctivus:** Das Band ist eine sichelförmige Verbindung der Transversus-Faszie mit dem Leistenband, die zur Hinterwand des Leistenkanals beiträgt und im Innenrelief der Bauchwand als laterale Begrenzung des inneren Leistenringes, des Eingangs in den Leistenkanal, sichtbar wird.
- **Henle-Schicht:** Die äußere schmale Schicht der inneren Haarwurzelscheide.
- **Henle-Dorn, Spina suprameatica ossis temporalis:** Ein kleiner Dorn hinter und über dem Porus acusticus externus, der vielleicht nicht zum ärztlichen Grundwissen gehören muss. Auch viele andere wenig bekannte Strukturen tragen Henles Namen. Der frankokanadische Anatom und Namenforscher Olry führt 56 solche Strukturen auf und ernennt Henle damit zum Weltmeister der anatomischen Eponyme. ↗ *Krause*

Henoch, Eduard Heinrich

(1820–1910) Der Neffe von ↗ *Romberg* studierte in Berlin, unter anderem bei ↗ *Schönlein*, und wurde Professor der Inneren Medizin. Er hoffte, Nachfolger seines Onkels als Leiter der Universitäts-Poliklinik zu werden, stieß aber als Liberaler und als konvertierter Jude bei dem damals zuständigen konservativen Kultusminister nicht auf genügend Gegenliebe. Unter einem liberaleren Minister wurde er 1872 Leiter der Kinderklinik der Charité. Unter seiner Leitung verdreifachte sich die Zahl der Aufnahmen, was den Zuständen in der Klinik aber nicht unbedingt zuträglich gewesen ist (↗ *Heubner*). In der ersten Auflage seines Lehrbuches über die Kinderkrankheiten wetterte Henoch noch gegen die moderne Bakteriologie und nannte sie «Bakterienschwindel», änderte später aber seine Meinung. Der Berliner Schriftsteller Philippi meinte, Henoch habe zu jenen Menschen gehört, «die schon durch ihre Gegenwart die Verzweifelnden beruhigten und ihnen neuen Lebensmut einflößten».

- **↗ Schönlein-Henoch-Purpura**

Es wird gelegentlich vermutet, die Nennung Henochs an zweiter Stelle sei antisemitisch motiviert, denn sein Beitrag zur Beschreibung des Krankheitsbildes sei ungleich größer gewesen. Das ist schwer zu entscheiden, da Schönlein nun einmal 27 Jahre älter war, also wohl als Erster die Krankheitsbeschreibung lieferte (auch wenn er sie offenbar nicht selbst publizierte). Ob nun derjenige vorn stehen darf, der die erste Beschreibung überhaupt liefert, oder derjenige, der eine spätere aber «vollständigere» Beschreibung verfasst, ist nicht gesetzlich festgelegt. Im Zweifelsfalle gilt Stiglers Gesetz (↗ *Ullrich*).

Hensen, Viktor

(1835–1924) Kieler Physiologe, der sich viel mit der Anatomie und Physiologie der Sinnesorgane beschäftigte. Er war aber auch Leiter mehrerer Expeditionen zur Erforschung des Atlantischen Ozeans. Hensen führte unter anderem den Begriff «Plankton» ein und gilt manchen als Vater der modernen Ozeanografie.

- **Hensen-Streifen, H-Streifen:** Mittelstreifen der A-Bande im mikroskopischen Bild der quer gestreiften Muskulatur. Er entspricht dem Bereich der Myosinfilamente, die nicht von Aktinfilamenten überlagert sind, und wird bei Kontraktion schmaler.
- **Hensen-Zelle:** Eine der Stützzellen im ↗ *Corti*-Organ.

Hering, Karl Ewald Konstantin

(1834–1918) Professor der Physiologie in Wien, Prag und Leipzig. Für seine Doktorarbeit studierte er auf Sizilien einen Winter lang die Ringelwürmer, zu denen unser heimischer Regenwurm genauso gehört wie der erst 1998 entdeckte Pompejiwurm, der in 80° heißem Wasser nahe vulkanischen Quellen lebt. Hering promovierte über die Geschlechts- und Exkretionsorgane einer bestimmten Unterart dieser Würmer. In Prag, das damals zu Österreich-Ungarn gehörte, war er Nachfolger ↗ *Purkinjes*, wo er allerdings in Gegensatz zu diesem die deutsche Wissenschaft und Kultur deutlich höher stellte als die tschechische und auch eine treibende Kraft für die Trennung von der tschechischen Universität war. Die Prager Universität, von Kaiser Karl IV. als erste Universität des Heiligen Römischen Reiches 1348 gegründet, wurde 1882 in eine tschechische und eine deutsche Karls-Universität getrennt, wobei die deutsche Seite die Universitätsinsignien erhielt und damit symbolisch zur eigentlichen Nachfolgerin der karolinischen Tradition gemacht wurde. Nach der Gründung der Tschechoslowakei 1918 wurde per Gesetz die tschechische Universität zur legitimen Traditionserbin ernannt, die 1934 dann auch die Universitätsinsignien erhielt, was im deutschen Reich Proteste auslöste. Die tschechische Universität wurde 1939 von den Nazis geschlossen, die meisten ihrer Studenten und Professoren wurden vertrieben oder interniert. ↗ *Knaus*

- **Hering-Kanälchen, Ductulus bilifer:** Mit kubischem Epithel ausgekleidete Verbindung von den Gallenkanälchen zwischen den Leberzellen zu den Gallengängen im periportalen Feld.
- **Hering-↗ Breuer-Reflex, Lungendehnungsreflex:** Reflektorische Beendigung der Inspiration bei Überdehnung der Bronchen. Das Reflexzentrum liegt in der Medulla oblongata.
- **Hering-Theorie, Gegenfarbentheorie:** Die zunächst als Gegenentwurf zur trichromatischen Theorie von Helmholtz gedachte Theorie des Farbensehens, nach der es antagonistische Prozesse für Rot/Grün und Gelb/Blau gibt (und auch für Weiß/Schwarz). Schon zu Herings Zeiten wurde erkannt, dass beide Theorien «richtig» sind, die trichromatische auf Sensorebene, die Gegenfarbentheorie für die neuronale Verarbeitung.
- **Hering-Test, Nachbild-Probe:** Test zur Prüfung der anomalen Korrespondenz (Störung der räumlichen Beziehung beider Augen beim Schielen). Es wird an einem Auge ein senkrechter, am anderen ein waagerechter Balken projiziert. Bei normaler Korrespondenz ergibt das Nachbild ein Kreuz.

Herophilos

(ca. 335–255 v. Chr.) Griechischer Anatom, überwiegend in Alexandria tätig. Wie sein Zeitgenosse Erasistratos führte er, wohl erst-

H

mals in der Geschichte, systematische Leichenzergliederungen durch, um die menschliche Anatomie zu erforschen. Er untersuchte das Gehirn und beschrieb die Ventrikel, entdeckte die Herzklappen und unterschied Arterien und Venen. Er beschrieb die Leber und die Gebärmutter «richtiger», als es später ↗ *Galen* tun sollte. Insbesondere hat er eine Schrift über das Auge verfasst. Von ihm stammen unsere heutigen Begriffe Choroidea, Retina und auch Arachnoidea. In der Therapie war er sehr erfinderisch und erprobte zum Beispiel den Einsatz von Krokodilkot als Augensalbe.

Das Eröffnen von Leichen galt in der Antike als Tabubruch. Ärzte vor und nach Herophilos haben dies auch abgelehnt und waren ausdrücklich der Meinung, die Betrachtung von Verwundeten auf dem Schlachtfeld bringe genügend anatomische Kenntnisse. Dass es für sehr kurze Zeit trotzdem dazu kam, hat vielleicht mit der besonderen Situation Alexandrias zu tun, das damals in ägyptischer Umgebung von griechischem «Frontgeist» beseelt war und unter Förderung der Ptolemäer-Könige eine einmalige Wissenschaftlerszene hervorbrachte.

Der Kirchenschriftsteller Tertullian nannte Herophilos allerdings im 2. Jh. n. Chr. einen «medicus aut lanius» (Arzt oder Metzger), nachdem der römische Enzyklopädist Celsus im 1. Jh. berichtet hatte, dass Herophilos und Erasistratos auch Sektionen an lebenden Menschen durchgeführt hätten, «die ihnen aus den Gefängnissen überlassen wurden und die sie untersuchten, solange sie atmeten». Dies ist historisch vielleicht vorstellbar (von anderen Ptolemäer-Königen werden Giftexperimente an lebenden Verurteilten berichtet), aber unter den Gelehrten sehr umstritten. Celsus' Ausführungen können auch als Wiedergabe eines kursierenden Gerüchtes gewertet werden und es ist ja durchaus keine Erfindung der Neuzeit, dass aus politischen oder persönlichen Gründen schädigende Gerüchte in die Welt gesetzt werden. Es ist auch behauptet worden, Herophilos' Vorstellung von blutleeren Arterien (Ar-terie heißt ja «Luft-Träger», weil die Arterien an der Leiche häufig blutleer angetroffen wurden) spreche gegen die Erfahrung eines Vivisektionisten, dem das Blut ja aus den angeschnittenen Arterien geradezu hätte entgegenspritzen müssen. Andererseits lehrt die Geschichte der Anatomie, dass es nach Herophilos noch fast 2000 Jahre dauerte, bis man bei Leichenöffnungen all das sah, was wir heute sehen – und nicht nur das, was der jeweils geltenden Theorie entsprach. Dieser Unterschied zwischen Sehen und Erkennen dürfte auch für Untersuchungen am Lebenden gegolten haben und auch immer noch gelten.

- **Torcular herophili, Confluens sinuum:** Der Treffpunkt von Sinus sagittalis sup., Sinus rectus und den beiden Sinus transversi wurde als die «Aderpresse des Herophilos» bezeichnet. In der ↗ *galenischen* Vorstellung war dies ein Sammelbecken für das Blut, das, von der Leber kommend, durch die Venae jugulares hierher geleitet wurde, um dann der Pia mater und dem Gehirn zugeführt zu werden. Herophilos selbst hatte allerdings ein griechisches Wort gewählt, das nur ein Sammelbecken vorstellte. Die Idee einer «Presse» kam erst bei der späteren Übersetzung ins Lateinische hinzu.

Heschl, Richard L.

(1824–1881) Österreichischer Anatom und Pathologe. Er arbeitete zunächst als Anatom in Olmütz, dann wurde er Professor der Pathologie in Krakau, das zu dieser Zeit österreichisch war. Als die Lehrsprache 1861 polnisch wurde, wechselte er nach Graz, später nach Wien. In Wien war er Nachfolger des berühmten ↗ *Rokitansky*, mit dem er sich nach Meinung einiger Zeitgenossen nicht messen konnte. So ist zumindest folgende Unterhaltung zweier Pariser Pathologen überliefert: «Wer ist der Nachfolger von Rokitansky?» – «Ein gewisser Heschl.» – «Wer ist Heschl?» – «Der Nachfolger von Rokitansky.»

• **Heschlsche Querwindungen, Gyri temporales transversi:** Windungen, die auf der kranialen Oberfläche des Schläfenlappens quer zu dessen Längsachse liegen. Sie sind der Sitz der primären Hörrinde.

Heubner, Otto

(1843–1926) Pädiater in Leipzig und Berlin. In Leipzig entstand auf sein Betreiben die erste Kinderklinik. An der Berliner Charité war er der erste deutsche Lehrstuhlinhaber für Pädiatrie, die sich damit als Fach von der Inneren Medizin löste. Trotzdem dauerte es noch eine Weile, bis sie als Fach und bis Heubner selbst von anderen Fakultätsmitgliedern ernst genommen wurde. Entsprechend waren auch die Verhältnisse, die Heubner in der Kinderklinik vorfand. Er schreibt selbst, Säuglinge seien in «kaum lüftbaren Durchgangszimmern eingepfercht» gewesen und bei einer seiner ersten Visiten habe er mit ansehen müssen, wie «die Oberin einem Säugling die Nase mit dessen beschmutzter Windel» putzte. Die Sterblichkeit von in die Klinik eingelieferten Säuglingen lag bei fast 80 % und sein Vorgänger ↗ *Henoch* riet ihm, die Säuglingsabteilung eingehen zu lassen, da sie der Klinik nur einen schlechten Ruf bringe. Heubner vermochte es aber mit viel Energie, Aufklärungsarbeit, Schwesternschulungen und hygienischen Maßnahmen und schließlich mit einem Neubau der Kinderklinik die Verhältnisse zu verbessern. 1895 gelang ihm als Erstem der Nachweis von Meningokokken im Liquor.

Seine Probleme mit der Anerkennung in Berlin werden manchmal auch darauf zurückgeführt, dass er als «lebhafter Sachse» auf Vorbehalte stieß. Als er bei einer sächsischen Prinzessin, die er in Berlin untersuchte, ein besonders raues Herzgeräusch hörte, sprang er in die Luft und rief spontan «Pfui Deibel», was die daneben stehende Mutter veranlasste, theatralisch in Ohnmacht zu fallen. Der «berühmteste Kinderarzt, Professor Geheimrat Heubner» konnte die Mutter aber auch wieder beruhigen.

• **Heubner-Arterie, A. recurrens Heubneri, A. centralis longa, Arteria striata medialis distalis:** Die Heubner-Arterie ist ein Ast der A. cerebri anterior und macht von dieser aus einen Bogen nach dorsal, um die vorderen Anteile des Nucleus caudatus und der Capsula interna zu versorgen. Ihr Verschluss führt typischerweise zu einer kontralateralen Lähmung von Gesicht und Arm.

• **Heubner-Endarteriitis:** Die heute sehr seltene syphilitische Entzündung der Hirnbasisgefäße.

Hey, William

(1736–1819) Chirurg in Leeds. Im Alter von vier Jahren rutschte er beim Schneiden eines Seiles mit dem Taschenmesser aus und stach sich in das linke Auge, das daraufhin blind blieb. Trotzdem wurde er einer der bedeutendsten Chirurgen seiner Zeit. Mit 14 Jahren ging er in eine siebenjährige Lehre bei einem Bader. Er hätte nun seinem Berufswunsch nachkommen und Marinearzt werden können, aber sein Vater bestand darauf, dass er auch im Krankenhaus lerne, und schickte ihn für zwei Jahre nach London. Dort verbrachte er den ersten Winter mit anatomischen Vorlesungen und Präparationen und es heißt, er sei selten weniger als zwölf Stunden pro Tag mit Anatomie beschäftigt gewesen. Er studierte dann bei mehreren Londoner Chirurgen. Hey war ein leidenschaftlicher und tief gläubiger Anhänger des noch jungen Methodismus und lehnte den Vorschlag seines Vaters, seine Ausbildung in Paris fortzusetzen, wegen der sündigen Verlockungen der französischen Metropole ab. Stattdessen begann er als Chirurg in Leeds zu arbeiten. Im Gegensatz zu allen anderen Chirurgen in der Stadt führte Hey auch größere Operationen durch und lehnte keinen Fall ab. 1767 war er einer der Gründer des ersten modernen Krankenhauses in Leeds, der Leeds General Infirmary. Hier

führte er auch anatomische Demonstrationen durch, üblicherweise an Leichen von Hingerichteten. Diese waren in der Regel gegen Zahlung von Eintritt auch dem Volk zugänglich. Allerdings wurden Frauen nur zu den kleineren Demonstrationen zum Thema Auge zugelassen. Unter den Hingerichteten, deren sterbliche Überreste demonstriert wurden, war auch im Jahre 1809 Mary Bateman, die «Yorkshire Hexe», die eine gewisse Rebecca Perigo mit einem vergifteten Pudding umgebracht hatte. Der Fall war von so großem Interesse, dass ihre öffentliche Zergliederung drei Mal so viel Gewinn einbrachte wie die sonst üblichen Anatomien.
1773 erlitt Hey eine Knieverletzung durch einen Reitunfall. Trotz Konsultation verschiedener Londoner Chirurgen und einem viermonatigen Kuraufenthalt in Bath blieb ein Hinken und er konnte fortan nur noch mit Stock gehen, was ihn aber nicht von seinen Aktivitäten abhielt. Das Haus, das er sich 1795 als weithin anerkannter Chirurg leisten konnte, steht noch immer am Albion Place in Leeds. Hey wurde 1786 zum ↗ *Alderman* gewählt und war zwei Mal Bürgermeister von Leeds. In dieser Funktion bekämpfte er mit religiösem Eifer «the crime of drunkenness and its never failing concomitants, sabbathbreaking and lewdness». Das brachte ihm den Unmut der Bevölkerung ein, die einmal sogar an seiner Statt eine Puppe öffentlich verbrannte und das vor seiner Kutsche eingespannte Pferd erstach.
In der Leeds General Infirmary hängt ein Gemälde, das Hey mit einem Knaben zeigt, den er wegen eines gebrochenen Schlüsselbeins untersucht. Die daneben stehende Bauersfrau ist die verkleidete Lady Harewood, die gehört hatte, dass Hey seine Krankenhauspatienten genauso behandele wie seine «Privatpatienten». Sie wollte dies mit dem Jungen überprüfen und gab, als der Test positiv ausgegangen war, das Gemälde in Auftrag.
• **Hey-Ligament, Margo falciformis hiatus sapheni:** In England gebräuchlicher Name für den scharfkantigen Rand des Hiatus saphenus, durch den die Vena saphena magna in die Vena femoralis zieht. An diesem Rand können sich Schenkelhernien gefährlich einklemmen.

Highmore, Nathaniel

(1613–1685) Arzt mit gut gehender Praxis in Sherborne in Dorsetshire, Süd-England. Er hatte nie eine Stelle als Universitätsgelehrter, verfasste aber unter anderem ein umfangreiches anatomisches Lehrbuch, das ↗ *Harvey* gewidmet war und als erstes dessen Kreislauflehre akzeptierte und verbreitete (auf dem Titelblatt war die neue Lehre allegorisch durch einen Wasserkreislauf dargestellt). Er schrieb viele Bücher, darunter auch so merkwürdige Titel wie *Discourse of the Cure of Wounds by Sympathy* von 1651.
In einem Werk von 1660 vermerkte Highmore unter anderem, dass die ärztliche Technik der Orgasmus-Erzeugung bei Frauen durch Vulvamassage schwer zu erlernen sei, und verglich die Technik mit dem «Spiel kleiner Jungen, die sich gleichzeitig den Bauch reiben und auf den Kopf schlagen». Das Hervorbringen eines Orgasmus war eine übliche Behandlung der Hysterie, die in medizinischen Schriften seit der Antike erwähnt wird und also keine Eigenheit Highmores war. Die Hysterie, von (männlichen) Ärzten als Erkrankung der Gebärmutter angesehen, wurde wohl in jenen Gesellschaften hervorgebracht, deren Männer einerseits wenig zur sexuellen Befriedigung der Frauen beitrugen und andererseits die weibliche Masturbation tabuisierten oder verboten. Noch die viktorianischen Ärzte des 19. Jahrhunderts sahen Hysterie als eine Blockade des Uterus aufgrund von sexueller Deprivation. Zum Ableiten der aufgestauten Säfte brauchte man einen Orgasmus, den viele Ärzte durch Genitalmassage herbeiführten. Das war lukrativ, wurde aber als «the job that nobody wanted» beschrieben, da es anstrengend und zeitaufwändig war. 1883 erfand der britische Arzt Joseph Mortimer Granville den Vibrator, der diese ärztliche

Aufgabe erleichterte. Dies hatte wohlgemerkt nichts mit Geschlechtsverkehr zu tun, denn dazu bedurfte es der männlichen Penetration. Das Ergebnis war denn auch nach Meinung der Ärzte nicht sexuelle Erregung, sondern es kam zu «hysterischen Paroxysmen», die die Gebärmutter schließlich entlasteten. Dass Frauen den Job selber erledigten, war höchst unerwünscht und verpönt. In den 1850er-Jahren verdiente der Gynäkologe Isaac Baker Brown viel Geld damit, Frauen die Klitoris zu entfernen, damit sie dies nicht tun konnten. 1952 wurde der Begriff Hysterie aus dem Diagnosenkatalog der *American Psychiatric Association* gestrichen. ↗ *Charcot*

• **Highmore-Höhle, Sinus maxillaris:** Auch wenn die Kieferhöhle schon von ↗ *Leonardo* da Vinci gezeichnet worden war, trägt sie zumindest im Englischen den Namen Highmores. Man spricht sogar von Highmoritis. Highmore selbst hatte die Höhle «Antrum magnum maxillae superioris» genannt (damals hieß die Mandibula noch Maxilla inferior), und als so groß beschrieben, dass «das Großzehengrundgelenk darin Platz finden würde».

Hilton, John

(1804–1878) Londoner Anatom und Chirurg. Es heißt, seine Vorlesungen und klinischen Visiten seien immer gut besucht gewesen, obwohl er gern sarkastische Bemerkungen über Studenten und Witze auf ihre Kosten machte. Den Chirurgen legte er in einem seiner Bücher nahe, sich jeden Morgen als «first professional thought» in Erinnerung zu rufen, dass die Natur die Tendenz habe, Schäden selbst zu reparieren. Er mahnte an, nur das Gewebe zu entfernen, das diesen natürlichen Heilungsprozessen hinderlich ist, und propagierte die Ruhigstellung als wichtige Voraussetzung der Heilung.

• **Hilton-Linie, Linea anocutanea:** Eine helle Linie im Analkanal, die die unterste Grenze des M. sphincter ani int. und den Beginn des verhornten Epithels der Haut markiert.

Hippokrates von Kos

(ca. 460–375 v. Chr.) Hippokrates gibt es nicht. Oder genauer: Jede Epoche hat sich ihren Hippokrates zusammengereimt. Er war immer der «ideale Arzt». Zum jeweiligen «Hippokrates ihrer Zeit» wurden zum Beispiel ↗ *Kußmaul*, ↗ *Sydenham* oder der «sizilianische Hippokrates» Giovanni Ingrassia (1510–1580) ernannt. In den neueren Kinofilmen *Anatomie* und *Anatomie II* tauchen als Gegenbild sinistre «Anti-Hippokraten» auf. Sichere Angaben zum Leben eines wirklichen Hippokrates von Fleisch und Blut sind sehr spärlich. Hält man sich an die ersten biografischen Angaben, die aus dem 1. Jahrhundert n. Chr. stammen und daher auch unsicher sind, so wurde er auf der griechischen Insel Kos als Sohn des Herakleidos und der Phanairete geboren, war – für antike Ärzte sehr üblich – als Wanderarzt unterwegs und wahrscheinlich zur Zeit einer Pestepidemie in Athen. Sicher ist nur, dass schon im 4. Jahrhundert vor Christus von einem berühmten Arzt namens Hippokrates die Rede ist. Der Rest ist Legende. «Seine» Schriften, das Corpus Hippocraticum, umfassen Werke verschiedenster Autoren vom vierten vorchristlichen bis zum ersten nachchristlichen Jahrhundert. Es ist behauptet worden, das Hippokratesbild sage mehr über die jeweilige Epoche als über Hippokrates selbst. Es ist also wohl bezeichnend für das beginnende 21. Jahrhundert, dass man Artikel über Hippokrates mit dem Satz «Hippokrates gibt es nicht» beginnen darf (oder dass ich zumindest vermute, dass man das darf).

Sicherer ist die Art der Medizin, die zur hippokratischen Zeit entstand. Sie entwickelte sich vor allem von der rein praktischen Tätigkeit zur schreibenden Wissenschaft. Sie formulierte schon weit gehend die Säftelehre, die ↗ *Galen* später zusammenfasste und für die Nachwelt verbindlich festlegte. Sie sah die Ursache von Krankheiten in einem Ungleichgewicht der Säfte und wandte sich damit gegen die Vorstellung von göttlichen und magischen

Ursachen. Eine wichtige Fähigkeit hippokratischer Ärzte war das Stellen einer Prognose. Zur Behandlung wurde die Lebensführung und Ernährung der Kranken entsprechend der Säftelehre beeinflusst, es gab aber auch schon chirurgische Maßnahmen.

• **Hippokratischer Eid:** Für die Datierung des Eides gilt dieselbe Unsicherheit wie für die Person des Hippokrates und die Hippokratischen Schriften. In antiken Schriften wird er überhaupt erst ab dem 1. Jahrhundert n. Chr. erwähnt. Im Gegensatz zur verbreiteten Vorstellung unter Laien muss heute kein Arzt und keine Ärztin diesen Eid ablegen. Es gibt allerdings in der Berufsordnung der Ärztekammer ein vorangestelltes Gelöbnis ähnlichen Inhalts, das «für jeden Arzt gilt». Der Eid selbst enthält neben der Anrufung der Götter und einer Verpflichtung gegenüber dem ärztlichen Lehrer mehrere Grundsätze, die kunstvoll um den zentralen Satz angeordnet sind: «Lauter und redlich werde ich bewahren mein Leben und meine Kunst.» Dazu zählen die Schweigepflicht, das Tötungsverbot (inklusive Abtreibungsverbot) und das Gebot der Behandlung zum Nutzen und nicht zum Schaden des Patienten. Natürlich hat der Eid keine Antwort auf alle heutigen Fragen ärztlicher Ethik. Die verbreitete Vorstellung von einem allgemein gültigen und bindenden hippokratischen Eid deutet aber darauf hin, dass von Ärztinnen und Ärzten – vollkommen zu Recht – mehr erwartet wird als das Nicht-Verstoßen gegen bestehende Gesetze. ↗ *Neisser*

• **Reposition nach Hippokrates:** Bei Schulterluxation wird am liegenden Patienten der Humeruskopf durch Zug des gestreckten Armes nach unten und gleichzeitiges Stemmen des Arztfußes (oder eines anderen Hypomochlions) in die Axilla reponiert.

• **Facies hippocratica:** Der typische Gesichtsausdruck des Sterbenden mit eingesunkenen Augen, spitzer Nase und blassgrauer Haut.

• **Hippokrates-Leiter:** Nicht mehr übliche Gerätschaft, mit der Patienten mit Wirbelsäulenverkrümmungen kopfüber aufgehängt und gestreckt wurden.

Hirschsprung, Harald

(1830–1916) Kopenhagener Pädiater deutscher Abstammung. 1879 wurde er Leiter des neu eröffneten Königin-Louisa-Kinderhospitals. Die Königin, die ihren Namen dem Hospital gegeben hatte, wünschte, dass über jedem Bett Bibeltexte aufgehängt würden. Hirschsprung hingegen war für Tierbilder und setzte sich damit auch durch. Die Königin betrat daraufhin nie wieder das Krankenhaus. Hirschsprung hielt ungern Vorlesungen, da er Schwierigkeiten hatte, vor großem Publikum zu sprechen. Um sicher zu gehen, dass wirklich nur die interessierten Studenten kamen, legte er die Vorlesungen daher gern auf sonntags 9 bis 11 Uhr.

• **Morbus Hirschsprung, Aganglionäres Megakolon:** Angeborene Obstruktion eines Darmsegmentes, meist im Rektum oder angrenzenden Sigma, das zu Dilatation im prästenotischen Abschnitt führt. Im befallenen Segment fehlen die Ganglienzellen des Darmnervensystems, wahrscheinlich wegen fehlender Einwanderung ihrer Vorläuferzellen aus der Neuralleiste. Zur Therapie wird das aganglionäre Segment reseziert.

His, Wilhelm

(1831–1904) Anatom in Basel und Leipzig. In Leipzig erforschte er auch das Skelett von Johann Sebastian Bach und rekonstruierte mit Hilfe eines Bildhauers dessen Gesicht anhand des Schädels. Dazu untersuchte er an 37 Leichen mittels Nadelstichen die durchschnittliche Weichteildicke des Gesichts und führte so wahrscheinlich die erste wissenschaftlich fundierte Gesichtsrekonstruktion der Geschichte durch. Im Gegensatz zu vielen seiner Kollegen war His ein Befürworter des Frauenstudiums, das zu seiner Zeit heftig umstritten war (↗ *Nitabuch*). Er sah ganz nüchtern, dass ausreichende Vorbildung und intellektuelle Eignung für das Studium wichtig waren, nicht aber das Geschlecht an sich. His war aber vor allem ein erfolgreicher Embryologe, was ihm den Titel «Der ↗ *Vesal* der Embryologie des Menschen» einbrachte. Es darf in einem Buch über die Namen in der medizinischen Fachsprache nicht unerwähnt bleiben, dass er auch der federführende Gründungsvater der ersten internationalen anatomischen Terminologie war, der ersten derartigen Vereinbarung in der medizinischen Fachsprache (↗ *Krause*). Trotz seines Anliegens, für jede Struktur nur einen Namen zu vergeben und damit Personenbezeichnungen in der Anatomie überflüssig zu machen, ist ausgerechnet das (nach seinem Sohn benannte) His-Bündel einer der beliebtesten Eigennamen überhaupt geworden. Die Eigennamen werden sich wohl doch nicht «ausrotten» lassen, schon allein weil «His-Bündel» neun Silben weniger hat als «Fasciculus atrioventricularis».

• **His-Winkel, Incisura cardialis:** Der spitze Winkel zwischen Ösophagus und Magenfundus (Magenblase). Durch die spitzwinklige Anordnung drückt ein gefüllter Magen auf den unteren Ösophagus, was mithilft, einen Reflux zu verhindern. Bei Hiatushernien wird der Winkel stumpf.

His, Wilhelm jun.

(1863–1934) Sohn von Wilhem His (sen.). Internist in Leipzig, Basel, Göttingen und Berlin, wo er zeitweise auch Rektor der Universität war. Er beschäftigte sich intensiv mit dem Erregungsleitungssystem am Herzen, entdeckte das nach ihm benannte Bündel und prägte auch den Begriff Schenkelblock.

Seine Berliner Rektoratsrede von 1928, in der er rassenhygienischen Vorstellungen Ausdruck verlieh, hatte den Titel *Über die natürliche Ungleichheit der Menschen*. Dass diese Rede über His' «Abscheu vor dem aufkeimenden nationalsozialistischen Rassenwahn Zeugnis ablegte», wie Wormer 1989 schrieb, kann ich dem Text der Rede so eindeutig nicht entnehmen. His spricht durchaus auch beim Menschen von «Züchtung», zitiert Forschungen, die die geringen intellektuellen Fähigkeiten der «Neger» bewiesen, und sieht Eugenik als Aufgabe des Staates. Allerdings lehnt er mehrfach ausdrücklich Zwangsmaßnahmen als Mittel zu solchem Zwecke ab, womit er sich gegen das nationalsozialistische Programm wendet, das dann ja bald nach der Machtergreifung mit Zwangssterilisationen realisiert wurde (↗ *Döderlein*). His schwebte eher eine «Reinzüchtung» durch Gruppenbildung im Sinne von Ständen oder Zünften vor, die durch Förderung «einer beschränkten Inzucht, einer Sesshaftigkeit», durch «Paarung wertvoller Gleichartigkeiten» bessere Menschen hervorbringen sollte.

• **His-Bündel, Fasciculus atrioventricularis:** Die elektrische Verbindung des AV-Knotens mit der Kammermuskulatur. His waren weder AV-Knoten noch die weitere Verbindung der ↗ *Tawara*-Schenkel bekannt (↗ *Flack*), aber er konnte zeigen, dass eine Durchschneidung des Bündels beim Säugetier zum getrennten Schlagen von Vorhöfen und Kammern führte.

Diese früh in seiner Karriere gemachte Entdeckung hat anscheinend einige Neider auf den Plan gerufen, die meinten, His' Erfolg könne nicht ohne die Hilfe seines berühmten Vaters zustande gekommen sein. Einer dieser Neider setzte daher das Bonmot in Umlauf «His ist der Mann, dem sein Vater das Bündel geschnürt hat». Es gibt gelungenere Wortspiele.

Hoche, Alfred

(1865–1943) Psychiater in Straßburg und Freiburg i. Br. mit besonderem Interesse für Neuroanatomie und die forensische Psychiatrie. In seiner 1935 erschienenen Autobiografie *Jahresringe* beschreibt er unter anderem elektrische Versuche am Rückenmark von frisch guillotinierten Delinquenten, eine damals nicht unübliche Forschungsmethode. Der Autobiografie ist ein Gedicht des Autors vorangestellt: «Was Leben war, versinkt und wird geschichtet, / das Wesen wird im Niederschlag verdichtet; / so mag der Forscher aus den Spuren lesen, / von welcher Klasse dies Geschöpf gewesen.» Diese «Klassifizierung der Geschöpfe» gewinnt einen makabren Beiklang, wenn man Hoches historische Bedeutung kennt. Er publizierte 1920 gemeinsam mit dem Juristen Karl Binding die Schrift «Die Freigabe der Vernichtung lebensunwerten Lebens». Hoche war damit der erste bedeutende Lehrstuhlinhaber, der offen für die Tötung von geistig Behinderten eintrat, wenn sie «geistig tot» oder «Ballastexistenzen» seien. In einem Lehrbuch der Psychiatrie schrieb er 1923: «Eine verfeinerte Sittlichkeit einer hoffentlich nicht zu fernen Zukunft wird die Vernichtung der völlig lebensunwerten Leben gutheißen». Dies blieb zu seiner Zeit in der deutschen Psychiatrie weitgehend unwidersprochen. Hoche wurde damit zum Vordenker und Wegbereiter für das «Euthanasie»-Programm der Nationalsozialisten, die dieses allerdings entgegen Hoches Vorstellungen auch auf andere unheilbar Kranke und selbst auf Kleinkinder ausdehnten. Hoche selbst scheint vor seinem Tod noch zum Gegner der Aktion geworden zu sein, wenn man der Nachkriegsaussage eines Anstaltsleiters vor Gericht folgt: «Im Jahre 1940 und zwar während die Transporte liefen, habe ich zufällig in der Straßenbahn in Baden-Baden den mir von früher her gut bekannten Prof. Hoche getroffen. Dieser erzählte mir, er habe kürzlich die Asche einer Verwandten zugeschickt bekommen. Auf meine erstaunte Frage hat er in einer mir verständlichen Weise durchblicken lassen, daß diese Verwandte der Euthanasie unterzogen wurde. Prof. Hoche hat auch unmißverständlich zum Ausdruck gebracht, daß er die damaligen Maßnahmen aufs schärfste mißbilligte.» Hoche hat sich aber wohl nicht öffentlich gegen die «Euthanasie» gestellt.

• **Hoche-Trakt, ↗ Schultze-Trakt, Fasciculus interfascicularis, Fasciculus semilunaris:** Die in der letzten Auflage der internationalen *Terminologia anatomica* für dieses Faserbündel angegebene Bezeichnung «Hoche-Trakt» wird meines Wissens praktisch nicht verwendet. Daher erübrigt sich vielleicht eine Diskussion um die Umbenennung aus historischen Gründen. ↗ *Reiter*

Hodgkin, Thomas

(1798–1866) Londoner Mediziner und Pathologe. Er studierte in Edinburgh und Paris, wo er bei Laënnec das Stethoskop kennen lernte. Noch als Student hielt er anschließend in London am Guy's Hospital einen begeisterten Vortrag über das Stethoskop, das jedoch zunächst auf Skepsis stieß (die, wie wir wissen, inzwischen verflogen ist). 1828 hielt er am Guy's Hospital die erste Vorlesung über pathologische Anatomie in England und folgte darin den Lehren ↗ *Bichat*s und Laënnecs. Als man 1837 bei der Besetzung einer höheren Position einen Kollegen vorzog, offensichtlich nicht wegen besserer Qualifikation, verließ Hodgkin sofort Guy's Hospital. Hodgkin wurde das Opfer finanzieller Interessen: Einer der Entscheidungsträger an Guy's Hospital war gleichzeitig stellvertretender Präsident der Hudson Bay Company, die weitreichende Handelsprivilegien in Nordamerika besaß und gegenüber den amerikanischen Ureinwohnern eine aggressive Politik betrieb. Hodgkin hatte kurz vor der Personalentscheidung öffentlich für die «Indianer» und gegen diese Politik Stellung bezogen, wohl wissend, dass er damit seine Beförderung gefährden könnte. Zwei britische Autoren haben das 2001 als eine «19. Jahrhundert-Anklage gegen das Vorgehen multinationaler Konzerne in der Dritten Welt» bezeichnet – garniert mit der Fußnote, dass amerikanische Leser sicher geneigt seien, ihr Land heute als Teil der Ersten Welt anzusehen.

Hodgkins Liebe seines Lebens war seine Cousine Sarah, die er aber als Quäker nicht heiraten durfte, da die Heirat mit Cousinen ersten Grades bei den Quäkern nicht erlaubt war. Als Sarah, die inzwischen geheiratet hatte, 1837 Witwe wurde, versuchte Hodgkin sogar, die Quäker von einer Regeländerung zu überzeugen, aber ohne Erfolg. Gegen die Gesetze seiner Glaubensgemeinschaft mochte er aber auch nicht offen verstoßen, und so heiratete er 1847 eine andere Frau.

• **Hodgkin-Lymphom, Lymphogranulomatose:** Malignes Lymphom, das histologisch durch Sternberg-Riesenzellen gekennzeichnet ist. Es beginnt im lymphatischen System, meist in Lymphknoten, verbreitet sich von dort lokal oder systemisch und äußert sich durch Lymphknotenschwellung und «B-Symptomatik» (Fieber, Nachtschweiß, Gewichtsverlust). Etwa 75 % der Patienten können durch Bestrahlung und Chemotherapie geheilt werden. Sternberg-Zellen heißen auch Reed-Sternberg-Zellen nach dem Wiener Pathologen Carl Sternberg (1872–1935) und der amerikanischen Pathologin Dorothy Reed (1874–1964).

Hofbauer, Isford Isfred

(1879–1961) Österreichischer Gynäkologe und Geburtshelfer. Nach dem Studium arbeitete er in Wien bei Wertheim, wo er seine Plazenta-Studien betrieb. Er ging dann nach Königsberg und wanderte 1924 in die USA aus, wo er in Baltimore und Cincinnati arbeitete. Hofbauer war der Erste, der Hypophysenextrakt als Wehenmittel einsetzte. (↗ *Aschheim*)

• **Hofbauer-Zelle:** Makrophage im Zottenbindegewebe der Plazenta.

Hohmann, Georg

(1880–1970) Orthopädischer Chirurg in München und Frankfurt. Er war auch Mitbegründer der linksliberalen Deutschen Demokratischen Partei (DDP) in Bayern, für die er von 1919 bis 1921 im bayerischen Landtag saß. 1930 wurde er Leiter der Frankfurter Orthopädischen Universitätsklinik. Nach dem Krieg war er bis 1946 Rektor der Frankfurter Universität und wechselte dann in derselben Funktion nach München. Ein Loblied auf Hohmann in der DMW zu seinem 80. Geburtstag zählt folgende Titel auf: Professor Dr.med. Dr.med.h.c. Dr.med. vet.h.c. Dr. rer. nat.h.c. Damit könnte man selbst in der titellastigen Schachkolumne des Deutschen Ärzteblatts heute noch auffallen. Dass ihn die Nazis trotz fehlender Parteimitgliedschaft und liberaler Vorgeschichte ab 1937 als Vorsitzenden der gleichgeschalteten Deutschen Orthopädischen Gesellschaft und der «Krüppelfürsorge» (heute «Vereinigung für die Rehabilitation Behinderter») akzeptierten, hat ihm von heutigen Kritikern den Vorwurf einer zu großen Nähe zu den Nazis eingetragen. Der Medizinhistoriker Thomann beschreibt ihn hingegen als «Taktierer», der Schlimmeres verhinderte und sich immerhin nach dem Krieg bei den jüdischen Kollegen entschuldigte, die man aus der Gesellschaft geworfen hatte (oder eben hatte werfen müssen). Er hat sich durchaus positiv zur Eugenik geäußert, gehörte aber sicher nicht zu den Vorkämpfern der Sterilisation Körperbehinderter, von denen einige sogar Menschen mit angeborener Hüftluxation sterilisieren lassen wollten. Auch wenn das «Verhüten von Schlimmerem» ein sehr dehnbarer Begriff ist, macht man es sich vielleicht zu einfach, wenn man jeden, der nicht aktiven Widerstand geleistet hat, pauschal als «verstrickt» kritisiert.

• **Hohmann-Haken:** Spatel-artiges Instrument, dessen Spitze am Knochen angesetzt wird, um mit einer oberhalb angebrachten Verbreiterung hebelartig Weichteile zur Seite zu halten. Die Hebel-Konstruktion schont auf jeden Fall die Muskelkraft des Hakenhaltenden.

• **Hohmann-Operation:** Einkerbung der Ursprünge der Streckmuskeln am Epicondylus lateralis beim «Tennisellenbogen». Die Erkrankung heilt unter Schonung allerdings meist auch von selbst aus und der Wert der Operation ist nicht sicher wissenschaftlich belegt.

• **Hohmann-Operation:** Verschiebe-Osteotomie im vorderen Drittel des ersten Mittelfußknochens zur Korrektur des Hallux valgus.

Horner, Johann Friedrich

(1831–1886) Züricher Ophthalmologe. Horner gehörte zu den Züricher Professoren, die das damals noch sehr umstrittene Frauenstudium befürworteten (↗ *Nitabuch*). Entsprechend viele Studentinnen, die sich in Zürich ab 1867 für Medizin einschrieben, arbeiteten und promovierten bei ihm.1885 musste er aus gesundheitlichen Gründen seine Professur niederlegen und starb nur ein Jahr später an einem Schlaganfall.

• **Horner-Syndrom:** Miosis und Ptosis bei Schädigung des Halssympathicus. Das ebenfalls angegebene Einsinken des Augapfels (Enophthalmus) lässt sich nur in etwa einem Viertel der Fälle objektivieren und ist immer minimal. Wahrscheinlich beruht die Beschreibung auf dem Eindruck, der durch das hängende Lid hervorgerufen wird. ↗ *Müller-Muskel*

Horner, William Edmonds

(1793–1853) Anatom in Philadelphia, USA.

• **Horner-Muskel, Pars lacrimalis partis palpebralis musculi orbicularis oculi:** Ein kleiner medialer Teil des M. orbicularis oculi (↗ *Riolan*), der von Tränenbein und Tränensack her von innen zum Lidrand zieht und damit wichtig für den Lidschluss ist. Außerdem soll er durch Erweiterung des Tränensackes die Beförderung der Tränenflüssigkeit fördern.

Hortega, Pio del Rio

(1882–1945) Histologe in Madrid, Paris, Oxford und Buenos Aires. Er entwickelte verschiedene histologische Verfahren, vor allem Modifikationen der Silberimprägnation.

• **Hortega-Zelle, Mikroglia-Zelle, Mesoglia-Zelle:** Die kleinste der Gliazellen des Gehirns, die als einzige aus dem Mesoderm stammt. Sie gehört zum Phagozyten-System des Körpers.

Horton, Bayard Taylor

(1895–1980) Aus Virginia stammender Internist an der ↗ *Mayo*-Klinik, wo er 1940 Leiter für klinische Studien wurde und zunächst für die Verwissenschaftlichung der klinischen Medizin wichtige Impulse gab. Er setzte zur Therapie des Cluster-Kopfschmerzes (siehe unten) eine «histaminic desensitization» ein, die aus wiederholten Injektionen hoch verdünnten Histamins bestand. Irgendwann scheint er diese Therapieform allerdings als ein Allheilmittel verstanden zu haben und wandte sie unter anderem bei Morbus ↗ *Menière*, Multipler Sklerose, der ↗ *Alzheimer*-Krankheit und Schlaganfällen an, was die Kollegen der Mayo-Klinik dazu bewog, 1955 seine Labore zu schließen. Nach seiner Emeritierung 1958 ging er in die eigens für Rentner erbaute Stadt Sun City in Arizona, wo er ein neues Krankenhaus mit gründete, weitere Studien betrieb und sein Wundermittel auch zur Behandlung der Makula-Degeneration einsetzte. Bald kamen aus den ganzen USA Patienten nach Sun City, um sich von ihm behandeln zu lassen. 1979 schrieb er über sein Histamin: «In selected cases it can make the lame to walk, the deaf to hear, and the blind to see. I know. I have seen it happen.» Spätere Studien konnten keinen spezifischen Effekt von Hortons Histamintherapie nachweisen.

• **Horton-Syndrom, Bing-Horton-Syndrom, Cluster-Kopfschmerz:** In Intervallen gehäuft auftretender einseitiger Schmerz in der Augen-Schläfenregion, der experimentell durch Histamininjektionen ausgelöst werden kann. Horton war nicht der Erste, der diesen Kopfschmerz beschrieb, lieferte aber 1939 eine sehr ausführliche klinische Beschreibung von 84 Fällen, die seinen Namen mit dem Syndrom verbinden sollten. Robert Bing (1878–1956) war Neurologe in Basel.

• **Morbus Horton, Arteriitis temporalis:** Granulomatöse Entzündung der Aorta und ihrer großen Äste mit Bevorzugung der A. temporalis.

Howship, John

(1781–1841) Londoner Chirurg. Er litt selbst

unter Osteomyelitis des Schienbeins und soll die nach ihm benannten Lakunen an einem sequestrierten Stück seines eigenen Knochens studiert haben. Als er 1828 zum Mitglied des Rates des Royal College of Surgeons gewählt wurde, zog er in die Savile Row, damals die beste Adresse für Ärzte in London (heute die Straße der Haute Couture). Um allerdings die nächste Stufe der Karriereleiter zu erklimmen, die Wahl in den «Court of Examiners» des College, brauchte er eine Anstellung an einem der Lehrkrankenhäuser. Die konnte ihm glücklicherweise sein Nachbar in Savile Row besorgen, der Chirurg Thomas Pettigrew vom Charing Cross Hospital. Später stellte sich allerdings heraus, dass Howship dem Kollegen dafür 500 Pfund bezahlt hatte. Pettigrew musste für diese Bestechlichkeit seinen Posten als Senior Surgeon aufgeben, den daraufhin interessanterweise Howship selbst übernehmen durfte. Bestechung war offensichtlich im Gegensatz zu Bestechlichkeit kein Vergehen. Bei der Wahl zum «Court of Examiners» wurde allerdings trotzdem ein anderer bevorzugt. Kurz nach dieser Enttäuschung starb Howship an einer Blutung aus einem Wadenabszess, der mit seiner chronischen Osteomyelitis zusammenhing. Ob dies als eine psychosomatische Todesursache gelten kann, bleibt dahingestellt.

• **Howship-Lakunen:** Einbuchtungen in Knochenbälkchen, die von Osteoklasten ausgefüllt werden, die sich hier quasi in den Knochen hineinfressen. Die mehrkernigen knochenabbauenden Zellen haften mittels Microvilli an der Knochensubstanz und bilden eine von der Umgebung abgegrenzte Resorptionslakune. In dieser lassen sie ein saures Milieu entstehen, das die Resorption der Knochengrundsubstanz begünstigt.

Hunter, John

(1728–1793) Londoner Chirurg und Leibarzt König Georg III., der aufgrund seiner Forschungen und Publikationen oft als Begründer der wissenschaftlichen Chirurgie angesehen wird. Er demonstrierte die Bildung von Kollateralkreisläufen nach Gefäßunterbindungen, indem er einem Hirsch des Londoner *Richmond Park* die Carotis externa unterband und anschließend das Nachwachsen des Geweihs beobachtete. 1767 führte er angeblich einen gewagten Selbstversuch durch, um die Übertragbarkeit der Gonorrhöe zu beweisen. Er infizierte sich selbst mit Eiter von einem Gonorrhöe-Kranken, übertrug dabei aber auch versehentlich die Syphilis, an der er später schwer erkrankte. Er ist der Gründer des Hunter-Museums im Londoner *Royal College of Surgeons*, das noch heute eine beeindruckende Sammlung anatomischer Präparate beherbergt, trotz starker Dezimierung durch deutsche Bomben im Zweiten Weltkrieg. Er wandte die Technik seines Bruders William (siehe unten) so erfolgreich zur Einbalsamierung einer Frau an, dass der Witwer sie, in einem Glaskasten und mit ihrem schönsten Kleid, in der Eingangshalle seines Hauses aufstellen ließ. Nach späterer Wiederverheiratung fand dessen zweite Frau die Anwesenheit ihrer Vorgängerin jedoch als störend, so dass Letztere dem Hunter-Museum vermacht wurde, wo sie noch heute aufbewahrt wird.

Auch der Komponist Haydn machte in London Hunters Bekanntschaft und erwähnte im Gespräch mit ihm unvorsichtigerweise Nasenpolypen, die er sich aber trotz Hunters Vorschlag nicht operativ entfernen lassen wollte. Über einen anschließenden Besuch bei Hunter schrieb Haydn dann selbst: «Nach den ersten Komplimenten traten einige baumlange Kerls ins Zimmer, packten mich und wollten mich auf einen Stuhl setzen. Ich schrie, schlug um mich und trat so lange mit den Füßen, bis ich mich befreite und Herrn Hunter, der schon mit seinen Instrumenten zur Operation in Bereitschaft stand, begreiflich machte, daß ich mich durchaus nicht wolle operieren lassen. Er wunderte sich über meinen Eigensinn, und mir schien, er bedaure mich, daß ich nicht so glücklich sein wollte, seine Geschicklichkeit zu erproben.» In Zeiten ohne wirksame Anästhesie (↗ *Bigelow*) ist wohl Haydns Angst vor einer Operation genauso verständlich wie der Unwillen des Chirurgen, immer auf die Einwände des Patienten Rücksicht zu nehmen.

- **↗ Schreger-Hunter-Streifen**
- **Hunter-Kanal, Canalis adductorius:** Die Lücke zwischen M. vastus medialis und M. adductor magnus, durch die die Femoral-Gefäße in die Kniekehle ziehen.

Hunter, William

(1718–1783) Bruder von John Hunter, Londoner Anatom und Professor an der Royal Academy. Er machte bedeutende geburtshilfliche Forschungen, gab der Dezidua ihren Namen (die daher im Englischen auch den Namen Hunter's membrane trägt) und wurde 1762 mit dem Titel *Accoucheur to the Queen* (Geburtshelfer der Königin) versehen. Sein ganzes Leben war er vor allem Dozent. Er selbst sagte: «To acquire knowledge and communicate it to others has been the pleasure, the business and ambition of my life». Da er sich mit den Universitäten nicht über die Einrichtung eines anatomischen Museums einigen konnte und es andererseits großes Interesse an anatomischem Unterricht gab, eröffnete Hunter seine eigene Anatomie-Schule in der *Great Windmill Street* in London. Seine Sammlung anatomischer Präparate wurde nach seinem Tod nach Glasgow gegeben, wo sie noch immer zu sehen ist. William Hunter gilt als der Vater der modernen Leichenkonservierung. Er war einer der Ersten, der zur Konservierung Chemikalien in die Gefäße injizierte (wie es heute immer noch gemacht wird). Er benutzte dazu eine Mischung aus Lavendel- und Rosmarinöl, Zinnoberrot und Terpentin. Die Organe wurden entnommen, in der gleichen Flüssigkeit konserviert und in den Körper zurückverbracht, der schließlich mit flüssigkeitsentziehenden Salzen bedeckt wurde. Hunter hat gesagt, dass man mit der Leichenpräparation eine «necessary inhumanity» pflege, eine notwendige Unmenschlichkeit, die für die Anatomie und auch die Praxis der Medizin erforderlich sei.

- **Hunter-Band, Ligamentum teres uteri:** Seltene Bezeichnung für das runde Mutterband, das vom Tubenwinkel durch den Leistenkanal zieht und in die großen Labien ausstrahlt. Bei den Anatomen heißt es Lig. teres, bei den Gynäkologen Lig. rotundum.

Hunter, William

(1861–1937) Ein weiterer William Hunter. Er war schottischer Internist, der mehrere Bücher über Anämien verfasst hat und die meiste Zeit seines Berufslebens in London verbrachte.

- **Hunter-Glossitis, Glossitis atrophicans:** Bei Perniziöser Anämie kann es als Folge des Vitamin B12-Mangels durch die Störungen der Zellteilung auch zur Atrophie der Zungenpapillen kommen, bei der die Schleimhaut dünn und die Zunge dadurch glatt und rot wird und auch brennt. Trotz des Namens handelt es sich aber nicht um eine Entzündung.

Huntington, George

(1850–1916) Amerikanischer Allgemeinmediziner. Er wuchs auf Long Island auf, wo sein Vater eine Allgemeinpraxis betrieb, die er vom Großvater geerbt hatte. Nach dem Studium in New York und Weiterbildung in North Carolina und Ohio eröffnete Huntington eine Praxis in Dutchess County, ebenfalls im Staate New York.

- **Chorea Huntington, ↗ Veitstanz:** Autosomal dominant vererbte Form der Chorea, der eine Degeneration des Striatum, insbesondere des Nucleus caudatus, zu Grunde liegt. Meist um das 40. Lebensjahr beginnen unwillkürliche schleudernde Bewegungen sowie eine chronisch fortschreitende Demenz. Schon als Junge hatte Huntington seinen Vater auf Hausbesuchen begleitet und war dieser Krankheit begegnet: «I saw my first case of 'that disorder', which was the way the natives always referred to the dreaded disease.» Nach dem Studium kehrte er für eine Zeit in die väterliche Praxis zurück und begann, die Aufzeichnungen seines Vaters und Großvaters auszuwerten und eigene Fälle zu untersuchen, und veröffentlichte 1872 (er war erst 22) eine Beschreibung der Krankheit. Es blieb seine einzige Publikation.

• **Huntingtin:** Der Gendefekt, der der Chorea zu Grunde liegt, wurde 1983 auf Chromosom 4 lokalisiert. Es stellte sich heraus, dass das betroffene Gen schon normalerweise eine Region mit bis zu 30 «repeats» der Trinukleotid-Sequenz CAG enthält. Ab 40 repeats ist der «Besitzer» krank oder wird im Laufe seines Lebens krank werden. Das Gen kodiert für das Protein Huntingtin, und es wird zurzeit intensiv erforscht, wie zu viele repeats dieses Protein verändern und die Krankheit auslösen.

Huxley, Thomas Henry

(1825–1895) Londoner Mediziner und Naturforscher und einer der größten Förderer von ↗ *Darwins* Theorien zur Abstammung des Menschen vom Affen. Dies brachte ihm den Spitznamen «Darwin's bulldog» ein, denn Darwin selbst war eher zögerlich in der Verbreitung seiner Theorien. In einer berühmt gewordenen Diskussion von 1860 wurde Huxley von einem Bischof ironisch gefragt, ob er denn großväterlicherseits oder großmütterlicherseits vom Affen abstamme. Er entgegnete, dass er lieber von einem Affen abstamme als von einem Mann, der von der Natur mit großen Gaben ausgestattet sei, diese Gaben aber nur benutze, um eine wissenschaftliche Diskussion ins Lächerliche zu ziehen.

• **Huxley-Schicht:** Die mittlere Schicht der inneren Haarwurzelscheide

Hyrtl, Joseph

(1811–1894) Anatom in Prag und Wien. Sein Lehrbuch der Anatomie erlebte zwischen 1846 und 1884 siebzehn Auflagen und ist noch heute lesenswert. Er verfasste außerdem mehrere Werke zur anatomischen Terminologie mit oft heiter-ironischem Unterton, hielt virtuose Reden in lateinischer Sprache (mit denen er gern seine Kollegen in Verlegenheit brachte) und hatte großen Einfluss auf die ersten Ausgaben der Nomina anatomica (↗ *His*). Er war ein großer Gegner des Physiologen ↗ *Brücke*, da er die Vorrangstellung der Anatomie gegenüber der Physiologie gefährdet sah und auch dessen Experimente am lebenden Tier ablehnte. Folgerichtig fütterte er am Wiener Anatomischen Institut, in dem beide zeitweise gemeinsam arbeiteten, heimlich die Hunde, an denen Brücke Hungerversuche machte (und sich über die paradoxe Gewichtszunahme wunderte). Er warnte aber auch ganz öffentlich in einer Rektoratsrede von 1865 vor dem aufkommenden Materialismus in der Medizin.

Durch Verkauf seiner kunstvollen Präparate und seiner Bücher wurde er sehr reich, stellte sein Vermögen aber fast nur karitativen Zwecken zur Verfügung. Seine Stiftung für ein Waisenhaus in Mödling südlich von Wien existiert noch heute. ↗ *Verheyen*, ↗ *Langer*

• **Hyrtl-Muskel:** Verschiedentlich werden der M. iliopsoas und auch der variable M. styloauricularis so bezeichnet.

• **Hyrtl-Plexus, Plexus thyroideus impar:** Der Venenplexus unterhalb des Schilddrüse.

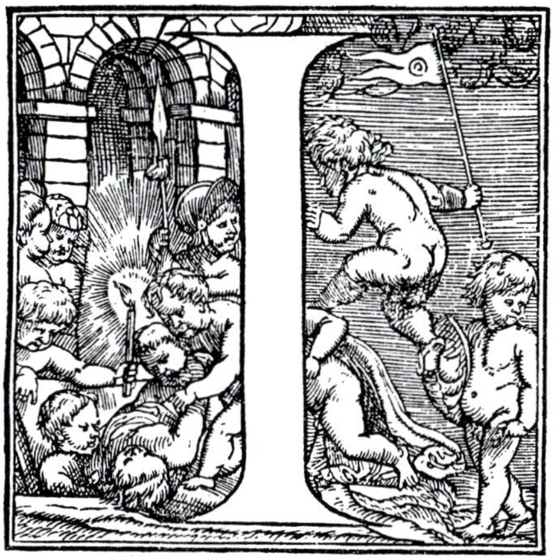

I

Iris

Göttin des Regenbogens, Tochter von Thaumas und Elektra. Als Götterbotin entspricht sie dem Merkur der Männer. Sie bewegt sich mit der Schnelligkeit des Windes und zieht bei ihren Reisen vom einen Ende der Welt zum anderen am Himmel einen Regenbogen hinter sich her. Obwohl sie die Schwester geflügelter Ungeheuer ist, wurde sie als schönes Mädchen dargestellt, oft mit einer Art Heiligenschein über dem Kopf.

• **Iris, Regenbogenhaut:** Die verstellbare «Blende» des Auges. Ihre Farbe rührt nicht vom Pigmentepithel auf ihrer Hinterfläche her, sondern von Pigmenteinlagerungen im Stroma. Bleibt diese Einlagerung weitgehend aus, bleibt die Iris wie bei der Geburt blau. Wenn bei Albinismus auch das hintere Pigmentepithel kein Pigment enthält, scheint das Augeninnere rot durch. Der Begriff Iris wurde erstmals 1721 für das Auge verwendet.

Ito, Toshio (1904–1991)

Japanischer Histologe mit Tätigkeiten in Tokio und an der Gunma-Universität in Maebashi (westlich von Tokio).

• **Ito-Zelle, Perisinusoidale Sternzelle:** Eine Zelle in der Wand des ↗ *Disse*-Raums der Leber, deren viele Lipidtropfen auch fettlösliche Vitamine, vor allem Vitamin A, speichern und die mit langen zytoplasmatischen Fortsätzen der endothelialen Wand der Sinusoide von außen anliegt. Schon von ↗ *Kupffer* scheint sie 1876 beschrieben, allerdings zunächst mit der anderen, später nach ihm benannten Sternzelle verwechselt zu haben. Anfang der 1950er-Jahre entdeckte Ito diese Zelle neu und nannte sie *shibô-chozô saibô* (Fettspeicherzelle). Interessanterweise scheint seine Originalpublikation in einer japanischen Zeitschrift auf deutsch erschienen zu sein (↗ *Disse*). Seither hat die Forschung dieser Zelle verschiedene Funktionen und auch viele Namen zugeschrieben, z. B. Perizyt, Interstitialzelle, Perisinusoidalzelle, Körnerzelle, Lipozyt, metallophile Zelle oder Arachnozyt. Die geläufigsten sind perisinusoidale Sternzelle und Ito-Zelle geblieben. Inzwischen ist bekannt, dass die Zelle neben ihrer Rolle im Vitamin A- und Fett-Stoffwechsel bei toxischer Schädigung, z. B. durch Alkohol, kollagene Fasern bilden kann, also zum zirrhotischen Leberumbau beiträgt.

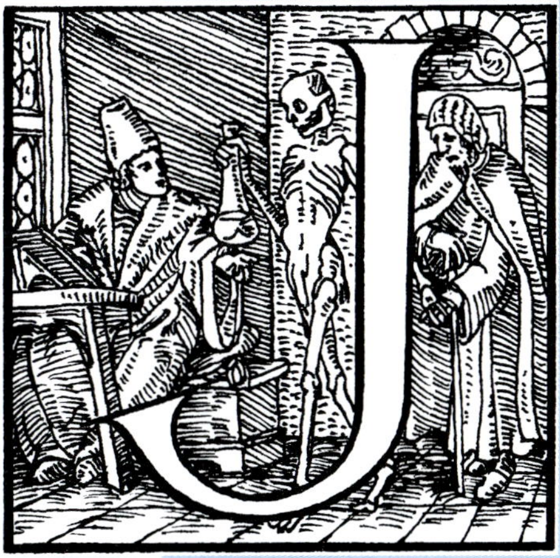

J

Jaboulay, Mathieu

(1860–1913) Chirurg in Lyon. Er wurde vor allem für seine ersten Versuche zur Nierentransplantation am Menschen bekannt. 1906 transplantierte er (allerdings erfolglos) je eine Schweine- und eine Ziegenniere in die Ellenbeuge von zwei Patienten mit Niereninsuffizienz. Sein Schüler Alexis Carrel erhielt 1912 den Nobelpreis für Versuche zu Gefäßnaht und Organtransplantation. Jaboulay kam bei einem Eisenbahnunglück ums Leben.

• **Jaboulay-Operation:** ↗ *Winkelmann*

Jackson, John Hughlings

(1835–1911) Londoner Neurologe, manchmal «Vater der britischen Neurologie» genannt. In das Fach Neurologie wechselte er, nachdem er selbst eine Fazialisparese (↗ *Bellsche* Lähmung) entwickelt hatte. Auch soll ↗ *Brown-Séquard*, der gerade einmal kurzzeitig am National Hospital for the Paralysed and Epileptics arbeitete, ihn davon überzeugt haben, sein Kollege zu werden. Er schrieb sehr viel, allerdings in einem wirren und repetitiven Stil, der von seinen Kollegen ironisch mit Gottes Liebe verglichen wurde, da er sich ebenfalls «jedem Verständnis entzieht». Er war wohl überhaupt ein kurioser Kauz, der weder Musik, Sport, gutes Essen noch Menschen mochte und diverse Eigenarten entwickelte. So zerriss er zum Beispiel all die Teile von Büchern, die ihn nicht interessierten. Von ihm stammt der berühmte Satz «Der Kortex kennt keine Muskeln, sondern nur Bewegungen», was im Grunde die Situation des guten Marionettenspielers beschreibt, der seine Aktionen auch nicht nach der Lage der Fäden seiner Puppe ausrichtet, sondern nach dem Endergebnis, den sichtbaren Bewegungen (wobei natürlich der Kortex das Ergebnis nicht «sieht», sondern über die Tiefensensibilität zurückgemeldet bekommt). Aus dem Satz folgt natürlich auch, dass Medizinerinnen und Bodybuilder mehr wissen als ihr eigener Kortex. Dies ist allerdings keine von Jackson überlieferte Schlussfolgerung.

• **Jackson-Anfälle, Motorische einfach-partielle Anfälle:** Fokale epileptische Anfälle ohne Bewusstseinsverlust, bei denen sich die Muskelkontraktionen von distal auf die ganze betroffene Körperhälfte ausdehnen (so genannter «march of convulsions»). Sie sind immer Ausdruck einer umschriebenen Hirnläsion. Jacksons Frau soll an einem Schlaganfall mit assoziierten Jackson-Anfällen gestorben sein. Ob wir dieser traurigen Tatsache seine Beschreibung verdanken, habe ich allerdings nicht herausfinden können.

Jacobson, Ludwig Levin

(1783–1843) Anatom in Kopenhagen.

• **Jacobson-Organ, Organum vomeronasale:** Eine spezialisierte Zellanhäufung in der Nasenschleimhaut, die beim Menschen im Embryonalstadium sichtbar ist und bei etwa einem Drittel der Erwachsenen als kurzer Blindsack des Nasenseptums erhalten bleibt. Bei vielen Tieren ist das Jacobson-Organ ein zusätzlicher olfaktorischer Sensor und wird mit der Wahrnehmung von Pheromonen in Verbindung gebracht. Es ist vermutet worden, dass Reizung dieser Sinneszellen dem menschlichen Säugling bein Finden der mütterlichen Brustwarze hilft, die ja von «Duftdrüsen» umgeben ist. Beim erwachsenen Menschen ist allerdings im Bereich des rudimentären Organs kein Nerven- oder Sinnesgewebe mehr zu finden. Der nachgewiesene Einfluss bestimmter Achselschweiß-Gerüche auf den weiblichen

Menstruationszyklus muss also über die normale Riechschleimhaut vermittelt werden.

- **Jacobson-Anastomose:** Der komplizierte Weg parasympathischer Fasern zur Ohrspeicheldrüse: Er führt vom N. glossopharyngeus als N. tympanicus (der Jacobson-Nerv) über den Plexus tympanicus und den N. petrosus minor zum Ganglion oticum und von dort nach Umschaltung über den N. auriculotemporalis und die Verzweigungen des N. facialis in die Drüse.

Jakob, Alfons Maria

(1884–1931) Hamburger Neurologe bayrischer Abstammung. Er war als Nachfolger von ↗ *Kaes* Prosektor und Hirnforscher an der Irrenanstalt (später: Krankenanstalt) Friedrichsberg in Hamburg-Barmbek. Mit Gründung der Hamburger Universität 1919 wurde diese Anstalt auch Universitätsklinik und ihre Laboratorien zu einem der größten Forschungszentren auf ihrem Gebiet in Deutschland. Eine Quelle behauptet, Jakob sei hier zum großen Experten für Neurosyphilis geworden, weil er eine 200-Betten-Abteilung nur für diese Erkrankung unter sich gehabt habe. Beschreibungen der Anstalt Friedrichsberg aus den 1920er-Jahren erwähnen eine solche Abteilung allerdings nicht. Trotzdem kann man natürlich davon ausgehen, dass es in einer solchen Anstalt genug «Anschauungsmaterial» zu den Spätfolgen der Neurosyphilis gegeben haben wird. Was in den Beschreibungen allerdings auftaucht, sind viele Laboratorien, eine anatomische Sammlung, Tierställe für Versuchstiere (↗ *Kaes*) sowie die Bemerkung des Anstaltsleiters Weygandt, die Laboratorien würden zahlreich «von deutschen und ausländischen Ärzten aufgesucht, wobei für letztere selbstverständliche Voraussetzung ist, daß sie der deutschen Kultur freundschaftliche Gesinnung entgegenbringen». Davon konnte man anscheinend nach dem Ersten Weltkrieg nicht mehr selbstverständlich ausgehen (↗ *Aschoff*).

Jakob zog sich 1924 eine chronische Osteomyelitis des Femur zu, was ihn aber nicht davon abhielt, 1928 auf Vortragsreise in die USA und Südamerika zu gehen und eine Arbeit über die Neuropathologie des Gelbfiebers zu schreiben. 1931 verursachte die Osteomyelitis einen retroperitonealen Abszess, dessen operative Behandlung er nicht überlebte.

- ↗ **Creutzfeldt-Jakob-Krankheit**

Jendrassik, Ernö

(1858–1921) Budapester Professor der Allgemein- und Neuropathologie, der wie so viele Reflex-Spezialisten auch bei ↗ *Charcot* und ↗ *Marie* an der Pariser Salpêtrière gearbeitet hat.

- **Jendrassik-Handgriff:** 1885, als Jendrassik noch Assistent in der Inneren Medizin in Budapest war, beschrieb er, dass das «Kniephänomen», also der Patellarsehnenreflex (↗ *Erb*), besser ausgelöst werden kann, wenn die Patientin aufgefordert wird, die Zeigefinger ineinander zu verhaken und kräftig auseinander zu ziehen. Später ist die Meinung vertreten worden, dieses Phänomen beruhe allein auf der Ablenkung des Patienten, aber schon Jendrassik vermutete einen direkten Einfluss von Reflex-fernen Muskelkontraktionen auf den Reflexbogen. Dieser Ansicht ist man auch heute noch und nennt dies im Deutschen gern Reflexbahnung. Es hat sich seither gezeigt, dass die Art der Muskelkontraktion irrelevant ist (Fäuste ballen oder Zähne zusammenbeißen hat den selben Effekt) und dass sogar schon Millisekunden vor der eigentlichen Kontraktion der bahnende Effekt eintritt.

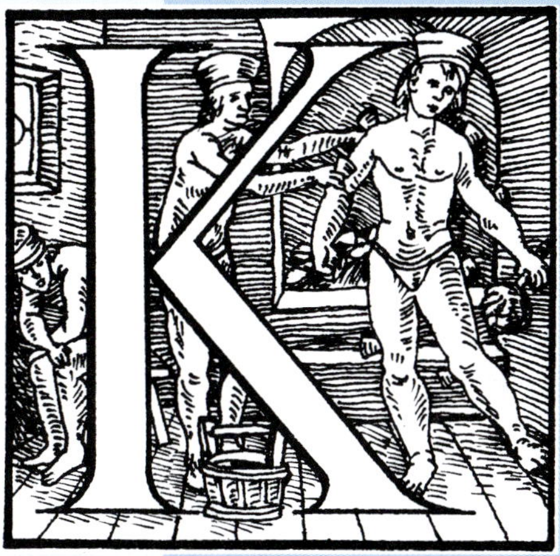

K

Kallmann, Franz Josef

(1897–1965) Psychiater in Berlin und New York. Er war Sohn eines Arztes, der vom Judentum zum Christentum konvertierte. Als junger Soldat im ersten Weltkrieg wurde er zwei Mal schwer verwundet. Nach dem Studium in Breslau arbeitete er in verschiedenen psychiatrischen Kliniken, ab 1928 in Berlin. Er interessierte sich vor allem für die Genetik der Schizophrenie und trug in Berlin in zehn Jahren Daten von 1087 Schizophrenie-Patienten und 13 851 Verwandten zusammen. Anhand seiner Untersuchungen vermutete er einen rezessiven Erbgang. Er konnte diese allerdings in Deutschland wegen seiner jüdischen Vorfahren nicht mehr veröffentlichen, obwohl seine genetische Sicht den medizinischen Vorstellungen der NS-Erbbiologie durchaus entsprach. Kallmann hatte sogar geäußert, dass ihm das *Gesetz zur Verhütung erbkranken Nachwuchses* von 1933 nicht weit genug gehe, und hatte Zwangssterilisationen von Schizophrenen und ihren Angehörigen gefordert. Dies hätte allerdings die Sterilisation von etwa 5 % der Bevölkerung bedeutet, was selbst den glühendsten Verfechtern der neuen Politik zu weit ging. Obwohl er sich selbst nicht als Jude fühlte, musste er 1936 auswandern. Er ging nach New York, wo er weiter in der Psychiatrie arbeitete. Er gründete die erste Abteilung für psychiatrische Genetik in den USA, stieß aber auf relativ wenig Anerkennung, da im Gefolge der deutschen Rassenhygiene die Genetik in der Nachkriegszeit in einem schlechten Ruf stand.

Kallmann schrieb 1947 über den Rassenhygieniker Ernst Rüdin, einen Vordenker und Organisator der NS-Zwangssterilisationen, der ihn vor und bei seiner Auswanderung noch tatkräftig unterstützt hatte: «Der Fortschritt der Wissenschaften braucht selbstredend Menschen wie Dr. Rüdin, aber einem etwaigen politischen Engagement ihrerseits sollte ausreichend vorgebeugt werden. ... Wenn er denn bestraft werden müsste, so ist er genug bestraft durch den völligen Zusammenbruch seiner wissenschaftlichen Traumwelt und die unwiderrufliche Schädigung seiner wissenschaftlichen Reputation.... Ich hoffe ehrlich, dass ihm die Möglichkeit gegeben wird, den Rest seiner Tage als demütiger, aber freier Mensch zu fristen, der über das philosophische Ideal der Freiheit des Individuums und die als relativ anzusehenden Werte der Gesundheit und des Glücks der Menschheit nachsinnen kann.» Rüdin wurde zwar sein Schweizer Bürgerrecht aberkannt, er blieb aber bis zu seinem Tod 1952 auf freiem Fuß.

- **Kallmann-Syndrom:** Anosmie und Hypogonadismus mit rezessivem X-chromosomalem Erbgang. 1989 wurde festgestellt, dass der grundlegende Defekt in der embryonalen Riechplakode liegt. Dieser Defekt führt zu einer Aplasie der Bulbi olfactorii sowie zu einem Mangel an LH-RH-produzierenden Zellen, die offensichtlich normalerweise aus der Riechplakode in den Hypothalamus einwandern.

Kaposi, Moritz Kohn

(1837–1902) Wiener Dermatologe. Als Moriz Kohn in Kaposvar in Ungarn geboren. Er änderte seinen jüdischen Namen, als er in Wien die Tochter seines (katholischen) Chefs Ferdinand von Hebra heiratete.

In der Wiener Medizinischen Wochenschrift veröffentlichte Kaposi 1872 den Fall eines von Kopf bis Fuß tätowierten Mannes, nicht so sehr, weil er als krank galt, sondern mehr als dermatologische Kuriosität. Als solche hatte er den Mann schon 1870 in einer Versammlung der Medizinischen Gesellschaft vorgestellt, und auch von Hebra hatte ihn bereits in seinen *Atlas der Hautkrankheiten* aufgenommen. Kaposi beschrieb im Detail die auf der Haut dargestellten Figuren, Schriftzeichen und Ornamente und hielt fest, dass nur die Unterfläche des Penis, das Skrotum und die Fußsohlen von Tätowierungen ausgespart waren. Er schien auch die Geschichte des Mannes zu glauben, der behauptete, er sei in Birma Gefangener gewesen und wäre dort zur Strafe für Schmuggel oder Seeräuberei zwangsweise tätowiert worden, um seine Landsleute von ähnlichen Taten abzuschrecken. Andere Darstellungen entlarven diese Geschichte als geschickt erfundene Legende. Der Mann, ein gewisser Georg Konstantin, hatte sich wirklich in Birma tätowieren lassen, um dann – mit Unterstützung der dazu erfundenen Geschichte – in Europa im wahrsten Sinne des Wortes seine Haut zu Markte zu tragen. Immerhin eine recht mutige Geschäftsidee, denn ein Zurück gab es für diese Form der Ich-AG natürlich nicht. Er hatte aber großen Erfolg, der Zirkus Barnum zahlte ihm zeitweise 1000 Dollar pro Woche für die Auftritte in seiner Freakshow.

• **Kaposi-Sarkom, Haemangiosarcoma haemorrhagicum multiplex:** Bösartiges Angiosarkom, das typischerweise an der Haut der Füße und Unterschenkel mit multiplen Knötchen und Plaques beginnt. Als seltene endemische Form betrifft es vor allem mediterrane Völker und Juden und verläuft relativ langsam. Die epidemische Form ist eine häufige Erkrankung von AIDS-Patienten und deutlich aggressiver. Sie ist mit Herpesvirus-Infektion (HHV-8) assoziiert.

Kaes, Theodor

(1852–1913) Er war nach dem Studium in München Psychiater in der Anstalt St. Gilgenberg bei Bayreuth, später dann an der Irrenanstalt Friedrichsberg in Hamburg-Barmbek. Hier wurde für ihn 1899 die erste «Irrenanstaltsprosektorstelle» in Deutschland eingerichtet, die er bis zu seinem Tod durch Schlaganfall ausfüllte. Dass in den großen psychiatrischen Kliniken, die noch Irrenanstalten hießen, Forschungslabors und anatomische Sammlungen eingerichtet wurden, war ein Schritt in der Entwicklung dieser Einrichtungen von Verwahranstalten mit Gefängnis-Charakter zu «normalen» Krankenanstalten, einer Entwicklung, die mit der Forderung des französischen Revolutionsarztes Phillipe Pinel nach der «Befreiung der Geisteskranken von ihren Ketten» begonnen hatte. So heißt es in einer Beschreibung der Hamburger Anstalt von 1922 ausdrücklich, dass man Eisengitter vor den Fenstern entfernt und hohe Mauern durch weniger auffällige Gräben ersetzt habe. Außerdem erhielt Kaes die Prosektorenstelle zu einer Zeit, in der man in der Folge ↗ *Brocas* versuchte, das «Irresein» zu entmystifizieren und als Krankheit des Gehirns aufzufassen, die anatomisch zu lokalisieren sein müsse. Entsprechend wurde die Irrenanstalt Friedrichsberg 1918 in Staatskrankenanstalt umbenannt.

• **Kaes-↗Bechterew-Streifen, Stria laminae granularis externae:** In Schicht III des Isokortex (äußere Körnerschicht) tangential zur Hirnoberfläche verlaufende Nervenfasern, die durch ihre Myelinisierung in der Markscheidenfärbung als Streifen auffallen. Dieser «Markfaserplexus» ist besonders ausgeprägt in den so genannten Gürtelfeldern, den sekundären Rindenfeldern, die primäre Rindenareale umgeben. Gelegentlich werden auch die sichtbaren, radiär verlaufenden Markfaserbündel als Kaes-Streifen benannt (dann ohne die Assoziation mit Bechterew). Meine Versuche, zu diesen Streifen mehr Informationen im Internet zu finden, brachten leider nur Hinweise auf Kochrezepte hervor.

Keith, Arthur

(1866–1955) Schottischer Anatom und Anthropologe. Nach dem Medizinstudium in

Aberdeen arbeitete er zunächst drei Jahre als Arzt bei einem thailändischen Goldminen-Unternehmen. Dort verdiente er nicht nur Geld für seine Weiterbildung in England, sondern war auch auf der Suche nach einem Thema für seine Doktorarbeit. Da Malaria ein großes Problem in Thailand war, beschloss er, zu untersuchen, ob die reichlich vorhandenen Affen im Urwald um das Goldbergwerk auch von Malaria befallen waren. Zu diesem Zweck schoss er einen Affen und sezierte ihn. Er fand zwar keine Malaria, aber die vielen anatomischen Unterschiede zum Menschen weckten sein Interesse. Nach drei Jahren kehrte er mit acht dicken Skizzenbüchern mit Notizen zu 60 Sektionen zurück, auf denen er seine Dissertation aufbauen konnte: *The Myology of the Catarrhini: A Study in Evolution.* Ab 1900 war er Professor am Royal College of Surgeons in London und von 1908 bis 1934 Leiter des dortigen Museums (↗ *Hunter*).

Keith war 1912 einer der ersten Untersucher eines sensationellen prähistorischen Schädelfundes im südenglischen Piltdown. Der «erste Engländer», wie einige ihn nannten, hatte einen sehr menschenähnlichen Schädel, aber einen eher affenartigen Unterkiefer und sollte daher das «missing link» in der Evolution vom Affen zum Menschen darstellen. Erst in den 1950er-Jahren wurde der Piltdown Man als Fälschung entlarvt, und es gibt Vermutungen, dass Keith selbst seine Finger im Spiel hatte, da er dringend eine Bestätigung seiner Evolutionstheorien brauchte. Es handelt sich aber nur um Vermutungen und Keith war zu diesem Zeitpunkt auch schon längst in den Adelsstand erhoben worden.

• **Keith-↗ Flack-Knoten, Nodus sinuatrialis, Sinusknoten:** Der natürliche Schrittmacher und Ausgangspunkt des Erregungsleitungssystems am Herzen. Einige englische Medizin-Wörterbücher behaupten, dass der Sinusknoten in Deutschland auch ↗ *Koch*-Knoten genannt werde, aber das können wir Deutschen nicht bestätigen. Zur Entdeckung des Sinusknotens: ↗ *Flack.*

Kerckring, Theodor

(1640–1693) Arzt in Amsterdam und Hamburg. Er wandte sich gegen das Rauchen, das in Mitteleuropa im 16. Jahrhundert Einzug gehalten hatte. Während es unter den Ärzten auch Befürworter gab, die den Tabakgenuss als gesundheitsfördernd ansahen, fanden andere eindeutige Beweise dagegen. So wurde zum Beispiel behauptet, der Tabakrauch dringe direkt durch die Siebbeinplatte in das Gehirn ein und lasse die Hirnrinde schwarz werden. Kerckring schrieb in einem Buch von 1670, er habe bei der Sektion von Rauchern schwarz gefärbte Zungen gesehen, die giftig rochen, außerdem sei die Luftröhre mit Ruß verstopft gewesen wie ein altes Ofenrohr und die Lungen habe er trocken und bröckelig vorgefunden. Fast alle inneren Organe hätten den Eindruck gemacht, als sei ein Feuer in ihnen angezündet worden.

• **Kerckring-Falten, Plicae circulares:** Die Ringfalten des Dünndarms, welche die Schleimhautoberfläche um etwa 50 % vergrößern.

Key, Ernst Axel Henrik

(1832–1901) Stockholmer Pathologe, Schüler des älteren und Lehrer des jüngeren ↗ *Retzius.* Als er seine Professur am Karolinska-Institut übernahm, war dieses in Schweden nicht akademisch anerkannt und nur die Universitäten von Lund und Uppsala konnten Mediziner promovieren. Key bemühte sich zeitlebens und sehr erfolgreich um die Stellung des Instituts und war auch beteiligt an der Gründung der Stockholmer Universität. Insbesondere konnte er aber die Vergabe des Nobelpreises für Physiologie und Medizin an das Karolinska-Institut binden. Als Alfred Nobel 1896 gestorben war, waren seine Nachfahren mit dem Testament unzufrieden, aber auch viele Schweden sahen in der Vergabe von Preisen an internationale Wissenschaftler eine zu wenig patriotische Geste. Key konnte seine Kollegen und Landsleute überzeugen, die Preise im Sinne Nobels zu vergeben und dem Karolinska-Institut seine heutige Rolle darin zu geben. 1901, nur zwei Wochen vor Keys Tod, wurde dann der erste Nobelpreis für Medizin an Emil von Behring übergeben. Allerdings dauerte es noch einmal fünf Jahre, bis das Karolinska-Institut auch Doktorentitel verleihen durfte.

• **Key-↗ Retzius-Foramen, Apertura lateralis ventriculi quarti:** ↗ *Luschka.* Key und Retzius zeigten in einer großen gemeinsamen Arbeit über die Liquorzirkulation 1875, dass ein in den Subarachnoidalraum injizierter Farbstoff in die Arachnoidalzotten (↗ *Pacchioni*) gelangt, diese sich bei erhöhtem Injektionsdruck aufrichten und der Farbstoff dann auch ins Blut übergeht. Sie erhielten damit den ersten Hinweis darauf, dass in den Zotten die Liquorresorption ins Blut stattfindet.

Kiesselbach, Wilhelm

(1839–1902) Erlanger Ohrenarzt. Sein Studium in Göttingen, Marburg und Erlangen musste er mehrfach unterbrechen, zunächst wegen eines komplizierten Beinbruchs und, wie es heißt, wegen einer langwierigen Krankheit mit schmerzhafter Daumenballenatrophie (vielleicht ein Karpaltunnelsyndrom?) sowie schließlich wegen des Deutsch-Französischen Krieges. Daher schloss er erst mit 35 Jahren sein Studium ab. Er arbeitete dann in Erlangen als Assistent in der Inneren, dann in der Chirurgie, und spezialisierte sich in der Chirurgischen Klinik auf Ohrenkrankheiten. Seine «Ohrenklinik» war nicht mehr als ein Raum der Chirurgischen Klinik, der gleichzeitig als Ambulanz und Kursraum dienen musste. Um bessere Räume zu erhalten, schilderte er 1881 seine Arbeitsbedingungen: «Dieses Wartezimmer ist ein kleiner Raum von nicht ganz 18 Quadratmeter Grundfläche. Nachdem von 10 Uhr vormittags an die poliklinischen Patienten sich in demselben aufgehalten haben, kann derselbe zwar gereinigt, aber, wenigstens im Winter, nicht gelüftet werden, da um diese Zeit nicht geheizt werden kann. Es muß also zunächst die Vorlesung in dem eben aufgewaschenen Zimmerchen in der schon vorher verdorbenen Luft abgehalten werden – in einem Raume, welcher kaum hinreichend Platz hat, um auch noch die zur Erlernung der Untersuchung nöthigen Patienten unterbringen zu können.» Er wurde 1888 der erste Erlanger Professor für Ohrenkrankheiten und ein Jahr später Leiter der ersten Ohrenklinik. Erst jetzt konnte er auch aus dem alten Wartezimmer in bessere Räume ziehen. Obwohl er offiziell «nur» Professor der Ohrenheilkunde war, beschäftigte er sich auch mit den Nasen- und Rachenerkrankungen. Er starb an einem Erysipel, das er sich bei der Arbeit zugezogen hatte.

• **Locus Kiesselbachii, Kiesselbach-Ort:** Region im Bereich des vorderen Nasenseptums an der Grenze vom Nasenvorhof zur eigentlichen Nasenhöhle, von der 80 % bis 90 % aller Fälle von Nasenbluten ausgehen, weil hier eine sehr dünne Schleimhaut über einem ausgedehnten Venengeflecht liegt. Im Englischen wird der Gefäßplexus selbst mit Kiesselbachs Namen belegt, während das Areal «Little's area» heißt.

Killian, Gustav

(1860–1921) Professor der Hals-Nasen-Ohren-Heilkunde in Freiburg und Berlin. Er gilt als Vater der Bronchoskopie, weil er 1897 als Erster mit einem starren Instrument – einem Ösophagoskop nach ↗ *Mikulicz* – in die Luftröhre einging, um bei einem Bauern einen aspirierten Knochensplitter hervorzuholen. 1901 schrieb er eine historische Arbeit über die Entwicklung der Gastroskopie. An der Freiburger Medizinischen Klinik fand er noch die alten Instrumente, mit denen ↗ *Kußmaul* die ersten Versuche zur Magenspiegelung angestellt hatte, und konnte sich selbst von der unzureichenden Beleuchtung überzeugen, die Kußmaul zum Abbruch seiner Versuche gezwungen hatte.

• **Killian-Dreieck:** Ein muskelschwaches

Dreieck zwischen den queren und schrägen Fasern der untersten Anteile der Rachenmuskulatur (Pars cricopharyngea). Es liegt damit direkt oberhalb des so genannten oberen Ösophagus-Sphinkters und ist Durchtrittsstelle der ↗ *Zenker*-Divertikel.

Kimmelstiel, Paul Herbert

(1900–1970) Pathologe in Hamburg und den USA. 1930 wurde er Professor der Pathologie in Hamburg-Eppendorf. Als Jude musste er 1933 fliehen und emigrierte mit seiner Frau und zwei kleinen Kindern in die USA, wo er in Harvard bei ↗ *Mallory* eine Stelle als Pathologe fand. Später bekleidete er noch Professorenstellen in Milwaukee und Oklahoma. In Harvard stieß er auch auf Clifford Wilson (1906–1997), einen Londoner Internisten, der zeitweise in Harvard lehrte.

• **Kimmelstiel-Wilson-Syndrom, diabetische Glomerulosklerose:** Diabetes-typische Nierenfunktionsstörung mit Verdickung der Basalmembran der Glomerulus-Kapillaren.

Kirschner, Martin

(1879–1942) Chirurg in Greifswald, Königsberg, Tübingen und Heidelberg. Als Schüler Trendelenburgs gelang ihm 1924 in Königsberg die erste erfolgreiche ↗ *Trendelenburg*-Operation, was er seinem Lehrer noch kurz vor dessen Tod berichten konnte. Dem Ruf nach Heidelberg folgte er erst, nachdem man ihm einen Klinikneubau zugesichert hatte. Dieser konnte dann 1939 auch tatsächlich bezogen werden und beherbergt noch immer die chirurgische Universitätsklinik.

• **Kirschner-Draht:** Geringgradig biegsamer, zugespitzter Draht aus rostfreiem Stahl, der von außen in Knochen gebohrt und damit zur Extension an großen oder zur Osteosynthese an kleinen Knochen eingesetzt werden kann.

Klebs, Theodor Albrecht Edwin

(1834–1913) In Königsberg geborener Bakteriologe. Er arbeitete in Königsberg, Berlin, Bern, Würzburg, Prag, Zürich, Karlsruhe, Straßburg, Asheville in North Carolina, Chicago, Hannover, Berlin und Lausanne und starb in Bern. Es ist gesagt worden, Klebs sei bei jedem Fortschritt in der Bakteriologie bei den Ersten gewesen, hatte aber das Pech, all jene Entdeckungen immer knapp zu verpassen, die sich später als richtig herausstellten. Immerhin konnte er aber gemeinsam mit Löffler den Diphtherie-Erreger isolieren. Für ihn waren Erregerbefall und ausgelöste Krankheit praktisch identisch, was ihn in Gegensatz zu ↗ *Virchows* Zellularpathologie brachte, für die das Wesen der Krankheit in den Veränderungen der Zellen des Wirtsorganismus lag.

• **Klebsiella:** Eine Gattung der Enterobacteriaceae. Die häufigste Art, Klebsiella pneumoniae, ist der Auslöser der Friedländer-Pneumonie, einer Herdpneumonie, die vor allem immunsupprimierte Patienten trifft. Carl Friedländer (1847–1887) war Berliner Pathologe (↗ *Gram*).

Klinefelter, Harry Fitch jun.

(1912–1990) Amerikanischer Endokrinologe. Nach dem Studium an der Johns Hopkins Medical School in Baltimore erforschte er in einem Labor der Harvard Medical School in Boston den Sauerstoffverbrauch der Nebenniere. Nachdem er es allerdings geschafft hatte, bei seiner Arbeit mehrere teure Geräte zu zerstören, bat man ihn, sich nach einer Stelle ohne Laborarbeit umzusehen. So landete er bei dem Endokrinologen Albright am Massachusetts General Hospital, wo er durch klinische Untersuchungen «sein» Syndrom definierte. 1943 kehrte er zurück nach Baltimore, wo er später Professor der Inneren Medizin wurde. Ob man ihn dort wieder ins Labor ließ, ist nicht bekannt.

• **Klinefelter-Syndrom:** Männlicher Hypogonadismus mit Hodenatrophie, Gynäkomastie, Infertilität und überdurchschnittlicher Körpergröße. Dass Patienten mit diesem Syndrom einen XXY-Chromosomensatz haben, wurde erst 1956 durch ↗ *Barr* gezeigt, natürlich durch Nachweis von Barr-Körperchen.

Klumpke, Augusta Marie, verh. Dejerine-Klumpke

(1859–1927) Pariser Neurologin, die in San Francisco geboren wurde. Als sie 12 Jahre alt war, ging die Mutter mit ihren sechs Kindern nach Genf. Später zog man nach Paris, wo Klumpke nach einigem männlichem Widerstand zum Studium an der medizinischen Fakultät zugelassen wurde. Erst 1875 war die erste Frau in Frankreich Doktor der Medizin geworden und das Studium für Frauen war längst noch nicht üblich. Klumpke schlug sich durch und wurde 1887, nicht ohne spezielle Intervention des Bildungsministers beim Klinikleiter, als erste Frau *Interne*, eine Stellung, die etwa dem deutschen AiP oder dem englischen House Officer entspricht. Sie heiratete 1890 ihren Lehrer ↗ *Dejerine* und die beiden entwickelten eine produktive Forscher-Partnerschaft. Klumpke, jetzt Madame Dejerine-Klumpke, hatte große Fertigkeiten in der Illustration von Befunden und in der Herstellung histologischer Schnitte. Auch wenn ihr Beitrag zu den Publikationen ihres Mannes meist anonym blieb, veröffentlichte sie doch viele Arbeiten unter eigenem Namen. Nach dem Tod ihres Mannes richtete sie ein Musée Dejerine ein.

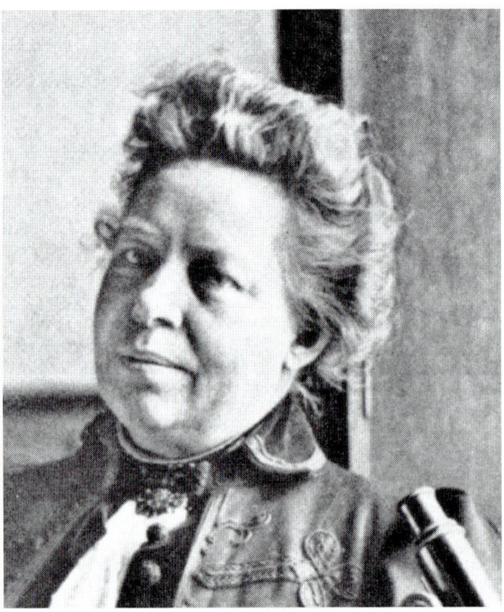

Augusta Klumpke-Dejerine

- **Klumpke-Lähmung, Dejerine-Klumpke-Lähmung, Untere Armplexuslähmung:** Bei dieser durch Trauma oder ↗ *Pancoast*-Tumoren verursachten Schädigung sind die Wurzeln C8-Th1 betroffen. Die Folge sind Lähmungen der Fingerbeuger und kleinen Handmuskeln. Die Erkrankung trägt meist zu Recht Klumpkes Mädchennamen, da diese die Beschreibung schon als Studentin publizierte, also vor ihrer Heirat.

Knaus, Hermann Hubert

(1892–1970) Österreichischer Gynäkologe. Nach dem Studium stieg er in Graz bis zum Professor der Gynäkologie auf. Seine wissenschaftliche Arbeit brachte ihm 1934 den Ruf an die Deutsche Universität in Prag (↗ *Hering*). Man kann Knaus, der 1939 in die NSDAP eintrat und zeitweise auch Dekan der Fakultät war, sicher nicht als Widerstandskämpfer bezeichnen. Trotzdem kommen zwei tschechische Historikerinnen 2001 zu dem Schluss, Knaus scheine «eine der sympathischsten Personen der Deutschen Universität im Schatten des Hakenkreuzes» gewesen zu sein. Zu diesem Urteil trug bei, dass Knaus sich den tschechischen und jüdischen Medizinern gegenüber weitgehend kollegial verhielt und dass er sich als Dekan vehement – allerdings vergeblich – gegen die Berufung eines bekanntermaßen unfähigen Berliner Chirurgen wehrte, der allein aufgrund seiner politischen Einstellungen den Lehrstuhl für Chirurgie erhielt.

1945 musste Knaus die Prager Universität verlassen, auch wenn er gern geblieben wäre und öffentlich behauptete, er sei kein deutscher, sondern tschechoslowakischer Professor. Nach kurzen Tätigkeiten in Graz und London war er dann bis 1960 Klinikleiter in Wien. Ausgerechnet Knaus, der Verfechter einer kontrollierten Sexualität (siehe unten), bekam sein erstes Kind zehn Monate vor der Hochzeit.

• **Knaus-↗ Ogino-Methode, Kalendermethode:** Methode zur Empfängnisverhütung durch Bestimmung der unfruchtbaren Tage der Frau. Hierzu muss die Frau zwölf Monate Kalender führen, um dann nach der Formel «kürzester Zyklus minus 18 Tage, längster Zyklus minus 10 Tage» den ersten und letzten fruchtbaren Tag und danach das Sexualleben zu bestimmen. Die Methode gilt heute als sehr unsicher (↗ *Pearl*).

Knaus hatte 1928 die Vorhersagbarkeit des Eisprungs erforscht und in den Folgejahren daraus die Kalendermethode entwickelt. Es gelang ihm, seine Entdeckung den jeweiligen Zeitverhältnissen entsprechend gut zu «vermarkten». Während man zu Zeiten des Kaiserreiches noch Angst vor dem Aussterben des deutschen Volkes und auch sittliche und «erbhygienische» Bedenken gegen die Verhütung hatte, erschien angesichts der Massenarbeitslosigkeit der frühen 30er Jahre der Bevölkerungsschwund nicht mehr als das Hauptproblem. Die «natürliche» Kalendermethode fiel so in eine günstige Zeit und galt auch als moralisch akzeptabel, erzog sie doch die Menschen durch Triebkontrolle zu «Trägern abendländischer Kultur». Knaus' Werk *Die periodische Unfruchtbarkeit des Weibes* von 1934 wurde jedoch kurz nach seinem Erscheinen von den neuen Machthabern verboten, da Geburtenreduktion der NS-Bevölkerungspolitik zuwider lief. Knaus interpretierte dies allerdings als Anerkennung seiner (wissenschaftlich noch sehr umstrittenen) Theorie und konnte die Nazis auch bald überzeugen, dass Kenntnis der fruchtbaren und unfruchtbaren Tage auch für «positive Bevölkerungspolitik» genutzt werden konnte. So wurde nicht nur sein Buch wieder erlaubt, sondern Himmler erließ sogar 1943 einen Befehl zum «planmäßigen Urlaub» von SS-Männern entsprechend dem Menstruationszyklus ihrer Ehefrauen, um erwünschten Nachwuchs zu fördern.

Nach dem Krieg trat wieder die Verhütung in den Vordergrund, und selbst Katholiken durften sich, von Papst Pius XII. offiziell gestattet, der Knaus-Ogino-Methode bedienen (was «kleine Knaus-Oginos» zum Synonym für ungeplante Kinder machte). Selbst der Siegeszug der Pille in den 60er Jahren konnte die katholische Kirche, durch ein Gutachten von Knaus beraten, nicht umstimmen. In seiner Enzyklika «Humanae vitae» von 1968 ließ Paul VI. allein die Kalendermethode als Verhütungsmethode zu. Knaus hatte erfolgreich gewarnt, die Pille werde die «Beherrschung des triebhaften erotischen Verlangens» untergraben und damit einen «Einsturz der in Jahrhunderten erzwungenen gesellschaftlichen Ordnung» herbeiführen.

Koch, Robert

(1843–1910) Einer der Begründer der modernen Mikrobiologie. Nach dem Studium in Göttingen und Tätigkeiten in verschiedenen Praxen und im Deutsch-Französischen Krieg wurde er Kreisphysikus in Wollstein, einem kleinen Städtchen bei Posen. Hier begann er seine Experimente und Untersuchungen zu den Grundlagen der Infektionskrankheiten. Es heißt, die entscheidende Entdeckung sei ihm gelungen, nachdem der Wollsteiner Landrat ihn zu einem soeben im Wald verendeten Hirsch geführt habe, dessen Blut auffällig schwarz gefärbt war. Koch erkannte sofort, dass das Tier am Milzbrand gestorben war und entnahm mit einem der Gläschen, die er immer bei sich trug, eine Probe des Blutes, in dem er im heimischen Labor unter dem Mikroskop Stäbchen und fadenförmige Gebilde entdeckte. Solche Gebilde waren schon früher im Blut von Milzbrandopfern gesehen worden, aber erst Koch konnte mit mühevollen Versuchen in seinem kleinen Labor nachweisen, dass diese Stäbchen tatsächlich der Erreger der Krankheit waren. Es gelang ihm bis 1876, den Bacillus anthracis in Reinkultur zu züchten, durch Übertragung auf Versuchstiere wieder Milzbrand auszulösen und die Übertragung durch Sporen aufzuklären. Während seine Ehefrau, von der er sich später trennte, mit dem Leben in Wollstein zufrieden gewesen wäre und den Enthusiasmus ihres Mannes über seine Versuchsergebnisse zu dämpfen versuchte, gelang es Koch durch die Vorstellung seiner Ergebnisse in Breslau und mehrere Veröffentlichungen, einen höheren Bekanntheitsgrad zu erlangen und schließlich dem Provinzleben zu entkommen. 1880 wurde er an das Berliner Gesundheitsamt berufen, wo er das erste Mal Assistenten und gut ausgestattete Labore zur Verfügung hatte. Später wurde er in Berlin zum Ordentlichen Professor und zum Direktor des Hygiene-Instituts. Auch sein restliches Leben widmete er der Suche nach Krankheitserregern, wobei es einiger Zeit bedurfte, bis auch das medizinische Establishment seiner Zeit (↗ *Virchow*) kleine lebende Eindringlinge als Verursacher von Krankheiten anerkannte. 1905 erhielt Koch den Nobelpreis für Medizin. Noch in seinen letzten Lebensjahren unternahm er mehrere Forschungsreisen nach Afrika.

• **Koch-Bazillus, Mycobacterium tuberculosis:** Vor allem im Englischen noch gebräuchliche Bezeichnung für den Erreger der Tuberkulose. Nach seinem Amtsantritt in Berlin beschäftigte sich Koch vor allem mit der langwierigen, aber schließlich erfolgreichen Suche nach diesem Erreger. Noch größere öffentliche Erregung als die Bekanntgabe seiner Entdeckung des Tuberkelbazillus löste 1890 seine Ankündigung aus, er habe mit dem Tuberkulin ein Mittel gefunden, mit dem der Erreger im Organismus bekämpft werden könne. Zur allgemeinen Enttäuschung stellte sich dies später als vorschnelle Schlussfolgerung heraus, auch wenn aus dem Tuberkulin immerhin ein diagnostisches Verfahren entwickelt werden konnte.

Koch, Walter

(1880–1962) Pathologe und Kardiologe in Heidelberg und Berlin. Als Pathologe in Berlin unterstanden ihm die Sammlungen, die im Rahmen der von seinem Lehrer ↗ *Aschoff* organisierten Kriegspathologie angelegt worden waren. Bei diesem Unternehmen ging es darum, die Chancen des Krieges zu nutzen und möglichst viele Gefallene zu sezieren, um aus den daraus gewonnenen Erkenntnissen eine Konstitutionspathologie aufzubauen. Ergebnisse aus diesen Forschungen gaben Aschoff und Koch in den *Veröffentlichungen aus der Kriegs- und Konstitutionspathologie* heraus. Konstitution bezog sich dabei nicht nur auf den Einzelnen, sondern laut Aschoff auf die «normale und krankhafte Konstitution unseres Volkes im wehrhaften Alter». Die Kriegspathologie mit ihrer Sammlung und ihrer Schriftenreihe wurde dann, den Friedenszeiten entsprechend, zur Gewerbepathologie, wurde aber schon 1935 wieder in «Wehrpathologie» umgetauft. Koch gab 1933 im Kaiser-Wilhelm-Institut für Anthropologie auch Kurse in Erb- und Rassenbiologie.
Leider war es von einer «Volkskonstitution» nur ein kleiner Schritt zu einer «Volkstherapie». Einige Ärzte (zu denen Koch meines Wissens aber nicht gehörte) konnten es so als durchaus ärztliche Aufgabe ansehen, den Volkskörper zu behandeln, indem «kranke Elemente» ausgemerzt wurden, wie man ja auch den einzelnen Kranken behandelte, indem man kranke Zellen vernichtete. ↗ *Virchows* bekanntes Wort, Politik sei Medizin im Großen, erfuhr so eine traurige Überinterpretation, die man aber sicher nicht Virchow vorwerfen kann. ↗ *Kallmann*, ↗ *Döderlein*, ↗ *Forel*

• **Koch-Dreieck:** Dreieck in der Innenwand des rechten Vorhofs, begrenzt von der Öffnung des Sinus coronarius laterokaudal, dem Ansatz des septalen Segels der Trikuspidalklappe mediokaudal und der ↗ *Todaro*-Sehne kranial. Im Spanischen gibt es für das «Triángulo de Koch» den wunderschönen Merkspruch «Te adoro, te beso y te escupo» (Todaro, ↗ *Thebesius*, Trikuspidalis). Im Koch-Dreieck liegt der AV-Knoten (↗ *Aschoff*), der hier z. B. zur Elektroablation bei Rhythmusstörungen aufgesucht werden kann. Koch selbst hat zwar viele Untersuchungen zur Anatomie des Reizleitungssystems veröffentlicht, das Dreieck selbst aber wohl nie in dieser Form beschrieben.

• **Koch-Knoten, Sinusknoten:** ↗ *Keith*

Kocher, Emil Theodor

(1841–1917) Berner Chirurg. Nach dem Studium in Berlin, London, Paris und Wien war er fast 50 Jahre lang Inhaber des Berner Lehrstuhls für Chirurgie. 1909 erhielt er als erster Chirurg überhaupt den Nobelpreis für seine Arbeiten zur Pathophysiologie und Chirurgie der Schilddrüse. Als er begann, Kröpfe zu operieren, die in Bern sehr häufig waren, war noch nicht sehr viel über die Funktionen der Schilddrüse bekannt. Außerdem gab es kaum Schilddrüsenchirurgie. ↗ *Desault* hatte zwar 1791 die erste Teilentfernung der Schilddrüse vorgenommen, aber die Sterblichkeit bei solchen Operationen lag bei 40 %. Kocher konnte diese Sterblichkeit durch Einsatz der ↗ *Listerschen* Antisepsis und durch bessere Blutstillung schließlich auf unter 1 % senken. Auch wenn seine Operationen aus heutiger Sicht manchmal wie Menschenversuche wirken, ist es doch Kocher zu verdanken, die Folgen der Entfernung der Schilddrüse besser verstanden zu haben, noch bevor die Wirkung von Hormonen im heutigen Sinne bekannt wurde (↗ *Basedow*). Er stellte fest, dass es postoperativ zur Tetanie kam, wenn er die Nebenschilddrüsen mit entfernte, und dass es zu einem typischen Krankheitsbild kam, das er Kachexia thyreopriva nannte, wenn das gesamte Schilddrüsengewebe entfernt wurde. Schließlich erkannte er die Verbindung dieser Erkrankung mit dem Kretinismus, der in einigen Alpentälern, die wir heute als Jodmangelgebiete kennen, besonders häufig war. Daraus entwickelte er sein Verfahren der Strumachirurgie, bei dem er einen Teil der Schilddrüse stehen ließ.

• **Kocher-Kragenschnitt:** Tiefer querer Hautschnitt am Hals für Schilddrüsenoperationen. Zumindest im Englischen trägt auch der rechte Rippenbogenrandschnitt für Cholezystektomien Kochers Namen.

• **Kocher-Klemme:** Kräftige Klemme mit Widerhaken am Ende der Branchen.

• **Kocher-Rinne:** Führungsschiene zur Unterbindung von größeren Gefäßen.

• **Kocher-Mobilisation:** Eingehen hinter die Pars descendens des Duodenums von rechts, um Zugang zur Hinterseite des Pankreaskopfes oder zur rechten Nebenniere zu erlangen.

• **Reposition nach Kocher:** Einrenkung einer luxierten Schulter durch Adduktion und Außenrotation mit anschließender Anteversion des Armes. Kocher hat das Verfahren zum ersten Mal öffentlich in einer Vorlesung Billroths angewendet, nachdem diesem die Reposition nicht gelungen war. Wegen stärkerer Traumatisierung wird das Verfahren heute nicht mehr empfohlen.

Köhler, Alban

(1874–1947) Nach dem Studium in Erlangen, Berlin und Freiburg arbeitete er zunächst als Pathologe in Dresden, dann in der noch jungen Röntgenologie. In Wiesbaden eröffnete er 1903 eine Röntgenpraxis und wurde damit einer der ersten niedergelassenen Radiologen. Das von ihm begründete Standardwerk *Grenzen des Normalen und Anfänge des Pathologischen im Röntgenbild des Skeletts* ist zuletzt 2001 zum 14. Mal aufgelegt worden.

• **Köhler I-Osteochondrose:** Juvenile Osteochondrose des Os naviculare.

• **Köhler II-Osteochondrose:** ↗ *Freiberg*

Kohlrausch, Otto Ludwig Bernhard

(1811–1854) Nach Studium in Bonn und Göttingen ließ er sich in Hannover nieder, wo er zum Hofchirurg der Könige aufstieg. Er gründete 1841 die Molkenanstalt in Bad Rehburg, dem Kurort der Hannoveraner Könige in der Nähe des Steinhuder Meers. Dort wurde für die adeligen Kurgäste Ziegenmolke hergestellt, sowohl für die Trinkkur (600 g pro Tag, warm serviert) als auch für Molke-Bäder.

• **Kohlrausch-Falte, Plica transversa recti (media):** Die relativ konstante und deutlichste der Falten des Rektums, die von rechts hinten in das Lumen vorspringt. Sie liegt etwa 6 bis 7 cm vom Anus entfernt und ist also mit dem tastenden Finger erreichbar. Im Englischen wird die Falte meist als Houston's valve bezeichnet nach dem Dubliner Chirurgen John Houston (1802–1845).

Kölliker, Rudolf Albert Ritter von

(1817–1905) Anatom und Physiologe in Zürich und Würzburg. Er wies nach, dass Axone Fortsätze von Nervenzellen sind und schuf damit Grundlagen für die Neuronentheorie (↗ *Cajal*).

In seinen 1899 erschienenen *Erinnerungen aus meinem Leben* schreibt er freimütig, dass die praktische Medizin nicht sein Ding gewesen sei. Bei einer Zwillingsgeburt, die er als Medizinstudent betreute, habe ihn nach der Geburt des ersten Kindes die Hebamme darauf aufmerksam machen müssen, dass da offensichtlich noch ein zweites Kind unterwegs war. Aber auch innerhalb der Anatomie gab es offenbar Dinge, die ihn weniger interessierten. So gibt er zu, dass er im Staatsexamen 1841 seine geliebte Neuroanatomie «am Schnürchen hatte», wohingegen er «auf die Frage nach der Pfortader nicht zu antworten wusste!» In diesen Lebenserinnerungen schreibt er übrigens auch, dass er 1848 ein Fräulein Maria Schwarz heiratete, weil sie ihn durch «ihre Lieblichkeit, Güte und anspruchsloses Wesen gefesselt hatte.»

In der berühmten Sitzung der Würzburger physikalisch-medizinischen Gesellschaft vom 23. Januar 1896, in der ↗ *Röntgen* seine neuen Strahlen präsentierte, diente Köllikers Hand als Demonstrationsobjekt. Und es war Kölliker, der am Ende der Sitzung dem begeisterten Auditorium vorschlug, die neuen Strahlen, die Röntgen «X-Strahlen» nannte, doch Röntgensche Strahlen zu nennen. Dieser Vorschlag hat sich bekanntlich zumindest im deutschsprachigen Raum durchgesetzt.

• **Kölliker-↗ Fuse-Kern, Nucleus subparabrachialis:** Kleiner Kern, der mit anderen parabrachialen Kernen, die in der Physiologie als pontine respiratorische Gruppe bezeichnet werden, in der Brücke neben dem «Brachium» (Kleinhirnstiel) liegt. Der Kern entsendet Efferenzen vor allem in die Medulla oblongata und ist an der Regulation der Atmung beteiligt.

Koplik, Henry

(1858–1927) New Yorker Pädiater. Nach dem Studium war er, wie damals sehr üblich, vier Jahre auf Studienreise in Europa und lernte bei den Koryphäen in Berlin, Prag, Wien und München. In New Yorks Lower East Side fand er dann eine Anstellung als «Frauen- und Kinderarzt» im «Good Samaritan Dispensary», einer Mischung aus Apotheke und Praxis, in der viele arme Einwanderer behandelt wurden. Solche Stellen waren bei jungen Ärzten beliebt, da man hier viel Erfahrung sammeln konnte. Koplik ging aber darüber hinaus und führte unter anderem regelmäßige Untersuchungen ein, die «well-baby examinations», die den heutigen Vorsorgeuntersuchungen entsprachen, und etablierte ein Depot sterilisierter Milch für Säuglinge, das kostenlos Milch abgab und damit ein Hauptproblem der Zeit anging, die Unter- oder Fehlernährung vieler Säuglinge. 1900 wurde er dann als Pädiater an das Mount Sinai Hospital berufen, an dem er die nächsten 25 Jahre arbeitete. Einer seiner Assistenten hat später beschrieben, dass Koplik dort ein «medizinischer Zar» war, vor dem er und seine Kollegen Angst hatten. Jeden Morgen um Punkt halb neun betrat er die Klinik und begann seine Visite, die mit «militärischer Präzision» ablief. Gelobt wurde nie jemand, und die Kritik konnte heftig sein. Einmal soll Koplik an einem leeren Bett, in dem in der Nacht zuvor ein Kind gestorben war, zum Assistenten gesagt haben: «Wieder ein Tod auf Ihre Kappe, Herr Doktor.» Trotzdem waren Jobs in seiner Abteilung begehrt, da bekannt war, dass man von

Kopliks großem Wissen und seinen enormen klinischen Fähigkeiten profitierte.

• **Koplik-Flecken:** Im Prodromalstadium der Masern, vor Ausbruch des Exanthems, auftretende weiße, nicht abwischbare Flecken der Mundschleimhaut. Sie bestehen normalerweise bis zum zweiten Tag des Exanthemausbruchs und sind pathognomonisch für die Masern. Koplik hatte ein besonderes Interesse an einer frühen Diagnose, da es mit Ausbruch des Exanthems meist für Quarantäne-Maßnahmen zu spät war und Epidemien in der armen Stadtbevölkerung relativ häufig waren und anscheinend auch mit höheren Komplikationsraten einhergingen.

Korotkow, Nikolaj Sergejewitsch

(1874–1920) St. Petersburger Chirurg. Er war zunächst als Militärarzt beteiligt an der Niederschlagung des Boxeraufstandes in China (wo er ↗ *Perthes* hätte treffen können) und am Russisch-Japanischen Krieg 1904/05 und entwickelte durch seine militärischen Erfahrungen ein besonderes Interesse für Gefäßchirurgie. Seine chirurgische Tätigkeit in St. Petersburg wurde unterbrochen durch Einsätze zur medizinischen Versorgung von Bergwerks-Arbeitern in Sibirien und Goldminen-Arbeitern in Lensk. Nachdem er in Lensk gesehen hatte, wie zaristische Truppen unbewaffnete aufständische Minenarbeiter niedermetzelten, begrüßte er die Oktoberrevolution.

• **Korotkow-Geräusche:** Die beim Blutdruckmessen nach Riva-Rocci durch Turbulenz entstehenden Geräusche (Scipione Riva-Rocci, 1863–1937, war italienischer Internist). Korotkow publizierte seine Erkenntnisse 1905 mit weniger als einer Seite Text. Später führte er Tierversuche durch, um seine Hypothese zu bestätigen, dass die Töne lokal verursacht seien und nicht vom Herzen kommen.

Korsakow, Sergej Sergejewitsch

(1854–1900) Moskauer Psychiater. Er schrieb

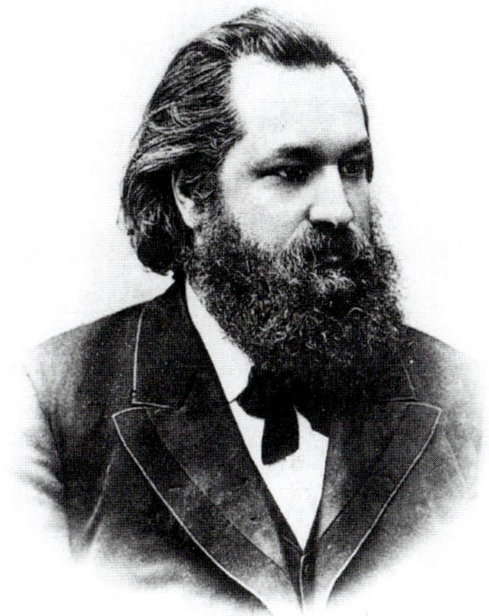

Sergej Korsakow

schon seine Doktorarbeit 1887 über «alkoholische Paralyse». Er war einer der Ersten, der Schritte unternahm, psychotische Patienten mit weniger Zwangsmaßnahmen zu behandeln, was ihn allerdings beim Klinikpersonal unbeliebt machte. Er erkannte dabei, dass auch der Arzt sich dann mehr mit seinen Patienten beschäftigen musste und schrieb: «Weniger Zwang für den Patienten heißt mehr Zwang für den Arzt.» Er stand einer Gesellschaft zur Unterstützung bedürftiger Studenten vor, da er fand, die Studenten sollten neben dem Kampf ums Überleben Zeit zum Studieren haben.

• **Korsakow-Syndrom, Alkohol-bedingtes amnestisches Syndrom:** Das Syndrom wird als späte neuropsychiatrische Manifestation der ↗ *Wernicke*-Enzephalopathie angesehen. Die Patienten haben eine selektive anterograde und retrograde Amnesie bei erhaltenem Langzeitgedächtnis und anderen kognitiven Funktionen. Fakultativ kommt es zu typischen Konfabulationen, mit denen Gedächtnislücken munter aufgefüllt werden.

K

Krause, Wilhelm Johann Friedrich

(1833–1910) Anatom in Göttingen und Berlin. Er übernahm die Hauptarbeit bei der Zusammenstellung und den ständigen Korrekturen der Nomina Anatomica, der ersten international abgestimmten anatomischen Terminologie, die unter Federführung von ↗ *His* 1895 in Basel beschlossen wurde. Ziel dieser Zusammenstellung war es, für jede Struktur nur einen, lateinisch korrekt gebildeten Namen zu verwenden. Sie setzte sich rasch in den deutschsprachigen Ländern und z. B. Italien und Nordamerika durch, dagegen zunächst kaum in Frankreich und Großbritannien. Letztlich ist die aktuell gültige Terminologia Anatomica von 1998 Nachfolgerin der mehrfach revidierten Neuauflagen dieser Basler Nomina Anatomica. Bei der Verwendung von Eigennamen, den so genannten Eponymen, in der Anatomie (deren größter Gegner ausgerechnet ↗ *Henle* war) einigte man sich 1895 auf einen Kompromiss und fügte einige Namen in Klammern hinzu. 1961 wurden sie ganz aus der Liste gestrichen, unter anderem weil sie oft nur an unbedeutende Anatomen erinnerten, während bedeutendere wie z. B. ↗ *Vesalius* nur mit unwichtigen oder inkonstanten Strukturen vertreten waren. Dieser Beschluss verdeutlicht den ehrenden Charakter der Benennung nach einer Person (↗ *Reiter*). Die Terminologia Anatomica enthält inzwischen zumindest wieder einen Index mit Eigennamen, was auf den anhaltenden Gebrauch hinweist.

- **Krause-Drüsen, Wolfring-Drüsen, Glandulae lacrimales accessoriae:** Versprengte Anteile der Tränendrüse, die im obersten Umschlagpunkt des Bindehautsacks münden. Emilij Wolfring (1832–1905) war Warschauer Ophthalmologe.
- **Krause-Körperchen, Krause-Endkolben:** Schnell adaptierende Drucksensoren der Haut (Beschleunigungssensoren), die auch im Bindegewebe und in den Schleimhäuten zu finden sind. Lichtmikroskopisch hat man sie von ↗ *Golgi*-Mazzoni-Körperchen und weiteren ähnlichen Gebilden unterschieden, die man inzwischen aber auf Grund elektronenmikroskopischer Untersuchungen als «Lamellenkörperchen mit perineuraler Kapsel» zusammenfasst. ↗ *Meissner*

Krukenberg, Friedrich Ernst

(1871–1946) Spross einer Hallenser Ärztefamilie. Er schrieb seine Doktorarbeit über Ovarialtumoren, wurde aber für keine weiteren wissenschaftlichen Errungenschaften bekannt und wandte sich in der Folge der Ophthalmologie zu. Von seinem Großvater Peter Krukenberg, Professor der Medizin in Halle, ist immerhin folgende eindrückliche Krankheitsbeschreibung überliefert: «Meine Herren, Hosen runter, Hosen ruff – Hosen rrunter, Hosen rruff – Hosen rrrunter, Hosen rrruff – un nischt wie'n Eßlöffel voll Blut – – das ist die Ruhr.» Seinem Bruder Hermann (1863 bis 1935), einem Orthopäden, ist der Krukenberg-Arm zu verdanken: bei Patienten mit beidseitiger Unterarmamputation trennte er Radius und Ulna und stellte so einen leidlich nutzbaren Greifarm her.

- **Krukenberg-Tumor:** Pathohistologisch definierte Sonderform von Ovarialmetastasen mit typischen Siegelringzellen. In 90 % der Fälle ist der Primärtumor ein Magenkarzinom.

Küntscher, Gerhard

(1900–1972) Professor der Chirurgie, zunächst in Kiel. 1956 wurde er dann ärztlicher Leiter des Hamburger Hafenkrankenhauses. Da man ihn dort nach Erreichen der Altersgrenze nicht weiterbeschäftigen konnte, half er bei der Einrichtung eines Zentrums für intramedulläre Nagelung in Barcelona und arbeitete noch als Gastarzt in Flensburg weiter. Küntscher war wohl, was man einen eingefleischten Junggesellen nennt. Neben seiner Arbeit hatte er nur zwei «Liebschaften»: seinen Jaguar Cabrio und das tägliche kurze Bad im

Meer. Seine große Enttäuschung war, nie einen Lehrstuhl bekommen zu haben.

• **Küntscher-Nagel, Marknagel:** Nachdem Küntscher erste Experimente mit der Marknagelung zur Stabilisierung von Frakturen angestellt hatte, stellte er das Verfahren dann auf dem Deutschen Chirurgenkongress 1940 in Berlin vor und erntete sehr viel Skepsis, da bis dahin eine gängige Lehrmeinung war, dass das Knochenmark das «Herz» des Knochens sei und für seine Ernährung unerlässlich. Die Verbreitung seiner Methode durch Wehrmacht-Chirurgen im Zweiten Weltkrieg half aber, die Rekonvaleszenzzeit von Soldaten mit Oberschenkelfraktur deutlich zu verkürzen, da eine schnelle Belastbarkeit erreicht wurde. Küntscher selbst war ab 1941 Militärchirurg an der Ostfront, ab 1943 im finnischen Lappland. Die enthusiastische, aber unkritische Verwendung des Marknagels führte allerdings in der Folgezeit zu vielen Infektionen. Zu den unkritischen Anwendern gehörte auch Küntscher selbst, dessen Begeisterung für die eigene Methode zu einer ständigen Indikationserweiterung führte. Ein Schweizer Gastarzt berichtete von einem Besuch in der Kieler Klinik später mit den Worten: «Kein Knochen war vor dem Marknagel sicher.»

Zur Diskreditierung der Marknagelung nach dem Krieg trug allerdings auch bei, dass die Rückkehr eines abgeschossenen englischen Piloten, den man in Deutschland ebenfalls mit einem Marknagel versorgt hatte, bei britischen Chirurgen zu dem Eindruck geführt hatte, man mache in Deutschland medizinische Experimente an Kriegsgefangenen. Erst in den 60er Jahren kam es dann zur allgemeinen Anerkennung der Methode.

Kupffer, Carl Wilhelm von

(1829–1902) Anatom in Dorpat, Kiel, Königsberg und München. Obwohl er für eine Leberzelle bekannt geworden ist, war er doch vor allem Embryologe.

• **Kupffer-Sternzelle:** Von Monozyten abstammende Makrophagen der Leber, die im Endothelverband der Lebersinusoide sitzen und sowohl Zellfortsätze in den ↗ *Disse*-Raum vorstrecken als auch mit ihrer Oberfläche weit in das Lumen der Sinusoide vorragen. Dort gehen sie einer ihrer Hauptbeschäftigungen nach, dem Abfangen alter Erythrozyten.

Kußmaul, Adolf

(1822–1902) Badischer Internist. Nach dem Studium war er zunächst während der Revolution 1848 bis 1849 Militärarzt und nahm mit dem badischen Heer auch am Deutsch-Dänischen Krieg teil. Nach drei Jahren als Landarzt in Kandern im Südschwarzwald schlug er eine akademische Karriere ein und wurde Professor der Inneren Medizin in Erlangen, Freiburg und Straßburg (das damals zum deutschen Reich gehörte). Er setzte das zellularpathologische Programm ↗ *Virchows* in die klinische Praxis um. So kam er zum Beispiel durch die genaue Beobachtung einer Krankengeschichte und durch gemeinsam mit dem Pathologen Maier betriebene makroskopische und histologische Aufarbeitung zur Erstbeschreibung der Panarteriitis nodosa. Virchows Billigung der Befunde wurde in der Originalarbeit von 1866 gleich mit abgedruckt. Kußmaul versuchte sich auch an der Magenspiegelung. Von einem Schwertschlucker ließ er sich 1867 zeigen, in welcher Haltung man einen geraden Gegenstand in den Magen bekommt, und ließ dann Rohre von 67 cm Länge und 13 mm Durchmesser anfertigen. Mit diesen gelang auch das Passieren der Kardia, aber die Beleuchtungsmethoden waren noch nicht ausreichend, um auch etwas zu sehen (der Durchbruch auf diesem Gebiet gelang erst 1958 mit flexiblem Endoskop und faseroptischem System; ↗ *Mikulicz*).

Kußmaul schrieb auch einige Studentenlieder, veröffentlichte aber vor allem Gedichte mit großer Wirkung: Er hatte von einem Freund das Buch «Die sämtlichen Gedichte des alten Dorfschulmeisters Samuel Friedrich Sauter» geschenkt bekommen. Einige dieser Gedichte wandelte er parodistisch ab und machte sich damit über die Spießbürgerlichkeit seiner Zeit lustig. Gemeinsam mit ähnlichen Gedichten seines Freundes, des Karlsruher Dichters und Amtsrichters Ludwig Eichrodt (↗ *Goethe*), wurden diese 1855 bis 1857 unter dem Pseudonym Gottlieb Biedermaier in den *Fliegenden Blättern* abgedruckt, in denen auch Wilhelm Buschs Gedichte und Carl Spitzwegs Bilder von braven Bürgern erschienen. Der Name Biedermaier war eine Zusammensetzung von Biedermann und Bummelmaier, zwei parodistischen Figuren, deren Abenteuer laufend in den *Fliegenden Blättern* erzählt wurden. Mit der Zeit wurde so der Name Biedermeier (jetzt mit «ei») zur Bezeichnung für die Atmosphäre von strenger Moral und häuslicher Behaglichkeit, die kennzeichnend war für das Bürgertum des «Vormärz». So wurde Kußmauls und Eichrodts Parodie schließlich zur Bezeichnung für eine ganze Epoche, die Zeit zwischen dem Wiener Kongress 1815 und der März-Revolution von 1848.

• **Kußmaul-Atmung:** Die tiefe Atmung bei diabetischer Ketoazidose. Neben der von Kußmaul beschriebenen Ursache können auch Azidosen bei Niereninsuffizienz, arterieller Hypoxie, Hyperkapnie oder bei Vergiftungen (zum Beispiel mit Azetylsalizylsäure oder Methanol) zu diesem Atmungstyp führen.

• **Kußmaul-Maier-Krankheit:** Heute seltene Bezeichnung für die Panarteriitis nodosa. Rudolf Maier (1824–1888) war Pathologe und Anatom in Freiburg.

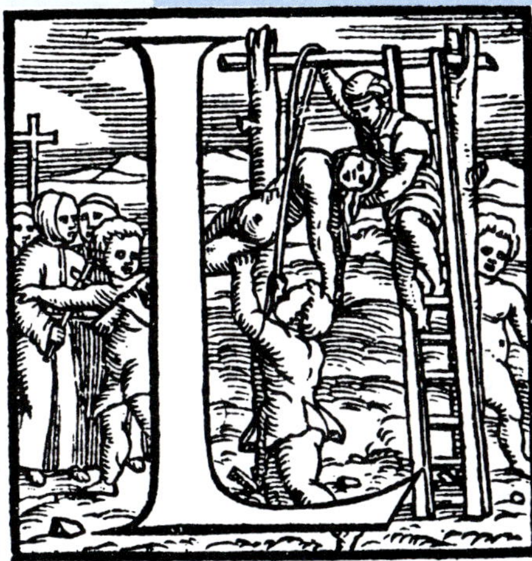

L

Labbé, Charles

(1851–1889) Über ihn ist relativ wenig bekannt. Er studierte in Paris Medizin und schrieb seine Doktorarbeit über die ↗ *Pacchioni*-Granulationen und die Anastomosen zwischen intra- und extrakraniellen Venen. Anschließend arbeitete er für kurze Zeit als Assistent in der Anatomie. Kurz nach der Geburt seines ersten Kindes, einer Tochter namens Suzanne, starb er. Wo er in seinen letzten sieben Lebensjahren arbeitete und woran er starb, ist nicht bekannt.

• **Labbé-Vene, Vena anastomotica inferior:** Die Vene überquert außen den Temporallappen an der Grenze zum Okzipitallappen und verbindet die im Sulcus lat. verlaufende Vene mit dem Sinus transversus.

Laimer, Eduard

(1857–1934) Durch eine medizinische Doktorarbeit, die wohl überwiegend aus dem Herumreisen in Österreich bestand, ist inzwischen wesentlich mehr über Laimer bekannt, als in den üblichen Werken (inklusive der 1. Auflage dieses Büchleins) zu finden ist. Nach langem Abklappern von anatomischen Instituten und Pfarrämtern und Durchsuchen von Archiven und Telefonbüchern fand die Münchner Doktorandin in den 80er Jahren sogar noch zwei lebende Söhne Laimers, der eine Pfarrer, der andere Arzt.

Über Laimers Lebensweg kann nun also etwas mehr gesagt werden: Nach seiner Tätigkeit in der Anatomie in Graz, während derer er auch seine berühmt gewordene Beschreibung des Ösophagus anfertigte, ging Laimer nach Wien, um dort im vornehmen XVII. Bezirk eine Praxis für Frauenheilkunde und Geburtshilfe zu eröffnen. Diese Praxis brachte ihm anscheinend so viel Geld ein, dass er sie 1904 schließen, für ein Jahr nach Ägypten reisen und sich dann zur Ruhe setzen und heiraten konnte. Letzteres tat er in seinem bisherigen Urlaubsort Volders in Tirol. Aus seiner späten Ehe gingen noch sieben Kinder hervor.

• **Laimer-Dreieck:** Ein Muskeldreieck am Übergang vom Rachen in die dorsale Ösophaguswand, das durch die Umgruppierung der horizontalen Schlundschnürer-Muskeln in die längs verlaufenden Fasern der Speiseröhre entsteht. Divertikel durch dieses Dreieck sind sehr selten, sie betreffen eher das ↗ *Killian*-Dreieck.

• **Laimer-Membran, Ligamentum phrenico-oesophagealis:** Mit einer weiteren Struktur der Speiseröhre hat sich Laimer zumindest bei deutschsprachigen Chirurgen verewigt: der bindegewebigen Membran, die den Ösophagus zirkulär im Hiatus des Zwerchfells aufhängt und die bei normaler Beschaffenheit eine Hiatushernie verhindert.

Lancisi, Giovanni Maria

(1654–1720) Anatom an der Universität La Sapienza in Rom, Leibarzt der Päpste Innozenz XI. und XII. und Clemens XI. Aus Dankbarkeit für die Heilung von einem Harnstein machte Clemens ihn zum Domherrn der Kirche San Lorenzo. Lancisi publizierte ↗ *Eustachios* anatomische Drucke, die er in der päpstlichen Bibliothek gefunden hatte. Er erkannte 1717 die Rolle von Stechmücken bei der Übertragung von Malaria und vermutete, dass die Mücken «animalcula», kleine Tierchen, übertrügen, die er dann auch im Blut der Erkrankten suchte. Lancisi schrieb außerdem ein Werk über die Medizinerausbildung und schlug vor, das damals meist rein theoretische Studium durch zwei Mal tägliche Teilnahme der Studenten an seinen Krankenbesuchen und regelmäßigen anatomischen Unterricht zu verbessern.

Nachdem ↗ *Descartes* die Zirbeldrüse als das Zentrum des Gehirns und damit als den Sitz der Seele ausgemacht hatte, war Lancisi der Überzeugung, diese müsse im Balken (Corpus callosum) sitzen. Zur Unterstützung seiner These führte er – neben mathematischen Berechnungen – an, dass man bei geistigen Anstrengungen deutlich ein unangenehmes Gefühl in dieser Gegend verspüre. Unterstützt wurde seine These von La Peyronie, einem französischen Chirurgen, der feststellte, dass immer diejenigen Blutungen und Abszesse tödlich ausgingen, die auch den Balken mit erfassten. Allerdings untersuchte er dabei nicht genauer, wie sehr auch andere Hirnstrukturen mit betroffen waren.

• **Lancisi-Streifen, Striae longitudinales medialis et lateralis:** Zwei schmale Faserbahnen, die in sagittaler Richtung im Indusium griseum verlaufen, einem dünnen «Schleier» grauer Substanz auf dem Balken. Diese Strukturen sind Überreste der Hippocampus-Entwicklung und zählen damit zum «limbischen System». Über ihre genaue Funktion beim Menschen ist allerdings nichts bekannt.

Langenbeck, Bernhard Rudolph Konrad von

(1810–1887) Chirurg in Göttingen, Kiel und Berlin. Den Titel Generalarzt und die Erhebung in den Adelsstand hatte er der Teilnahme an den diversen Kriegen zwischen 1848 und 1871 zu verdanken. 1872 gründete er die Deutsche Gesellschaft für Chirurgie, deren Präsident er bis 1885 war. Er galt als begnadeter Operateur, entwickelte viele neue Operationsverfahren und Instrumente und vor allem bessere Verfahren zur Blutstillung. Mit den neuen Methoden der Antisepsis (↗ *Lister*) konnte er sich auf seine alten Tage nicht so schnell anfreunden und operierte noch in Straßenkleidung, als die meisten Kollegen schon zumindest Schürze und Ärmelschoner trugen. Er soll gesagt haben: «Die Menschen zerfallen in solche, welche operieren, und solche, welche sich operieren lassen.» Auf die Frage eines Patienten, ob eine geplante Operation denn gefährlich sei, antwortete Langenbeck: «Unsinn, für die paar Mark, die ich für die Operation bekomme, liefere ich überhaupt keine gefährliche Operation.»

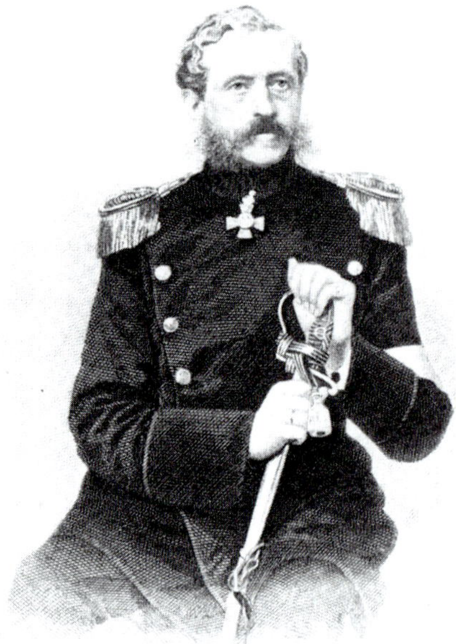

Bernhard von Langenbeck

• **Langenbeck-Haken:** Schmaler, rechtwinklig gebogener, stumpfer Operationshaken zum Aufhalten von Wunden.

Langer, Karl Ritter von Edenberg

(1819–1887) Zoologe in Budapest, später dann Anatom in Wien, seiner Geburtsstadt. Hier war auch Arthur Schnitzler einer seiner Studenten (↗ *Zuckerkandl*). Langer war wohl ein unangenehmer Prüfer, auch wenn Schnitzler das in seiner Autobiografie nicht erwähnt. So brachte er zum Beispiel gern zum Examen einen Oberschenkelknochen mit, den er im Rockärmel versteckte, um dann, nur das eine Ende vorzeigend, den Kandidaten zu befragen, ob dies ein rechter oder linker Knochen sei, von einem Mann oder einer Frau, von einem Jüngling oder Greis und Ähnliches mehr. ↗ *Hyrtl*, der mit ihm prüfen musste, regte sich so über diese Art zu prüfen auf, dass er Langer einmal anschließend den Knochen aus dem Ärmel zog, ihn vor dem Prüfling hin- und herdrehte und fragte: «Nun haben Sie das Ganze vor sich. Können Sie mir sagen, an welcher Krankheit der Besitzer gestorben ist, wie der Mann hieß, welcher Konfession er angehörte, und wo er wohnte?» Vielleicht gehört diese Geschichte ja auch in den Kreis der so genannten «urbanen Mythen». Jedenfalls kursiert inzwischen die Geschichte von einem Anatomie-Prüfer, der die Details des Knochens abfragt, während er ihn ständig in die Luft wirft – worauf der schlagfertige Prüfling seine Armbanduhr in die Luft wirft und fragt, ob der Prüfer denn sagen könne, wie viel Uhr es sei.

• **Langer-Linien, Lineae distractionis:** Spaltlinien der Haut. Schon ↗ *Dupuytren* hatte bei einem Patienten, der sich selbst mehrfach mit einer runden Ahle gestochen hatte, bemerkt, dass die resultierenden Wunden nicht rund, sondern elliptisch waren. Langer hat dieses Phänomen systematisch mit verschiedenen Methoden an Leichen erforscht und für die gesamte Haut «Spaltbarkeits»-Linien beschrieben, die er als Phänomene der Hautspannung auffasste. Als erster Chirurg übernahm ↗ *Kocher* diese Linien für Inzisionen. Es stellte sich aber heraus, dass die Befunde von der Leiche nicht überall auf den lebenden Menschen übertragen werden konnten, auch weil Langer zum Beispiel die Ellenbeuge nur in Streckstellung untersucht hatte, die entspannte Haut in mittlerer Gelenkstellung sich aber anders verhält. Es sind inzwischen über 30 Definitionen von Hautlinien publiziert worden. Meist wird heute nach den «Relaxed Skin Tension Lines» vorgegangen, die definiert werden durch den jeweils charakteristischen Faltenwurf von entspannter Haut, wenn diese zusammengeschoben wird.

Langerhans, Paul

(1847–1888) Professor der Pathologischen Anatomie in Freiburg i. Br. Schon als 21-jähriger Medizinstudent in Berlin, bei ↗ *Virchow* arbeitend, untersuchte und charakterisierte er die nach ihm benannten Hautzellen. Auch seine Beschreibung der Histologie des Pankreas geht letztlich auf eine von Virchow gestellte Aufgabe zurück. Wegen Erkrankung an Tuberkulose übersiedelte er nach Madeira, wo er sich für Ringelwürmer interessierte. So beschrieb und benannte er die Art Accularia Virchowii zu Ehren seines Doktorvaters. Er arbeitete hier aber auch als Arzt. Langerhans starb schließlich auf Madeira – die Inseln waren sein Schicksal.

• **Langerhans-Inseln, Insulae pancreaticae:** Die endokrin tätigen Zellinseln im Pankreas, die unter anderem Insulin produzieren. Die Funktion dieser Inseln wurde allerdings erst nach Langerhans' Tod bekannt. «Langerhans» ist einer der am häufigsten verwendete Eigennamen in der Medizin (abgesehen natürlich von Röntgen). In der Datenbank Medline verwenden ihn über 40 000 medizinische Fachartikel allein in Titel oder Abstract.

• **Langerhans-Zelle:** Von Monozyten abstammende Zellen des Immunsystems, die in regelmäßigen Abständen im Stratum basale der Epidermis sitzen. Sie sind Antigen-präsentierende Zellen, wandern also nach Kontakt mit einem Antigen in die regionären Lymphknoten und setzen dort eine Immunantwort in Gang. Langerhans hat seine Erkenntnisse über diese Zellen im selben Jahr (1868) in der selben Zeitschrift (↗ *Virchows* Archiv) veröffentlicht wie ↗ *Langhans* den Artikel über «seine» Zellen, die Riesenzellen.

Langhans, Theodor

(1839–1915) Pathologe in Gießen und Bern. Er habilitierte in Marburg mit einer Studie zur Übertragbarkeit von Tuberkulose auf Kaninchen, in deren Gefolge er auch die nach ihm benannten Riesenzellen innerhalb der Tuberkel entdeckte. Nach 41 Jahren als Ordinarius in Bern zwang ihn ein Lungenemphysem 1913 zum Rücktritt von seinem Amt. ↗ *Nitabuch*

• **Langhans-Zelle, Langhans-Riesenzelle:** Riesenzellen mit bis zu 50 wandständigen Kernen, die in entzündlichen Granulomen vorkommen und typisch für Tuberkulose und Sarkoidose sind.
• **Langhans-Zellen, Langhans-Schicht, Zytotrophoblast:** Auch die Zellen des Zytotrophoblast der Plazenta tragen Langhans' Namen.

Lanz, Otto

(1865–1935) Chirurg in Bern und Amsterdam. Nicht zu verwechseln mit Titus Ritter von Lanz (1897–1967), dem Mitherausgeber einer groß angelegten klinisch-topographischen Anatomie.
• **Lanz-Punkt:** Der rechte Drittelpunkt einer geraden Verbindungslinie zwischen den beiden Spinae iliacae anteriores superiores. In seiner Veröffentlichung von 1908 unter dem Titel *Der McBurney'sche Punkt* beschreibt Lanz, dass ihm auf einem Gemälde bei einem dargestellten Faun eine Hautfalte zwischen beiden Darmbeinstacheln aufgefallen war und dass ihn dies zu einer entsprechenden Schnittführung bei der Appendektomie angeregt habe. Er stellte dabei fest, dass mit diesem Schnitt die Appendix im Allgemeinen besser aufzufinden war als mit dem schrägen Schnitt nach ↗ *McBurney*. Lanz überprüfte dies an Leichen in der Pathologie, indem er vor der Sektion Stahlnadeln von den beiden fraglichen Punkten aus bis in den Knochen trieb, und stellte fest, dass Stahlnadeln in «seinem» Punkt wesentlich häufiger die Appendix trafen, meist deren Abgang aus dem Caecum, während McBurneys Punkt in seinen Untersuchungen auf eine Stelle etwas oberhalb der ↗ *Bauhin*-Klappe projizierte.

Larrey, Jean Dominique de

(1766–1842) Französischer Militärchirurg. Mit der französischen Armee kam er nach Nordamerika, Deutschland, Ägypten und schließlich mit Napoleon bis Russland. Er machte sich einen Namen durch Weiterentwicklung der Amputationstechniken und schnelle Wundversorgung, für die er «ambulances volantes» (fliegende Ambulanzen) einführte, eine Art Vorläufer des modernen Rettungswagens. In der Schlacht bei Borodino südwestlich von Moskau 1812, die als eine der verlustreichsten Schlachten des 19. Jahrhunderts gilt, soll Larrey innerhalb von 24 Stunden 200 Gliedmaßen abgesetzt haben. 1815 geriet er bei der Schlacht von Waterloo in Gefangenschaft und stand kurz vor der Erschießung, soll aber von einem preußischen Offizier, den er früher einmal behandelt hatte, vor dem Tod bewahrt worden sein.

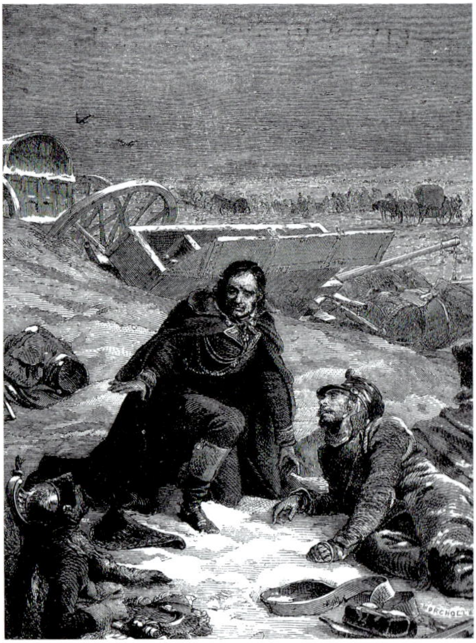

Jean Larrey im Einsatz beim Russlandfeldzug Napoleons

• **Larrey-Spalte, Larrey-Dreieck, Trigonum sternocostale:** Kleines muskelfreies Dreieck ventral zwischen der Pars sternalis und der Pars costalis des Zwerchfells. Selten kann es hier zu erworbenen Hernien kommen, die dann ↗ *Morgagni*- oder Larrey-Hernien heißen. Manche nennen auch nur die linksseitigen Hernien nach Larrey, die rechten nach Morgagni. ↗ *Bochdalek*

Lasègue, Charles Ernest

(1816–1883) Pariser Neurologe und Mediziner. Als Student teilte er sich ein Zimmer mit Claude Bernard, einem der Begründer der modernen experimentellen Medizin. Es heißt, die beiden hätten immer finanzielle Schwierigkeiten gehabt, da sie ihr Geld für Hasen und Kaninchen ausgaben, an denen sie medizinische Versuche durchführen konnten. Lasègue wurde Professor der Medizin und arbeitete an verschiedenen Pariser Kliniken. Berühmt geworden ist seine Auseinandersetzung mit ↗ *Virchow*, an dessen Zellularpathologie er zweifelte und dem er mitteilte, die Pathologie der Zellen könne nur ein kleiner Teil der Pathologie sein. Virchow erwiderte in scharfem Ton, er könne nur die Kritik kompetenter Fachleute ernst nehmen, und solche habe er bisher noch nicht gehört. Lasègues Antwort war, dass Erneuerer wie Virchow wie Ritter seien, die sich als Schnellste im Sattel fühlten, nur weil sie scharfe Sporen hätten. Er starb mit 67 Jahren an Diabetes (die Insulintherapie wurde erst 1923 eingeführt).

- **Lasègue-Zeichen:** Schmerzen im Ischiadicus-Bereich bei Anheben des gestreckten Beines. Lasègue hat seine Beobachtungen nie selbst veröffentlicht. Sein Schüler Forst hat aber 1881 bei der Beschreibung auf seinen Chef verwiesen («c'est l'opinion de notre maître M. le professeur Lasègue»). Es wird behauptet, Lasègue habe eines Sonntagmorgens bei der Hausmusik beobachtet, wie sein Schwiegersohn die Geige stimmte. Da er gerade, die Pfeife rauchend, über die Frage nachdachte, wie man einen Simulanten erkennen könnte, der eine Ischias-Symptomatik vortäuscht, habe ihn das Spannen der Geigensaiten an den N. ischiadicus erinnert, der am Sitzbein genauso über einen Steg gespannt wird, wenn man die Hüfte beugt. Sofort habe er beschlossen, dieses am Montagmorgen bei seinen Patienten auszuprobieren. Diese Geschichte ist schön, aber relativ unwahrscheinlich, da Forst das Phänomen in seiner Arbeit mit dem Druck der Gesäßmuskulatur auf den Nerv erklärt und die Möglichkeit einer Nervendehnung gar nicht erwähnt. Heute nimmt man allerdings als Mechanismus genau eine solche Dehnung insbesondere der Wurzeln im Bereich L5/S1 an.
- **Gekreuzter Lasègue:** Schmerzen im selben Bereich, wenn das gesunde Bein angehoben wird. Während bei der Bandscheibendiagnostik ein normaler Lasègue sehr sensitiv, aber unspezifisch ist, ist der gekreuzte Lasègue sehr wenig sensitiv, aber sehr spezifisch. Mit anderen Worten, ein negativer Lasègue spricht gegen einen Bandscheibenvorfall, ein positiver gekreuzter Lasègue spricht für einen Bandscheibenvorfall, während die gegenteiligen Befunde wenig aussagen.
- **Umgekehrter Lasègue:** Strecken der Hüfte an der liegenden Patientin führt zu Dehnung der Wurzeln L3/L4.

L

LeFort, René

(1829–1893) Pariser Chirurg.

- **Klassifikation nach LeFort:** Einteilung der Mittelgesichtsfrakturen in drei Gruppen. Zur Beschreibung der Frakturen machte LeFort Experimente, bei denen er Steine und andere schwere Objekte auf Leichenköpfe fallen ließ.

Legg, Arthur Thornton

(1847–1939) Amerikanischer Orthopäde. Er war 39 Jahre Chirurg am Bostoner Kinderkrankenhaus und heiratete mit 62 die Stationsschwester der Privatstation.

- **Calvé-Legg-↗ Perthes-Krankheit**

Leonardo da Vinci

(1452–1519) Italienisches Universalgenie. Auch wenn viele seiner Werke unvollendet blieben, hatte er einen immensen Einfluss auf die Kunst der Renaissance. Jedes Kind kennt heute seine Mona Lisa und auch sein Abendmahl ist abendländisches Allgemeingut. Seine architektonischen, erfinderischen und naturwissenschaftlichen Arbeiten hatten weniger historischen Nachhall. Bei den Architekturentwürfen und vielen Erfindungen liegt das sicher an der fehlenden Realisierung (es wurde nie ein von Leonardo entworfenes Gebäude gebaut). Bei seinen vielen anatomischen Skizzen liegt dies an der fehlenden Publikation. Es ist schwer zu sagen, wie die Anatomie sich entwickelt hätte, wenn Leonardo sein 30 Jahre lang geplantes Buch zur Anatomie des Menschen realisiert hätte. So hat er unzählige Skizzen zur Anatomie hinterlassen, die zum Teil sehr innovativ waren (so stellte er zum Beispiel einzelne Muskeln als Kraftlinien dar oder fertigte «Explosionsschemata» des Skeletts an), aber für Jahrhunderte in der Versenkung verschwanden. Leonardo hat selbst gesagt, er habe in seinem Leben 30 Leichen zergliedert. Zu seiner Arbeit mit Leichen schrieb er auf einem seiner Blätter: «. . . und wenn du auch die nötige Liebe für diese Sache hättest, so wirst du vielleicht durch deinen Magen daran gehindert werden, und wenn dich dieser nicht davon abhält, dann wird die Furcht, zur Nachtzeit in der Gesellschaft solcher gevierteilter und enthäuteter und schrecklich aussehender Leichen zu verbringen, dich vielleicht abschrecken» und fügte hinzu, dass außerdem zeichnerische Fertigkeit und die Kenntnis der Perspektive Voraussetzungen für die Darstellung des Gesehenen seien. Er war praktisch der Erste in der Geschichte, der Anatomie überzeugend visuell darstellte, während sich seine Vorgänger und Zeitgenossen hauptsächlich auf verbale Beschreibungen verließen.

Dass er in den fast 1400 Jahren zwischen ↗ *Galen* und ↗ *Vesalius* der Einzige ist, dessen Name sich mit einer anatomischen Struktur verbunden hat, ist kein Zufall. Zwar wurde schon im 13. Jahrhundert hier und dort wieder mit Sektionen begonnen, diese waren aber mehr ein scholastisches Ritual, bei dem es darum ging, die antiken Weisheiten zu bestätigen, und nicht etwa darum, Neues zu erforschen. In der Weltsicht des Mittelalters gab es nichts Neues zu erforschen. Der Professor der Anatomie war bei diesen Sektionen meist weit von der Leiche entfernt. Er las vom Katheder die Schriften vor, ein Demonstrator zeigte, und ein Prosektor machte die Schnitte. Die lange Zeit davor, in denen gar keine Anatomie betrieben wurde, wird häufig mit der religiösen Tabuisierung der Leichenöffnung erklärt. Diese spielte sicher eine wichtige Rolle, aber es war wohl auch einfach fehlendes Interesse und fehlende Notwendigkeit. Noch heute liegt Leichenöffnung meist nicht im Alltagsinteresse der Menschen. In anderen Kulturen sind zwar gelegentlich Leichen geöffnet worden, zum Beispiel im Rahmen von magischen Ritualen. Aber auch hier fehlte das spezielle Erkenntnisinteresse, das zu anatomischen Vorstellungen im heutigen Sinne hätte führen können. Dazu brauchte es eine ganz bestimmte, erst dem Abendland in der Renaissance eigene Sicht auf den Menschen.

- **Leonardo-Bündel, Moderator-Band, Trabecula septomarginalis:** Muskelbündel im rechten Ventrikel, das von der Kammerscheidewand zum vorderen Papillarmuskel zieht. Über dieses Bündel erreichen Anteile des Reizleistungssystems aus dem rechten ↗ *Tawara*-Schenkel den Papillarmuskel. Die alte Bezeichnung Moderator-Band rührt von der Vorstellung, diese Querverbindung verhindere eine Überdehnung des Ventrikels.
- **Leonardo-Vene, Hintere Bogenvene:** Die parallel zur V. saphena magna am Unterschenkel verlaufende Vene, die ↗ *Dodd* und ↗ *Cockett* «posterior arch vein» getauft haben und von der die nach ihnen benannten Perforans-Venen abgehen. Da diese Vene von Leonardo das erste Mal dargestellt wurde, benennen zumindest einige englische Chirurgen sie nach ihm.

Levine, Samuel Albert

(1891–1966) Bostoner Internist. Sein Schüler ↗ *Lown* beschreibt ihn als beeindruckenden Kliniker, der noch ohne viele technische Hilfsmittel zu seinen Diagnosen gekommen sei. So sei seine Diagnose Angina pectoris praktisch immer korrekt gewesen. Levine nutzte dazu unter anderem die «Kunst der Irreführung»,

indem er den Patienten bat, mit dem Finger zu zeigen, wo der Schmerz sitzt. Zeigte der Patient dann mit dem Finger tatsächlich auf eine Stelle, war Angina pectoris quasi ausgeschlossen, wohingegen der Patient, der die Faust vor dem Brustkorb ballte oder erklärte, er könne den Schmerz kaum beschreiben, eher ein Kandidat für die Diagnose war.
Levine legte aber Wert darauf, nicht unfehlbar zu sein. Bei einem 34-jährigen Mann, der keine Risikofaktoren für eine koronare Herzkrankheit hatte, stelle er durch die Anamnese eine einzige Diagnose und schrieb ins Krankenblatt: «Dieser Mann hat Angina pectoris.» Als man dann eine große Hiatushernie diagnostizierte, schrieb Levine in die Akten unter seinen ersten Eintrag: «Meine Diagnose ist falsch», obwohl er auf spätere Nachfrage weiterhin von ihr überzeugt war. Es war ihm nach eigenen Worten «wichtig, das medizinische Personal damit zu beeindrucken, dass niemand unfehlbar ist.» Er sollte trotzdem mit seiner ersten Diagnose Recht behalten, denn drei Jahre später erlitt der junge Patient einen schweren Herzinfarkt, was allerdings mit den damaligen Mitteln auch bei richtiger Diagnosestellung schwer zu verhindern gewesen wäre.

• ↗ **Lown-Ganong-Levine-Syndrom**

Lewy, Fritz Heinrich

(1885–1950) Deutsch-amerikanischer Neuropathologe. Der Sohn eines Berliner Arztes studierte in Berlin und Zürich Medizin. Er arbeitete dann sowohl in der Neurologie und Psychiatrie als auch in der Neuropathologie und war schon 1912 Leiter des neuropsychiatrischen Labors der Universität Breslau. Im Ersten Weltkrieg diente er in deutschen Feldlazaretten in Frankreich, Russland und der Türkei. Nach dem Krieg arbeitete er an der II. Medizinischen Klinik der Berliner Charité, wo er sich habilitierte, und wurde auch Sekretär der Deutschen Gesellschaft für Neurologie. Nachdem er 1933 als Jude seine Stelle verlor, emigrierte er 1934 mit seiner Frau Flora in die USA, wo er in Philadelphia zunächst in der Neurochirurgie, dann in der Neuropathologie arbeitete. Im Zweiten Weltkrieg wurde er auch ärztliches Mitglied der amerikanischen Armee.
Bei der Annahme der amerikanischen Staatsbürgerschaft änderte sich sein Name aus nicht näher bekannten Gründen zu Frederic Henry Lewey, weshalb auch «seine» Körperchen in verschiedener Schreibweise auftauchen.

• **Lewy-Körperchen-Demenz:** Lewy-Körperchen, von Lewy erstmals 1912 beschrieben, sind intrazytoplasmatische Einschlusskörperchen in Neuronen, die an verschiedenen Stellen im Gehirn auftreten können. Die Lewy-Krankheit ist eine durch diese Körperchen charakterisierte Demenz, die häufig mit Parkinson-Syndrom einhergeht und die klinisch nicht scharf von Alzheimer-Erkrankung und Morbus Parkinson mit Demenz abgegrenzt werden kann.
Unter den vielen neuropsychiatrischen Diagnosen, die man bisher Cervantes' Figur Don Quijote angehängt hat, ist auch die Lewy-Demenz. Dafür sprechen Don Quijotes kognitiver Niedergang, komplexe visuelle und auditorische Halluzinationen (die bekannten Windmühlen) und der Wechsel zwischen lichten und verwirrten Momenten.

Leydig, Franz von

(1821–1908) Histologe in Würzburg und Tübingen, Professor der vergleichenden Anatomie und Direktor des zoologischen Museums in Bonn. Schon mit zwölf Jahren besaß er ein einfaches Mikroskop, mit dem er die meiste freie Zeit verbrachte. Leydig gilt als Begründer der vergleichenden Histologie. Vor allem eine frühe Forschungsreise nach Sardinien und das Studium der dortigen Artenvielfalt der Fische soll ihn zu vergleichenden morphologischen Untersuchungen angeregt haben. Auch ein bestimmter Zelltyp in der Haut der Fische trägt seither Leydigs Namen.

• **Leydig-Zwischenzelle:** Im Interstitium des Hodens, dem lockeren Bindegewebe zwischen den Samenkanälchen, gelegene Zellen, die für die Testosteronproduktion des Hodens verantwortlich sind.

Lieberkühn, Johann Nathaniel

(1711–1756) Berliner Arzt, der anatomische Studien betrieb, ohne je eine Stelle in der Anatomie zu bekleiden. Er studierte zuerst Theologie, später Medizin und Naturwissenschaften. Bekannt wurde er vor allem für die Weiterentwicklung von Gefäßinjektionstechniken, die er von ↗ *Ruysch* gelernt hatte. Auf Grund von Demonstrationen seiner Präparate in London wurde er zum Mitglied der *Royal Society* ernannt, der wohl bedeutendsten wissenschaftlichen Vereinigung seiner Zeit. Er entwickelte auch spezielle Mikroskope, in die zur Betrachtung von Organen, wie z. B. dem Darm, lebende Tiere eingespannt werden konnten. Er hatte drei große Präparatesammlungen, von denen eine noch in Berlin ist, die anderen beiden nach St. Petersburg und Moskau verkauft wurden. Die Liebe zu seinen Präparaten ging allerdings so weit, dass König Friedrich der Große, der sich gern bei ihm Rat geholt hatte, angewidert schrieb: «Um meine therapeutischen, pathologischen, diätetischen Kenntnisse zu vervollkommnen, habe ich mich häufig mit Lieberkühn unterhalten, der einer unserer großen Ärzte und ein sehr berühmter Anatom ist. Als ich jedoch bemerkte, dass er immer mit Därmen, Magen und Lungen in den Taschen zu mir kam, da wurde ich dieses Arztes und seiner Vorträge überdrüssig. Bei einer seiner Sitzungen bei mir wurde ich von einem Stück Hirn, dass er aus der Tasche zog, so angeekelt, dass ich eine Zeit lang nicht einmal den Anblick von Fleisch ertragen konnte.» So trug Lieberkühn also Därme in seinen Taschen, während sein Name heute mit kleinen Taschen im Darm verbunden ist:

• **Lieberkühn-Krypten, Glandulae intestinales:** Zwischen den Zotten in die Dünndarmschleimhaut sich einsenkende schlauchartige Kanälchen, die mit Dünndarmepithel ausgekleidet sind.

Lieutaud, Joseph

(1703–1780) Anatom und Arzt in Versailles, Leibarzt Ludwigs XV. und XVI. Er war sich der Grenzen der ärztlichen Kunst sehr bewusst und wies jedes Lob für seine Bemühungen zurück mit den Worten: «Ich bin nur ein Nachtwächter auf dunklen Straßen. Ich kenne die Häuser, an denen ich vorübergehe, aber ich weiß nicht, was in ihnen vorgeht.»

• **Lieutaud-Dreieck, Trigonum vesicae:** Das faltenfreie Dreieck der Blasenschleimhaut zwischen den Ureter-Ostien und der inneren Öffnung der Harnröhre.

Lisfranc de St. Martin, Jacques

(1790–1847) Zunächst war er Militärarzt in Napoleons Armeen, bevor er Professor der Chirurgie in Paris wurde. Er war bekannt dafür, mit dröhnender Stimme zu unterrichten und dabei auch gern seinen ehemaligen Lehrer ↗ *Dupuytren* zu attackieren. Lisfranc war ein technisch geschickter Operateur, neun Mal resezierte er zum Beispiel Rektumtumoren vom Damm her. Dass dabei nur drei der Patienten starben, war für die Zeit eine erstaunlich niedrige Mortalitätsrate. Lisfranc war allerdings auch ein Anhänger des Aderlasses. Der Amerikaner O.W. Holmes, der damals in Paris Medizin studierte und später als Schriftsteller bekannt wurde, beschreibt ihn als einen «großen Blutabzapfer und Abhacker von Körperteilen» und sah ihn in einem «Blutrausch, wie er anordnete, seine Patienten samt und sonders zur Ader zu lassen, was auch immer ihnen fehlte».

Der Aderlass ging auf die antike Säftelehre zurück. Blut war einer dieser Säfte, wurde in der Leber produziert und von dort im Körper verteilt. Fieber oder Entzündungen mit sichtbarer Rötung, Schwellung und schnellerem Puls konnten einleuchtend als ein Überschuss an

Blut verstanden und durch Anritzen einer Vene, Ansetzen von Blutegeln oder durch Schröpfen behandelt werden. Aber auch Verunreinigungen des Körpers durch Gifte, Schlacken oder schwarze Galle (einen anderen der antiken Säfte) waren ein Grund für «ausleitende» Therapien. In Mittelalter und Renaissance wurden lange Dispute darüber ausgefochten, in welcher Mondphase man zur Ader lassen sollte und ob dies eher in der Nähe des erkrankten Körperteils oder auf der Gegenseite zu geschehen habe. Die Entdeckung des Blutkreislaufs durch ↗ *Harvey* hat der Beliebtheit aber nicht geschadet. Kritische Zeitgenossen begannen jedoch, sich über die Ineffektivität der Methode lustig zu machen. So lässt im 17. Jahrhundert Molière eine bauernschlaue Frau sagen: «Unser Kater ist kürzlich gerade noch einmal davongekommen, nachdem er vom Haus herunter auf die Straße gestürzt war. Drei Tage konnte er nichts essen und sich nicht bewegen. Aber er hatte das Glück, dass es keine Katzenärzte gibt, denn sie hätten nicht versäumt, ihn zu purgieren und zur Ader zu lassen.» Auch der Tod George Washingtons 1799 nach einer schweren Erkältung und einem noch massiveren Aderlass hatte Kritik laut werden lassen. Endgültig in Verruf geriet der Aderlass aber erst Ende der 1830er-Jahre, vor allem durch die statistischen Untersuchungen von ↗ *Louis*. Trotzdem brauchte es, wie Lisfrancs Beispiel zeigt, noch einige Zeit, bis diese alte Tradition endgültig aufgegeben wurde. Hier und dort wurde der Aderlass nachweislich noch bis in die 1920er-Jahre praktiziert.

• **Lisfranc-Gelenklinie, Articulationes tarsometatarsales:** Die Gelenkreihe liegt zwischen der Fußwurzel und den Mittelfußknochen und erlaubt eine gewisse Beweglichkeit des Vorfußes auch z. B. nach Versteifung des unteren Sprunggelenks. Die Gelenklinie ist nicht gerade, da das zweite Metatarsale weiter nach proximal reicht als seine Nachbarn. Eine Lisfranc-Amputation ist die Vorfuß-Amputation in dieser Linie.

Lister, Joseph

(1827–1912) Chirurg in London und Edinburgh. Er studierte in London, nachdem man ihn als Quäker in Oxford und Cambridge abgelehnt hatte. Der französische Anatom Farabeuf hat ihn den «Saint-Paul de la religion antiseptique» genannt. Man hat auch von ihm gesagt, er habe durch sein Wirken mehr Menschenleben gerettet, als in allen Kriegen der Welt verloren gegangen sind. Er erkannte nämlich, den Arbeiten von Louis Pasteur folgend, die Bedeutung von Mikroorganismen für die Wundinfektion und bekämpfte diese vor allem mit Karbolsäure, heute Phenol genannt, mit der die Haut und die chirurgischen Instrumente behandelt wurden und die auch zur Desinfektion der Luft versprüht wurde. In den 1860er- und 1870er-Jahren verbreitete sich seine Methode, zeitweise wurde der ganze OP in einen dichten Nebel gehüllt und der Patient musste mit einem großen Kautschuklaken gegen die Dämpfe geschützt werden, die oft auch den Operateur schläfrig machten. Einige Chirurgen zerstäubten daher stattdessen Thymol, dem ebenfalls eine antiseptische Wirkung nachgesagt wurde. Bald stellte sich allerdings heraus, dass Karbolsäuredämpfe durchaus gesundheitsschädlich waren und man die Gefährdung der Operationswunde aus der Luft überschätzt hatte. In den 1880er-Jahren wurde die Dampfsterilisation entwickelt, die die völlige Sterilisation der Instrumente ermöglichte, und man war auf dem Weg von der Listerschen Antisepsis zur heutigen Asepsis. Lister gilt außerdem als Erfinder der Wunddrainage mit Gummischläuchen und der resorbierbaren Gefäßligatur mit Catgut, also Katzendarm, der ebenfalls mit Karbolsäure getränkt wurde.

Als er einmal zu einem reichen, aber für seinen Geiz bekannten Adligen gerufen wurde, weil diesem eine Fischgräte im Hals steckte, zog er diese mit einem sicheren Griff heraus. Als der Gerettete nach dem fälligen Lohn fragte, lächelte Lister und antwortete: «Mylord, sagen wir nur halb soviel, wie sie ausgeben wollten, als Sie die Gräte noch in Ihrem Halse hatten.» ↗ *Treves*

• **Listeria monocytogenes:** Das grampositive Stäbchen wird von Tieren verbreitet und über verschiedene Nahrungsmittel übertragen. Beim Erwachsenen resultiert meist ein harmloser grippaler Infekt. Gefährlich ist die Infektion des Neugeborenen transplazentar oder während der Geburt, die zu einer generalisierten granulomatösen Entzündung oder zur Listerienmeningitis führen kann.

• **Lister-Höcker, Tuberculum dorsale radii:** Ein tastbarer dorsaler Vorsprung am distalen Radius, der in einer Furche die Sehne des M. extensor pollicis longus trägt.

Louis, Pierre Charles Alexandre

(1787–1872) Pariser Arzt. Seine Bedeutung für die jüngere Medizingeschichte kann wohl kaum überschätzt werden, denn er gilt als der Erste, der in großem Stil mathematisch-statistische Auswertungen von Krankenfällen und -daten vornahm und daraus Aussagen über bestimmte Krankheitsbilder, z. B. die Phthisis (Lungentuberkulose), ableitete bzw. andere Krankheitsbilder überhaupt erst definierte. Voraussetzung für diese Datensammlung waren die um 1800 in Paris entstehenden großen Hospitäler (↗ *Tenon*, ↗ *Bichat*). In einer Zeit, in der Krankenakten noch ein Fremdwort waren, ging Louis, eine «hochgewachsene melancholische Gestalt mit einer Brille auf der Nase und einem Notizbuch in der Hand», von Bett zu Bett, stellte Fragen zum Verlauf, machte Aufzeichnungen und legte schließlich große Tabellen an. Er belegte mit seiner *méthode numérique* unter anderem die Nutzlosigkeit und Gefährlichkeit des Aderlasses, der bis ins 19. Jahrhundert hinein über zweitausend Jahre lang eine beliebte Behandlungsmethode für die verschiedensten Leiden gewesen war (↗ *Lisfranc*). Die modernen Plädoyers für eine «evidence-based medicine» zeigen die Wichtigkeit seiner Methode, allerdings zeigt die Notwendigkeit solcher Plädoyers auch, dass weiterhin ein großer Teil der alltäglich praktizierten Medizin nicht statistisch abgesichert ist.

• **Angulus Ludovici, Angulus sterni:** Auch bei beleibten Menschen dient der Winkel zwischen Manubrium und Corpus sterni dem verzweifelten Untersucher oder EKG-Schreiber als gute Orientierungshilfe, denn auf seiner Höhe liegt immer die 2. Rippe. Die Angelsachsen nennen diesen Winkel manchmal «angle of Ludwig», was natürlich eine unnötige Verdeutschung eines französischen Namens darstellt. Die Deutschen hingegen, die durchaus berechtigt wären, Louis Ludwig zu nennen, sind päpstlicher als der Papst und benennen ihn lieber auf Latein.

Lower, Richard

(1631–1691) Londoner Anatom, Schüler und Praxisnachfolger von ↗ *Willis*. Er war wohl der Erste, der erfolgreich mit Bluttransfusionen experimentierte. Nachdem man ↗ *Harveys* Lehre vom Kreislauf akzeptiert hatte, waren Forscher in England und Frankreich das erste Mal daran gegangen, vor allem Hunden verschiedenste Substanzen intravenös zu verabreichen, z. B. Milch, Urin, Wein oder Bier, meist allerdings mit letalen Folgen. Lower versuchte nun dasselbe mit Blut. Das einfache Verbinden der Halsvenen zweier Hunde brachte zunächst wenig Erfolg, bis Lower eine Arterie des Spendertieres mit der Vene des

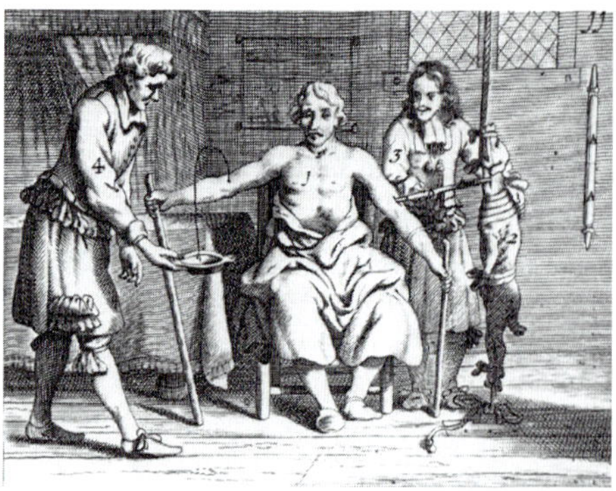

Transfusion von Lammblut mit gleichzeitigem Aderlass auf einem Stich von 1761

Empfängertieres verband. Mit einem öffentlichen Experiment konnte er daraufhin seine Zeitgenossen tief beeindrucken: Er entnahm einem mittelgroßen Hund Blut, bis dieser nur noch krampfartig zuckte, um ihn dann mit Hilfe des Blutes von der Halsarterie eines großen Jagdhundes, die über ein Röhrchen an die Drosselvene des anderen angeschlossen wurde, wieder zum Leben zu erwecken. Während wir dies heute profan als Volumenersatz ansehen würden, war es für Lower und seine Zeitgenossen, für die Blut noch immer einer der vier grundlegenden Körpersäfte war (↗ *Galen*), die Übertragung von Lebenskraft des Jagdhundes auf das andere Tier. 1667 zahlte Lower einem gewissen Arthur Coga, einem heruntergekommenen und leicht geistig verwirrten Mann, 20 Shilling für seine Einwilligung zu einer Bluttransfusion vom Schaf auf den Menschen. Erstaunlicherweise überlebte Coga diese Prozedur, angeblich sogar in gebessertem Zustande. Lowers Versuch war eine Reaktion auf ein Experiment des konkurrierenden Franzosen Jean-Baptiste Denis, dem kurz zuvor eine Blutübertragung vom Lamm auf den Menschen gelungen war. Mehrere (aus heutiger Sicht einleuchtende) tödliche Zwischenfälle brachten die Bluttransfusion jedoch schnell in Verruf. Der Chirurg ↗ *Volkman* sagte dazu: «zur Übertragung von Schafblut gehören drei Schafe: Eines, dem man das Blut entnimmt, ein zweites, das es sich übertragen lässt, und ein drittes, das die Übertragung ausführt.»

Trotzdem wurde die Lammbluttransfusion 1873 von einem deutschen praktischen Arzt, Oskar Hasse, wieder aufgenommen, und Scharen von Patienten stürmten seine Praxis im thüringischen Nordhausen: Hasse stoppte einfach die Transfusion, sobald die unvermeidlichen Reaktionen auftraten (über die tatsächlich transfundierten Mengen machte er nie Angaben). Einen aufgetretenen Todesfall führte er einfach auf die Grundkrankheit «Paralysis agitans» zurück. Die Wiener Medizinische Wochenschrift lobte daraufhin 1874 die Transfusion als einen kommenden Segen: «Vielleicht ist die Zeit nicht mehr fern, in welcher wir der Tuberkulose, dem Krebs, der Syphilis etcetera werden ein gebietendes Halt zurufen können.» Erst im 20. Jahrhundert wurden ähnliche Versuche (mit Transfusionen, nicht mit Wundermitteln) wieder aufgenommen, dann von Mensch zu Mensch und mit mehr Erfolg.

- **Lower-Höcker, Tuberculum intervenosum:** Eine leichte Erhebung in der Wand des rechten Vorhofs zwischen den beiden Hohlvenen und oberhalb der Fossa ovalis. Sie findet sich in kaum einem heutigen Buch, da sie beim Menschen im Gegensatz zu einigen Tieren nur andeutungsweise ausgebildet ist. Lower war der Meinung, sie diene der Lenkung des Blutes aus der oberen Hohlvene in Richtung Trikuspidalklappe.

L

Lown, Bernard

(*1921) US-amerikanischer Kardiologe und Friedensaktivist. Als er 14 Jahre alt war, wanderte seine Familie aus Litauen in die USA aus, wo er in Maine Medizin studierte. Schon als Student engagierte er sich in politischen Gruppen und wurde zeitweise vom Unterricht suspendiert, weil er die Trennung von Blutkonserven in «weiße» und «schwarze» ignorierte. Nach seiner Assistenten-Zeit, zuletzt in der Kardiologie in Boston, wurde er 1953 zum ärztlichen Militäreinsatz nach Korea einberufen. Als er gegen die antikommunistische Gesinnungsschnüffelei bei der Musterung protestierte, wurde er degradiert und in ein kleines Militärkrankenhaus im äußersten Nordwesten der USA strafversetzt, in dem er ein Jahr lang nicht nur ärztlich tätig war, sondern angeblich jeden Morgen die Krankenhausflure fegen musste. Erst die Initiative seines früheren Lehrers ↗ *Levine* ermöglichte Lown wieder eine zivile Anstellung in der Bostoner Kardiologie, wo er seinem Fach zu entscheidenden Fortschritten verhelfen sollte. Neben den Errungenschaften, die heute seinen Namen tragen, gilt er auch als «Erfinder» der Kardioversion mit Gleichstrom-Stößen, deren erfolgreiche Anwendung er 1962 erstmals publizierte, und prägte auch den Begriff «sick sinus syndrome». Gegen viel Widerstand führte er die «Sesseltherapie» zur Frühmobilisation von Herzinfarktpatienten ein («Sessel» mag zwar nicht nach viel Mobilität klingen, war aber in Zeiten, in denen Infarktpatienten wochenlang ins Bett verwiesen wurden, ein Schritt, den viele für so gefährlich hielten, dass sie Lown «Menschenversuche» vorwarfen).

Schon in den frühen 60er Jahren machte Lown in der Gruppe «Physicians for Social Responsibility» auf die Atomkriegsgefahr und die Risiken von Atomwaffentests aufmerksam. Als durch den Reaktorunfall auf Three Mile Island 1979 die öffentliche Diskussion um nukleare Sicherheit aufgeheizt wurde, gründete er 1980 mit seinem sowjetischen Kollegen Chasow und vier weiteren Ärzten in Genf die IPPNW (International Physicians for the Prevention of Nuclear War), die sich weltweit für atomare Abrüstung einsetzten. Lown und Chasow erhielten dafür 1985 stellvertretend für die inzwischen 145.000 Mitglieder der IPPNW den Friedensnobelpreis.

In seinem Alterswerk *Die verlorene Kunst des Heilens* warnt Lown vor der Kommerzialisierung und Technisierung der Medizin, zu der er, wie er selbst erkennt, natürlich mit seinen kardiologischen Entwicklungen durchaus beigetragen hat. Es ist kein wirklicher Widerspruch, dass die leistungsorientierte und unendlich optimistische Kultur der USA nicht nur das eine oder andere Übel in der Welt verbreitet, sondern die überzeugendste akademische Kritik und die besten Verbesserungsvorschläge oft gleich hinterherliefert.

• **Lown-Klassifikation:** 1971 veröffentlichte Einteilung der ventrikulären Extrasystolen, die der Beschreibung und der Einschätzung des Risikos von Kammerflimmern dient.

• **Lown-Ganong-↗Levine-Syndrom, LGL-Syndrom:** 1952 publizierten die drei Namensgeber 200 Fälle dieses Präexzitationssyndroms, die sich vom ↗ *Wolff*-Parkinson-White-Syndrom vor allem durch den normalen QRS-Komplex und die fehlende Delta-Welle unterschieden. Inzwischen wird in den meisten Fällen eine Kurzschlussverbindung vom rechten Vorhof zum ↗ *His*-Bündel über das James-Bündel angenommen (Thomas Naum James, *1925, war Kardiologe in Alabama, ↗ *Todaro*).

William Francis Ganong (1924–2007) war die meiste Zeit seines Lebens Physiologe in San Francisco und eigentlich eher mit Neuroendokrinologie als mit Kardiologie beschäftigt.

Ludovicus

↗ *Louis*

Luschka, Hubert

(1820–1875) Er studierte zunächst Pharmazie, dann Medizin, und unternahm Studienreisen nach Paris, Wien und Oberitalien. Er praktizierte in Merseburg und Konstanz, seiner Geburtsstadt, und wurde dann nach Tübingen berufen, wo er die größte Zeit seines Arbeitslebens auf dem Lehrstuhl für Anatomie verbrachte.

• **Foramen Luschkae, Apertura lateralis ventriculi quarti:** An den seitlichen Enden der Rautengrube gelegene Verbindungen des IV. Ventrikels mit dem Subarachnoidalraum. Am Gehirn-Präparat ist diese Öffnung von außen am ↗ *Bochdalekschen* Blumenkörbchen zu erkennen.

• **Luschka-Gänge:** In der leberseitigen Wand der Gallenblase vorkommende, fehlerhaft angelegte Gallengänge.

• **Luschka-Steißdrüse, Glomus coccygeum:** Kleines Gebilde an der Spitze des Steißbeins, das eine arteriovenöse Anastomose enthält und wohl, wie ähnliche Gebilde an den Fingern, im Dienst der Thermoregulation an den Akren steht, zu denen der Steiß zumindest entwicklungsgeschichtlich zählt. Neuere Untersuchungen deuten aber auch auf eine Funktion als Paraganglion, also die Produktion von Katecholaminen.

Luys, Jules Bernard

(1828–1897) Pariser Neuroanatom und Nervenarzt an den dortigen Anstalten Salpêtrière und Charité. Nach ↗ *Brocas* Erkenntnissen zur Lateralisierung der Sprachregionen im Gehirn schlug er als Erster auch eine Lateralisierung der Emotionen vor. Er vermutete ein «Emotions-Zentrum» in der rechten Hemisphäre, nachdem er Unterschiede im Gefühlsleben von Schlaganfall-Patienten mit rechtsseitiger oder linksseitiger Lähmung festgestellt hatte. In späteren Jahren interessierte er sich für Hysterie und Hypnose und veranstaltete Aufsehen erregende Hypnose-Experimente, die zum Pariser Stadtgespräch wurden. Kurz vor seinem Tod erforschte er auch Phänomene, die man heute dem Okkultismus zurechnen würde: Die Nachricht von ↗ *Röntgens* Entdeckung der nach ihm benannten Strahlen im Jahr 1895 war sehr schnell um die Welt gegangen und hatte allgemeine Hoffnungen geweckt, dass man nicht nur Knochen, sondern auch andere Dinge sichtbar machen könne, die bisher unsichtbar gewesen waren. So kam es, dass durchaus seriöse Forscher versuchten, mit speziell arrangierten Apparaturen vor der Stirn oder über dem Kopf Gedanken sichtbar zu machen. Man begann auch, mit Hilfe von Fotoplatten «Lebenskräfte» aufzunehmen, die von okkultistisch begabten Menschen ausgehen sollten. Luys und ein Kollege versuchten mit Fotoplatten Emanationen von menschlichen Händen nachzuweisen und publizierten ihre Ergebnisse in den Berichtsheften der Société de Biologie. Es folgte eine heftige wissenschaftliche Debatte, die erst nach Luys' Tod endgültig entschieden wurde. Ein gewisser Paul Yvon zeigte, dass die Hand einer Leiche, wenn er sie auf 35 ° erwärmte und auf die Fotoplatte legte, die gleichen Muster erzeugte wie seine eigene Hand, und bewies damit, dass es sich um ein rein physikalisches Phänomen handelte.

• **Corpus luysii, Luys-Körper, Nucleus subthalamicus:** Zu den Basalganglien zählender Kern zwischen Thalamus und Substantia nigra, der lateral durch die Capsula interna vom Globus pallidus getrennt wird. Läsionen dieses Kerns führen zum Ballismus, einem hyperkinetischen Syndrom, das durch unfreiwillige «wurmförmige» Bewegungen gekennzeichnet ist. Dies spricht dafür, dass der Kern im Allgemeinen eine eher hemmende Wirkung auf die Motorik hat.

• **Corpus médian de Luys, Nucleus centromedianus thalami:** Der größte der unspezifischen Thalamuskerne, also der Kerne, die nicht nur mit einer bestimmten Kortexregion verknüpft sind. Er liegt in der inneren Marklamelle des Thalamus, sendet Fasern in viele Kortexareale und hat eine generelle aktivierende Funktion.

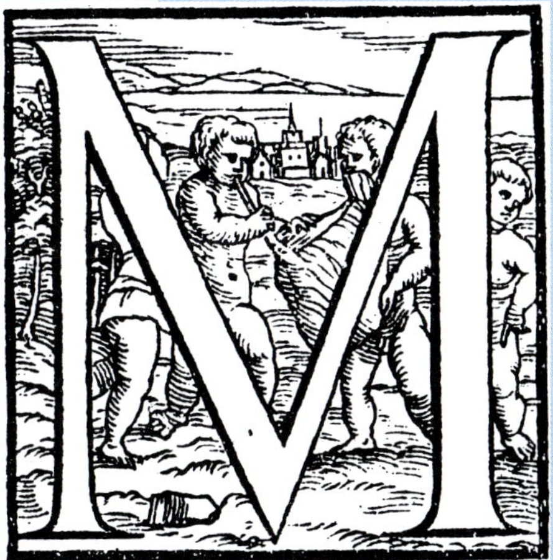

M

Magendie, François

(1783–1855) Pariser Physiologe und Pathologe. Er wandte sich vom Vitalismus (↗ *Haller*) ab und gilt auf Grund der Erkenntnisse aus zahlreichen Vivisektionen, also Versuchen am lebenden Tier, als einer der Begründer der experimentellen Medizin, die vor allem sein Schüler Claude Bernard fortführte. Einer seiner Befunde war zum Beispiel die Identifizierung der Vorderwurzeln des Rückenmarks als motorisch und der Hinterwurzeln als sensibel (↗ *Bell*). Die Zirbeldrüse, die ↗ *Descartes* noch als Sitz der Seele angesehen hatte, verstand Magendie ganz mechanisch als ein Ventil zur Regulation des Liquorhaushalts. Schwer verständlich aus heutiger Sicht sind seine Äußerungen zu den ersten Versuchen mit der Äthernarkose (↗ *Bigelow*). Offensichtlich war für die Chirurgen (und die Tier-Experimentatoren) seiner Zeit der Schmerz ihrer «Opfer» etwas vollkommen Selbstverständliches geworden, vielleicht sogar der Beweis für ihren Erfolg und ihr Heldentum. So wurde Magendie zum Gegner solcher – noch dazu aus den USA kommender – Versuche zur Schmerzreduktion, denn er wollte nicht «an Kadavern operieren». Er schrieb dazu: «Ich, der ich Tausende von Kaninchen und Hunden sowie Milliarden von Fröschen auf dem Altar des Experiments und zum Vorteil der Wissenschaft geopfert habe, bezeichne diese Entdeckung als grausam und unmoralisch. Ihr, die ihr euch durch einen Yankee-Bluff verführen lasst, entwürdigt die euch anvertrauten Patienten. Ihr degradiert sie zu Trunkenbolden. Denn dieser Äther ist in seiner Wirkung nicht wesentlich anders als der Alkohol.»

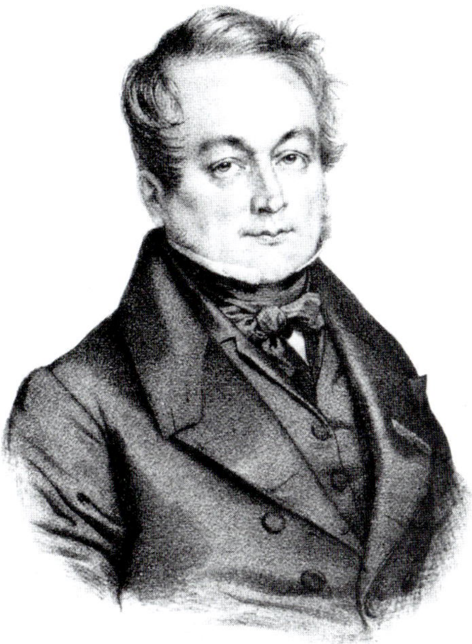

François Magendie

- **Foramen Magendii, Apertura mediana ventriculi quarti:** Die am kaudalen Ende des IV. Ventrikels gelegene mittlere von drei Öffnungen, die den inneren mit dem äußeren Liquorraum verbinden.

Magill, Ivan Whiteside

(1888–1986) Nach dem Studium in Belfast war er Anästhesist in London und Pionier der orotrachealen Intubation. Unter anderem empfahl er für diese die so genannte Schnüffelstellung («Sniffing the morning air»), eine Kombination aus Nackenbeugung und Kopfstreckung. In seiner Originalpublikation hatte Magill noch eine alternative Beschreibung angegeben, nämlich die Position, die jemand einnehme, der ein Glas Bier trinken will. Ein walisischer Anästhesist hat sich kürzlich die Mühe gemacht, an 40 Freiwilligen zu testen, welcher der beiden Vorschläge eher zu der gewünschten Stellung führt. Die Aufforderung «drink a full pint of beer» führte statistisch eindeutig zu besseren Ergebnissen als «sniff the morning air» ($p < 0,0001$). Er schlug daher vor, in Erste Hilfe-Kursen die Schnüffelstellung durch die Biertrinkerstellung zu ersetzen. Vor Übernahme ins Deutsche müsste allerdings getestet werden, ob sich die Ergebnisse auf die deutsche Trinkkultur übertragen lassen.

• **Magill-Zange:** Lange abgeknickte Fasszange mit runden Enden, mit der ein Nasotrachealtubus im Rachenbereich gefasst und in die Stimmritze geführt werden kann.

• **Magill-Tubus:** Standardtyp des Endotrachealtubus.

Maisonneuve, Jacques Gilles Thomas

(1809–1894) Französischer Chirurg, einer der vielen Schüler ↗ *Dupuytrens*, mit dem er die Vorliebe zur Polemik teilte. Er erfand einen Blasenkatheter sowie 1845 ein verbessertes Urethrotom für die transurethrale Behandlung von Harnröhrenstrikturen, die zu dieser Zeit häufig durch Gonorrhö verursacht waren. Das Instrument fand starke Verbreitung und wurde von einer Firma Colin bis 1939 über 100 000mal verkauft. Maisonneuves Operationskunst wurde als «kühn» beschrieben, und er hat dann auch bis zu seinem 82. Lebensjahr operiert. Er starb, wie es heißt, «zurückgezogen und ohne Freunde».

• **Maisonneuve-Fraktur:** Spezialfall einer ↗ *Weber* C-Fraktur mit hoher Fibulafraktur und langstreckiger Zerreißung der Membrana interossea sowie begleitender Innenknöchelfraktur. Durch Untersuchungen an Sprunggelenken von Leichen hat Maisonneuve als einer der Ersten das Zusammenspiel von knöchernen und ligamentären Strukturen bei Gelenkmechanik und Frakturmechanismus zeigen können.

Malassez, Louis Charles

(1842–1909) Pariser Physiologe. Bekannt wurde er vor allem für seine Arbeiten in der Hämatologie und die Erfindung einer Blutzählkammer.

• **Malassezia furfur, Pityrosporum ovale:** Hefepilzart, die die Pityriasis versicolor auslöst, einen Hautbefall mit bräunlichen Flecken. Bei Sonnenbestrahlung absorbiert der Pilzrasen die Strahlen, so dass die Flecken auf gebräunter Haut plötzlich hell erscheinen. Wie man inzwischen weiß, ist übermäßiges Wachstum von Malassezia auf der Kopfhaut auch beteiligt an der simplen Schuppenbildung, weshalb Antimykotika auch gegen Schuppen helfen. Furfur heißt im Lateinischen Kleie.

• **Malassez-Epithelzellen, Malassez-Reste:** Versprengte Epithelzellnester im Periodontium der Zahnwurzel (↗ *Sharpey*). Sie stellen Überreste des Schmelzorgans dar und können Ausgangspunkt für Zysten sein.

Mallory, Frank Burr

(1862–1941) Bedeutenderer Vater des folgenden Mallory. Nach einer Ausbildung, die ihn auch nach Prag und Freiburg im Breisgau führte, war er bis 1932 Pathologe am Boston City Hospital mit Professur an der Harvard University. Er ist der Begründer des American Journal of Pathology.

• **Mallory-Bodies, Alkoholtoxisches Hyalin:** Hyaline Ablagerungen, die in Leberzellen als Zeichen einer Alkoholschädigung, aber auch bei anderen Erkrankungen auftreten können.

Mallory, George Kenneth

(1900–?) US-amerikanischer Pathologe. Nach der Ausbildung ging er Ende der 20er Jahre zur Weiterbildung nach Wien und Hamburg. Nach einer Zeit als Assistent bei seinem Vater verbrachte er den größten Teil seines Berufslebens in Boston als Pathologe am Boston City Hospital und im nach seinem Vater benannten Mallory Institute of Pathology. Selbst dieses Institut konnte mir aber keine Auskunft darüber geben, wann Mallory gestorben ist oder ob er vielleicht sogar noch lebt.

• **Mallory-Weiss-Syndrom:** Bluterbrechen nach einem Schleimhautriss im Ösophagus-Magen-Übergangsbereich bei anhaltendem Erbrechen. Hiatushernien und Alkoholismus sind Risikofaktoren. Konrad Weiss (1898–1942) war amerikanischer Internist. ↗ *Boerhaave*

Malpighi, Marcello

(1628–1694) Anatom in Pisa, Messina und Bologna, ab 1691 Leibarzt von Papst Innozenz XII. Er gilt als der Begründer der mikroskopischen Anatomie, die er Anatomia subtilis nannte. Er beschrieb als Erster die mikroskopische Struktur der Lunge, die bis dahin für «fleischig» gehalten wurde, und vor allem die Kapillaren, mit denen erstmals das Bindeglied von Arterien und Venen entdeckt und damit ↗ *Harveys* Kreislauftheorie vervollständigt war. Diese Lungenuntersuchungen machte er an Fröschen, die für ihn nicht nur seine Versuchstiere waren, sondern auch die Versuchstiere der Natur, denn die Natur «vollbringt gewöhnlich ihre großen Werke erst nach einer Reihe von Versuchen auf niedrigerer Stufe und nachdem sie in unvollkommenen Tieren ihre Pläne für die vollkommenen getestet hat». Er stellte auch als Erster fest, dass die weiße Substanz des Gehirns aus den selben Fasern aufgebaut ist wie die Nerven. Er sah diese Fasern als lange, mit Nervenflüssigkeit gefüllte Röhren an. Die Flüssigkeit sollte von der Hirnrinde sezerniert werden. Damit hatte Malpighi das von seinen Vorgängern angenommene Lumen der Nerven in den mikroskopischen Bereich verlegt und den ↗ *galenischen* Spiritus animalis durch eine Flüssigkeit ersetzt. Noch mehr wurde Galens Physiologie allerdings durch seine Feststellung ins Wanken gebracht, die Leber sei eine Drüse, die die Galle sezerniere, was er auf Grund mikroskopischer Befunde, insbesondere der Läppchenstruktur, annahm. Damit war das zentrale Kreislauf- und Ernährungsorgan Galens zu einer Drüse «herabgesunken».

• **Malpighi-Körperchen, Nierenkörperchen, Corpusculum renale:** Es besteht aus dem Gefäßknäuel des Glomerulum und der ↗ *Bowman*-Kapsel. Malpighi fand es auf seiner Suche nach dem sekretorischen Mechanismus der Drüsen im Organismus, die er sich als kleine sekretorische Maschinen vorstellte, am ehesten einem Sieb vergleichbar, durch das hindurch das Blut ein Sekret abgab. Mit seinen Methoden konnte er dies zuerst am Nierenkörperchen zeigen, das die erwünschte Kombination eines Gefäßzuflusses mit einem Sekretrohr, dem Tubulus, aufwies. Diese Auffassungen weisen ihn als Vertreter der Iatromechanik aus, des frühen Versuchs, den Organismus vor allem mechanisch zu erklären.

• **Malpighi-Körperchen, Milzfollikel:** Die Lymphfollikel der Milz, die die Hauptmasse der weißen Pulpa ausmachen und zur Zone der B-Lymphozyten in der Milz gehören.

• **Malpighi-Schicht:** Stratum germinativum der Epidermis.

Marfan, Bernard Jean Antonin

(1858–1942) Nach dem Studium in Toulouse und Paris wurde er Professor der Pädiatrie und ab 1914 Professor der Säuglings-Hygiene am Pariser Hôpital des Enfants Malades. Er schrieb ein bekanntes Buch zur Säuglingsernährung und wies nach, dass die Rachitis in ländlichen Gegenden durch den Ersatz von Muttermilch durch Ziegenmilch hervorgerufen wurde. Noch immer gilt wohl sein Satz: «Man wird nie menschliche Muttermilch aus der Milch eines Tieres herstellen können, welchen Veränderungen man letztere auch immer unterwirft.»

• **Marfan-Syndrom, Dolichostenomelie:** Autosomal dominant vererbtes Syndrom mit Arachnodaktylie (Spinnenfingrigkeit) und anderen Skelettdeformitäten, Hypermobilität der Gelenke, Linsenluxation und Herzfehlbildungen. 1990 wurde als Ursache ein Defekt im Fibrillin erkannt, einem Bestandteil der elastischen Fasern und auch der Zonulafasern der

Linse. Es wurde behauptet, auch Abraham Lincoln könnte an der Krankheit gelitten haben, nachdem man unter seinen Nachfahren ein Kind mit Marfan-Syndrom diagnostiziert hatte. Dafür sprechen allerdings bisher nur seine schmale Größe und eine aus historischen Quellen herausgelesene Überstreckbarkeit der Gelenke. Auch dem «Teufelsgeiger» Paganini wurde wegen seiner langen hypermobilen Finger schon das Marfan-Syndrom angedichtet.

Marie, Pierre

(1853–1940) Pariser Neurologe an der psychiatrischen Männerklinik Bicêtre. Er hatte zunächst, um seinem Vater einen Gefallen zu tun, Jura studiert, war aber dann zur Medizin umgeschwenkt. Der «größte Schüler Charcots» beschrieb unter anderem als Erster die Akromegalie. Der Gebrauch einer speziellen Bildersprache zum Studium von Sprachstörungen trug ihm von ↗ *Head* den Spitznamen «Marie, die Bilderstürmerin» ein.

- **↗ Charcot-Marie-Tooth-Krankheit**
- **Marie-Strümpell-↗ Bechterew-Krankheit**

Mary Joseph, Sister

(1856–1938) Die Tochter irischer Emigranten wurde als Julia Dempsey im Staate New York geboren. Als sie den Franziskanerinnen beitrat, wählte sie den Namen Schwester Mary Joseph. Ab dem Gründungsjahr arbeitete sie im St. Mary's Hospital ihres Ordens, der späteren ↗ *Mayo* Clinic. Sie hatte keine formale Ausbildung als Krankenschwester (die damals auch noch selten war) und bekam das Wichtigste von der einzigen ausgebildeten Schwester beigebracht. Nach nur sechs Wochen wurde sie Oberschwester, nach drei Jahren Superintendent (vielleicht so etwas wie Oberin) des Krankenhauses. Das hieß aber nicht, dass sie keine praktische Arbeit mehr versah. Schnell wurde sie für William Mayo zu einer fähigen Operationsassistentin, die oft die ersten Schnitte legte und nach der Operation die Wunde zunähte, aber auch schon einmal mit ihren schmalen Händen in Bereiche kam, die Mayo nicht erreichen konnte. Es heißt, dass sie, wenn Mayo von Studenten abgelenkt wurde und Fragen beantwortete, die Operation derweil einfach fortführte. Als Superintendent organisierte sie aber auch bis 1931 den kontinuierlichen Ausbau der Klinik, der in ihrer Zeit um acht Anbauten erweitert wurde. Das Angebot einer Ehrendoktorwürde lehnte sie zweimal ab.

- **Sister Mary Joseph's nodule:** Eine im Amerikanischen gebräuchliche Bezeichnung für einen vergrößerten Lymphknoten im Bauchnabelbereich als Hinweis auf fortgeschrittenen malignen Befall der Bauchhöhle. Sister Mary Joseph fiel dieser Zusammenhang zuerst auf, und wenn sie einen solchen Knoten bei der Vorbereitung des Patienten bemerkte, wies sie William Mayo auf bevorstehende Schwierigkeiten bei der Operation hin. Nicht Mayo, sondern erst ein Lehrbuchautor von 1949 hat den Knoten nach ihr benannt. Es heißt, Mary Joseph sei eines Tages ein ähnlicher Knoten an ihr selbst aufgefallen, worauf sie William Mayo wegen des Krebsverdachts aufsuchte. Sie starb aber in hohem Alter an einer Pneumonie.

Mayo, William James

(1861–1939) Chirurg an der Mayo Clinic in Rochester, Minnesota. Sein Vater war 1845 von England hierher eingewandert und vom Arzneimittelchemiker zum Arzt geworden. Als 1862 nach einem Kampf zwischen weißen Siedlern und Sioux-Indianern 38 Sioux gehängt wurden, durfte sich der Vater einen toten Körper zu Studienzwecken mitnehmen. Er wählte die Leiche eines gewissen «Cut Nose», die er zu Hause zu einem Skelett verarbeitete. An den Knochen dieses Sioux lernten William und sein jüngerer Bruder Charles ihre erste Anatomie, was sie anscheinend sehr beeindruckt hat. Die beiden Kinder mussten dem Vater auch bei Operationen assistieren, wozu der kleinere Charles auf eine Keksdose gestellt wurde. Um Opfer eines Wirbelsturms zu behandeln, eröffnete der schon 70-jährige Vater gemeinsam mit den örtlichen Franziskanerinnen (↗ *Mary Joseph*) 1883 das St. Mary's Hospital, ein 13-Betten-Krankenhaus, aus dem sich die heute größte Privatklinik der Welt, die Mayo Clinic, entwickeln sollte. Die beiden Brüder stiegen zu so großer Bedeutung auf, dass sie im Ersten Weltkrieg abwechselnd Chefchirurgen der amerikanischen Armee waren. Das Skelett des besagten Indianers war lange Zeit in der Mayo Clinic ausgestellt, ist aber 1998 den Sioux zur Bestattung zurückgegeben worden. In der Atmosphäre der «political correctness» der heutigen USA sprach die *Mayo Clinic* auf meine Anfrage nach dem Skelett nur sehr vorsichtig von «this difficult episode in our history». Immerhin war man aber so nett, überhaupt zu antworten.

• **Mayo-Vene, Vena praepylorica:** Der Name Mayo ist durch die Klinik vielleicht bekannt genug, um eine Aufnahme in diese Liste zu rechtfertigen. Einer der Mayos hat seinen Namen aber auch einer Vene gegeben, die vor dem Pylorus nach oben zieht und in die V. gastrica dextra abfließt. Sie wurde chirurgisch als Orientierung zum Auffinden des Pylorussphinkters genutzt.

• **Fasziendoppelung nach Mayo:** Verfahren zur Reparation von Nabel- und Narbenhernien. Im Amerikanischen wird die Doppelungstechnik auch «vest-over-pants», also Weste-über-Hose, genannt. Die hohe Rezidivquote von etwa 25 % wird heute durch die Implantation von Netzen deutlich unterschritten.

McBurney, Charles

(1845–1913) New Yorker Chirurg. Er studierte zunächst Kunst, dann Medizin und ging anschließend auf eine zweijährige Studienreise nach Berlin, London, Paris und Wien. Nach seiner Rückkehr nach New York arbeitete er zunächst in der Anatomie und wurde dann Chirurg am Roosevelt-Hospital.

• **McBurney-Punkt:** Punkt auf der Linie zwischen Nabel und Spina iliaca ant. sup., der zur Schmerzlokalisation bei akuter Appendizitis dient. In seiner Publikation von 1889 schreibt McBurney: «The seat of greatest pain, determined by the pressure of one finger, has been very exactly between an inch and a half and two inches from the anterior spinous process of the ilium on a straight line drawn from that process to the umbilicus». McBurney gibt also die Distanz von der Spina inklusive einer gewissen Variabilität an (ca. 3,5 bis 5 cm), während sich zumindest die deutschen Lehrbücher uneinig sind, ob man den Mittelpunkt oder den rechten Drittelpunkt der genannten Linie bevorzugen soll. Im Allgemeinen wird außerdem angegeben, dass der McBurney-Punkt eher der Bauchwand-Projektion des Abgangs der Appendix aus dem Caecum entspreche, während der ↗ *Lanz*-Punkt eher der Appendixspitze entspreche. Das steht allerdings im Widerspruch zu Lanz' eigenen Untersuchungen sowie der bekannten Tatsache, dass die Appendix in über 50 % der Fälle hochgeschlagen hinter dem Blinddarm liegt. Angesichts der Lagevariabilität von Caecum und Appendix ist eine millimetergenaue Festlegung des Punktes sicher unerheblich.

Meckel, Johann Friedrich

(1714–1774) Berliner Anatom, Vater bzw. Großvater der folgenden Meckels.Meckel war nicht nur Anatom, sondern hatte außerdem eine offenbar florierende Privatpraxis. Der in Berlin lehrende französische Professor Thiébault notierte über «Monsieur Mekel»: «Um seine Praxis zu bewältigen, hielt er sich stets sechs ausgezeichnete Pferde; jedes der drei Paare war zwölf Stunden lang eingespannt mit einer ganz kurzen Fütterung als einziger Pause. Sein Kutscher war mit Windeseile unterwegs, denn Meckel hatte keine Zeit zu verlieren. Immer außer Atem, trat er lachend bei seinem Kranken ein, hörte ein oder zwei Minuten lang an, was man ihm zu sagen hatte, untersuchte den Patienten ein wenig, schrieb lange Rezepte und verschwand wieder lachend. Er war der größte Rezeptschreiber, den ich je gekannt habe.»

Die Einführung der «Pocken-Inokulation», die Meckel gemeinsam mit dem königlichen Leibarzt Mutzel betrieb, endete allerdings in einer Katastrophe. Dieser Vorläufer der echten Vakzination mit Kuhpocken (letztere wurde von Jenner 1798 veröffentlicht) bestand in der Übertragung infektiösen Materials von (leicht) Erkrankten durch Einritzen in die Haut. Die beiden Ärzte impften 1765 neun Kinder, von denen sechs daraufhin an den Pocken starben, darunter zwei Kinder eines Ministers, der durch die Impfung seiner Kinder mit gutem Beispiel hatte vorangehen wollen. Es ist sogar vermutet worden, dass die größere Berliner Pockenepidemie von 1766, bei der tausende Kinder starben, erst durch diese Impfversuche ausgelöst worden sei. Meckels Karriere scheint das allerdings nicht geschadet zu haben. Es sollte noch bis 1977 dauern, bis die Pocken durch die schließlich erfolgreiche weltweite Impfung ausgerottet werden konnten.

- **Cavum Meckeli, Meckel-Höhle, Cavum trigeminale:** Die Liquor-gefüllte Duratasche an der Vorderkante des Felsenbeins enthält nicht das Meckel- sondern das ↗ *Gasser*-Ganglion
- **Meckel-Ganglion, Ganglion pterygopalatinum:** Diese Bezeichnung für das parasympathische Ganglion ist selten. Historisch wurde es sogar als Ganglion Meckeli majus vom Ganglion submandibulare als Ganglion Meckeli minus unterschieden.

Meckel, Philipp Friedrich Theodor

(1755–1803) Sohn des vorhergehenden Meckel. Er wurde mit 23 Jahren zum Professor für Anatomie, Chirurgie und Geburtshilfe nach Halle berufen, wo er sein restliches Leben verbrachte. Er muss ein guter Geburtshelfer gewesen sein, denn er wurde zweimal zu Entbindungen an den Zarenhof in St. Petersburg gerufen. Seine Verbundenheit mit der Anatomie ging so weit, dass er drei seiner früh verstorbenen Kinder selbst sezierte und skelettierte und schließlich auch seine eigene sterbliche Hülle der Anatomie vermachte. Es wird von einem Studenten berichtet, der auf dem Weg zu Meckel nach Halle von dessen Tod erfuhr und nun zumindest der Familie einen Kondolenzbesuch abstatten wollte. Er wurde von der Tochter des Hauses empfangen, die auf die Frage nach ihren Brüdern antwortete: «Sie sind nicht zu sprechen, die kochen gerade Papa.»

Papas Skelett steht noch immer in der Sammlung der Hallenser Anatomie und zeigt zwei Besonderheiten: eine Sutura frontalis persistens (die normalerweise im 2. Lebensjahr verknöchert) und einen Übergangswirbel am Ende der Brustwirbelsäule mit zwei daran hängenden kurzen Lendenrippen. Als man seiner Witwe das Vorhandensein einer 13. Rippe am Skelett ihres Mannes mitteilte, soll sie die Hände über dem Kopf zusammengeschlagen und ausgerufen haben: «Ach, wenn er das doch noch erlebt hätte!»

Meckel gilt als Vorbild für die Hauptfigur in Jean Pauls Roman «Dr. Katzenbergers Badereise» von 1809. Darin zeichnet Paul spöttisch und liebevoll das Bild eines fanatischen Anatomen und lässt ihn sagen: «Eine Mißgeburt ist mir als Arzt eigentlich für die Wissenschaft das einzige Wesen von Geburt und Hoch- und Wohlgeboren; denn ich lerne mehr von ihm als vom wohlgeborensten Manne. Aus demselben Grunde ist mir ein Fötus in Spiritus lieber als ein langer Mann voll Spiritus; und Embryonengläser sind meine wahren Vergrößerungsgläser des Menschen.» Auf die Frage, ob ihm nicht bei der Trennung von einer Geliebten «doch im Mondscheine das Herz schwer geworden» sei, antwortet Dr. Katzenberger ungerührt: «Zwei Pfund – also halb so schwer als meine

Haut – ist meines wie Ihres bei Mond- und Sonnenlicht schwer.»

• **Meckel-Band, Ligamentum mallei anterius:** Der zweite Meckel trat nicht durch starke wissenschaftliche Tätigkeit hervor. Manchmal wird aber angegeben, dass dieses Band im Mittelohr, das er in seiner Dissertation beschrieb, nach ihm benannt werde.

Meckel, Johann Friedrich

(1781–1833) Sohn des obigen Meckel. Er verfasste bedeutende Arbeiten auf dem Gebiet der Embryologie und vergleichenden Anatomie, die ihm den Titel «deutscher Cuvier» eintrugen, wozu man wissen muss, dass George de Cuvier (1769–1832) als Begründer der wissenschaftlichen Paläontologie gilt und die damals bedeutendste anatomische Sammlung im *Jardin des Plantes* in Paris anlegte. Meckel hat auch eine Zeit lang bei Cuvier in Paris gearbeitet – was wohl einem heutigen Forschungsaufenthalt in den USA vergleichbar ist. Cuviers und Meckels Arbeiten verwissenschaftlichten das Phänomen der Missbildungen, die in den barocken Wunderkammern noch als menschliche Monstren oder aber als unterhaltsame Spielarten der Natur ausgestellt wurden. ↗ *Virchow* sagte bei der Eröffnung der pathologischen Sammlung in Berlin zu den Missbildungspräparaten: «Um aber die Genesis zu ermitteln, dazu gehört viel Material, es sind viele Vergleichungen erforderlich; dann erst kann man jeden überzeugen, wie die Missbildung eigentlich entstanden ist, und da kann man lernen, dass ein Teras, ein Wunder, auf natürliche Weise entstehen kann, und man kann verstehen, wie unser größter Teratologe in Deutschland, Johann Friedrich Meckel, der Enkel, dahintergekommen ist, dass auch *Wunder gesetzmässig* sind.»

Der jüngste Meckel war nicht dem Vorbild seines Vaters in Sachen Körperspende gefolgt, fand aber trotzdem keine ewige Ruhe: Zwei DDR-Anatomen fühlten sich im Jahre 1967 bemüßigt, an drei verregneten Septembertagen Meckels Leiche auf dem Friedhof Halle-Giebichenstein zu exhumieren. Dabei fand sich aber nur von Meckels linkem Fuß der Talus, das Os naviculare und Os cuneiforme mediale sowie auch das rechte Os naviculare und einige Schädelreste, an denen sich aber zur allgemeinen Enttäuschung keine persistierende Stirnnaht nachweisen ließ. Da diese Ausgrabungen mit wissenschaftlichem Erkenntnisdrang nur bedingt zu erklären sind, könnte man überlegen, ob in Meckels Knochen vielleicht eine Art magischer Kraft gesucht wurde, die auf die Ausgräber (und Nachfolger im Berufe) übergehen sollte. Auch diese Skelettreste sind noch in der anatomischen Sammlung in Halle zu bewundern, in der von Meckels etwa 12 000 Präparaten noch um die 3500 erhalten sind.

• **Meckel-Divertikel:** Ein bei etwa 1 % der Menschen vorkommendes Überbleibsel des Ductus omphaloentericus, der embryonalen Verbindung des Urdarms zum Dottersack und damit zum späteren Nabel. Es sitzt etwa 75 cm oral vom Caecum am Ileum und kann vor allem dann Krankheitswert erlangen, wenn es versprengte Magenschleimhaut enthält.

• **meckeln:** Das routinemäßige Absuchen des Dünndarms nach einem Divertikel bei der Appendektomie.

• **Meckel-Knorpel:** Eine embryonal angelegte Knorpelspange im ersten Kiemenbogen. Aus ihr entsteht eines der Gehörknöchelchen, der Hammer. An ihrer Außenseite entwickelt sich der Unterkieferknochen.

Medusa

Eine der drei Gorgonen der griechischen Mythologie. Diese drei Furcht erregenden Töchter des Meergottes Phorkys waren drachenähnliche Wesen mit hässlichen runden Gesichtern und Schlangenhaaren. Wer sie anblickte, erstarrte vor Angst zu Stein. Von den drei Schwestern war nur Medusa sterblich. Perseus gelang es, ihr den Kopf abzuschlagen, weil er die Medusa nicht direkt, sondern nur im Spiegelbild seines Schildes anblickte. Athene überzog ihren Schild mit der Haut der Medusa und schmückte ihn dann mit deren Kopf, der auch weiterhin versteinernde Wirkung hatte (↗ *Atlas*). Ein Teil des Blutes der Medusa soll aber auch an Asklepios gegangen sein, den Gott der Heilkunst, der damit Tote zum Leben erwecken konnte.

• **Caput medusae, Varicomphalus:** Um den Bauchnabel herum sichtbare erweiterte Venen, die bei Leberzirrhose und resultierendem Pfortaderhochdruck über ↗ *Burow*- und ↗ *Sappey*-Venen retrograd gefüllt werden können und damit Pfortaderblut über die Bauchwand in die Hohlvenen drainieren. In einigen Nachschlagewerken wird die Bezeichnung Medusenhaupt auch für erweiterte episklerale Gefäße beim akuten Glaukom angeführt.

Meibom, Heinrich

(1638–1700) Professor der Medizin, Geschichte und Dichtkunst in Helmstedt und Leibarzt der Herzöge von Braunschweig-Wolfenbüttel. Neben seinen Forschungen auf dem Gebiet der mikroskopischen Anatomie hat er historische Editionen zur niedersächsischen und zur Reichsgeschichte publiziert. Auch hatte er großes Interesse an der medizinischen Fachsprache und erstellte umfangreiche Glossarien mit historischen Ableitungen. Während sein Großvater Heinrich Meibom sen., ebenfalls Professor in Helmstedt, anerkannter Dichter und kaiserlicher Poeta laureatus war, sind von Meibom jr. philologische Schriften überliefert, aber trotz seiner Professur keine Dichtung.

Auch wenn Helmstedt den meisten vor allem aus der jüngeren Geschichte als deutsch-deutsches Grenzstädtchen bekannt sein dürfte, so war es doch von 1576 bis 1810 auch Universitätsstadt, wo zum Beispiel ↗ *Heister* lehrte und ↗ *Werlhof* studierte.

• **Meibom-Drüsen, Glandulae tarsales:** Die Meibom-Drüsen sind größere Talgdrüsen im Oberlid. Ihre Ausführungsgänge münden nahe der Lidkante. Ihr Sekret bildet damit die oberflächlichste, lipidreiche Schicht des Tränenfilms, die das Verdunsten der Tränenflüssigkeit verhindert. Das «Hagelkorn» ist eine chronische Entzündung der Meibom-Drüsen. ↗ *Riolan*

Meigs, Joseph Vincent

(1892–1963) Professor der Gynäkologie in Harvard. Er starb an seinem 71. Geburtstag während eines Fluges an einem Herzinfarkt.

• **Meigs-Syndrom:** Ovarialfibrom mit Aszites und Pleuraerguss. Meigs selbst verlangte für die Diagnose, dass Aszites und Pleuraerguss nach Entfernung des Tumors verschwinden. Eine Erklärung für die Kombination gibt es bisher nicht. Ähnliche Phänomene sind in neuerer Zeit bei der Ovarialstimulation mit Gonadotropinen aufgetreten (Überstimulationssyndrom).

• ↗ **Wertheim-Meigs-Operation**

Meissner, Georg

(1829–1905) Anatom und Physiologe in Basel, Freiburg und Göttingen.

• **Meissner-Plexus, Plexus submucosus:** Der direkt unter der Schleimhaut gelegene Teil des Darmnervensystems (↗ *Auerbach*). Das Darmnervensystem kann als ein eigenständiges System betrachtet werden, insbesondere da es nicht weniger Nervenzellen enthält als das Rückenmark.

• **Meissner-Tastkörperchen, Lamellenkörperchen ohne perineurale Kapsel:** Schnell adaptierender Mechanorezeptor der Haut («Geschwindigkeitsrezeptor»), der aus keilförmigen ↗ *Schwann*-Zellen aufgebaut ist, zwischen denen sich die Nervenendigung hochschlängelt.

Menière, Prosper

(1799–1862) Zur allgemeinen Verwirrung hat sein Sohn dem Namen später noch einen zweiten Accent hinzugefügt. In den Tagen der Julirevolution von 1830, die Karl X. absetzen und durch den «Bürgerkönig» Louis

Philippe von Orléans ersetzen sollte, war Menière eine Art «chirurgischer Aufnahme-Arzt» und versorgte Hunderte verletzte Aufständische. Über diese Tage schrieb er später ein Buch. 1838 wurde er Leiter des Kaiserlichen Instituts für Taubstumme. Erst dadurch entwickelte sich sein Interesse für die Hörstörungen. An den höheren Weihen einer Aufnahme in die Academie de Médecine scheiterte Menière zu seinem Leidwesen dreimal: beim ersten Mal wurde ihm Robin (↗ *Virchow*) vorgezogen, beim zweiten Mal ↗ *Denonvilliers*, beim dritten Mal ein Günstling des Königs.

Menière war ein gern gesehener Gast der Pariser Salons, wo er sich auch mit Victor Hugo und Honoré de Balzac anfreundete. Letzterer nahm ihn zum Vorbild für die Gestalt des Arztes Prosper Bianchon in seinem Roman *La peau chagrin*: «... ein Mann von Zukunft und Wissen, vielleicht der hervorragendste unter den neuen Ärzten, ein weiser, bescheidener Vertreter der lernbegierigen Jugend, die das Erbe der seit einem halben Jahrhundert durch die Pariser Schule angehäuften Schätze antreten und vielleicht das Bauwerk errichten wird, für das die vorhergegangenen Jahrhunderte so viel unterschiedliche Materialien herbeigeschafft haben.» Als Menière sich allerdings mit Balzacs größtem Feind, dem Kritiker Janin, gut stellte, war es mit der Freundschaft aus, und Balzac rächte sich, indem er die Romangestalt in den folgenden Auflagen in Horace Bianchon umbenannte.

• **Morbus Menière, Endolymph-Hydrops:** Überfüllung und Dehnung des häutigen Labyrinths des Innenohrs mit meist unbekannter Ursache. Sie führt durch Zerrung und gegebenenfalls Einrisse der Wände mit Durchmischung von Endo- und Perilymphe (zum Beispiel im Bereich der ↗ *Reissner*-Membran) zu abnormer Erregung der Sensoren. Die Symptome bestehen in der Trias Drehschwindel, Ohrgeräusch und Hörverlust. Man hielt diese Trias Mitte des 19. Jahrhunderts noch für einen der vielen möglichen Ausdrücke einer «apoplektiformen zerebralen Kongestion». Menière erkannte als Erster die Herkunft aus dem Innenohr. Der Hydrops wurde allerdings erst ein Jahrhundert nach seinem Tod beschrieben.

Merkel, Johann Friedrich

(1845–1919) Anatom in Rostock, Königsberg und Göttingen. Er war Schüler, Nachfolger und Schwiegersohn ↗ *Henles.*

• **Merkel-Zellen:** Langsam adaptierende Tastzellen in der Epidermis, die mechanischen Druck registrieren. Der Komplex der Merkelzelle mit einer Nervenendigung wird Merkel-Tastscheibe genannt (↗ *Pinkus*). Selten kann von den Merkel-Zellen ein maligner Hauttumor ausgehen.

Meynert, Theodor Hermann

(1833–1892) Wiener Psychiater und Neurologe. 1883 arbeitete auch Sigmund Freud in seinem neuroanatomischen Laboratorium, von dem es allerdings heißt, es sei unaufgeräumt und schmutzig gewesen und nach dem frühen Tod seiner Frau seien seine kleinen Kinder oft zwischen den Hirnschnitten herumgerannt. Sein Schüler ↗ *Forel* sagte von Meynert, dass er «genial und ideenreich» gewesen sei, die von ihm behaupteten Faserverbindungen des Gehirns aber oft seiner Fantasie entsprungen seien. Nachdem Meynerts Hauptwerk der Psychiatrie ins Englische übersetzt worden war, soll ↗ *Edinger* zum Übersetzer gesagt haben: «Jetzt haben Sie Meynert ins Englische übersetzt; wir verstehen ihn kaum auf Deutsch.»

Meynert sprach gern auch im Alltag mit schauspielerischem Pathos und betont rollendem R. Wenn er sich nach dem Schlaf seines Gegenübers erkundigen wollte, konnte es passieren, dass er fragte: «Hat Ihrrr Zentrrralorrrgan derrr nötigen Rrruh genossen?» Auf dem Totenbett soll er zu Freud gesagt haben: «Sie wissen, ich war immer einer der schönsten Fälle von männlicher Hysterie.»

M

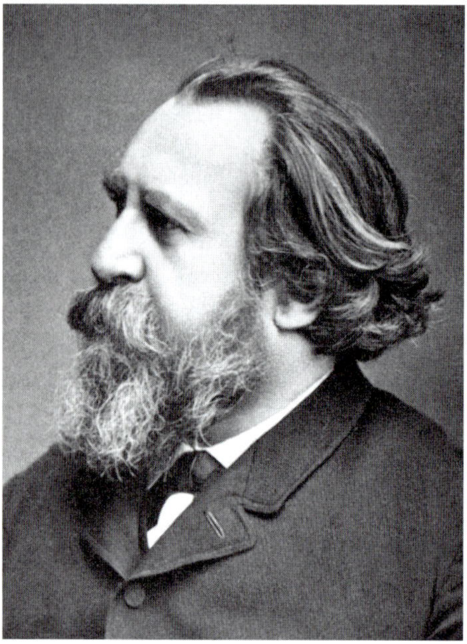

Theodor Meynert

«Ein Saatkorn keimt in eines Schlachtfelds Boden,
Es zählt der Tod der Erde wieder zu
Atome, die zuvor des Lebens Odem
Umherschwang, und sie bleiben nicht der Ruh.
Ich will Gedanken in die Leichen säen,
Und vieler Geister Brot wird draus entstehen.»

Und wie vor seinem Ruhmeswort erschreckend,
Der Einsame das Dunkel mißt mit Hast,
Vom kurzen Traum dem stolzen sich erweckend,
Schnellt er empor, der Richtstatt kühner Gast,
Es weht sein Bart sein dunkler in dem Winde,
Wie über ihm die Zweige an der Linde.

Nun hält ein dichtres Wolkennetz gefangen,
Der Nacht Spion in sicherem Verschluß.
Da steigt empor und löset ohne Bangen
des Räubers Leiche los Vesalius;
Mit dem sich dienend muß die Nacht verbünden,
Den jungen Tag der Forschung zu entzünden.

Meynert schrieb auch Gedichte, die er zwar nicht veröffentlichte (das tat erst seine Tochter 1905), aber doch gelegentlich Kollegen schickte. Hier abgedruckt ist die zweite Hälfte seines Werkes *Vesalius*, das eine nächtliche Szene unter einem Pariser Galgen beschreibt. Dichterkollege ↗ *Billroth* nannte das Gedicht in einem Antwortbrief an Meynert immerhin «geistvoll».

- **Nucleus basalis Meynert, Gebiet Ch4:** Großzelliger Kern im basalen Vorderhirn, in der Tiefe der Substantia perforata ant. gelegen. Cholinerge Fasern ziehen von hier zum gesamten Kortex und zum Mandelkern. Der Kern gehört zu den Arealen, die bei ↗ *Alzheimer*-Demenz bevorzugt degenerieren.
- **Meynert-Bündel, Tractus habenulointerpeduncularis, Fasciculus retroflexus:** Teil einer Verbindung der Area septalis mit dem Hirnstamm zur Steuerung vegetativer Funktionen unter Umgehung des Hypothalamus. Über diese Bahn verlaufen wohl Informationen, die den Einfluss von Riechempfindungen auf die Nahrungsaufnahme erklären, z. B. die Speichelsekretion bei angenehmen Gerüchen oder die Auslösung von Brechreiz durch Ekel erregende Gerüche.
- **Meynert-Achse:** Längsachse des Hirnstamms, die zur Körperlängsachse etwas nach vorn geneigt ist und für den Hirnstamm auch die Richtung der Lagebezeichnungen festlegt. ↗ *Forel*-Achse
- **Meynert-Haubenkreuzung, Decussatio tegmentalis posterior:** In dieser im Mittelhirn gelegenen Kreuzung laufen Fasern aus den Colliculi sup. auf die Gegenseite.

Michaelis, Gustav Adolph

(1798–1848) Nach dem Studium in Kiel und Göttingen und Reisen nach Frankreich und in die Schweiz ließ sich Michaelis in Kiel als Arzt nieder und wurde dort 1841 vom dänischen König zum Direktor der Entbindungsanstalt und Hebammenschule ernannt (Kiel war von 1773 bis 1866 dänisch). Er interessierte sich

auch für Meeresbiologie und schrieb eine Abhandlung *Über das Leuchten der Ostsee*, in deren Gefolge man eine Algenart nach ihm benannte (Peridinium Michaelis). Michaelis war einer der ersten deutschen Geburtshelfer, der Semmelweis' Empfehlungen zur Hygiene im Umgang mit Wöchnerinnen umsetzte. Der Wiener Geburtshelfer und «Retter der Mütter» Ignaz Semmelweis (1818–1865) hatte nachgewiesen, dass das Kindbettfieber nicht durch miasmatische Verunreinigungen der Luft, sondern vor allem durch Ärztehände übertragen wurde. Im Grunde war dies eine «Nebenwirkung» der Hospitalisierung sowie der Einführung klinischer Sektionen durch dieselben Ärzte, die auch die Patientinnen behandelten, und schließlich auch des praktischen Unterrichts am Krankenbett. Entsprechend groß war der Widerstand gegen Semmelweis' Hypothesen, die zudem vor der Entdeckung von Keimen als Krankheitserreger aufgestellt wurden (↗ *Pasteur*). Semmelweis starb in einer Irrenanstalt. Ob er hier wegen einer fortgeschrittenen Syphilis gelandet war oder wegen einer verschleppten Knochenmarksentzündung, oder weil er Missgunst und Widerstand einfach nicht verkraftete, ist umstritten.
Michaelis hatte zunächst durchaus Erfolg mit den neuen Methoden, insbesondere Handwaschungen mit Chlorwasser. Als dann aber eine anhaltende Kindbettfieber-Epidemie seine Anstalt und auch seine Privatpraxis heimsuchte und viele Mütter starben, nahm er sich wohl aus Gram darüber das Leben, indem er sich auf dem Bahnhof von Lehrte vor einen Zug warf.

• **Michaelis-Raute:** Rautenförmiges Areal der Rückenhaut, das durch Einziehungen der Haut über dem Dornfortsatz des 3. (oder 4.) Lendenwirbels, über den Spinae iliacae post. sup. beidseits und dem Beginn der Gesäßfurche begrenzt wird. Seine Asymmetrie weist auf Skelettdeformitäten hin. Vor der Erfindung von Röntgen- und Ultraschalldiagnostik spielte das Erkennen eines zu engen Beckens anhand von äußeren Zeichen in der Geburtshilfe eine große Rolle.

Mikulicz-Radecki, Johann von

(1850–1905) Polnischer Chirurg, lange ↗ *Billroths* Assistent in Wien, dann Professor der Chirurgie in Krakau, Königsberg und Breslau. Er war der Erste, dem es gelang, dem lebenden Menschen in den Magen zu schauen. Nach den erfolglosen Versuchen von ↗ *Kußmaul* und anderen experimentierte er an Leichen und lebenden Objekten zunächst mit einem geraden starren Rohr. Das Instrument, mit dem er schließlich um 1880 Erfolg hatte, war ein 65 cm langes Rohr von 14 mm Durchmesser, das im unteren Bereich einen Knick von 30 ° besaß und damit besser der Krümmung der Wirbelsäule folgen konnte. Entscheidend war, dass die Lichtquelle am unteren Ende des Rohres angebracht war. Es handelte sich um eine Platin-

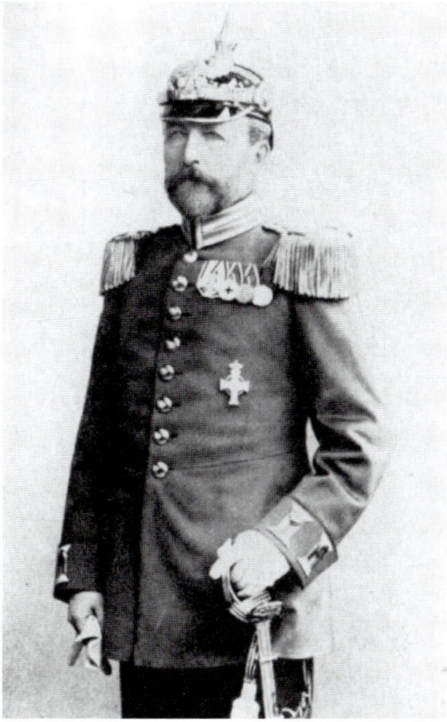

Johann von Mikulicz-Radecki

M

schlinge, die von zwei Wasserkanälen gekühlt wurde. Außerdem hatte das Instrument einen Kanal, über den mit einem Kautschukballon Luft in den Magen gepumpt werden konnte. Am Knick des Rohres wurde das Licht mit einem Prisma umgeleitet. Wie man sich vorstellen kann, tolerierten Mikulicz' Probanden das Gastroskop nur sehr kurz, weshalb er begann, ihnen Morphium zu spritzen. Damit waren Untersuchungen von 10 bis 15 Minuten möglich. Er konnte damit nach eigenen Angaben ein Schleimhautareal von der Größe zweier Handteller überblicken und hat damit mindestens ein Magenkarzinom präoperativ diagnostiziert. Mikulicz sah das Magenspiegeln als ein chirurgisches Verfahren an, das seine Risiken hatte und «wie alle chirurgischen Manipulationen eine geschickte Hand, viel Übung und große Vorsicht erheischt». Insgesamt waren die Einsatzmöglichkeiten aber wohl doch enttäuschend, denn nach seiner Berufung nach Breslau gab Mikulicz das Magenspiegeln auf.

Ausgerechnet der Erfinder der Gastroskopie starb mit 55 Jahren an einem Magenkarzinom. Sein Assistent ↗ *Sauerbruch* beschreibt in seinen Lebenserinnerungen, wie der kranke Mann, den man gerade erfolglos operiert hatte, den man aber über die Diagnose im Unklaren lassen wollte, ihm einen histologischen Schnitt vorlegte, der eindeutig Krebsgewebe enthielt, offensichtlich sein eigenes. «Wenn Sie einmal selbständig geworden sind, dürfen Sie niemals so etwas tun», soll Mikulicz gesagt haben, «die Wahrheit muß der Arzt immer sagen, niemals die Unwahrheit, um einem Kranken Erleichterung zu verschaffen, denn der Kranke hat einen Anspruch darauf, die Wahrheit zu erfahren.»

• **Mikulicz-Syndrom:** Symmetrische Schwellung der Speichel- und Tränendrüsen mit Austrocknen der Schleimhäute. Die definitorische und begriffliche Abgrenzung vom ↗ *Sjögren*-Syndrom ist nicht einheitlich, wohl weil Mikulicz bei der Erstbeschreibung histopathologische Veränderungen beschrieb, die man heute als Sjögren-typisch ansehen würde, und weil seit beider Beschreibungen viele neue ätiopathologische Vorstellungen hinzugekommen sind, die aber immer noch keine ganz klare Abgrenzung einheitlicher Krankheitsbilder erlauben.

• **Mikulicz-Klemme:** Mittellange Peritonealklemme mit leicht gebogenen, quer geriffelten Branchen.

• **Mikulicz-Linie:** Die gerade Verbindungslinie von Hüft-, Knie- und oberem Sprunggelenk, die im Zweibeinstand die Traglinie des Beines darstellt. Abweichungen entstehen beim X- und beim O-Bein.

Mohl, Hans

(1928–1998) Aus Kiel stammender ZDF-Fernsehjournalist. Einem breiten Publikum wurde er durch die Moderation der Sendung «Gesundheitsmagazin Praxis» bekannt. Von der ersten Sendung im Januar 1964 bis zu seiner Pensionierung 1993 führte er 375-mal durch das medizinische Magazin. Erst 2004 wurde die Sendung endgültig eingestellt. Mohls Bericht über Missstände in psychiatrischen Anstalten im Jahr 1973 war maßgeblich am Zustandekommen der Psychiatrie-Enquête-Kommission des Deutschen Bundestages beteiligt. Mohl war auch Mitbegründer und langjähriger Kuratoriumsvorsitzender der «Aktion Sorgenkind», die insbesondere in Reaktion auf den Contergan-Skandal 1964 gegründet wurde und seit dem Jahr 2000 «Aktion Mensch» heißt.

1980 verlieh ihm die Universität Erlangen die medizinische Ehrendoktorwürde. Diese Verleihung soll auf einen Aprilscherz zurückgehen: Ein Jahr zuvor hatte ein Pathologe zum 1. April die Meldung verfasst, Mohl sei der Ehrendoktor verliehen worden. Da diese Meldung entgegen der Erwartung geglaubt wurde und die öffentlichen Reaktionen zudem erstaunlich positiv waren, entschloss man sich ein Jahr später, sie in die Realität umzusetzen.

• **Morbus Mohl:** Jeweils am Tag nach der Sendung des «Gesundheitsmagazin Praxis» (über

Jahrzehnte wurde es montags 20:15 Uhr ausgestrahlt) tauchten in den Allgemeinpraxen Patientinnen und Patienten auf, die genau die Symptome an sich entdeckt hatten, die Hans Mohl am Abend zuvor eindrücklich geschildert hatte. Dafür bürgerte sich der schöne Begriff «Morbus Mohl» ein.

Jede noch so gut gemeinte Gesundheitsaufklärung muss natürlich damit leben, dass sie auch krank machen kann. Der Morbus Mohl ist eine besondere Form der Hypochondrie, die man «telegen» nennen müsste, wenn der Begriff nicht schon anderweitig vergeben wäre. Sie ist natürlich verwandt mit der entsprechenden Erkrankung des Medizinstudenten nach der Vorlesung (der Autor möchte seine eigenen Arztbesuche, die von Krankheitsbeschreibungen in Vorlesungen motiviert waren, gern mit dem Mantel des Schweigens bedecken). Es wird den Morbus Mohl auch heute noch geben. In Zeiten, da es mehr als zwei Fernsehprogramme gibt und eigentlich nur noch die Tagesschau einen festen Sendeplatz hat, kann sich dieser Morbus allerdings nicht mehr mit dem Namen eines einzelnen Journalisten verbinden.

Mohrenheim, Joseph Jacob Freiherr

(1759–1799) Chirurg in Wien und St. Petersburg. In Wien gab er die *Wienerischen Beyträge zur Arzneykunde, Wundarzneykunst und Geburtshilfe* heraus, von denen allerdings nur zwei Jahrgänge erschienen. 1782 rief ihn die Zarin Katharina II. nach St. Petersburg, wo sie ihm ein «prächtiges Gebäude» als Klinik zur Verfügung stellte, in der er Vorlesungen über Chirurgie, Augenkrankheiten und «Accouchement» (Geburtshilfe) hielt.

• **Mohrenheim-Grube, Fossa infraclavicularis, Trigonum deltoideopectorale:** Oberflächlich sichtbare Grube unterhalb des Schlüsselbeins zwischen den Rändern der Mm. pectoralis major und deltoideus. In ihrer Tiefe mündet die V. cephalica in die V. subclavia.

Moll, Jacob Antonius

(1832–1914) Niederländischer Augenarzt. Er studierte in Utrecht, wo er eine Doktorarbeit über Anatomie und Physiologie der Augenlider verfasste. Nach einer zweiten Dissertation in der Chirurgie in Amsterdam ließ er sich in Den Haag nieder.

• **Moll-Drüsen, Glandulae ciliares:** Mit den Wimpern assoziierte apokrine Schweißdrüsen im Augenlid.

Monro, Alexander

(1733–1817) Edinburgher Anatom. Vorgänger und Nachfolger waren, mit gleichem Namen, sein Vater und sein Sohn. Schon mit elf Jahren begann er bei seinem Vater Anatomie zu lernen. Er verfasste ein großes Werk über das Nervensystem und eines über alle Schleimbeutel des menschlichen Körpers. Der Vater hatte in Edinburgh eine Schule in der Tradition ↗ *Boerhaaves* begründet, und die Familie hatte 126 Jahre lang den anatomischen Lehrstuhl inne. Im dritten Glied der Familie scheint die Begeisterung allerdings schon ausgebrannt gewesen zu sein, denn ↗ *Darwin,* der beim dritten Monro Vorlesungen hörte, schrieb in seiner Autobiografie: «Dr. Monro machte seine Vorlesungen zur Anatomie des menschlichen Körpers ebenso langweilig wie er selbst war.»

• **Foramen Monroi, Foramen interventriculare:** Die Verbindung der Seitenventrikel mit dem III. Ventrikel.

Monteggia, Giovanni Battista

(1762–1815) Mailänder Anatom und Chirurg. Er zog sich während seines ersten Jobs als Pathologe durch einen Schnitt die Syphilis zu.

• **Monteggia-Fraktur:** Die Kombination aus Ulnaschaftfraktur und Luxation des Radiusköpfchens. Sie muss in der Regel operativ behandelt werden.

Montgomery, William Fetherston

(1797–1859) Dubliner Geburtshelfer. 1849 veröffentlichte er einen Artikel mit dem Titel «Vorbehalte gegen die wahllose Gabe von Anästhetika in der Geburtshilfe», mit dem er sich gegen die Verwendung von Chloroform wandte. Das Chloroform war Anfang 1848 in Edinburgh in die Geburtshilfe eingeführt worden, nachdem drei schottische Wissenschaftler mehrere Schnüffelversuche mit verschiedensten Substanzen in heimischer Tafelrunde unternommen hatten, die oft damit endeten, dass alle drei bis zum nächsten Morgen schnarchend unter dem Tisch lagen. Chloroform hatte den Vorteil gegenüber Äther (↗ *Bigelow*), leichter zu verdunsten, schneller zu wirken und auch angenehmer zu riechen. Die Kritiker des Chloroforms in der Geburtshilfe sahen nicht nur medizinische Komplikationen (↗ *Billroth*), sondern meinten auch im Verein mit der englischen Geistlichkeit, der Geburtsschmerz sei als Strafe für den Sündenfall gottgewollt. Die Kritik verstummte erst, als auch Königin Victoria sich 1853 bei der Geburt des Prinzen Leopold der Chloroform-Narkose bediente.

• **Montgomery-Drüsen, Glandulae areolares:** Etwa ein Dutzend apokrine Drüsen am Rande des Warzenhofs (Areola) der weiblichen Brust. Sie sorgen gemeinsam mit Talg- und Schweißdrüsen für die Befeuchtung der Haut und damit für einen dichten Abschluss beim Stillen. Sie werfen kleine sichtbare Höckerchen auf.

Morgagni, Giovanni Battista

(1682–1771) Anatom in Padua. Sein 1761 veröffentlichtes Hauptwerk *De sedibus et causis morborum per anatomen indagatis* (Von Sitz und Ursache der Krankheiten, aufgespürt durch die Anatomie) enthält akribische Fallbeschreibungen, in denen der Krankheitsverlauf mit Autopsiebefunden korreliert wird. Erst damit löst sich, über 200 Jahre nach ↗ *Vesalius*, die Medizin ernsthaft von der ↗ *galenischen* Lehre, die Krankheiten als systemisches Ungleichgewicht der Säfte interpretierte, und gibt den Krankheiten, wie der Titel deutlich macht, einen lokalisierbaren «Sitz» im Körper. Dieses Umdenken schuf die Grundlagen für die Erfolge der pathologischen Anatomie in der Hospitalmedizin des beginnenden 19. Jahrhunderts (↗ *Bichat*), als deren Begründer Morgagni gelten kann. Die Verbindung von Krankheitsgeschehen und pathologischem Befund ist inzwischen so selbstverständliche Grundlage der modernen Medizin, dass es heute schwer fällt, sich vorzustellen, dass frühere Ärzte gar nicht nach dem «Wo» einer Krankheit gefragt haben.

Die lange Zeit von Vesalius' kopernikanischer Wende bis zu Morgagnis Hauptwerk und die zusätzlichen etwa 40 Jahre bis zur Umsetzung in der Pariser Hospitalmedizin zeigen, dass hier nicht einfach etwas Neues entdeckt wurde, wie man vielleicht eine neue Pflanzenart entdeckt, sondern dass es sozusagen kulturhistorisch «harter Arbeit» bedurfte, die alte Perspektive abzulegen und das zu entwickeln, was Michel Foucault den «ärztlichen Blick» genannt hat, also etwas zu sehen, was andere bis dahin anscheinend nicht sehen konnten.

• **Morgagni-Tasche, Ventriculus laryngis:** Der Raum, der sich zwischen Stimmband und Taschenband zur Seite ausdehnt. Während er beim Menschen keine große Bedeutung hat, ist er beim Brüllaffen zu einem großen Resonanzraum erweitert.

• **Morgagni-Hernien:** Zwerchfellhernien im Bereich des Trigonum sternocostale, das gelegentlich auch Morgagni-Foramen heißt. ↗ *Larrey*

• **Morgagni-Hydatide, Appendix testis:** Kleines flüssigkeitsgefülltes Bläschen am oberen Hodenpol, das einen Überrest des ↗ *Müller*-Ganges darstellt. Als «gestielte Morgagni-Hydatide» wird auch die in der selben Region gelegene Appendix epididymidis bezeichnet, ein Überrest des ↗ *Wolff*-Ganges. Selten kann eine Stieldrehung zu akuten Schmerzen führen.

• **Morgagni-Knorpel, Cartilago cuneiformis:** ↗ *Wrisberg*

• **Morgagni-↗ Adams-↗ Stokes-Anfall**

Moro, Ernst

(1874–1951) Einer der führenden Pädiater seiner Zeit, ab 1911 Leiter der Universitätskinderklinik Heidelberg. Er befasste sich insbesondere mit der Säuglingsernährung und führte zum Beispiel Apfeltage zur Durchfallbehandlung ein und erfand auch den Begriff Nabelkolik für «neuropathische» Abdominalbeschwerden.

Mit der «Machtergreifung» der Nazis 1933 änderte sich auch sein Leben einschneidend. Er musste mit ansehen, wie mehrere seiner Kollegen entlassen wurden und wusste, dass seine Familie Schwierigkeiten bekommen würde, weil seine Frau Grete eine zum Christentum konvertierte Jüdin war. Sein Sohn, der studierte, wurde dann auch von der Universität geworfen und emigrierte 1934. Moro reagierte mit Depressionen, war monatelang arbeitsunfähig wegen Lungenentzündung, Gastritis, Schlaflosigkeit, Herzbeschwerden. Nachdem mehrere Kuraufenthalte nichts geändert hatten, beantragte er 1936 seine Frühpensionierung und verließ damit nach 25 Jahren seine Klinik, ohne in irgendeiner Form offiziell verabschiedet zu werden. Seine Frau stand mehrfach auf Deportationslisten, über Kontakte zu höheren Offiziellen konnte Moro aber eine Deportation verhindern. Nach dem Krieg lehnte er das Angebot der Amerikaner ab, noch einmal an die Universität zurückzukehren, arbeitete aber noch bis 1948 in privater Praxis. 1950 musste er aus finanziellen Gründen sein Haus verkaufen, in dem er sein letztes Lebensjahr als Mieter verbrachte.

• **Moro-Reflex, Erschütterungsphänomen:** Frühkindlicher Umklammerungsreflex, der bis zum 4.–6. Monat auslösbar ist: Kurzes «Fallenlassen» des gehaltenen Kopfes führt zunächst zu einem Ausbreiten der Ärmchen, die dann über der Brust zusammengeführt werden. Moro deutete den Reflex als evolutionäres Überbleibsel des Anklammerns an die Mutter, wie man es von Äffchen kennt.

Morpheus

Der Gott der Träume, einer der Söhne des Schlafgottes Hypnos (dem wir natürlich die Hypnotika und die Hypnose verdanken). Die Morphologie ist nicht nach Morpheus benannt, sondern Morpheus nach der Morphologie, genauer nach Morphe, der Gestalt. Morpheus spielt nämlich der Sage nach den schlafenden Menschen all das vor, was sie im Traum sehen, und sein schauspielerisches Talent ist dabei so groß, dass die Schlafenden seine Darstellungen nicht von den menschlichen Gestalten der Wirklichkeit unterscheiden können.

• **Morphin:** Eines der Alkaloide im Opium. Es wurde erstmals von dem deutschen Apotheker Friedrich Sertürner (1783–1841) isoliert und Morphium genannt.

Müller, Heinrich

(1820–1864) Würzburger Anatom. Er gilt als Entdecker des Sehpurpurs (Rhodopsin) in den Stäbchen und Zapfen der Retina. ↗ *Kölliker* und er waren die Ersten, die Aktionspotenziale des Herzmuskels aufzeichneten.

• **Müller-Stützzellen:** Die Neuroglia-Zellen in der Retina.

• **Müller-Muskel, Fibrae circulares musculi ciliaris:** So wird der innerste, zu den Zonula-Fasern hin gelegene Teil des M. ciliaris bezeichnet, der aus zirkulären Fasern besteht und durch eine sphinkterartige Kontraktion zur Nahakkommodation beiträgt. ↗ *Brücke*

• **Müller-Muskel, Musculus tarsalis superior:** Sympathisch innervierte glatte Muskulatur, die von der Unterseite des M. levator palpebrae in den Tarsus des Oberlides einstrahlt und das Lid mithebt. Bei Müdigkeit hängt das Lid daher etwas tiefer («Schlafzimmerblick»).

• **Müller-Muskel, Musculus orbitalis:** Ein beim Menschen schwach ausgebildeter, sympathisch innervierter Muskel, der im hinteren Orbitabereich die Fissura orbitalis inf. überzieht und den Augapfel ein wenig nach vorn ziehen können soll. Dies würde den Enophthalmus beim ↗ *Horner*-Syndrom erklären.

Müller, Johannes

(1801–1858) Anatom und Physiologe in Bonn und Berlin. Müller wird von einigen als der letzte romantische Naturphilosoph in der Medizin betrachtet, war aber auch der Begründer der modernen wissenschaftlichen Physiologie in Deutschland. Grundsätzlich war er als Physiologe noch vorsichtiger als seine Schüler und ging mit Ehrfurcht vor dem Organismus vor, war mehr Beobachter als dass er experimentell eingriff. Er interessierte sich mehr für den Gesamtzusammenhang und lehnte Experimente am Teilorganismus ab, womit er sich in Gegensatz zu dem großen Experimentator ↗ *Magendie* und seinem Schüler Claude Bernard brachte. Noch bei seiner Bonner Antrittsvorlesung 1824 sagte er: «Man darf die Natur nur auf irgendeine Weise gewalttätig versuchen; sie wird immer in ihrer Noth eine leidende Antwort geben.»
Trotzdem wandte er sich mit seinem Programm, insbesondere mit seinem einflussreichen *Handbuch der Physiologie* von 1840, von einer romantisch-idealistischen Physiologie ab und ersetzte Spekulation durch Empirie (↗ *Schönlein*). Seine Schüler ließen dann, vom «Geist des Maschinenzeitalters» beflügelt, alle romantischen Hemmungen fahren, bezeichneten sich selbst als «Firma der organischen Physik» und überflügelten bald die französische Experimentalphysiologie (↗ *Brücke*). Müllers Einfluss wird allein an den Namen seiner Schüler deutlich: von Helmholtz, ↗ *Virchow*, Brücke, DuBois-Reymond, ↗ *Schwann*, ↗ *Hannover*, Haeckel, ↗ *Remak*, ↗ *Henle*, ↗ *His*, ↗ *Reichert*, ↗ *Kölliker*, ↗ *Meissner*. Die Experimentalphysiologie seiner Schüler blieb Müller «in der Grundeinstellung fremd», auch wenn er viel zu ihrer Entstehung beigetragen hatte. Er beschäftigte sich in der Folgezeit lieber mit der vergleichenden Anatomie, vor allem mit Meerestieren. Die Larven von Strudelwürmern des Mittelmeeres tragen ebenfalls seinen Namen (Müllersche Larve). Einer seiner Studenten hat in seinen Erinnerungen festgehalten, dass Müller in seiner Vorlesung von diesem oder jenem Tierchen schwärmte: «‹Dies, meine Herren, ist das Fischelchen Amphiorus› und dabei leuchteten seine Augen, als ob er von einem Familienmitglied gesprochen hätte». Derselbe Student berichtet, dass Müller das Rauchen im Präpariersaal verhasst war. Dieses war ein altes Vorrecht der Studenten, die damals oft täglich 6 bis 7 Stunden in der Anatomie verbrachten, wo es zudem noch keine Leichenkonservierung gab, sondern zweimal die Woche frische Präparate. Anscheinend war es dort nur schwer ohne Zigarre auszuhalten. Müller aber nahm dann gern am Präpariertisch die abgelegte Zigarre des Studenten «umgekehrt in die Hand und fragte, indem er mit dem Mundende derselben in das frische Präparat hineinfuhr: ‹Was ist das? – was ist das – was ist das›? – bis dann sehr bald den Besuchern des Präparierbodens klar wurde, daß der Professor, wenn er auch das Rauchen nicht verbieten konnte, doch ein unfehlbares Mittel hatte, das Rauchen zu verhindern. Bald wußte jeder, daß er, sobald Prof. Müller sich ihm näherte, seine Zigarre in Sicherheit zu bringen habe.»
Müller litt gelegentlich an Depressionen, die zunächst durch Reisen, vor allem Forschungsreisen, vertrieben werden konnten, wurde aber wahrscheinlich in späten Jahren opiumabhängig. Mit 56 Jahren wurde er tot in seinem Bett aufgefunden. Mehrere Zeitgenossen vermuteten, er habe sich mit einer Überdosis Morphin selbst ein Ende gesetzt, aber geklärt werden konnte dies nie.

• **Müller-Gang, Ductus paramesonephricus:** Bei Embryos beiderlei Geschlecht parallel zum ↗ *Wolff*-Gang angelegter Gang, aus dem sich beim weiblichen Fetus Eileiter, Uterus und Teile der Vagina entwickeln, während bei männlichen nur wenige Reste erhalten bleiben (↗ *Morgagni*).

• **Anti-Müller-Hormon:** Von den fetalen Hoden produziertes Proteohormon, dass die Rückbildung der Müller-Gänge induziert. In weiblichen Feten wird es nicht gebildet.

• **Müller-Tumoren:** Bestimmte Karzinome von Ovar, Uterus und Eileiter, die wegen ihrer gemeinsamen Abstammung vom Zölomepithel zusammengefasst werden. Dieses Epithel ist die Auskleidung der embryonalen Bauchhöhle und wird manchmal auch Müller-Epithel genannt, weil aus ihm durch Einstülpung der Müller-Gang hervorgeht. «Maligner Müller-Mischtumor» ist eine entsprechende Bezeichnung für Tumoren mit epithelialen und sarkomatösen Anteilen wie dem seltenen Karzinosarkom des Uterus.

Münchhausen, Karl Friedrich Hieronymus Freiherr von

(1720–1797) Der bekannte Lügenbaron hat wirklich gelebt. Er trat zunächst in die Dienste des Prinzen Anton Ulrich von Braunschweig und wechselte dann in ein russisches Regiment. Als Rittmeister nahm er an den russischen Feldzügen gegen die Türken teil, in denen die Russen dem Osmanischen Reich Gebiete am Schwarzen Meer streitig machen konnten. Ab 1760 zog er sich auf seine Besitzungen im Hannoverschen zurück und wurde schnell bekannt für seine phantastischen Reiseabenteuer, die er zunächst im Freundeskreis vortrug. Ab 1781 erschienen die ersten Lügengeschichten anonym (angeblich vom Baron selbst) im *Vademecum für lustige Leute*. Rudolph Erich Raspe, ein deutscher Naturforscher, der wegen angeblichen Diebstahls aus den Sammlungen des Landgrafs von Kassel nach England geflohen war und dem Baron in jungen Jahren begegnet war, veröffentlichte dann 1786 in England, ebenfalls anonym, *Baron Munchausen's narrative of his marvellous travels and campaigns in Russia*. Obwohl zu Raspes Lebzeiten über zehn Auflagen erschienen, hat er – aus unbekannten Gründen – nie seine Rechte an den Geschichten geltend gemacht. Schon bald übertrug ein deutscher Dichter, Gottfried August Bürger, die *Wunderbaren Reisen* zurück ins Deutsche und dichtete eigene Geschichten hinzu.

• **Münchhausen-Syndrom (im Englischen meist Munchausen syndrome):** Ein von Asher 1951 vorgeschlagener Begriff für Patientinnen oder Patienten, die – wie der Baron – dramatische Geschichten erfinden, nur eben in diesem Falle Krankengeschichten, und die auch oft weit reisen, nämlich von einem Arzt oder einem Krankenhaus zum anderen. Heute wird es als besonders schwere Sonderform der «artifiziellen Störung» angesehen: Während beim «normalen» Artefakt (↗ *Boyd*) nur eine Krankheit erfunden wird, erdichten sich die Münchhausen-Patienten eine ganze Identität. Oft sind die Patienten auf einen idealisierten Arzt fixiert, so dass der konkret konsultierte Arzt zunächst ein Bedürfnis befriedigt, dann aber das Ideal enttäuscht, so dass der Patient weiter wandern muss. Es entsteht eine Art Behandlungs- oder Kliniksucht, die kaum behandelbar ist, da der Patient ja keine ernsthafte therapeutische Beziehung eingehen will.

Es sind mehrere Extremfälle publiziert worden. Die meisten dokumentierten Krankenhaus-Aufnahmen erreichte wohl ein amerikanischer Patient, der regelmäßig entweder epigastrische Beschwerden mit Bluterbrechen oder epileptische Anfälle vorgab oder vortäuschte und dessen Geschichte durch die Unterlagen der Veterans Administration, einer Art Krankenkasse für Veteranen, rekonstruiert werden konnte. Zwischen 1942 und 1971 kam er auf mindestens 387 Krankenhausaufenthalte in fast jedem Winkel der USA. Es wurde geschätzt, dass er in dieser Periode etwa zwei Drittel seiner Zeit in Kliniken verbrachte. Es wurden mindestens fünf abdominelle Operationen durchgeführt sowie, insbesondere vor flächendeckender Einführung der Gastroskopie (↗ *Kußmaul*), zahllose Röntgenuntersuchungen. In seinen Krankenakten fanden sich Befunde von 102 Röntgenuntersuchungen des Magens, 14 Kontrasteinläufen, 2 i. v.-Pyelographien und 113 weiteren Röntgenbildern.

• **Münchhausen-by-proxy-Syndrom:** Dieser vom obigen abgeleitete Begriff wurde 1977 von dem englischen Kinderarzt Meadow eingeführt und bedeutet soviel wie «Münchhausen-Syndrom über einen Stellvertreter». Er beschreibt Mütter, die Krankheiten ihrer Kinder behaupten, vortäuschen oder manipulativ herbeiführen. Diese schwere Störung ist seltener als das eigentliche Münchhausen-Syndrom, hat aber in 10 bis 15 % der bisher beschriebenen Fälle zum Tod des Kindes geführt.

Murphy, John Benjamin

(1857–1916) Amerikanischer Chirurg irischer Abstammung mit hohem Wuchs und einem roten Bart. Außer einer Studienzeit bei ↗ *Billroth* in Wien verbrachte er die meiste Zeit seiner beruflichen Laufbahn in Chicago. Er beschrieb die klassische Symptomenfolge der akuten Appendizitis mit periumbilikalem Schmerz, Erbrechen und schließlich dem rechten Unterbauchschmerz.

• **Murphy-Zeichen:** Der durch Schmerzen ausgelöste plötzliche Inspirationsstopp bei Tasten unterhalb des rechten Rippenbogens im Gallenblasenbereich bei ansonsten fehlender Schmerzempfindlichkeit bei der Palpation. Das Phänomen soll vor allem bei Cholezystitis auftreten.

Das sprichwörtliche «Murphy-Gesetz», nach dem alles schiefgeht, was schiefgehen kann, geht hingegen nicht auf John Murphy zurück, sondern auf den US-amerikanischen Luftwaffen-Ingenieur Edward A. Murphy (1918–1990).

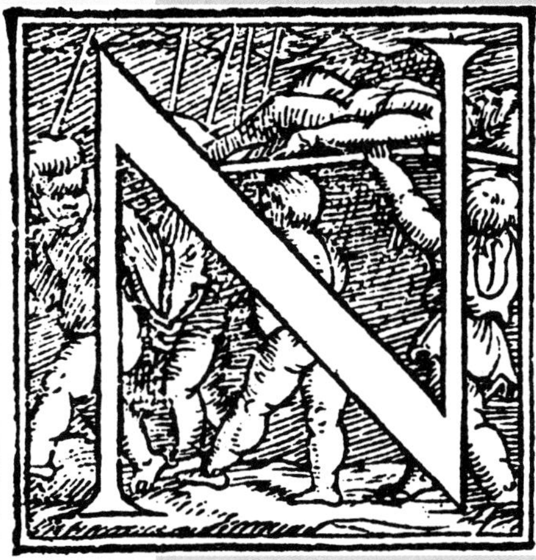
N

N

Neisser, Alfred

(1855–1916) Breslauer Dermatologe. 1892 injizierte er in seiner Klinik acht Patientinnen ohne deren Zustimmung das Serum von Syphilis-Kranken, um die Immunisierung zu testen. Vier von ihnen (darunter drei minderjährige) blieben gesund, während vier (die Prostituierte waren) in der Folgezeit erkrankten, was bewies, dass das Serum keine immunisierende Wirkung hatte. Dies löste eine Diskussion um die Rechtmäßigkeit von Experimenten am Patienten aus. Mehrere Zeitungen druckten Berichte und warfen Neisser vor, er habe die Syphiliserkrankung der jungen Frauen verursacht. Neisser und andere Kollegen hielten dagegen, durch zellfreies Serum könnte keine Infektion übertragen werden und die vier hätten sich die Krankheit anderweitig holen können. Die Öffentlichkeit hatte sich allerdings nicht so sehr daran gestört, dass es keine Aufklärung und Einwilligung der Patientinnen gab (selbst bei chirurgischen Operationen gab es erst seit 1894 eine gesetzlich festgeschriebene Zustimmungspflicht). Der Königliche Disziplinarhof für Nichtrichterliche Beamte hingegen bemängelte genau diese fehlende Zustimmung und befand, Neisser habe seine Pflichten «als Arzt, Direktor einer Klinik und Professor» verletzt und verurteilte ihn zu 300 Mark Geldstrafe. Das preußische Kultusministerium erließ daraufhin 1900 eine Anweisung, die «medicinische Eingriffe zu anderen als diagnostischen, Heil- und Immunisirungszwecken» nur gestattete, wenn die betreffende Person volljährig war und nach «sachgemäßer Belehrung» zustimmte. Außerdem wurde festgesetzt, dass solche Versuche vom Leiter einer Klinik verantwortet und in der Krankenakte festgehalten werden mussten. Damit waren medizinische Versuche am Menschen im deutschen Raum erstmalig rechtlich geregelt. ↗ *Calmette*, ↗ *Conn*

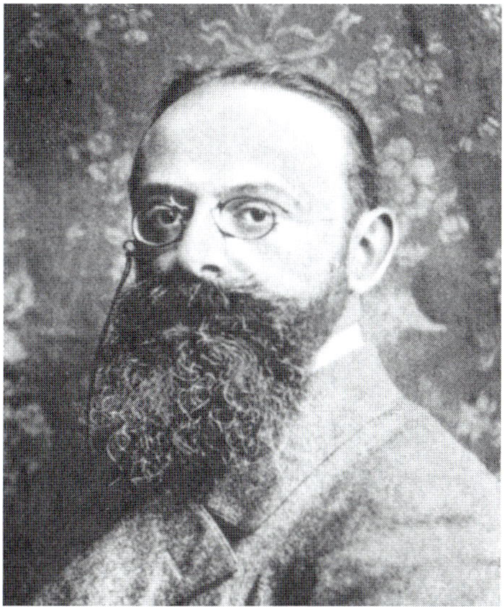

Alfred Neisser

Neissers Karriere tat der Skandal keinen Abbruch. 1907 wurde er der erste ordentliche Professor für Haut- und Geschlechtskrankheiten in Deutschland. Unter anderem setzte er seine Syphilis-Forschung auf der Insel Java an Affen fort. Eine Impfung konnte zwar nicht entwickelt werden, aber seine Forschungen trugen zur Entwicklung der Wassermann-Reaktion zur serologischen Diagnostik der Syphilis bei. Er war auch an der Entdeckung des Erregers der Lepra beteiligt und stritt sich in der Folge mit Hansen um die Priorität.

• **Neisseria:** Gramnegative Kokken. Neisseria gonorrhoeae ist der Erreger der Gonorrhöe, den Neisser, durch die von Robert ↗ *Koch* entwickelten Färbemethoden mit Anilin für Bakterien ermöglicht, 1879 als Assistenzarzt iso-

N

lierte. Eine weitere Form sind die Meningokokken (Neisseria meningitidis), die bei 5 bis 10 % der Menschen im Nasopharynx leben und nach den Pneumokokken der zweithäufigste Erreger der Hirnhautentzündung sind.

Nissen, Rudolf

(1896–1981) Deutscher Chirurg in Berlin, Istanbul, New York und Basel. Er arbeitete mit Sauerbruch in München und Berlin. Hier gelang ihm 1930 die erste erfolgreiche Entfernung eines ganzen Lungenflügels bei einem 12-jährigen Mädchen, das nach einen Unfall eine linksseitige Bronchusstenose entwickelt hatte. Da er Juden unter seinen Vorfahren hatte, machten die Nazis ihm 1933 bald Schwierigkeiten. Zunächst erfuhr er noch eine Sonderbehandlung als Sauerbruchs Oberarzt, wehrte sich aber erfolglos gegen die Entlassung aller jüdischer Mitarbeiter. Schließlich wurde klar, dass er nicht in Deutschland bleiben konnte, und er machte Pläne, in die USA auszuwandern. Auf dem Wege dorthin erreichte ihn aber in Zürich ein Telegramm aus Istanbul mit dem Angebot, den dortigen Lehrstuhl für Chirurgie zu übernehmen. Unter dem Reformer Atatürk hatte man in der Türkei eine Universitätsreform eingeleitet (↗ *Behçet*) und versuchte nun, Nutzen aus der deutschen Situation zu ziehen und mehrere der hoch qualifizierten Vertriebenen nach Istanbul zu locken. Nissen ging auf das Angebot ein und wurde Ordinarius für Chirurgie. Sein Vertrag sah vor, dass er die ersten drei Jahre Vorlesungen auf Deutsch hielt, wozu ihm ein Übersetzer gestellt wurde. Dann sollte er genügend Türkisch gelernt haben. Wie Nissen in seiner Autobiografie «Helle Blätter, dunkle Blätter» schreibt, war es gar nicht einfach, sich als Fremder in Istanbul an der Universität zu etablieren, da es natürlich auch eingesessene Chirurgen gab, die ihm seine Position neideten und sich gegen die Reformen wehrten. Er blieb aber fast sechs Jahre in Istanbul. 1938 erkrankte er allerdings an Tuberkulose. In Deutschland, wohin er immer noch reisen konnte, legte ihm ein Kollege einen künstlichen Pneumothorax, eine damals übliche (aber nach heutigen Erkenntnissen wenig hilfreiche) Therapie, und schickte ihn zur Kur nach Oberstdorf. Von dort musste Nissen dann aber endgültig aus Deutschland fliehen. Da er sich immer noch nicht gesund genug fühlte, um seine Arbeit in der Türkei fortzusetzen, und die deutsche Botschaft in Istanbul auch immer heftiger gegen die deutschen Professoren intrigierte, entschloss er sich, es doch mit den USA zu versuchen. Einmal dort angekommen, wurde er vom Ausbruch des Krieges überrascht, blieb daher in den USA und suchte sich auch dort Arbeit als Chirurg, zunächst als Niedergelassener, später dann auch am Brooklyn Jewish Hospital. Einen Ruf nach Hamburg direkt nach dem Krieg lehnte er ab, wurde dann aber 1952 Professor der Chirurgie in Basel, wo er bis zu seiner Emeritierung blieb.

• **Nissen-Fundoplicatio:** Bei dieser Operation von Hiatus-Hernien mit Refluxösophagitis wird aus dem Magenfundus eine Manschette um den Ösophagus gebildet.

Nissl, Franz

(1860–1919) Neurologe und Psychiater in Heidelberg und München. Er war, wie mehrere Quellen vermerken, ein kleiner Mann mit einem großen Muttermal von freundlicher und bescheidener Natur und ein guter Pianist, aber (?) nie verheiratet. Die nach ihm benannte Färbemethode entwickelte er bereits als Medizinstudent in München.

Nissl gehörte zu den «Prinzenärzten», die den bayrischen Prinzen und späteren König Otto betreuten. Otto, der jüngere Bruder Ludwigs II., litt an Wahnvorstellungen und Halluzinationen. Alle psychiatrischen Behandlungen der Zeit, darunter die «moralische Gesprächstherapie» und auch Bäderkuren, verhinderten nicht, dass sich sein Geisteszustand eher verschlechterte. Auch von ↗ *Gudden*, der als Direktor der Kreisirrenanstalt 1872 die Behandlung übernahm, führte zwar mit Chloralhydrat das erste synthetische Psychopharmakon in die königliche Therapie ein, konnte aber wenig ändern. Dies stellte die Königsfamilie vor erhebliche Probleme, denn man konnte einen Prinzen, der noch dazu bei Ludwigs Kinderlosigkeit der Thronfolger war, nicht einfach gegen seinen Willen «wegsperren». Als er aber 1875 bei einem Gottesdienst im vollbesetzten Münchner Dom vor den Altar gestürzt war und Gott um Vergebung seiner Sünden angefleht hatte, beschloss man, ihn dauerhaft in Schloss Fürstenried südwestlich von München unterzubringen. Als er 1886 nach Ludwigs Tod offiziell zum König proklamiert wurde, bekam er das schon kaum noch mit, und sein Onkel Luitpold übernahm als Prinzregent die Regierung. Die ärztliche Überwachung des «Hohen Kranken» oblag den Assistenzärzten der Münchner Kreisirrenanstalt, von denen im monatlichen Wechsel von 1876 bis zu Ottos Tod 1916 jeweils einer den «Prinzendienst» versah (während seine Kollegen in der Anstalt für je 100 Patienten zuständig waren). Nissl versah diesen Dienst zwischen 1885 und 1887. Von seiner offiziellen Vorstellung bei Otto hat er selbst schriftlich berichtet: «Am 30. Januar wurde der zum Arzte im unmittelbaren Dienste bei Seiner Koeniglichen Hoheit des Prinzen Otto von Bayern ernannte allerunterthaenigst treugehorsamst Unterzeichnete durch Baron von Stengel Seiner Koeniglichen Hoheit vorgestellt, Hoechstdieselben – mit Lectuere des Adelskalenders beschaeftigt – geruhten denselben eines kurzen Blickes zu wuerdigen, worauf Hoechstdieselben in der Lectuere weiterfuhren.» Der Dienst war trotz der guten Verpflegung wegen seiner Eintönigkeit nicht sehr beliebt bei den Ärzten, und zur besseren Nutzung der Zeit hatte Gudden im Schloss ein kleines Labor einrichten lassen. Nissl konnte daher hier seine Untersuchungsmethoden der Nervenzellen weiterentwickeln, und diese Untersuchungen haben zu seiner späteren Berufung nach Heidelberg beigetragen.

• **Nissl-Substanz, Nissl-Schollen:** Durch Methylenblau oder Kresylviolett besonders deutlich anfärbbare Bereiche in Perikaryen von Nervenzellen, die dem ausgedehnten rauen endoplasmatischen Retikulum dieser Zellen entsprechen und typischerweise den Ursprungskegel des Axons aussparen. Sie zeigen, wie der Name sagt, eine schollige Anordnung und sind auch mit dem Tigerfell-Muster verglichen worden («Tigroid-Substanz»).

• **Nissl-Färbung:** Darstellung insbesondere von Perikaryen der Nervenzellen durch basische Farbstoffe wie Toluidinblau und Kresylviolett.

Nitabuch, Raissa

(1859–?) Sie ist meines Wissens die einzige Frau, die einer anatomischen Struktur dauerhaft ihren Namen gegeben hat (↗ *Winterhalter*). Leider ist trotz einiger Bemühungen nicht viel über sie in Erfahrung zu bringen. In

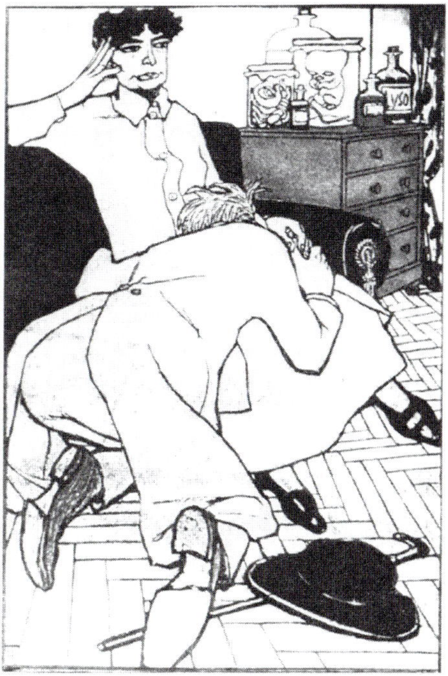

Der Simplicissimus machte sich 1903 mit dieser Karikatur noch über das «Fräulein Doktor» lustig. Der Untertitel lautete: «Endlich bist du mein! Ich höre, wie dein Herz bei meinen Worten pocht.» «Du irrst, mein Lieber, es ist die Bauchschlagader.»

N

keinem der vielen Bücher über die frühen Medizinstudentinnen, die mir vorlagen, wird sie erwähnt. Das liegt vielleicht auch daran, dass sie nicht zur allerersten Generation von russischen Studentinnen in der Schweiz gehörte, über die in letzter Zeit vermehrt geforscht und geschrieben worden ist. Bekannt ist, dass sie in Zürich von 1881 bis 1885 Medizin studierte. Die Züricher Matrikel verzeichnet unter der Nr. 6230, dass sie aus Wladikaukas in Russland stammte (der Hauptstadt Nord-Ossetiens im nördlichen Kaukasus, die später zeitweise – nach einem Stalin-Mitkämpfer – auch Ordschonikidse hieß) und dass ihr Vater dort Kaufmann war. Da einige medizinische Wörterbücher sie trotz ihres Vornamens zum «deutschen Arzt» machen, sei außerdem angeführt, dass die Züricher Matrikel sie ausdrücklich als weiblich vermerkt. Ihre Dissertation über die menschliche Plazenta schrieb sie anschließend bei dem Berner Pathologen ↗ *Langhans*. Das Fremdenregister der Stadt Bern führt sie ab Dezember 1885 als Raissa Netabouk, wohnhaft in der Murtenstr. 1 bei Frau Knuchel Dufour, und vermerkt zum Schluss: «Abgereist nach Russland, 24. Januar 88». Für weitere Informationen müsste man wohl in russischen Archiven forschen, was bisher niemand getan hat.

Mehr ist darüber bekannt, wie es dazu kam, dass ausgerechnet russische Studentinnen in der Schweiz die ersten Medizinstudentinnen in Europa waren (sieht man einmal von Paris ab, wo dies etwa zur gleichen Zeit möglich wurde). In der Zeit nach den Revolutionen von 1848/49 galt die Schweiz als besonders liberal. An ihre Universitäten hatten sich viele deutsche Gelehrte geflüchtet, die wegen Teilnahme an der Revolution oder wegen liberalen Denkens in den deutschen Ländern verfolgt wurden. Aber auch die Schweizer selbst galten als liberaler als ihre europäischen Kollegen (↗ *Horner*). Gleichzeitig kam es im russischen Reich zu politischen Veränderungen, die viele junge Frauen zur Selbstständigkeit antrieben und nach mehr Bildung verlangen ließen, und zunächst wurde ihnen 1859 auch der Zugang zu den Universitäten gewährt. Die politische Radikalisierung dieser Frauen löste bei der russischen Regierung allerdings Gegenmaßnahmen aus, die unter anderem 1864 zur erneuten Schließung der Universitäten für Frauen führten. So entschlossen sich viele, zum Studium ins Ausland zu gehen. Die erste Frau, die in der Schweiz eine medizinische Promotion ablegte, war 1867 eine Russin (später fiel die Schweiz im europäischen Vergleich wieder zurück: Die erste medizinische Habilitation einer Frau war erst 1918 möglich, die erste ordentliche Professur erst 1970 – das Frauenwahlrecht wurde zumindest im Halbkanton Appenzell-Innerrhoden bekanntlich erst 1990 eingeführt). Über hundert Russinnen fanden zwischen 1870 und 1873 den Weg nach Zürich. Ihre Politisierung und ihre oft für das Studium unzureichende Vorbildung machten eine Integration in das Züricher Universitätsleben allerdings schwierig. Viele blieben unter sich und organisierten sich in politischen Zirkeln, die sich mit sozialrevolutionären Ideen und mit dem Nihilismus beschäftigten (Nihilismus war eine gängige Bezeichnung der damaligen russischen Anarchie-Bewegung). Viele von ihnen gingen anschließend in die Heimat zurück und versuchten, ihre revolutionären Ideen in die Tat umzusetzen, was wiederum viele mit Haft und Verbannung bezahlten. Dass die politische Aktivität das Bild der russischen Studentinnen mehr prägte als erfolgreiche Studienleistungen, zeigt das folgende Zitat des Züricher Literaturhistorikers Johannes Scherr von 1885: «Ach, wir haben sie zu ihrer Zeit, d. h. in den ersten 1870er-Jahren, in Zürich truppenweise herumgehen sehen, diese russischen Studentinnen von dazumal und hoffentlich, von ehemals. Sie gewährten in ihrem obligaten Nihilistinnenkostüm – schlampiges, schwarzes oder schwarzgewesenes Kleid mit Ledergurt, Wäsche, welche bewies, dass ihren Trägerinnen Wasser und Seife längst zu ‹Vorurtheilen› geworden, kurz und rund geschnittenes Haar, schmierige Hüte und blaue Brillen – einen nichts weniger als anmuthigen Anblick. Und wir ... mussten uns traurig fragen: gerechter Himmel, was für Hausfrauen und Mütter sollen aus diesen Mädchen werden?» Die russische Regierung ließ das Treiben der Studentinnen in Zürich durch Agenten beobachten. Der Zar Alexander II. versuchte dieses durch einen Ukas (Erlass) von 1873 zu unterbinden, in dem gedroht wurde, die Anerkennung der in der Schweiz abgelegten Examina zu verweigern. Die Zahl der russischen Studentinnen sank daraufhin drastisch, nahm aber bald wieder zu. In Russland wurden zunächst wieder medizinische Kurse für Frauen eingerichtet, um den Strom ins Ausland zu unterbinden. 1881, also in dem Jahr, in dem Nitabuch nach Zürich ging, wurden sie aber wieder abgeschafft. Ob dies Nitabuch zum Gang nach Zürich veranlasste, ist allerdings Spekulation.

• **Nitabuch-Fibrinoid:** In der Basalplatte der Plazenta auf der maternalen Seite, genau an der Grenze von maternalem und fetalem Gewebe gelegene Schicht von Fibrinoid. Diese amorphe Substanz entsteht aus zu Grunde gegangenen Trophoblastzellen. Die Schicht soll Antikörper und Antigen-Antikörper-Komplexe absorbieren können und damit zur immunologischen Toleranz des mütterlichen Organismus gegenüber dem «Fremdgewebe» Plazenta beitragen.

Nuel, Jean Pierre

(1847–1920) Aus Luxemburg stammender Augenarzt und Physiologe in Löwen, Gent und Lüttich.

• **Nuel-Raum:** Ein an die äußeren Haarzellen grenzender Raum innerhalb des ↗ *Corti*-Organs, der mit Corti-Lymphe gefüllt ist.

Nuhn, Anton

(1814–1889) Heidelberger Anatom. Es wird erzählt, Nuhn habe bei einer Zugfahrt einen Bankier kennen gelernt, der ein solches Interesse an der Anatomie, speziell des Herzens, bekundete, dass Nuhn ihn einlud, am nächsten Tag in die Anatomie zu kommen, wo er ihm an der Leiche ein Herz zeigen könne. Der Bankier kam dann auch und Nuhn demonstrierte dem eifrig Interessierten das menschliche Herz und seine Lage im Brustkorb. Zu Nuhns großem Entsetzen kam nur einen Tag später die Nachricht, der gelehrige Schüler habe sich erschossen, und zwar durch einem Schuss mitten ins Herz.

• **Nuhn-Drüse, Glandula lingualis anterior:** Gemischte Drüse im Bereich der Zungenspitze.

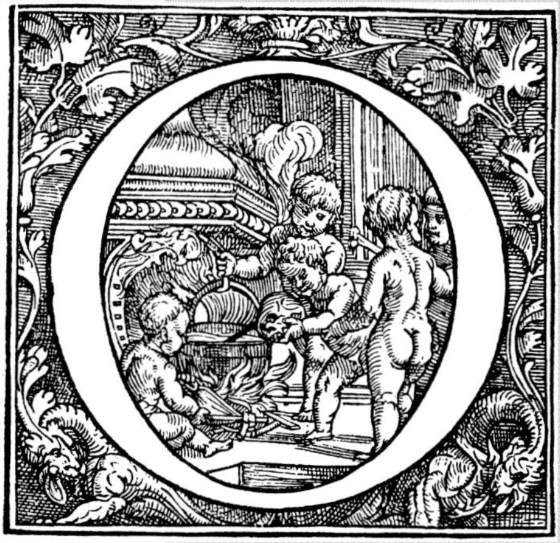

O

Oddi, Ruggero

(1864–1913) Italienischer Physiologe. Er studierte in Perugia, Bologna und Florenz und beschrieb schon als Student Aufbau und Funktion des nach ihm benannten Sphinkters. Nach einer Zeit als Assistent in der Florentiner Physiologie, in der es ihm unter anderem gelang, Chondroitinschwefelsäure im Amyloid nachzuweisen, wurde er 1894 auf Grund seiner hervorragenden wissenschaftlichen Leistungen Direktor des Physiologischen Instituts in Genua. Um das Jahr 1898 herum kam es aber aus nicht ganz geklärten Gründen zu einem Knick in seinem Lebenslauf. Er selbst berichtete später von schweren «physischen Krankheiten» – er scheint einen Darmverschluss nur knapp überlebt zu haben –, dem Verlust seiner «größten Liebe» und der «maßlosen Anwendung von Narkotika». 1900 verließ er im Streit die Universität von Genua und begann ein ruheloses Leben. Er heuerte als ein «Arzt II. Klasse des unabhängigen Kongostaates» an und reiste in den Kongo, der zu dieser Zeit eine Art Privatbesitz des belgischen Königs Leopold II. war. Nach nur vier Monaten Dienst musste er aber aus gesundheitlichen Gründen nach Europa zurückkehren. In Brüssel lernte er einen Dr. Mersch kennen, der ihn in die «süße und großmütige altruistische Religion» Indiens einführte und ihm das Mittel «Vitalin Gatchkowski» empfahl. Diese Mischung aus Glyzerin, Natriumborat, Ammoniumchlorid und Alkohol musste unter besonderen Bedingungen der Wärme ausgesetzt werden, damit eine neue Verbindung mit «ganz eigenartigen chemischen und physikalischen Eigenschaften» entstand, die angeblich die Lebenskraft des kranken Organismus potenzierte. Das Mittel schien zu helfen, und Oddi, der frühere Materialist und ausdrückliche Anti-Vitalist, begann, durch die Lande zu ziehen und das Vitalin als Wundermittel anzupreisen. Wie er selbst in einer Broschüre *Nuova terapia delle malattie d'infezione e delle cachessie maligne* über das Vitalin schrieb, strömten ihm die Kranken, «besonders diejenigen, für welche die Medizin bereits das letzte Urteil gefällt hatte», zu, als wäre er «ein neuer Nazarener», während «die Anhänger Äskulaps – immer reizbar und immer neidisch –» ihm vorwarfen, ein Scharlatan zu sein. Mehrfach musste er sich in Italien vor Gericht wegen unerlaubten Handels mit pharmazeutischen Produkten verantworten. Er scheint weiter ruhelos umhergeirrt zu sein, denn er starb 1913 in Tunesien. Die Geschichte hat inzwischen entschieden, dass seine wissenschaftlichen Arbeiten bleibenderen Wert haben als sein Wundermittel.

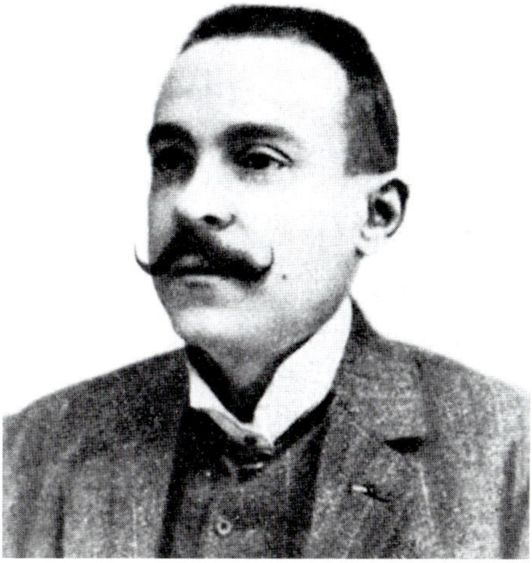

Ruggero Oddi

• **Oddi-Sphinkter, Musculus sphincter ampullae hepatopancreaticae:** Der Schließmuskel um den gemeinsamen Ausgang von Gallen- und Pankreasgang, in der ↗ *Vaterschen* Papille gelegen. Er verhindert den Rücklauf von Darminhalt und regelt den Rückstau von Galle in die Gallenblase bei Nahrungspausen. Oddi hat in seinem vierten Studienjahr mit Unterbindungsversuchen und Druckmessungen am Versuchstier sowie schichtenweiser Feinpräparation und histologischen Serienschnitten die Existenz dieses Sphinkters beschrieben. Die Untergliederung des Sphinkterkomplexes in mehrere Untereinheiten wurde von dem amerikanischen Anatomen Edward Allen Boyden (1886–1977) später genauer beschrieben, weshalb man gelegentlich vom Vierteiligen Boyden-Sphinkter spricht.

Ogino, Kyusako

(1882–1975) Japanischer Gynäkologe, der nach Studium in Tokio sein Berufsleben in der Universitätsstadt Niigata verbrachte. Zu ↗ *Knaus'* Leidwesen hatte Ogino seine Erkenntnisse über die Regelmäßigkeit des Eisprungs schon vor ihm in Japan publiziert. 1930 veröffentlichte er sie dann auch im *Zentralblatt für Gynäkologie*.

In Japan wurde 1994 ein Theaterstück mit Namen *Kung Kailan Ka Pwede* (Kalendermethode) uraufgeführt, das die Auswirkungen der neuen wissenschaftlichen Erkenntnisse im ländlichen Japan der 20er Jahre thematisiert und sich um Fragen der Verhütung, Geburtenplanung und Abtreibung dreht. Im Zentrum steht eben jener Prof. Ogino, der – zumindest im Stück – zunächst vor allem den Zyklus seiner Ehefrau studiert und der sich fragen muss, ob seine neuen Erkenntnisse denn wirklich den Frauen helfen.

• **↗ Knaus-Ogino-Methode**

Onuf, Wladislaus

(1836–1900) Eigentlich Onufrowicz. Er wird in den Nachschlagewerken einmal als New Yorker, dann als Schweizer geführt. Eine Quelle nennt ihn «↗ *Forels* russischen Assistenten Onufrowitz». Das passt zumindest zu seinem Forschungsgebiet Neuroanatomie und würde auch erklären, warum man ihn zum Schweizer machen kann. Der Eigennamenforscher Olry behauptet, Onuf sei eine «dreiste Abkürzung» für Onufrowicz, aber dieser selbst gibt seinen Namen bei der Veröffentlichung seiner Studien über das Sakralmark als «Onuf (Onufrowicz)» an. Vielleicht war er als Einwanderer des falsch ausgesprochenen Originalnamens müde? Mehr ist über ihn allerdings nicht bekannt.

• **Onuf-Kern, Nucleus nervi pudendi:** Kleine Motoneurone im Vorderhorn des Rückenmarks auf Höhe von S2. Sie sind für die Innervation der Beckenbodenmuskulatur einschließlich der Schließmuskeln zuständig.

Osgood, Robert Bayley

(1873–1956) Bostoner orthopädischer Chirurg. An seinem Massachusetts General Hospital betrieb er zusammen mit dem Krankenhausapotheker die erste Röntgenabteilung. Beide entwickelten strahlenbedingten Hautkrebs, der bei Osgood operativ entfernt werden konnte, während sein Kollege daran starb.

• **Morbus Osgood-Schlatter:** Osteochondrose der Tuberositas tibiae mit lokalisierten Schmerzen am Ansatz der Patellarsehne. Mit Abschluss des Wachstums heilt die Krankheit aus. Carl Schlatter (1864–1934) war Chirurg in Zürich.

Osler, William

(1849–1919) Charismatischer kanadischer Internist. Nach kurzem Studium der Theologie in Toronto besann er sich auf die Medizin, die er in Toronto und Montreal erlernte. Nach ausgedehnten Europareisen wurde er Professor der Medizin an der McGill-Universität in Montreal, später in Philadelphia, dann erster Professor für Innere Medizin an der neuen Johns Hopkins Medical School in Baltimore und ging schließlich 1905 nach Oxford in England. Er verband erfolgreich klinische Be-

obachtung mit pathologischer Untersuchung, schrieb sehr viel, unter anderem ein sehr einflussreiches Lehrbuch, in einem klaren und eindrücklichen Stil und wurde zu einem der bekanntesten Ärzte seiner Zeit in Nordamerika. Er war ein sehr umfangreich gebildeter Gelehrter und sammelte für seine Privatbibliothek 7500 Bände, die ihm vor allem zur Beschäftigung mit der Medizingeschichte dienten. Sein einziger Sohn fiel im Ersten Weltkrieg, worüber er anscheinend nie ganz hinwegkam.
Nach seinem Tod wurden unzählige Bücher über ihn geschrieben, es gab sogar Sammler von «Osleriana», und es entstand so etwas wie ein Mythos Osler. Seine vielen Aphorismen werden oft und gern zitiert, und zumindest einer soll hier auch zitiert werden: «One of the first duties of the physician is to educate the masses not to take medicine.»

• **Morbus Osler, Morbus Rendu-↗ Weber, Hereditäre Teleangiektasie:** Autosomal-dominant vererbte Erkrankung mit Gefäßerweiterungen in der Haut, den Schleimhäuten und den inneren Organen sowie arteriovenösen Malformationen der Lunge. Inzwischen sind verschiedene zu Grunde liegende Gendefekte identifiziert worden, die Endothel-assoziierte Proteine betreffen. Henri Rendu (1844–1902) war Pariser Internist.

• **Osler-Knoten:** Linsengroße schmerzhafte Knötchen, die bei subakuter Endokarditis an Handflächen und Fußsohlen auftreten können.

Overholt, Richard Hollis

(1901–1990) Thoraxchirurg in Massachusetts, der erste, der erfolgreich eine rechte Lunge vollständig entfernte. Bekannt geworden ist er vor allem als Kämpfer gegen das Rauchen. Ab den frühen 30er Jahren, als man ihn dafür noch auslachte, begann er, vor den Gesundheitsrisiken des Rauchens zu warnen. Selbst seine eigene Frau konnte er zunächst nicht überzeugen. Sie sagte dazu später: «Als wir an dem Punkt waren, wo ich mich entscheiden sollte zwischen Overholt oder den Chesterfields, ging ich zu einem Psychiater.» Der war offenbar der selben Meinung wie Overholt und half ihr, nach 18 Jahren von den Chesterfields loszukommen und ihre Ehe zu retten. Sie hat ihren Mann, der ja immerhin 88 Jahre alt wurde, dann sogar überlebt.

• **Overholt-Klemme:** Gebogene Präparierklemme.

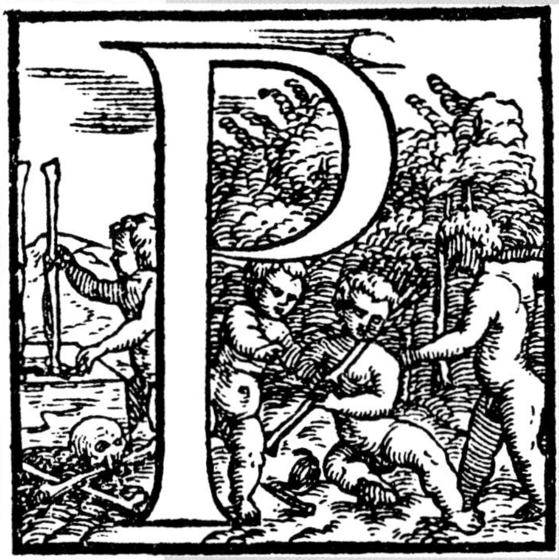

P

Pacchioni, Antonio

(1663/65–1726) Arzt in Rom. Nach dem Studium beschäftigte er sich zunächst mit Anatomie und wurde ein Schüler Malpighis in dessen letzten Lebensjahren. Er wurde dann Stadtarzt in Tivoli, einem Städtchen östlich von Rom, ließ sich später aber wieder in Rom nieder, wo er erfolgreich als Arzt praktizierte, aber auch anatomische Studien betrieb und veröffentlichte.

• **Pacchioni-Granulationen, Granulationes arachnoideae:** Ausstülpungen der Arachnoidea in die Blutleiter des Gehirns oder in den Knochen der Schädeldecke hinein, wo sie Abdrücke hinterlassen und ebenfalls in Kontakt mit Venen stehen. Sie sind ein Ort der Liquorresorption (↗ *Key*).

Pacini, Filippo

(1812–1883) Anatom und Physiologe in Pisa und Florenz. Er hat in Florenz viele Präparate hinterlassen, die im Anatomischen Museum besichtigt werden können, auch jene mikroskopischen Präparate, in denen er als Erster den Cholera-Erreger entdeckt haben soll. Diese Entdeckung wird allerdings meistens Robert ↗ *Koch* zugeschrieben.

• **↗ Vater-Pacini-Körperchen**

Paget, James

(1814–1899) Londoner Chirurg. Als Schüler schrieb er ein Buch über die Naturgeschichte seiner Heimatregion Norfolk. Als junger Arzt besserte er sein Gehalt durch Beiträge zum *Penny Magazine* auf, einer damals neuen und sehr begehrten Illustrierten, die als eine Art Bildungsprogramm von einer gewissen *Society for the Diffusion of Useful Knowledge* herausgegeben wurde und später auch als *Penny Encyclopaedia* erschien. Er wurde zunächst Dozent der Anatomie, dann Professor der Chirurgie im St. Bartholomew's Hospital. Er wurde Leibchirurg von Königin Viktoria, auch Vizekanzler der Universität, und soll 1878 die größte Privatpraxis Londons betrieben und 10 000 Pfund im Jahr verdient haben. Seinen ersten Urlaub nahm er mit 47 Jahren. Paget muss ein begnadeter Redner gewesen sein, denn der britische Staatsmann Gladstone sagte einmal, er teile die Menschen in zwei Gruppen ein, solche, die Paget gehört, und solche, die Paget nicht gehört hätten. Dass so viele Krankheiten nach ihm benannt sind, ist seiner Kombination aus klinischer Tätigkeit, makroskopischen und histologischen Untersuchungen und wissenschaftlichem Experiment zu verdanken.

• **Morbus Paget, Osteitis deformans:** Erkrankung unbekannter Ursache, bei der es an verschiedenen Stellen des Skeletts zu einem Knochenumbau kommt mit Ersatz des Lamellenknochens durch «überstürzt» gebildeten Geflechtknochen.

• **Morbus Paget, Paget-Karzinom:** Der Morbus Paget der Mamille ist ein intraduktales Karzinom mit typischen Paget-Zellen, das sich in einer ekzemartigen Rötung der Mamille äußert. Grundsätzlich kann diese Erkrankung an allen Stellen auftreten, an denen es apokrine Schweißdrüsen gibt (die Brustdrüsen sind modifizierte Duftdrüsen), vor allem axillär und anal oder genital.

• **Paget-Schrötter-Syndrom:** Spontane Thrombose der V. subclavia und V. axillaris mit akuter Schwellung des Armes. Der spontanen Thrombose liegt meist eine anatomische Kompression im Bereich der ersten Rippe zu Grunde (Thoracic Outlet Syndrome). Sekundäre Formen gibt es zum Beispiel beim ↗ *Pancoast*-Tumor oder durch Subklavia-

Katheter. Leopold Schrötter Ritter von Kristelli (1837–1908) war Wiener Internist und Laryngologe.

Pancoast, Henry Khunrath

(1875–1939) Nach einer chirurgischen und anästhesistischen Ausbildung wurde er Leiter der Röntgenabteilung der Universitätsklinik von Philadelphia. 1912 wurde er zum ersten Professor für Röntgenologie der USA ernannt. Es heißt, er habe Versuche unternommen, bei Schwarzen die Haut aufzuhellen, indem er sie mehrfach bis zu 15 Minuten mit Röntgenstrahlen bestrahlte. In der Anfangszeit der Röntgenologie wurden sehr viele obskure Dinge ausprobiert (↗ *Luys*), aber diese Versuche klingen sehr nach Humanexperimenten.

• **Pancoast-Tumor:** Lungenspitzentumor, der den hier verlaufenden Halssympathicus schädigen kann, was zum ↗ *Horner*-Syndrom führt, oder die V. subclavia, was zum ↗ *Paget-*Schrötter-Syndrom führt.

Paneth, Joseph

(1857–1890) Wiener Physiologe, der sich auch mit Philosophie beschäftigte, insbesondere mit erkenntnistheoretischen Fragen, dazu aber nichts veröffentlicht hat. Er war mit Sigmund Freud befreundet und stand auch mit Nietzsche in Kontakt, den er während eines Forschungsaufenthaltes in Nizza kennen gelernt hatte. Er wurde Privatdozent mit viel versprechenden Karriereaussichten, starb aber sehr früh an Tuberkulose.

Freud erwähnt in seiner *Traumdeutung*, dass Paneth ihm lange nach seinem Tod in einem Traum erschien, den er als «Non vixit»-Traum bezeichnet. Darin träumte Freud von Paneth und einem anderen, noch lebenden Freund und erklärt diesem anderen, dass Paneth ihn nicht verstehen könne, weil er tot sei, wobei Freud statt «non vivit» die Worte «non vixit» gebraucht, was ihm schon während des Traumes merkwürdig vorkommt. Darauf guckt Freud Paneth scharf an, woraufhin dieser blass wird und dann langsam verschwindet. In der Interpretation des Traumes erinnert sich Freud an die Bemerkung eines Redners auf Paneths Beerdigung, der gesagt hatte, ohne diesen Mann könne die Welt nicht weitergehen. Freud hatte damals die Absurdität der Behauptung bemerkt, die natürlich aus einer tiefen Trauer entstanden war, und darüber nachgedacht, dass eigentlich niemand unersetzbar sei und dass er schon so viele überlebt habe, die ihm quasi das Feld überließen. Diese Befriedigung, die Freud infantil nennt, sei der Ausgangspunkt seiner Gefühle in dem Traum gewesen. Dass er Paneth im Traum zum Verschwinden bringt, deute auf Rivalitätsgefühle wie zwischen Geschwistern.

• **Paneth-Körnerzelle:** Apikal gekörnte Epithelzellen in den unteren Abschnitten der ↗ *Lieberkühn*-Krypten der Dünndarmschleimhaut. In ihren apikalen Sekretgranula kann Lysozym nachgewiesen werden, ein Enzym, das Bakterienwände zerstört.

Papanicolaou, George Nicolas

(1884–1962) Griechischer Arzt, der nach dem Studium in Athen als Militärarzt arbeitete, dann bei Ernst Haeckel in München seine Doktorarbeit schrieb. 1913 ging er mit seiner Frau nach New York, ohne ein Wort Englisch zu sprechen, und arbeitete dort zunächst als Angestellter einer griechischen Zeitung, als Teppichverkäufer und als Stehgeiger in Restaurants. Bald fand er aber Arbeit in der Pathologie. Als der Erste Weltkrieg ausbrach, beschloss er, in den USA zu bleiben und wurde später amerikanischer Staatsbürger und Professor der Klinischen Anatomie an der Cornell University in New York. Er hat nie Urlaub gemacht und starb drei Monate, nachdem er Direktor eines Krebsforschungsinstitutes in Miami geworden war, an einem Herzinfarkt.

• **Papanicolaou-Abstrich, «PAP»:** Färbeverfahren für die Untersuchung von Zervix-Abstrichen.

Diese Methode stellt einen der großen Erfolge der Medizin dar, der die Zahl von Zervixkarzinomen durch vorbeugende Maßnahmen reduziert hat. Im Gegensatz zu vielen anderen Screeningverfahren ist die Effektivität erwiesen. In England, wo erst Ende der 1980er-Jahre ein flächendeckendes Screeningprogramm eingeführt wurde, sank die Zahl der an Zervixkarzinom Verstorbenen von 2000 pro Jahr bis 1995 auf 1300.

Papez, James Wenceslas

(1883–1958) New Yorker Hirnforscher und Neuroanatom. 1929 veröffentlichte er das Buch *Comparative Neurology*, das auf seine berühmten Neuroanatomie-Kurse zurückging.

• **Papez-Kreis:** In seiner Arbeit *A proposed mechanism of emotion* beschrieb Papez 1937 eine kreisförmige Leitungsbahn innerhalb des limbischen Systems, die vom Hippocampus über Fornix, Corpus mamillare, ↗ *Vicq-d'Azyr*-Bündel, Nuclei anteriores thalami und Cingulum zurück zum Hippocampus zieht. Für ihn war das Corpus mamillare zuständig für den Ausdruck von Emotionen, der Gyrus cinguli für deren Wahrnehmung (wie die Sehrinde für optische Wahrnehmung) und der Hippocampus der Ort für Gefühls-Programme. Wichtig war, dass dieses System vom Neokortex unabhängig und durch die Kreisform in sich geschlossen war. Darauf gründete MacLean in den 1950er-Jahren seine berühmte Vorstellung vom Neokortex, der als «Reiter ohne Zügel und Sporen» auf dem Limbischen System sitze, weshalb die Vernunft die Gefühle nicht im Griff habe. Inzwischen sind allerdings durchaus Verbindungen zwischen Neokortex und limbischen Strukturen bekannt und der Papez-Kreis ist wohl nur eine von sehr vielen Verbindungen im Gehirn. Auch ist inzwischen klar geworden, dass komplexe psychische Funktionen nicht so einfach mit der Analyse von Hirnstrukturen zu verstehen sind – vielleicht, weil man für das Verständnis immer auch das Gehirn braucht.

Parkinson, James

(1775–1824) Englischer Chirurg, aber auch Paläontologe und Geologe. Er soll als Erster die Appendizitis beschrieben und die Perforation der Appendix als Todesursache erkannt haben. Unter dem Eindruck der französischen Revolution wurde er auch politisch aktiv. Er verfasste Flugschriften, allerdings unter dem Pseudonym «Old Hubert», um seine Karriere nicht zu gefährden. Er kam sogar in den Verdacht, am «Popgun plot» beteiligt gewesen zu sein, dem Plan, König Georg III. mittels eines Giftpfeils zu ermorden, der aus einer «Popgun», einer Art Armbrust, abgeschossen werden sollte. Parkinsons Name tauchte in Briefen der Attentatsplaner auf, er konnte aber wohl glaubhaft machen, dass er zwar Hetzschriften verfasst hatte, aber nicht den König ermorden wollte. Anscheinend ist von Parkinson kein einziges Bildnis überliefert.

• **Morbus Parkinson, Paralysis agitans, Schüttellähmung:** Durch degenerative Veränderungen der dopaminergen Neurone der Substantia nigra ausgelöstes Krankheitsbild unbekannter Ursache, das durch Akinese, Rigor und Tremor gekennzeichnet ist. Es betrifft etwa 1 % der Menschen über 65 weltweit. Papst Johannes Paul II. war ein gutes Beispiel dafür, wie Parkinson-Patienten ihr Leben (natürlich mit moderner medikamentöser Therapie) erfolgreich weiterleben können, wenn ihr soziales Umfeld sie unterstützt. Alle nicht idiopathischen Erkrankungen mit den gleichen Symptomen nennt man:

• **Parkinson-Syndrom, Parkinsonismus:** Hierunter fallen der sekundäre Parkinsonismus, der unter anderem toxisch, medikamentös oder vaskulär bedingt sein kann, sowie verschiedene andere Erkrankungen, die die gleiche Bewegungsstörung hervorrufen, wie zum Beispiel Morbus ↗ *Wilson*.

Parkinson, John

(1885–1976) Londoner Kardiologe. Er studierte in London und Freiburg im Breisgau.

P

Während des Ersten Weltkrieges wurde er Leiter eines militärischen Herzzentrums in Rouen. Er zeigte, dass Digitalis beim «Soldatenherz» keinen therapeutischen Nutzen hatte und führte diese Erkrankung letztlich auf die nervliche Belastung der Soldaten zurück.

• ↗ **Wolff-Parkinson-White-Syndrom**

Passavant, Phillip Gustav

(1815–1893) Frankfurter Chirurg, der sich insbesondere durch Studien über den «Croupschnitt», die chirurgische Behandlung der Lippenspalten und der Gaumendefekte (Uranoplastik) hervorgetan hat – daher auch «sein» Wulst. Ab 1848 war er auch «Senior» der Verwaltung des Frankfurter Irrenhauses und setzte als solcher den Bau einer neuen Klinik durch, deren Leiter Heinrich Hoffmann wurde (↗ *Zappelphilipp*). 1885 gab er seine chirurgische Tätigkeit, seine Privatpraxis und seine diversen Ehrenämter trotz zahlreicher Proteste auf, denn er war der Meinung, «es sei besser aufzugeben, als aufgegeben zu werden.»

• **Passavant-Ringwulst:** Wulst, der während des Schluckaktes vom M. constrictor pharyngis superior aufgeworfen wird, sich dem Gaumensegel entgegenwölbt und damit den Nasenrachenraum abschließt.

Pasteur, Louis

(1822–1895) Er studierte Chemie in Besançon und Paris, nie jedoch Medizin. Bei der Beschäftigung mit Gärungsprozessen in den 1850er-Jahren erkannte er ihre Ursache in Mikroorganismen. Er konnte auch nachweisen, dass Bakterien immer nur aus Bakterien entstehen, was der Spontangenese widersprach, an die viele seiner Zeitgenossen glaubten. Seine grundlegenden Forschungen trugen zu Robert ↗ *Kochs* Nachweis der Pathogenität von Mikroorganismen beim Menschen bei. In der Folgezeit beschäftigte sich auch Pasteur mit den Infektionskrankheiten des Menschen, insbesondere mit der schon im 18. Jahrhundert von Jenner beschriebenen, aber noch nicht verstandenen Vakzination. Erste große Erfolge waren die Entwicklung von Impfstoffen gegen Hühnercholera, Milzbrand und Tollwut. Er unternahm viele Tierversuche, bevor er diese Impfstoffe beim Menschen einsetzte, war sich der Risiken dieser Impfstoffe aber sehr bewusst. Er hat dazu selbst gesagt: «Wie viele Fälle von Impfschutz beim Hund ich auch habe, denke ich doch, dass meine Hand zittern wird, wenn ich zum Menschen übergehe.»

Ein gutes Bild von Pasteur gibt vielleicht ↗ *Yersins* Bericht von seiner ersten Begegnung 1886. Er wurde von einem befreundeten Arzt namens Rémy mitgenommen und schreibt: «Der Hof ist überfüllt mit Leuten, die auf ihre Aufnahme warten Wir kommen zuerst in einen kleinen Saal, der als Wartezimmer dient. Man kann sich kaum rühren, so voll ist er mit Menschen unterschiedlichster Nationalität. Die Tür links vom Eingang führt in Pasteurs Sprechzimmer. Davor steht ein Knirps mit einem Zettel in der Hand und ruft die Namen der Personen auf, die eintreten dürfen. Rémy geht hin, um nachzusehen, ob einer seiner Freunde im Sprechzimmer sitzt, doch der Knirps bellt ihn an: ‹Rein oder raus. So versperren Sie den Eingang.› Rémy entscheidet sich für das erstere, und ich folge ihm. Doch kaum bin ich drin, dreht sich das Männchen plötzlich nach mir um und brüllt: ‹Wer sind Sie denn? Was wollen Sie?› Rémy sagt ihm, ich sei Präparator bei Cornil, was seinen Zorn auf der Stelle abkühlt, denn er fährt fort mit seiner Namenslitanei. Dieser Knirps ist kein anderer als Pasteur höchstpersönlich! So hätte ich ihn mir nun wirklich nicht vorgestellt. ... Beim Gehen danke ich Monsieur Pasteur für den freundlichen Empfang. Gnädig läßt er sich herab und schüttelt mir die Hand. Von Cornil, dem ich später mein Erlebnis schilderte, habe ich dann erfahren, Pasteur sei ein fürchterlicher Griesgram, mit dem nur schwer auszukommen sei. Er lebe in ständiger Furcht, irgendein Fremder könnte ihm sein Geheimnis stehlen.»

• **Pasteurella:** Die Gattung von Stäbchenbakterien spielt bei Tieren als Bestandteil der Schleimhautflora und auch als Auslöser von Infektionen eine Rolle. Infektionen des Menschen sind selten.

• **Pasteurisieren:** Das Abtöten bestimmter Bakterien durch Erhitzen. Pasteur zeigte die Effektivität dieser Maßnahme zuerst beim Wein.

Pawlow, Iwan Petrowitsch

(1849–1936) Physiologe an der Militärakademie in St. Petersburg. Obwohl er als Sohn eines verarmten Priesters in Rjasan (südöstlich von Moskau) aufwuchs und sein Leben der Kirche weihen sollte, schaffte er es, in St. Petersburg Medizin zu studieren. Als Physiologe entwickelte er besondere Fähigkeiten, Versuchstieren, insbesondere Hunden, operativ verschiedenste Fisteln zu legen, um die Sekrete von Speicheldrüsen, Magen, Darm und Pankreas zu gewinnen und zu studieren. Außerdem leitete er den Ösophagus aus, um den Effekt von Nahrung zu untersuchen, die nicht im Magen ankommt, und schaffte es, den Magen mit intakten Leitungsbahnen nach außen zu verlegen, um ihn im «Hunde-Alltag» studieren zu können. Er konnte so nicht nur mehrere Enzyme definieren, sondern gewann auch genügend Magensäure von Hunden, um diese als Heilmittel gegen Dyspepsie zu verkaufen. Angeblich soll diese Einnahmequelle zeitweise 65 % seines Laborbudgets ausgemacht haben. Für seine Arbeiten zur Physiologie der Verdauung erhielt er 1904 den Nobelpreis.

Zur Zeit der Oktoberrevolution war Pawlow ein weltberühmter Forscher, den die neuen Machthaber deshalb hofierten. 1924 richtete die neu gegründete Sowjetische Akademie der Wissenschaften ihm ein eigenes Institut ein. Er beschloss daher, trotz Bedenken in Russland zu bleiben. Wegen häufiger kritischer Bemerkungen stand er aber viele Jahre unter Geheimdienstüberwachung.

• **Pawlow-Reflex, Konditionierter Reflex:**

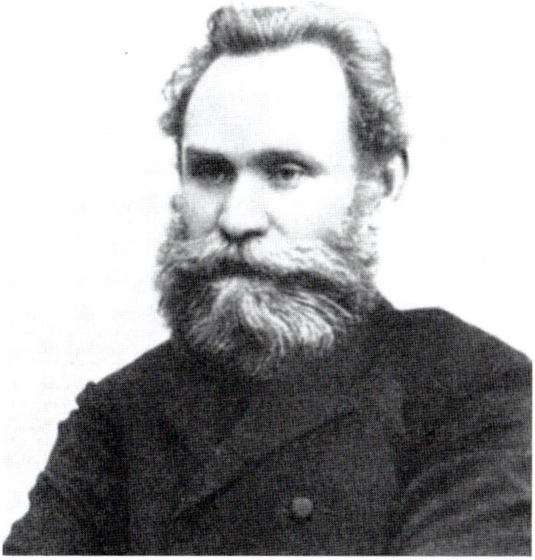

Iwan Pawlow

Pawlow hatte bei seinen Versuchen bemerkt, dass Speichel- und Magensekretion bei seinen Hunden schon einsetzten, wenn sie nur Nahrung sahen, und dass dies auch durch das reine Läuten eines Glöckchens hervorgerufen werden konnte, wenn der Glockenton nur vorher einige Male mit dem Nahrungsangebot verbunden worden war. Er nannte dies einen bedingten Reflex. Dies löste bei Pawlow selbst ab der Jahrhundertwende eine zweite Forschungsphase aus, in der er sich mit dem Nervensystem und dem Verhalten beschäftigte. Die Vorstellungen, die er auf Grund seiner Versuche entwickelte, flossen bald in die Psychologie und Psychiatrie ein (↗ *Bechterew*).

• **Pawlow-Nerv, Nervus cardiacus cervicalis inferior:** Vom Ganglion stellatum entspringender sympathischer Nerv. Diese Nerven für die vegetative Versorgung des Herzens entspringen im Halsbereich, weil das Herz dort seine embryonale Entwicklung beginnt.

Péan, Jules-Émile

(1830–1898) Pariser Chirurg. Seine wachsende Bekanntheit verdankte er einer Operation von 1864, bei der er einer 30-jährigen Frau eine Ovarialzyste von 10 kg entfernte. Die Patientin konnte drei Wochen später geheilt ent-

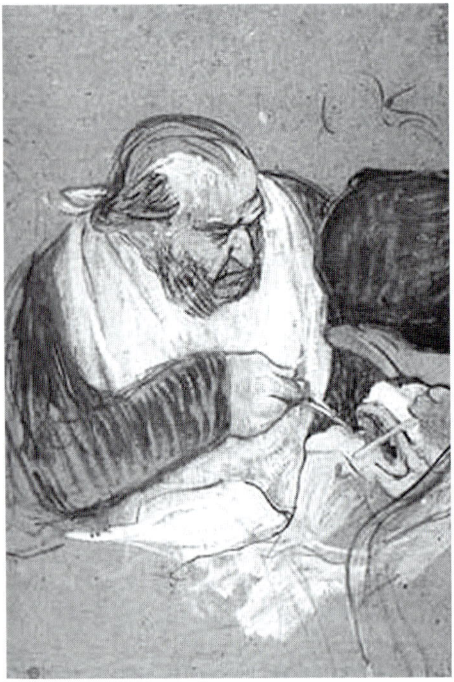

Jules-Émile Péan bei einer Tracheotomie – Gemälde von Henri de Toulouse-Lautrec von 1891

lassen werden und die Fachwelt staunte, da solch große Operationen zu dieser Zeit noch mit einer fast hundertprozentigen Mortalität behaftet waren. Dass dieses Risiko während Péans aktiver Zeit dramatisch sank, war vor allem seinen Bemühungen um Asepsis zu verdanken. Er operierte möglichst «ambulant», also nicht im Krankenhaus, ließ die Instrumente abkochen, wusch sich ausführlich die Hände und operierte zwar im Frack, aber mit weißer Schürze, und mit möglichst gestreckten Armen und mit Pinzetten, um Kontakt mit der Wunde so gut es ging zu vermeiden. Außerdem hatte er, nachdem er sich in der Anatomie eine Stichverletzung zugezogen hatte, jedes Interesse an Autopsien verloren, von denen seine Kollegen häufig Infektionen auf die Lebenden übertrugen (↗ *Michaelis*). Er stand jeden Morgen um halb fünf auf und ging selten vor Mitternacht ins Bett. Zwar war er für das Verlangen exorbitanter Honorare bekannt, ließ von seinem Geld aber ein Krankenhaus bauen, in dem auch die Armen behandelt wurden. Trotz seiner großen Erfolge mit der Reinlichkeit hat er die Erkenntnisse seines Zeitgenossen ↗ *Pasteur*, die die wissenschaftliche Erklärung für diese Erfolge lieferte, stets vehement abgelehnt. An Mikroben mochte er nicht glauben.

Dass Henri de Toulouse-Lautrec ihn mehrfach gemalt hat, verdanken wir einem Cousin Toulouse-Lautrecs, der bei Péan am Hôpital Saint-Louis Assistent war und den Maler mehrere Monate lang jeden Samstag mit ins Krankenhaus nahm. Péans Operationen waren anscheinend eine Art öffentliches Ereignis und der Operateur war oft von Zuschauern umringt (weshalb sich, wie man erst auf den zweiten Blick erkennt, auf der abgebildeten Zeichnung ein Kopf und eine Schulter von rechts ins Bild schieben). Für Toulouse-Lautrecs Abbildungen hat sich Péan selbst allerdings nie interessiert.

• **Péan-Klemme:** Eine kräftige Arterienklemme mit kurzen Branchen ohne Widerhaken.

Pearl, Raymond

(1879–1940) Professor der Biometrie in Baltimore. Er gilt als einer der Begründer moderner biomedizinischer Statistik und beschäftigte sich vor allem mit Populationsgenetik. Er war zunächst (wie die meisten seiner Kollegen) ein großer Anhänger der amerikanischen Eugenik-Bewegung, die soziale Probleme durch Genetik lösen wollte. Er merkte aber bald, dass die Aussagen dieser Bewegung wissenschaftlich nicht haltbar waren, und veröffentlichte 1927 die erste nennenswerte Kritik eines Biologen an der Eugenik in den USA.

• **Pearl-Index:** 1932 von Pearl angegebene Formel zur Einschätzung der Effektivität einer Verhütungsmethode. Der Index gibt die Zahl ungewollter Schwangerschaften bei 100 sexuell aktiven Frauen an, die ein Jahr lang die fragliche Methode anwenden. Für die «natürliche»

Methode nach ↗ *Knaus-Ogino* liegt er mit ca. 15–40 ähnlich hoch wie beim Coitus interruptus. Mit gleichzeitiger Temperaturbestimmung lässt sich der Wert allerdings auf 0,8–1,3 verbessern. Bei der Pille beträgt er um 0,5, ohne Verhütung bis zu 90.

Pecquet, Jean

(1622–1674) Internist in Montpellier und Paris. Er entdeckte als Student 1647 den Ductus thoracicus und die nach ihm benannte Zisterne durch Experimente an lebenden Hunden. Seine Entdeckungen wurden von einem der ↗ *Bartholins* am (toten) Menschen bestätigt. Später entwickelte er großes Interesse für die physiologischen Effekte des Alkohols und soll durch übermäßigen Konsum desselbigen sein Leben vorzeitig beendet haben.

• **Pecquet-Zisterne, Cisterna chyli:** Aufweitung am Beginn des Ductus thoracicus, wo die Lymphgefäße des Bauchraumes und der unteren Extremitäten zusammenfließen.

Perlia, Richard

Krefelder Augenarzt. Seine Lebensdaten sind nicht bekannt. Die Arbeit, die ihn der Nachwelt erhalten hat, wurde 1889 publiziert.

• **Perlia-Kern:** Unpaarer Kern in der Mittellinie des Mesenzephalon, im Okulomotorius-Kernkomplex gelegen. Die in den Lehrbüchern noch teilweise festgehaltene Vorstellung von diesem Kern als Vermittler der Pupillenreaktion bei Konvergenz gilt wohl primär beim Affen. Zumindest beim Menschen wird diese Funktion vom dorsalen Rectus medialis-Unterkern erfüllt (einem von drei Unterkernen für die Innervation des M. rectus medialis).

Perthes, Georg Clemens

(1869–1927) Chirurg in Leipzig und Tübingen. Er führte viele neue Techniken in die Chirurgie ein, unter anderem die Nutzung einer pneumatischen Manschette zur Operation der Extremitäten in Blutleere (↗ *Esmarch*). Außerdem beschäftigte er sich intensiv mit den neuen Röntgenstrahlen und experimentierte als einer der Ersten mit ihrer Nutzung in der Krebstherapie. 1900 bis 1901 war er als Militärchirurg mit der deutschen Armee in China zur Niederschlagung des Boxeraufstandes, der sich erfolglos gegen die europäische Fremdherrschaft in China wandte (Kaiser Wilhelm II. hatte bei der Entsendung der Truppen den berühmten Ausspruch getan: «Gefangene werden nicht gemacht.»). Perthes nutzte auch hier die Röntgentechnik, um die deformierten Füße chinesischer Frauen zu untersuchen, die noch in der traditionellen Weise gebunden worden waren. Ein Gefühl kultureller und historischer Überlegenheit angesichts dieser grausamen Sitte ist unangemessen, da auch die in Europa von Frauen getragene (und erwartete) Schuhmode zu Fußdeformitäten führt, auch wenn dies «nur» Hallux valgus und Hammerzehen sind. Es ist nachgewiesen worden, dass in Ländern wie zum Beispiel Japan der Hallux valgus praktisch erst nach der Einführung westlicher Schuhmode auftrat.

• **Morbus Perthes, Juvenile Hüftkopfnekrose:** Im Kindesalter auftretende, ursächlich ungeklärte ischämische Knochennekrose. Die Krankheit heilt an sich von selbst, kann aber Deformitäten hinterlassen, die später zu einer Arthrose führen. Sie wurde gleichzeitig und unabhängig voneinander von drei Forschern beschrieben: ↗ *Calvé*, ↗ *Legg* und Perthes, und wird daher auch Morbus Legg-Calvé-Perthes genannt, je nach Land in verschiedener Reihenfolge. Gelegentlich wird sogar noch der Schwede Waldenström hinzugefügt.

• **Perthes-Test:** Vor einer Varizen-Operation soll man proximal eine Stauung anlegen und die Patientin umhergehen lassen. Wenn sich die Varizen entleeren, sind die tiefen Beinvenen durchgängig.

Petit, Jean Louis

(1664–1750) Pariser Chirurg und Anatom und ein medizinisches Wunderkind: Mit sieben Jahren lernte er Anatomie bei Littré, mit zwölf sezierte er, besuchte Vorlesungen und wurde offiziell Littrés Lehrassistent, mit sechzehn wurde er Chirurg am Krankenhaus *La Charité* in Paris.

• **Petit-Hernien:** Seltene Bauchwandhernien im Bereich des Trigonum lumbale (inferius), einer kleinen Lücke zwischen M. latissimus dorsi, M. obliquus ext. und Beckenkamm.

• **Petit-Band, Ligamentum rectouterinum, «Rektumpfeiler»:** Bandzüge, die die Zervix mit dem perirektalen Bindegewebe verbinden.

Peyer, Johann Konrad

(1653–1712) Nach dem Studium in Basel, Schaffhausen und Paris ließ er sich in seiner Heimatstadt Schaffhausen als Arzt nieder. 1690 übernahm er hier auch eine Professur für Eloquenz, später eine für Logik. Er gilt mit ↗ *Brunner* und ihrem gemeinsamen Lehrer Johann Jakob Wepfer als die Schaffhauser Ärzteschule. Diese Schule steht für viele anatomische Untersuchungen und auch für physiologische Experimente und erste pathologisch-anatomische Beschreibungen lange vor ↗ *Morgagni* und ↗ *Bichat*. So fasste Wepfer wohl als Erster den Schlaganfall als Folge einer Durchblutungsstörung auf, während es Peyer gelang, ein Herz künstlich mehrere Stunden am Schlagen zu halten.

• **Peyer-Plaques, Noduli lymphoidei aggregati:** Ansammlungen von Lymphfollikeln in der Wand des Ileum. Die im Epithel über den Follikeln liegenden M-Zellen (microfold cells) leiten aktiv Antigene in die Lymphfollikel, wo Plasmazellen aktiviert werden, welche die Darmschleimhaut mit einem IgA-Schutzfilm versehen.

Pfannenstiel, Hermann Johannes

(1862–1909) Professor der Gynäkologe und Geburtshilfe in Breslau, Gießen und Kiel. Gegen den Willen seines Vaters, der ihn für die Theologie vorgesehen hatte, studierte er Medizin, weshalb er für seine Kolleggelder und seinen Lebensunterhalt selbst aufkommen musste. Auch die Heirat mit einer Jugendfreundin musste ohne den Segen des Vaters erfolgen, da die Braut ein uneheliches Kind war. Erst die erste Professur in Gießen befreite ihn von seinen finanziellen Sorgen. Seine Zeitgenossen haben ihn als einen heiteren und sympathischen Menschen beschrieben. Groß war die Trauer, als er unerwartet an einer Infektion nach einer kleinen Stichverletzung am Finger starb, die er sich bei der Operation einer mit Streptokokken infizierten Ovarialzyste zugezogen hatte.

• **Pfannenstiel-Schnitt:** Quere suprapubische Inzision für Unterleibseingriffe. ↗ *Caesar*

Pfeiffer, Emil

(1846–1921) Nach dem Studium sowie ärztlicher Tätigkeit im Deutsch-Französischen Krieg wurde er «Stadtarzt» in Wiesbaden, wo er durch Forschungen über die Trinkkur zum Aufschwung Wiesbadens als Badestadt beitrug. Die vielen Kurgäste gaben ihm reichlich Gelegenheit für weitere Forschungen, insbesondere zu Gicht und Fettleibigkeit. Seine Publikationen zur Gicht machten ihn so berühmt, dass sogar der Schah von Persien ihn 1897 zur Konsultation nach Teheran rief. Er war aber er auch ein eifriger Botaniker, der in seinem eigenen großen Garten die verschiedensten Gewächse züchtete und es sich zur Aufgabe machte, die Pflanzen der Wiesbadener Umgebung in selbst angefertigten Abbildungen festzuhalten. Der Sommer war ihm auch deshalb die liebste Jahreszeit, weil er dann um fünf Uhr aufstehen und vor der Praxistätigkeit bei bestem Tageslicht Pflanzenbilder malen konnte.

• **Pfeiffersches Drüsenfieber, Infektiöse Mononukleose, kissing disease:** Infektion mit dem Epstein-Barr-Virus (↗ *Burkitt*), die typischerweise im Jugendalter auftritt und mit generalisierter Lymphknotenschwellung einhergeht.

Pick, Arnold

(1851–1924) Deutsch-tschechischer Psychiater und Neuropathologe. Nach Studium in Wien und Tätigkeiten in verschiedenen Irrenanstalten wurde er 1886 auf den Lehrstuhl für Psychiatrie der deutschen Universität in Prag (↗ *Hering*) berufen, den er bis zu seiner Emeritierung 1921 innehatte. Mit der gleichzeitig und sogar im selben Gebäude bestehenden psychiatrischen Abteilung der tschechischen Universität bestanden offenbar wenig Kontakte, wohl auch weil dort eine rein klinisch orientierte Psychiatrie betrieben wurde, während Pick besonders die Neuropathologie förderte. Pick galt als feinsinniger Intellektueller, in dessen elegantem Heim sich Bücher in verschiedensten Sprachen bis zur Decke stapelten.

• **Pick-Demenz:** Demenzerkrankung mit umschriebener Atrophie vor allem des Stirnhirns und typischen histopathologischen Veränderungen, den Pick-Körpern: argyrophile Vakuolen, die um den Kern der Nervenzellen herum liegen.

Pick, Ludwig

(1868–1944) Berliner Pathologe. Obwohl er bis dahin keine Assistentenstelle an einer Universität bekleidet hatte, sondern «nur» an einer privaten Frauenklinik, wurde er 1899, auch auf Empfehlung des alten ↗ *Virchow*, von der Berliner Universität im Fach Pathologie habilitiert. Er war dann bis zu seiner Pensionierung 1933 Pathologe am Berliner Krankenhaus am Friedrichshain und ab 1909 auch Professor der Universität. Noch 1933 erhielt er einen Ruf nach Chicago, den er aber ablehnte. Er war eingefleischter Junggeselle und soll die Liebe als eine «Psychose mit guter Prognose» beschrieben haben.

Als Jude musste er 1933 schweren Herzens seine Venia legendi niederlegen, obwohl er Frontdienst im Ersten Weltkrieg nachweisen konnte (was bei anderen die Verfolgung ein wenig hinauszögerte) und vom zuständigen Referenten in seiner Beurteilung ausdrücklich als «anständiger Jude» bezeichnet wurde. 1935 wurde er von der Universität endgültig «beurlaubt». Über seinen weiteren Weg gibt es nur lückenhafte Angaben. Er konnte sich in den folgenden Jahren noch ein Haus in Berlin-Zehlendorf bauen lassen, aus dem er aber bald wieder ausziehen musste. Einige Zeit war er auch noch im Jüdischen Krankenhaus unentgeltlich als Pathologe tätig. Im März 1943 wurde er von der Gestapo verhaftet und im Juni mit dem «Altentransport I/96» ins Konzentrationslager Theresienstadt deportiert, wo er im Februar 1944 verstarb. Als Todesursache wurde eine Pneumonie angegeben.

• **Niemann-Pick-Krankheit:** Der Berliner Pädiater Albert Niemann (1880–1921) beschrieb 1914 eine neuartige Erkrankung mit Hepatosplenomegalie und der Ausbreitung «eigentümlicher Zellen» auch in anderen Geweben. Auf Grund histopathologischer Untersuchungen an Niemanns Fall und sechs weiteren Fällen publizierte Pick 1926 dann seine klassische Beschreibung einer «Abweichung des Lipoidstoffwechsels», die er insbesondere vom Morbus Gaucher abgrenzte. Heute ist eine Störung des Sphingolipid-Stoffwechsels als Ursache erkannt.

Pinkus, Felix

(1868–1947) Berliner Dermatologe. Er war ab 1925 Leiter des neuen Krankenhauses im Stadtteil Reinickendorf. Als Jude musste er nach 1933 diese Stelle abgeben und durfte auch seine dermatologische Praxis nicht mehr weiterführen. Nach Jahren halblegalen Praktizierens emigrierte er 1938 nach Norwegen, von wo er beim Einmarsch der Deutschen 1940 weiter fliehen musste. Über Dänemark, die Sowjetunion und Japan gelangte er schließlich mit dem letzten Schiff vor dem japanischen Überfall auf Pearl Harbor in die USA, wohin sein Sohn, auch Dermatologe, schon 1934 emigriert war. Sein Sohn gab einem fibroepithelialen Hauttumor seinen Namen.

• **Pinkus-Iggo-Tastscheibe:** Größere Gruppe von ↗ *Merkel*-Zellen, die im Bereich von Haarfollikeln die Haut vorwölbt. Ainsley Iggo ist emeritierter Professor für Physiologie in Edinburgh.

• **Pinkus-Krankheit, Lichen nitidus:** Sehr seltene Hauterkrankung, die mit symptomlosen kugeligen Knötchen vor allem das männliche Genitale befällt und histologisch definiert ist.

Plummer, Henry Stanley

(1874–1937) Amerikanischer Internist. Er arbeitete in der Praxis seines Vaters in Racine, Minnesota, dann an der ↗ *Mayo* Clinic in Rochester, Minnesota, und war später auch Professor an der Medical School of Minnesota.

• **Plummer-Vinson-Syndrom:** Schluckbeschwerden bei Eisenmangelanämie, die durch eine Schleimhautatrophie bedingt sind. Porter Paisley Vinson (1890–1959) war Chirurg an der Mayo-Clinic.

• **plummern:** Das heute seltene Vorbereiten des hyperthyreoten Patienten auf chirurgische Eingriffe mit hoch dosierter Lugolscher Jodlösung, die akut die Freisetzung von Schilddrüsenhormonen blockiert.

Politzer, Adam

(1835–1920) Wiener Professor der Otologie. Er eröffnete nur vier Jahre nach seinem Staatsexamen die erste Klinik der Welt, die primär Ohrenkrankheiten gewidmet war. Aufgrund der Geldentwertung nach dem Ersten Weltkrieg starb er trotz seines Weltruhmes als Ohrenspezialist in Armut.

• **Politzer-Ballon:** Gummiballon, der auf ein Nasenloch gesetzt wird. Wenn das andere Nasenloch zugehalten wird und der Patient zum Abschluss des Nasenrachens «Kuckuck» oder «Coca Cola» sagt, kann mit Zusammendrücken des Ballons die ↗ *Eustachische* Röhre belüftet werden. Vor Politzers Erfindung hatte man sich im Katheterisieren der Röhre versucht.

Pott, Percivall

(1713–1788) Londoner Chirurg. Mit 17 Jahren wurde er Lehrling eines Chirurgen am St. Bartholomew's Hospital, das er erst 1787 mit seiner Pensionierung vom Posten eines Chefchirurgen wieder verließ. Seine wissenschaftlich-literarische Karriere begann er allerdings erst mit 43 Jahren, nachdem er sich bei einem Verkehrsunfall (damals hieß das, vom Pferd zu fallen) eine komplizierte offene Fraktur des Unterschenkels zuzog. Er entging nur knapp einer Amputation (obwohl er sich als erstes zum Bedecken der Wunde einen Kuhfladen kommen ließ!) und nutzte die Zeit der Rekonvaleszenz zum Niederschreiben seiner breiten chirurgischen Erfahrung.

• **Pott-Buckel, Malum Potti, Spondylitis tuberculotica:** Dank der heutigen Seltenheit der Wirbelsäulentuberkulose ist auch der mit Pott verbundene Name nicht mehr so geläufig. Grund für die Aufnahme Potts in dieses Buch war auch mehr die Tatsache, dass die «Pottsche Schere» *nicht* nach ihm benannt ist (siehe unten).

• **Pott's puffy tumour:** Englische Bezeichnung für eine umschriebene Schwellung an der Stirn aufgrund einer lokalen Osteomyelitis, die als Komplikation einer eitrigen Stirnhöhlenentzündung auftreten kann. Englischen Ärzten prägt sich dieser Begriff wohl mehr wegen der schönen Alliteration ein als wegen des (seltenen) Befundes.

Potts, Willis J.

(1895–1968) Herzchirurg am Children's Memorial Hospital in Chicago. Als sein Kollege Clarence W. Lillehei aus Minnesota 1954 begann, erste Operationen am offenen Herzen in «cross circulation»durchzuführen, indem er den Kreislauf eines Jungen mit Ventrikelseptumdefekt für die Operation an die Femoralgefäße seines Vaters anschloss, machte

Potts die berühmte Bemerkung, Lillehei habe nun eine «Operation mit einem 200 %-igen Mortalitätsrisiko» entwickelt. In Lilleheis Serie von 45 Operationen starben 18 Patienten (und kein Donor), was für die damalige Zeit ein großer Erfolg war. Die zur gleichen Zeit an der Mayo-Klinik entwickelte Herz-Lungen-Maschine, die ab 1955 zum klinischen Einsatz kam, löste diese Technik dann aber erfolgreich ab.

- **Potts-Schere:** Schere mit kleinen, zum Griff hin abgewinkelten Branchen. Sie müsste im Deutschen korrekt «Potts'sche Schere» heißen.
- **Potts-Smith-Operation:** Alternative zur ↗ *Blalock*-Taussig-Operation, bei der eine Verbindung von Aorta descendens und Arteria pulmonalis geschaffen wird. Sidney Smith war ein Kollege von Potts in Chicago.

Prehn, Douglas Theodore

(1901–1974) Er war der Enkel eines deutschen Einwanderers in Wisconsin. Sein Berufsleben verbrachte er als Urologe bei der US-amerikanischen Marine, mit der er unter anderem die Pazifikschlachten des Zweiten Weltkriegs überstand. Einem seiner Einsätze im Südpazifik verdanken wir eine Rezeptur für ein Fußpilzmittel aus Salizylsäure, Methanol und Kampfer, das er sich patentieren ließ.

- **Prehn-Zeichen:** In den 1930er Jahren arbeitete Prehn im Naval Hospital Brooklyn in New York, in dem offenbar relativ häufig Matrosen mit gonorrhoischer Epididymitis behandelt wurden. 1934 publizierte er die dort gemachte Beobachtung, dass das Anheben des Hodens bei seinen Patienten im Allgemeinen Schmerzlinderung verschaffte, bei zweien aber den Schmerz verstärkte. Operative Exploration des Skrotums ergab bei diesen beiden eine Hodentorsion, bei den anderen eine Epididymitis. Prehn unterfütterte seine zwei eigenen Fälle mit 183 (!) Literaturangaben und nannte das neue Zeichen selbstbewusst «Prehn sign». Das diagnostische Zeichen für Hodentorsion gilt allerdings heute als nicht ausreichend reliabel.

Purkinje, Johannes Evangelista

(1787–1869) Physiologe und Anatom in Breslau und Prag. Er wuchs in Böhmen in einem Kloster auf, verließ aber mit 21 Jahren den Orden und ging 300 km zu Fuß nach Prag, um dort zu studieren. Als er 1823 Professor für Physiologie in Breslau wurde, saß er auf dem weltweit ersten Lehrstuhl für reine Physiologie, die bis dahin immer Teil der Anatomie gewesen war. ↗ *Goethe* hatte bei der Vermittlung der Breslauer Stelle geholfen, und durch Goethe hatte er auch seine spätere Frau kennen gelernt, die Tochter des Berliner Anatomen Rudolphi. Purkinje entdeckte unter anderem die Schweißdrüsen der Haut und die Einzigartigkeit individueller Fingerabdrücke. Er studierte den Schwindel durch Versuche auf Karussellen (↗ *Deiters*) und führte viele Selbstexperimente durch, zum Beispiel mit Ipekakuanha und Belladonna. Einmal nahm er eine solche Menge Digitalis ein, dass er eine Woche lang fast pausenlos erbrechen musste. 1850 ging er nach Prag und setzte sich dort neben seiner medizinischen Tätigkeit unter anderem auch für die Verbreitung der tschechischen Sprache ein, die unter der österreichischen Herrschaft in Prag immer zweitrangig war. Er war Mitherausge-

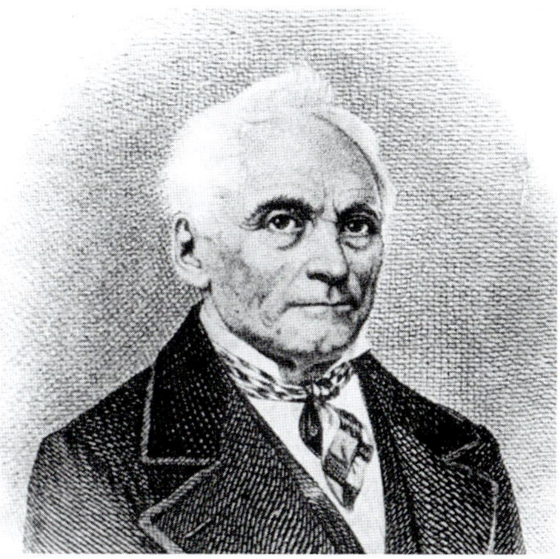

Johannes Purkinje

ber einer Tageszeitung und übersetzte Shakespeare ins Tschechische, war aber auch beteiligt an der Entwicklung des Zeichentrickfilms.

• **Purkinje-Fasern, Rami subendocardiales fasciculi atrioventricularis:** Die Purkinje-Fasern sind die letzten Ausläufer des Erregungsleitungssystems in den Herzkammern. Purkinje entdeckte sie zuerst beim Schaf und vermutete in ihnen ein spezialisiertes Bewegungssystem. Ihre wahre Funktion ist erst seit etwa 1905 bekannt.

• **Purkinje-Zellen:** Die größten Zellen der Kleinhirnrinde, deren Dendriten spalierbaumartig in die äußerste Schicht, das Stratum moleculare, hineinragen. Ihre Axone ziehen zu den Kleinhirnkernen und stellen den einzigen «Output» der Kleinhirnrinde dar. Mit ihrem histologischen Nachweis gelang Purkinje 1837 praktisch die erste Darstellung von individuellen Nervenzellen im Gehirn, das man sich bis dahin mehr als einen großen «Faserfilz» vorgestellt hatte mit darin verteilten «Ganglienkugeln» (↗ *Golgi*). Immerhin liegt diese Entdeckung auch noch vor ↗ *Schwanns* Zellentheorie, die die Zelle erst als Grundeinheit aller Gewebe erkannte. Purkinje fand allerdings die Bezeichnung Zelle unglücklich und nannte diese lieber «Körnchen mit Kern».

Die Schicht der Purkinje-Zellen heißt auch in der internationalen anatomischen Terminologie Stratum purkinjense und ist damit die einzige anatomische Struktur, die auch «ganz offiziell» einen Personennamen trägt. Die zeitweise gültige Bezeichnung Stratum neurium piriformium (Schicht der birnenförmigen Nervenzellen) ist aus offensichtlichen Gründen nie wirklich beachtet worden. Gelegentlich sprechen auch Kardiologen von Purkinje-Zellen und meinen die Zellen, die die Purkinje-Fasern ausmachen. Da Kardiologen selten vom Kleinhirn sprechen, ist die Verwechslungsgefahr jedoch gering.

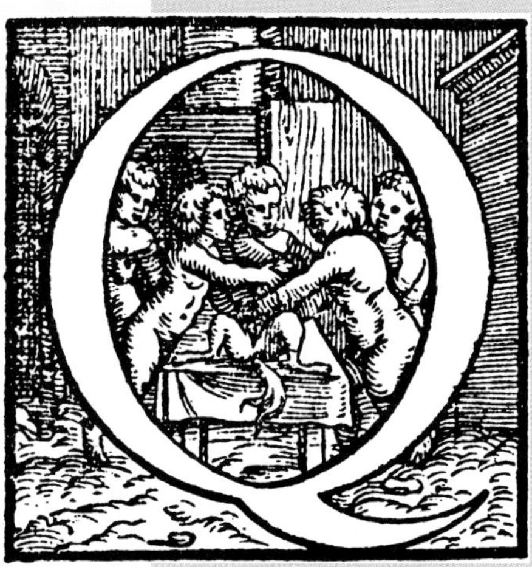

Q

Quervain, Fritz de

(1868–1940) Schweizer Chirurg aus dem Kanton Wallis. Er war Oberarzt und später Nachfolger von ↗ *Kocher*, zwischendurch auch Professor der Chirurgie in Basel. Er hat sich zwischen den Weltkriegen für die internationalen Beziehungen in der medizinischen Wissenschaft stark gemacht, die durch den Ersten Weltkrieg unterbrochen worden waren und durch eine offizielle Boykotterklärung der Alliierten gegen die deutsche Wissenschaft nur schwer wieder in Gang kamen. Er war darin auch erfolgreicher als zum Beispiel ↗ *Aschoff*, weil er als Schweizer anscheinend weniger nationale Interessen im Sinn hatte. De Quervain starb an akuter Pankreatitis.

- **de Quervain-Thyreoiditis, Subakute Thyreoiditis:** Granulomatöse Entzündung der Schilddrüse, die mit Struma und Überfunktion einhergeht. Sie folgt häufig einem viralen Infekt und heilt meist vollständig aus.
- **Tendosynovitis stenosans de Quervain:** Entzündung der gemeinsamen Sehnenscheide des M. extensor pollicis brevis und M. abductor pollicis longus.
- **de Quervain-Fraktur:** Die Kombination aus Kahnbeinfraktur und perilunärer Luxation an der Handwurzel.

Quick, Armand James

(1894–1978) Als Kind erkrankte er an einer Tuberkulose der Halswirbelsäule, wodurch die Beweglichkeit seines Halses sein Leben lang eingeschränkt war. Er studierte zunächst Chemie, arbeitete dann in einem Krankenhaus in Philadelphia, bevor er Medizin studierte. Quick wurde dann Professor der Biochemie an der Marquette Medical School in Milwaukee, Wisconsin. Ein Freund hat ihn als Einzelgänger und Streithahn beschrieben, hat aber auch hinzugefügt, dass ihn nur diese Einstellung dazu befähigt hätte, sich unter den Blutgerinnungs-Fachleuten seiner Zeit durchzusetzen. Ein Jahr vor seinem Tod hat Quick gesagt: «Was das hohe Alter angeht: ich wäre sehr unglücklich, einen Schlaganfall oder Herzinfarkt zu bekommen und in meinem Alter noch notfallmäßig ins Krankenhaus transportiert oder operiert zu werden. Ich finde, in meinem Alter hat man das Recht, würdevoll zu sterben, also ohne Nadeln in den Venen und Sauerstoffmaske im Gesicht.» Er selbst starb, nachdem er einen Krankenhausaufenthalt wegen einer Schenkelhalsfraktur überstanden hatte, von seiner Frau umsorgt zu Hause.

- **Quick-Test, Thromboplastinzeit:** Gerinnungstest, der vor allem Störungen im exogenen System der Blutgerinnung erfasst. Er wird als prozentualer Wert im Vergleich zu einem Normalplasma angegeben oder als INR (International Normalised Ratio), für die die Werte mit einem Referenzthromboplastin der WHO abgeglichen werden.

Quincke, Heinrich Irenaeus

(1842–1922) Professor der Inneren Medizin in Bern und Kiel. Neben dem Medizinstudium hatte er noch eine Schreinerlehre abgeschlossen – um seine Fingerfertigkeit zu erhöhen, wie es heißt. Er gilt als Erfinder der Lumbalpunktion, die er zunächst unter der Vorstellung entwickelte, man könne durch regelmäßige Liquorentnahme den kindlichen Hydrozephalus günstig beeinflussen. Schnell erkannte er aber auch das diagnostische Potenzial der Methode. Quinckes aufrechte, etwas steife Figur mit langen dünnen Armen und Beinen brachte ihm bei den Kieler Studenten den Spitznamen

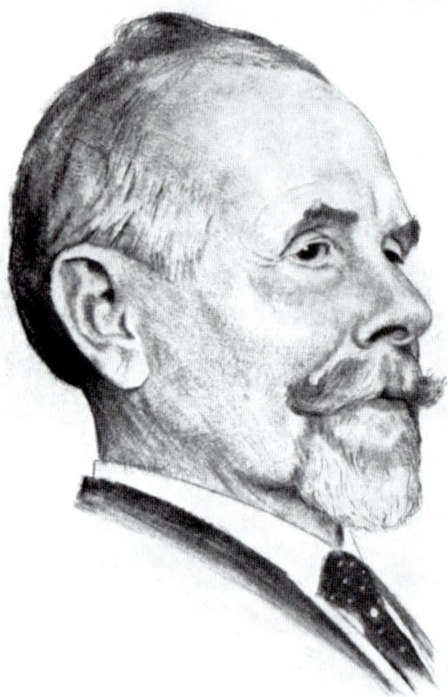

Heinrich Quincke

«Fadenkreuz» ein. Er hatte sehr genaue Vorstellungen von einer gesunden Lebensführung, die er pedantisch einhielt. So schlief er auch im Winter stets mit weit geöffneten Fenstern. Jeden Morgen nahm er dann eine kalte Dusche, säuberte seine Nase mit einem Wattebausch, der in antiseptische Lösung getränkt und auf ein Stäbchen gesteckt wurde, und machte dann ausgiebige Turnübungen. Auch in Zeiten modisch hoher Stehkragen trug er aus gesundheitlichen Gründen nur flache Kragen, dafür mussten seine Socken, ähnlich wie bei Fingerhandschuhen, angestrickte Zehen haben. Er soll bis zu seinem Tod mit 80 Jahren nicht von diesem Programm abgewichen sein.

• **Quincke-Ödem, Angioödem:** Plötzlich auftretende Schwellungen, vor allem im Gesichtsbereich, oft in Begleitung von Urtikaria. Sie können im Gegensatz zu anderen Ödemen auch genauso schnell wieder verschwinden, können aber auch lebensgefährlich werden, wenn sie die Glottis betreffen.

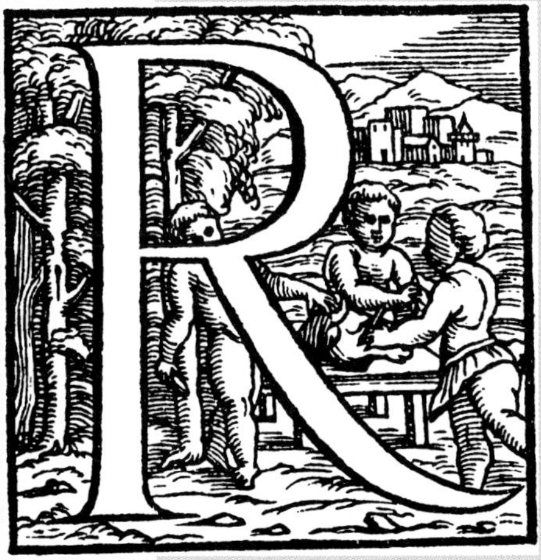

R

Ranvier, Louis Antoine

(1835–1922) Pariser Anatom und Histologe. Bevor er Professor der Anatomie wurde, hatte er mit einem Kollegen ein kleines privates Labor eröffnet, in dem sie Medizinstudenten Kurse in Histologie anboten.

• **Ranvier-Schnürring, Nodus neurofibrae:** Die periodischen «Einschnürungen» der myelinisierten Nervenfaser, an denen das Axon freiliegt, so dass die Erregung der Axon-Membran entlang der Nervenfaser von einem Schnürring zum nächsten springen kann.

Rathke, Martin Heinrich

(1793–1860) Anatom, Physiologe und Pathologe in Königsberg und Dorpat, dem heutigen Tartu in Estland, das, obwohl es zum russischen Zarenreich gehörte, als Zentrum des Deutschbaltentums von 1802 bis 1889 eine deutschsprachige Universität hatte.

• **Rathke-Tasche, Saccus hypophysialis:** Aus dem Ektoderm des Mundhöhlendaches sich ausstülpende Tasche, die zur Adenohypophyse wird und der Neurohypophyse aus dem Zwischenhirn entgegenwächst. Aus ihren Resten kann sich ein Kraniopharyngeom entwickeln. Im Drüsenparenchym bleiben Teile des Taschenhohlraums als Kolloidzysten des Mittellappens erhalten.

Raynaud, A. G. Maurice

(1834–1881) Arzt am Hôpital Lariboisière in Paris. Neben seinen medizinischen Forschungen veröffentlichte er auch medizinhistorische Arbeiten über Asklepiades von Buthynien, einen antiken Arzt (nicht zu verwechseln mit dem griechischen Heilgott Asklepios), und über die Medizin zur Zeit Molières. Die Erfüllung des Wunsches, Professor der Medizingeschichte zu werden, wurde durch seinen frühen Tod verhindert.

• **Raynaud-Phänomen:** Übersteigerte Gefäßreaktion auf Kältereiz oder psychische Reize, die typischerweise zu scharf abgegrenzter Abblassung der Haut einzelner Finger führt. Das Phänomen kann mit anderen Erkrankungen, insbesondere Kollagenosen, assoziiert sein, ist aber so häufig in der Bevölkerung (etwa 5 %), dass solche Assoziationen nicht immer bewiesen sind. Beste Therapie ist das Warmhalten, aber Kalzium-Antagonisten und Biofeedback sollen auch besser helfen als Placebo.

Recklinghausen, Friedrich Daniel von

(1833–1910) Nach sechs Jahren als Assistent bei ↗ *Virchow* in Berlin wurde er Professor der Pathologie in Königsberg, Würzburg und Straßburg. Er hielt nichts von Robert ↗ *Kochs* Hypothese, dass der Tuberkelbazillus der Verursacher der Tuberkulose sei. Er hielt dagegen, wenn die Anwesenheit der Bazillen im Tuberkel ausreiche, um die Bazillen als Verursacher anzusehen, dann könne man genauso gut behaupten, der Pferdemist, auf den Straßen seiner Zeit ein häufiger Anblick, werde von den Spatzen verursacht, die sich darauf vergnügten.

• **Recklinghausen-Neurofibromatose, Neurofibromatose Typ 1:** Autosomal dominant vererbbare Erkrankung mit Auftreten von Café-au-Lait-Flecken der Haut und multiplen Neurofibromen, Auftreibungen von Nerven mit Wucherungen anormaler ↗ *Schwann*-Zellen.

• **Recklinghausen-Krankheit, Osteodystrophia fibrosa generalisata:** Typische Knochenveränderungen bei Hyperparathyroidismus.

Reichert, Karl Bogislaus

(1811–1883) Anatom in Dorpat, Breslau und Berlin, wo er Schüler und Nachfolger von Johannes ↗ *Müller* war. Seine Karriere an der Anatomie der Charité nahm ein trauriges Ende, als mit zunehmendem Alter seine geistigen Fähigkeiten schwanden, er aber als Professor nicht einfach des Amtes enthoben werden konnte. Sein zunehmend kindliches Gemüt forderte Studenten zu Spott und Streichen heraus. So wurde an seinem Geburtstag die Leiche, an der er demonstrierte, mit Blumen geschmückt. Die Verteilung von Präparaten für die jeweilige Woche, die er weiterhin selbst vornahm, geriet zum lustigen Spektakel, bei dem jeder Student versuchte, durch Dummheiten auf sich aufmerksam zu machen, weil man nur so die begehrtesten Stücke erhalten konnte. Erst die Ablösung durch ↗ *Waldeyer* brachte wieder geordnete Verhältnisse.

- **Reichert-Knorpel:** Der embryonal angelegte Knorpel des zweiten Kiemenbogens, aus dem Steigbügel, Processus styloideus, Lig. stylohyoideum und das Cornu minus des Zungenbeins entstehen.
- **Reichert-Membran, Lamina limitans anterior:** ↗ *Bowman*

Reil, Johann Christian

(1759–1813) Professor der klinischen Medizin in Halle und Berlin. Er gilt als Vitalist, das heißt, er war überzeugt, dass der Organismus nicht mechanisch erklärt werden kann, sondern dass ihm eine «Lebenskraft» innewohnt, die alle Lebewesen von toter Materie unterscheidet. Er ist vor allem durch hirnanatomische Untersuchungen hervorgetreten und hat versucht, die «Verrichtungen des Seelenorgans» näher zu ergründen. Der Schwierigkeiten einer Erklärung der Seele über das Gehirn war er sich aber durchaus bewusst. 1811 schrieb er: «Die Gestirne selbst und ihre Bewegungen sehen wir besser ein, als des eigenen Geistes Arbeit.» Reil versuchte auch, mit seinen *Rhapsodieen über die Anwendung der psychischen Curmethode auf Geisteszerrüttungen* eine Methode der Psychotherapie zu begründen und die damaligen Zustände in den Irrenanstalten zu verbessern.

Reil verdanken wir einen Bericht über die grauenhaften Zustände in den Lazaretten, die nach der Völkerschlacht bei Leipzig herrschten, bei der Napoleons Truppen im Oktober 1913 entscheidend geschlagen wurden: «[Dort] liegen sie geschichtet wie die Heringe in ihren Tonnen, alle noch in den blutigen Gewändern, in welchen sie aus der heißen Schlacht hereingetragen sind. Unter 20 000 Verwundeten hat auch nicht ein einziger ein Hemd, Bettuch, Decke, Strohsack oder Bettstelle erhalten ... Alle Kranken mit zerbrochenen Armen und Beinen, und deren sind viele, denen man auf der nackten Erde keine Lage hat geben können, sind für die verbündeten Armeen verloren. Ein Teil derselben ist schon tot, der andere wird noch sterben. Ihre Glieder sind, wie nach Vergiftungen, furchtbar aufgelaufen, brandig und liegen in allen Richtungen neben den Rümpfen. Daher der Kinnbackenkrampf in allen Ecken und Winkeln, der um so mehr wuchert, als Hunger und Kälte seiner Hauptursache zu Hilfe kommen ... Die Binden sind zum Teil aus grauer Leinwand, aus Dürneberger Salzsäcken geschnitten, die die Haut mitnehmen, wo sie noch ganz ist ... Viele Amputationen sind versäumt, andere werden von unberufenen Menschen gemacht, die kaum das Barbiermesser führen können ... Einer Amputation sah ich mit zu, die mit stumpfen Messern gemacht wurde. Die braunrote Farbe der durchgesägten Muskeln, die schon fast zu atmen aufgehört hatten, des Operierten nachmalige Lage und Pflege gaben mir wenig Hoffnung auf seine Erhaltung ... Verwundete, die nicht aufstehen können, müssen Kot und Urin unter sich lassen und faulen in ihrem eigenen Unrat an.» Soviel zum Heldentod. Auch Reil selbst wurde ein Opfer dieser Zustände, denn vier Wochen nach Abfassen dieses Berichtes starb er am Typhus, der in den Lazaretten grassierte.

• **Reil-Insel, Insula (Reilii):** Das in der Tiefe der ↗ *Sylvischen* Furche verborgene Rindenareal, das unter anderem für Geschmackswahrnehmung und (andere) Viszerosensibilität zuständig ist.

Reissner, Ernst

(1824–1878) Anatom in Dorpat und Breslau.
• **Reissner-Membran, Paries vestibularis ductus cochlearis:** Die Reissner-Membran trennt den Ductus cochlearis des Innenohrs von der Scala vestibuli und damit einen Endolymph- von einem Perilymphraum. Der Ductus cochlearis (Scala media) wird gelegentlich auch Reissner-Gang genannt. ↗ *Menière*
• **Reissner-Faden:** Ein nur bei bestimmten Tierarten vorhandener, aus Glykoproteiden bestehender Faden im Liquorraum, der vom III. Ventrikel bis in den Zentralkanal des Rückenmarks hängt. Er wird von Ependymzellen des Subkommissuralorgans am Dach des III. Ventrikels sezerniert. Dies Organ ist auch beim Menschen nachweisbar (nicht aber der Faden) und spielt wahrscheinlich eine bescheidene Rolle in der Regulation des Wasser- und Elektrolythaushalts. Reissner hat den Faden bei Petromyzom fluviatilis, dem Neunauge, beschrieben, einem Wasserlebewesen, das aber kein Fisch ist und dessen «Augen» auch nicht sehen, sondern Kiemenöffnungen darstellen.

Reiter, Hans Conrad

(1881–1969) Einer der führenden Ärzte im Nationalsozialismus. Als Militärarzt hatte er im Ersten Weltkrieg Erfolge in der Kultivierung bestimmter Spirochäten (↗ *Weil*). Nach Tätigkeiten in Hygiene-Instituten in Königsberg und Rostock wurde er 1923 stellvertretender Abteilungsleiter am Kaiser-Wilhelm-Institut für Experimentelle Therapie in Berlin, 1925 dann Direktor des Landesgesundheitsamtes Mecklenburg-Schwerin. 1931 trat er der NSDAP bei, deren erbhygienisches Programm ihn begeisterte. 1932 wurde er Abgeordneter der NSDAP im Mecklenburgischen Parlament und unterzeichnete den landesweit publizierten Wahlaufruf «Deutsche Hochschullehrer für Adolf Hitler». Letzterer machte ihn 1933 zum Präsidenten des Reichsgesundheitsamtes. Als glühender Rassenhygieniker machte er sich zu einem der großen Förderer nationalsozialistischer Gesundheitspolitik. In der Folge wurde er zum Professor der Berliner Universität ernannt und wurde 1935 auch Präsident des Robert-↗ *Koch*-Instituts. Ein Bild von 1940 zeigt, dass er sich sogar ein Hitler-Bärtchen zulegte (das auf Nachkriegsbildern dann wieder ein breiterer Schnurrbart geworden war). An seinem 60. Geburtstag wurde er durch die Ernennung zum SA-Standartenführer geehrt. Allerdings wurde Reiters Machtfülle wohl geringer, nachdem 1939 sein Fürsprecher, der Reichsärzteführer Wagner, starb und durch den ihm weniger wohl gesonnenen Leonardo Conti ersetzt wurde. 1942 wurden die einzelnen Abteilungen des Reichsgesundheitsamtes in selbstständige Anstalten umgewandelt und Reiters Einfluss wurde damit geringer. Ob Reiter als Leiter des Reichsgesundheitsamtes Versuche an KZ-Häftlingen abgesegnet und unterstützt hat oder sich sogar eher gegen solche Versuche

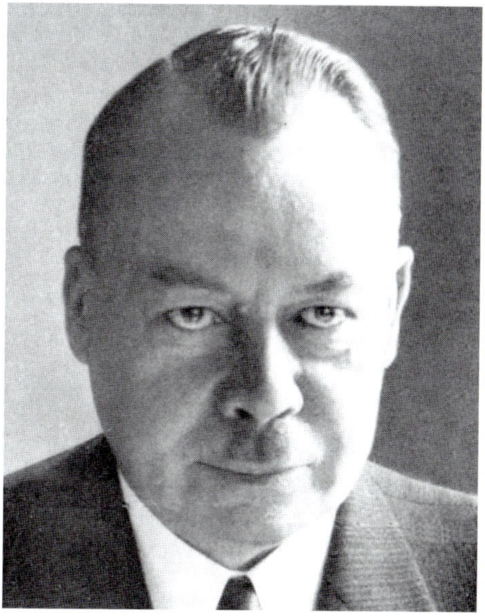
Hans Reiter

R

gewandt hat, konnte bisher nicht eindeutig geklärt werden. Unstrittig ist allerdings, dass mehrere Mitarbeiter seines Amtes Menschenversuche in KZs organisierten und durchführten.
Nach dem Krieg wurde er von den Amerikanern zwei Jahre in Haft gehalten und sagte vor dem Kriegsverbrecherprozess in Nürnberg als Zeuge aus, wurde dann aber wegen einer Herzerkrankung entlassen. Er arbeitete allerdings trotz dieser Erkrankung noch bis 1952 als Arzt in einem Kasseler Krankenhaus, hielt Vorträge, publizierte und nahm Ehrungen entgegen. Auf dem Internationalen Rheumatologenkongress 1961 in Rom durfte er die Eröffnungsrede halten.

• **Reiter-Syndrom, Fiessinger-Leroy-Syndrom, Reaktive Arthritis:** HLA-B27-assoziiertes Krankheitsbild mit der typischen Trias Konjunktivitis, Urethritis, Arthritis sowie zusätzlichen Hautveränderungen. Es tritt meist zwei Wochen nach einer Enteritis oder Urethritis auf. Reiter beschrieb 1916 den Fall eines jungen Leutnants mit hohem Fieber, Diarrhö und den genannten Entzündungszeichen. Er stellte eine unbekannte Spirochätenart im Blut fest und vermutete darin die Ursache. Im selben Jahr wurde die Krankheit unabhängig von den Franzosen Fiessinger und Leroy beschrieben, was zu einer anderen Krankheitsbezeichnung im französischsprachigen Raum führte, während «Reiter» sich im deutschen und auch englischen durchsetzte. Reiter selbst schrieb 1941 einen Artikel *Ueber die Reitersche Krankheit* und ist damit einer der wenigen, die selbstbewusst das eigene Eponym verwenden.
Zwei Rheumatologen aus Los Angeles bezeichneten Reiter im Jahr 2000 im *Journal of Clinical Rheumatology* als einen Kriegsverbrecher und schlugen vor, den Begriff Reiter-Syndrom abzuschaffen (was allerdings auch schon 1977 gefordert worden war). Insbesondere gehen sie davon aus, dass Reiter aktiv an der Planung von Menschenversuchen beteiligt war. Sie belegen dies leider nur mit englischer Sekundärliteratur, mit schlecht übersetzten Verhörprotokollen und mit Zitaten deutscher Quellen, die für gelegentliche Unzuverlässigkeit bekannt sind. Eine zweifelsfreie Klärung dieser Frage ist bisher nicht gelungen. In den folgenden Debatten in mehreren rheumatologischen Zeitschriften wurde unter anderem die Meinung vertreten, man dürfe den Begriff Reiter-Syndrom gerade nicht abschaffen, sondern müsse ihn erhalten, um auch folgende Generationen an die düstere Vergangenheit nationalsozialistischer Medizin zu erinnern. Dieses Argument ist recht schnell zu entkräften, denn nur ein sehr geringer Prozentsatz derer, die medizinische Eigennamen verwenden, weiß etwas über ihre Entstehungsgeschichte und ihre Urheber. Außerdem wäre es wohl für Patientinnen und Patienten – sollten sie davon erfahren – nicht angenehm, an einer Krankheit zu leiden, die nach einem Nazi benannt ist. Entscheidend für die Diskussion ist aber vielmehr, dass die Benennung einer Krankheit nach einer Person immer als Ehrung empfunden wird. Fast automatisch vermutet man bei Verwendung eines solchen Namens, es müsse sich um den Erstbeschreiber handeln und um eine anerkennungswürdige wissenschaftliche Leistung. Nur die große Ehre, die auf dem Spiel steht, erklärt die endlosen Prioritäts-Diskussionen, die um bestimmte Benennungen geführt werden. Reiters Erstbeschreibung ist natürlich eine anerkennungswürdige Leistung. Unabhängig davon, wie sehr Reiter in Menschenversuche in KZs verstrickt war, bleibt aber die Frage, ob man mit dem Begriff Reiter-Syndrom einen so prominenten Nazi und überzeugten Rassenhygieniker ehren will, der sicher nicht als «Mitläufer» oder «Befehlsempfänger» gelten kann.

Remak, Robert

(1815–1865) Berliner Pathologe und Erforscher der Elektrotherapie. Als Jude hatte Remak trotz seiner wissenschaftlichen Verdienste große Mühe, an der Berliner Universität habilitiert zu werden. Ein Emanzipationsedikt von

1812, das die Juden in Preußen rechtlich mit den Christen gleichgestellt hatte, war schon 1822 auf Druck des Kultusministers von Altenstein wieder teilweise aufgehoben worden. Als Remak 1843 seine Habilitation beantragte, erließ der preußische Landtag ein erneutes Emanzipationsgesetz, das Juden akademische Stellungen bis hin zum Ordinariat öffnen sollte (nur Dekan oder Rektor sollten sie weiterhin nicht werden dürfen). Noch vor Erlass des Gesetzes intervenierten aber Rektor und Senat der Universität und eine folgende Befragung zeigte, dass die Hälfte der Fakultäten gegen die Gleichstellung der Juden war. Offener Antisemitismus mit «christlicher Begründung» war nicht ungewöhnlich. Remak konnte 1847 erst auf Intervention des Königs habilitiert werden und war der erste jüdische Privatdozent in Berlin. Ähnliche Probleme hatte er 1859 bei der Verleihung eines Extraordinariats. Erst das Kaiserreich schuf 1871 zumindest formal die rechtliche Gleichstellung.

- **Remak-Plexus, Plexus submucosus:** ↗ *Meissner*
- **Remak-Faser:** Seltene Bezeichnung für die Einheit von marklosen Axonen mit der sie einbettenden ↗ *Schwann*-Zelle.

Retzius, Anders Adolf

(1796–1860) Stockholmer Anatom am Karolinska Institut.

- **Retzius-Raum, Spatium retropubicum:** Der Bindegewebsraum zwischen Symphyse und Blase, der sich zum extraperitonealen Zugang bei Prostata-Operationen eignet.
- **Retzius-Band, Ligamentum fundiforme penis:** Wohl mehr historische Bezeichnung für das «Schleuderband» des Penis, das, von der Rektusscheide kommend, die Peniswurzel umgreift.

Retzius, Magnus Gustav

(1842–1919) Sohn des obigen Retzius und auch dessen Nachfolger als Lehrstuhlinhaber. Er war einer der Hirnforscher, die glaubten, aus Hirngewicht und -komplexität lasse sich auf die geistige Größe des Besitzers schließen (↗ *Tiedemann*), weshalb er sein eigenes Gehirn (nach dem Tod wohlgemerkt) der Wissenschaft zur Verfügung stellte. Dies veranlasste ↗ *Waldeyer*, Retzius' Beispiel zu folgen und ebenfalls seinem Institut sein Gehirn zu vermachen. Untersuchungsergebnisse für diese beiden Gehirne liegen aber leider nicht vor.

- **Retzius-Linien:** Im Querschliff des Zahnschmelzes sichtbare bräunliche Streifen, die parallel zur Schmelz-Dentin-Grenze liegen. Sie entstehen durch die rhythmisch sich ändernde Kalkablagerung in der Wachstumsphase des Schmelzes.
- **Key-Retzius-Foramen, Apertura lateralis ventriculi quarti:** ↗ *Luschka*, ↗ *Key*
- **↗ Cajal-Retzius-Zelle**

Ricketts, Howard Taylor

(1871–1910) Pathologe in Chicago und Philadelphia. Er demonstrierte als Erster 1906 die Übertragung des Rocky Mountains-Fleckfiebers durch Zecken. Im April 1910 fuhr er mit einem Assistenten nach Mexiko, um eine Fleckfieber-Epidemie zu erforschen. Er konnte im Blut von Kranken sowie in Kleiderläusen einen neuen Erreger identifizieren und wies damit auch als Erster die Übertragung durch Kleiderläuse nach. Ricketts infizierte sich bei seinen Untersuchungen und starb nach kurzer Krankheit in Mexico City tragischerweise an dem, was wir heute eine Rickettsiose nennen würden. Nur wenige Wochen nach seinem Tod setzte ihm die mexikanische Regierung als «Märtyrer der ärztlichen Wissenschaft» im Staatslaboratorium ein Denkmal.

- **Rickettsien:** Kleine, obligat intrazelluläre Erreger, die durch Kleiderläuse oder Zecken auf den Menschen übertragen werden. Das von Rickettsia prowazeki über Kleiderläuse übertragene Fleckfieber ist inzwischen dank besserer hygienischer Verhältnisse selten geworden (↗ *Virchow*).

Riedel, Bernhard Moritz Karl Ludwig

(1846–1916) Als während seines Medizinstudiums der Deutsch-Französische Krieg ausbrach, wurde er mit einer Art Notapprobation Militärarzt. Nach dem Krieg arbeitete er in Göttingen und Aachen und wurde dann Professor der Chirurgie in Jena. Auch zu Beginn des Ersten Weltkrieges wurde er noch einmal voll eingesetzt, obwohl er zuvor auf Grund von Durchblutungsstörungen ein Bein verloren hatte.

• **Riedel-Struma:** Von der «eisenharten Riedel-Struma» haben schon viele gehört, aber kaum jemand hat sie je getastet, weil sie so selten ist (was für viel sinnloses Auswendiglernen im Medizinstudium spricht). Es handelt sich um die Folgen einer fibrosierenden Entzündung der Schilddrüse.

• **Riedel-Lappen:** Gelegentlich vorhandener zungenartiger Fortsatz der Leber am Unterrand rechts von der Gallenblase.

Rinne, Friedrich Heinrich Adolf

(1819–1868) Arzt in Göttingen, Stade und Hildesheim. Er starb jung an der Ruhr.

• **Rinne-Test:** Hörtest, der Luft- und Knochenleitung miteinander vergleicht. Eine angeschlagene Stimmgabel wird auf den Warzenfortsatz gesetzt. Wenn der Proband nichts mehr hört, wird die Stimmgabel vor das Ohr gehalten. Bei intakter Luftleitung sollte der Proband wieder etwas hören («Rinne positiv»). Ist die Knochenleitung besser als die Luftleitung («Rinne negativ»), spricht dies für eine Schallleitungs-Schwerhörigkeit, also eine Störung im Mittelohr oder im äußeren Gehörgang.

Riolan, Jean

(1580–1657) Pariser Professor für Anatomie und Botanik und Leibarzt der Könige Heinrich IV. und Ludwig XIII. Er war ein entschiedener Gegner der Kreislauf-Doktrinen ↗ *Harveys*. Dafür nannte ihn Harvey «diesen Prinz der Anatomen». Auch wenn Riolan also aus heutiger Sicht selbstverständliche Erkenntnisse ablehnte, stand er doch in seinen wissenschaftlichen Fähigkeiten – also jener Gabe zur Abstraktion von sich selbst und von der unmittelbaren Sicht auf die Dinge – weit über vielen seiner Zeitgenossen und dem allgemeinen Volksglauben, wie die Geschichte des französischen «Riesen-Skandals» illustriert: Im Januar 1613 stießen Maurer in der Provinz Dauphiné beim Ausheben einer Baugrube auf ein aus Ziegeln gebautes Grab mit einem vollständigen, 8 m langen Skelett und verschiedenen Gegenständen, inklusive eines Steinblocks mit der Inschrift «Teutobochus Rex». Der hinzu gerufene Stadtchirurg, ein gewisser M. Mazuyer, untersuchte die Knochen und kam schnell zu dem Schluss, dass es sich um die Überreste des teutonischen Königs Teutobochus handeln müsse, eines legendären Riesen, den der römische Feldherr Marius nach seinem Sieg über die Kimbern angeblich als Kriegsgefangenen nach Rom gebracht hatte. Der clevere Chirurg sah schnell das Potenzial des Skeletts und zog damit nach Paris, wo es auf großes Interesse stieß. Selbst König Ludwig XIII. wollte das Skelett sehen und ließ es seinem Hof präsentieren. Der Pariser Chirurg Nicolas Habicot nahm das Ereignis zum Anlass, ein Buch mit dem Titel *Gigantostéologie* zu veröffentlichen, in dem er das Skelett zum Beweis seiner Behauptung anführte, dass die vorsintflutliche Welt von Riesen bevölkert gewesen sei. Riolan war gegenteiliger Meinung und glaubte auch nicht, dass es sich um menschliche Knochen handele, sondern um Elefantenknochen. Es entspann sich eine von beiden Seiten sehr polemisch geführte Debatte, die anscheinend zeitweise die französischen Mediziner in zwei Lager spaltete. Riolan hielt nicht mit seiner Meinung zurück, alle Chirurgen seien bessere Pferdedoktoren von niedrigem Stand und hätten sowieso keine Ahnung von Osteologie. Es heißt, der Streit sei so weit gegangen, dass Chirurgie-Lehrlinge Riolans Haus belagerten und ihm nach dem Leben trachteten, um die von ihm geäußerten Beleidigungen zu rächen. Mazuyer hingegen scheute diese Form der Auseinandersetzung und nahm «sein» Skelett derweil auf eine Show-Tournee durch Europa. Schließlich konnte Riolan die Oberhand in dem Streit gewinnen: Er hatte einen Detektiv in die Dauphiné geschickt, dem es gelang, den Maurern, die das Skelett gehoben hatten, das Geheimnis zu entlocken: Mazuyer hatte die Grabornamente und Inschriften selbst angefertigt. Das Interesse an dem «Riesen» schwand daraufhin, Mazuyer musste mit dem Skelett seine Schulden bezahlen und in seine Heimatstadt zurückkehren, die anscheinend mehrere Jahre ohne Chirurg ausgekommen war. Das Skelett wurde erst 1832 auf einem Dachboden in Marseille wieder entdeckt und nach Paris gebracht, wo man feststellte, dass es sich weder um einen Riesen noch um einen Elefanten, sondern um ein Mastodon gehandelt hatte. Zu Riolans Ehrenrettung muss angefügt werden, dass das Mastodon erstens dem Elefanten natürlich ungleich näher steht als dem Menschen (auch dem sehr großen) und zweitens im 17. Jahrhundert noch nicht bekannt war.

• **Riolan-Anastomose:** Anastomose der Aa. coli media und sinistra über die Gefäßarkaden im Bereich der linken Kolonflexur, die eine effektive Verbindung zwischen den Stromgebieten der Aa. mesentericae sup. und inf. darstellen kann.

• **Riolan-Muskel, Fasciculus ciliaris partis palpebralis musculi orbicularis oculi:** Der M. orbicularis oculi wird nach seinen Befestigungen in einen orbitalen, palpebralen und lakrimalen Anteil gegliedert. Die innersten Fasern des palpebralen Teils liegen separat als ziliares Bündel im Lidrand. Sie schlingen sich um die Ausführungsgänge der ↗ *Meibom*-Drüsen und sollen deren Sekret beim Lidschluss «auspressen». Neuere Erfahrungen mit Botulinustoxin-Therapie von Lidkrämpfen weisen aber auch auf eine wichtige Rolle beim Lidschluss hin.

In älteren anatomischen Werken trägt auch der M. cremaster den Namen Riolan-Muskel. Eine Verwechslung ist aber unwahrscheinlich.

• **Bouquet de Riolan:** Ungewöhnlich poetische Bezeichnung (allein deshalb verdient sie Aufnahme in dieses Buch) für die Anordnung der drei schmalen Muskeln, die vom Processus styloideus entspringen: Mm. stylohyoideus, stylopharyngeus, styloglossus.

Rokitansky, Karl

(1804–1878) Wiener Pathologe. Er gilt als Begründer der «Zweiten Wiener Schule», die die Verknüpfung von klinischem und pathologischem Befund anstrebte. Rokitansky institutionalisierte diese Verknüpfung im Gegensatz zur vorausgegangenen Pariser Schule (↗ *Bichat*) in der heutigen Form der getrennten Zuständigkeiten: Der Kliniker untersucht und behandelt, der Pathologe seziert. Damit machte er die Pathologie zum eigenständigen Fach in der Medizin. Im Wiener Volksmund seiner Zeit wurde allerdings gespottet, einem Kranken bliebe nichts übrig, als sich von Skoda (dem Kliniker) eine Diagnose stellen zu lassen, die dann von Rokitansky bestätigt werde.

Seine große Sektionserfahrung brachte ihm viele neue Erkenntnisse der speziellen Pathologie. Er versuchte diese in seiner Krasenlehre zu systematisieren, einer Art moderner Säftelehre, die alle Krankheiten auf bestimmte Zustände des Blutplasmas und der Bluteiweiße zurückführen wollte. Diese Lehre war allerdings so spekulativ und wurde von seinen Zeitgenossen, darunter ↗ *Virchow*, so in der Luft zerrissen, dass er sie in späteren Auflagen aus seinen Lehrbüchern strich. Damit war die Säftelehre, die seit ↗ *Galen* die abendländische Medizin bestimmt hatte, wohl endgültig aus der Wissenschaft verschwunden.

Rokitansky war ein vorbildlicher Demonstrator pathologischer Präparate, aber seine Vorlesungen sind als einschläfernd überliefert. Selbst am Semesteranfang war der erste Satz dieser Vorlesungen praktisch immer «Wir sind neulich stehen geblieben bei . . .». Als ein besonders großer Student zu ihm kam, um sich den regelmäßigen Vorlesungsbesuch bescheinigen zu lassen und beteuerte, immer da gewesen zu sein, konnte Rokitansky ihm antworten: «Sehen S', was Sie für ein Lügenschüppel sind. Einmal war nur einer da, und der waren Sie sicher nicht; denn das war so ein kleiner Dicker.» ↗ *Heschl*

• **Rokitansky-Küster-Syndrom, Mayer-Rokitansky-Küster-Hauser-Syndrom:** Hemmungsfehlbildung der inneren weiblichen Geschlechtsorgane mit fehlender Vagina und rudimentärem Uterus auf Grund unzureichender Entwicklung des ↗ *Müller*-Gangs unklarer Ätiologie.

• **Rokitansky-↗ Aschoff-Krypten:** Durch das unregelmäßige Relief der Gallenblasenschleimhaut entstehende Taschen, die im Schnitt abgeschlossene Hohlräume vortäuschen können.

Rolando, Luigi

(1773–1831) Turiner Anatom. Leibarzt von Viktor Emmanuel, König von Piemont, der vor Napoleon nach Sardinien fliehen musste. Rolando folgte ihm und wurde erster «Professor der Praktischen Medizin» in Sassari auf Sardinien, wo er zur Erforschung des Gehirns viele aus heutiger Sicht recht grobe Tierexperimente durchführte. Dabei nahm er Schildkröten, Raben, Haien und verschiedensten anderen Tieren bestimmte Hirnteile weg, beobachtete die Folgen und beschrieb so zum Beispiel motorische Störungen bei Entfernung des Kleinhirns. Aber schon seine Zeitgenossen, zum Beispiel ↗ *Magendie*, hielten seine Methoden und Beschreibungen für zu ungenau und wiesen auch darauf hin, dass man Befunde an der Schildkröte nicht unbedingt auf den Menschen übertragen könne.

• **Rolandische Furche, Sulcus centralis:** Der Sulcus, der Frontal- und Parietallappen voneinander trennt, meist der längste durchgehende auf der lateralen Oberfläche des Gehirns. Die Furche ist schon vor Rolando beschrieben worden, aber Rolando war der Erste, der die Regelmäßigkeiten der Windungen und Furchen der Rindenoberfläche beschrieb, die man bis dahin für weitgehend chaotisch gehalten hatte.

• **Substantia gelatinosa Rolandi, Lamina spinalis II:** Schicht des Hinterhorns des Rückenmarks, in der sensible Afferenzen enden.

Rolfinck, Werner

(1599–1673) Nach dem Studium in Wittenberg, Leiden und Jena wurde er Anatom in Jena. Später übernahm er auch die Lehre in Chirurgie, Botanik und Chemie und wurde Direktor des von ihm angelegten botanischen Gartens der Universität. Auch die Einrichtung eines chemischen Laboratoriums und eines anatomischen Theaters in Jena sind ihm zu verdanken. Er war einer der Ersten, die in Deutschland ↗ *Harveys* Lehre vom Kreislauf des Blutes verteidigten. Unter seiner Anleitung wurden in Jena 104 Dissertationen verfasst.

• **rolfinken:** Auch wenn dieser Ausdruck nicht mehr gebräuchlich ist, soll er doch wegen seiner Kuriosität hier Erwähnung finden. Er war ein um Jena im Volke verbreiteter Begriff, der die illegale Beschaffung von Leichen für die Anatomie bezeichnete. Zu Rolfincks Zeit war es durchaus üblich, öffentliche Sektionen abzuhalten. Diese fanden – immer im Winter, denn es gab ja keine Konservierung – in einem anatomischen Theater statt oder, wenn ein solches nicht vorhanden war, auch im Freien, wo man temporäre Holzbauten für Zuschauerränge errichtete, und gingen über mehrere Tage. Es hatten nicht nur Ärzte und Medizinstudenten Zutritt, sondern auch Honoratioren und Bürger, gelegentlich wohl auch das einfache Volk. Es war auch üblich, Eintritt zu verlangen. Hauptproblem der Anatomen war aber, für ihre Arbeit genügend Leichen zu bekommen. Meistens standen ihnen nur die Leichen von Hingerichteten zur Verfügung. Rolfinck heuerte also Männer an, die ihm frisch beerdigte Leichen wieder ausgruben und lieferten. Auf dem Tisch des Anatomen zu landen, war aber ein unseliges und im Volk gefürchtetes Ende, was wohl ein Grund dafür war, dass sich der Begriff «gerolfinkt werden» einbürgerte. Denn diese nachhaltige Störung der Totenruhe wurde immer als zusätzliche Bestrafung empfunden. Es gab Gerichte, in denen das Strafmaß «Todesstrafe» durch den Zusatz «anatomische Zergliederung» noch verschärft werden konnte. Sogar die Nazis haben noch 300 Jahre später Wert darauf gelegt, dass hingerichtete Widerstandskämpfer nach ihrem Tod in der Anatomie landeten. Insofern ist es zumindest unvorsichtig, wenn Gunther von Hagens, der in London im November 2002 die erste öffentliche Sektion nach über 160 Jahren durchführte, sich ausdrücklich auf die Tradition öffentlicher Leichenzergliederungen bezieht – selbst wenn sein «Opfer» sich freiwillig zur Verfügung gestellt hat. ↗ *Burke*

Romberg, Moritz Heinrich

(1795–1873) Berliner Internist und Neurologe. Er übersetzte ↗ *Bells* Buch über das Nervensystem ins Deutsche und schrieb selbst ein dreibändiges Lehrbuch der Neurologie, in dem er eine Systematik der neurologischen Erkrankungen entwarf. Vor seiner Ernennung zum Leiter der Universitäts-Poliklinik und zum Professor der Pathologie und Therapie war er in Berlin als Armenarzt tätig und übernahm auch die Organisation von Lazaretten während der Choleraepidemien von 1830 und 1836, die sich auf Grund von schlechten hygienischen Verhältnissen wiederholt in der Stadt ausbreiteten.

Eine Armenarztstelle warf zwar nicht viel mehr als das Existenzminimum ab, war aber zu Rombergs Zeit als immerhin staatlich bezahlte Stelle bei den Ärzten begehrt, zumindest für Übergangszeiten, denn höherdotierte Stellen, etwa als Leibarzt am Hofe, waren rar. Auch die Arbeit in privater Praxis sicherte nicht unbedingt das Auskommen (↗ *Billroth*), denn nur die höheren Schichten der Bevölkerung konnten sich eine solche Behandlung leisten.

- **Romberg-Zeichen:** Prüfung der Standsicherheit bei offenen und geschlossenen Augen. Standunsicherheit bei geschlossenen Augen war nach Rombergs eigener Beschreibung ein pathognomonisches Zeichen für die damals sehr häufige Tabes dorsalis, die Degeneration der Hinterstränge bei Syphilis. Heute gilt sie als generelles Zeichen für eine spinale Ataxie, also einen Ausfall der propriozeptiven Kontrolle, der sich durch visuelle Kontrolle ausgleichen lässt, während es bei zerebellärer Ataxie schon mit offenen Augen zur Unsicherheit kommt. Bei vestibulären Störungen kommt es zur Fallneigung in eine Richtung.
- **Parry-Romberg-Syndrom, Romberg-Syndrom, Progressive hemifaziale Atrophie:** Sehr seltene Weichteil-Atrophie einer Gesichtshälfte mit unbekannter Ursache. Caleb Parry (1755–1822) war praktischer Arzt in Bath in England.

Röntgen, Wilhelm Conrad

(1845–1923) Berühmtester Radiologe der Welt ohne Medizinstudium und ohne Abitur. Er war der Sohn einer niederländischen Mutter und eines deutschen Vaters, die allerdings trotz der unterschiedlichen Nationalität Cousin und Cousine waren. So mischten sich die Gene, die Röntgen farbenblind machten, was seiner Karriere aber offensichtlich nicht geschadet hat. Dass er kein Abitur gemacht hatte, lag an einer harmlosen Karikatur eines Lehrers, die nicht einmal er selbst, sondern ein Mitschüler an die Tafel gemalt hatte. Röntgen hatte das Pech gehabt, vor der Zeichnung zu stehen, als der betreffende Lehrer hereinkam, und ließ sich trotz aller Drohungen nicht überreden, den Namen des Zeichners preiszugeben. Daraufhin warf man ihn kurzerhand von der Schule und ließ ihn später auch in der Reifeprüfung, auf die er sich dann privat vor-

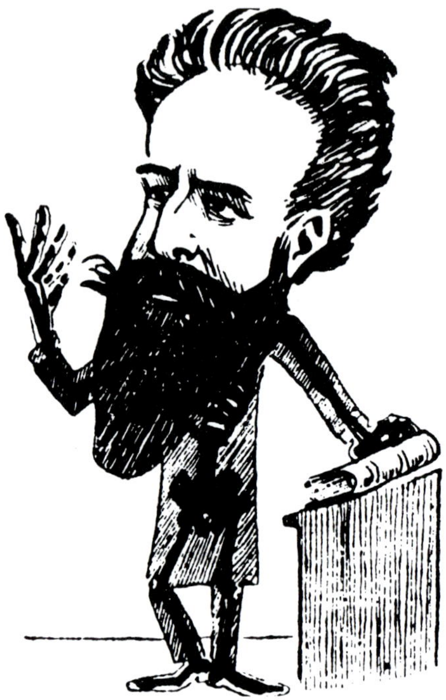

Wilhelm Röntgen als «Durchleuchte der Wissenschaft», erschienen in den Berliner *Lustigen Blättern*

bereitet hatte, durchfallen. Er war zwar anschließend eine kurze Zeit in Utrecht eine Art Gasthörer, ging dann aber zum Studium des Maschinenbaus und der Physik nach Zürich, wo man auch ohne Reifeprüfung studieren konnte. Er arbeitete danach als Assistent in Straßburg und wurde schließlich Professor der Physik in Hohenheim, Gießen, Würzburg und München. Nach seiner berühmten Entdeckung erhielt er mehrere Ehrendoktorwürden von medizinischen Fakultäten sowie 1901 den ersten Nobelpreis für Physik. ↗ *Luys*

• **Röntgen-Strahlen:** Am Abend des 8. November 1895 experimentierte Röntgen in seinem Würzburger Labor mit Kathodenstrahlen und stellte zufällig fest, dass trotz Abdeckung der Röhre ein entfernt stehender Schirm, der mit fluoreszierenden Substanzen bestrichen war, aufleuchtete. Sofort erkannte er auch die Anwendbarkeit auf den menschlichen Körper. Das erste Röntgenbild der Geschichte wurde von Röntgen nur zwei Wochen nach seiner Entdeckung angefertigt und zeigte das Handskelett seiner Frau Anna Bertha, die angesichts des Bildes ausrief: «Ich habe meinen Tod gesehen!» Nach weiteren Versuchen gab er seine Entdeckung einer «neuen Art von Strahlen» bekannt (↗ *Kölliker*). Er selbst hat am «Röntgen» nie Geld verdient, aber er war ja auch kein Mediziner.

• **Röntgen, R:** Alte Maßeinheit für die Dosis von Röntgenstrahlen. Die neue Einheit ist Coulomb/kg, es gilt 1 R = 258 μC/kg.

Rosenmüller, Johann Christian

(1771–1820) Leipziger Anatom und Chirurg und begeisterter Höhlenforscher. 1794 beschrieb er Knochenfunde aus einer oberfränkischen Höhle, die er als Bärenskelett identifizierte. Er erkannte, dass sie sich deutlich vom Braunbären unterschieden, und ordnete sie dem mit dem Ende der Eiszeit ausgestorbenen Höhlenbären zu. Die Art trägt daher auch den Namen Ursus spelaeus Rosenmüller.

• **Rosenmüller-Lymphknoten:** Tiefer medialer Leisten-Lymphknoten in der Lacuna vasorum, der Bruchpforte für Schenkelhernien.

Rosenthal, Friedrich Christian

(1780–1829) Greifswalder Anatom und Physiologe. Sein Lebenswerk *Über die Anatomie und Physiologie des Gehirns und der Nerven* konnte er nicht mehr vollenden, obwohl er daran in seinen letzten Lebensjahren fieberhaft arbeitete – so sehr, dass ein Kollege schrieb: «Rosenthal geht seinen alten stillen, wie ich fürchte zum Grabe führenden Gang fort, kommt in keine Gesellschaft und sitzt den ganzen Tag in seiner kellerartigen Anatomie.» Auf seinem Grabkreuz steht «Die göttliche Weisheit, in der irdischen Schöpfung Bildungen ausgeprägt, strebt ich schon hienieden lebend zu erkennen.»

• **Rosenthal-Vene, Vena basalis cerebri:** Zufluss der V. cerebri magna von der Medialfläche des Endhirns.

Rotor, Arturo Belleza

(1907–1988) Philippinischer Internist. Er studierte in den USA und brachte es später bis zum medizinischen Dekan der Universität der Philippinen. Während des Zweiten Weltkriegs war er auch Sekretär des ersten philippinischen Präsidenten Manuel Quezon, mit dem er nach der japanischen Besetzung des Inselreiches ins amerikanische Exil ging. Außerdem trat er als Musikkritiker auf sowie als Verfasser von Kurzgeschichten, mit denen er 1966 den nationalen Kulturpreis der Philippinen errang. Schließlich hat er als Orchideenzüchter seinen Namen nicht nur in einer Krankheit, sondern auch in einer Orchideenart (Vanda merillii var. rotorii) verewigt.

- **Rotor-Syndrom:** Seltene familiäre Hyperbilirubinämie, der eine fehlende Speicherfähigkeit der Leber für konjugiertes Bilirubin zu Grunde liegt und die keiner Therapie bedarf.

Roux, César

(1857 bis 1934) Chirurg in Lausanne. In der Geschichte tauchen außer diesem und dem folgenden noch mindestens zwei weitere erwähnenswerte Herren namens Roux auf: Pierre Paul Émile (1853–1933), ein Schüler ↗ *Pasteurs*, und Wilhelm (1850–1924), ein Hallenser Embryologe.

- **Roux-Y-Anastomose:** Variation der ↗ *Billroth*-II-Operation, bei der eine Jejunalschlinge mit dem Magenrest anastomosiert und die abführende Duodenalschlinge an einer tieferen Stelle mit der hochgezogenen Jejunalschlinge Y-förmig verbunden wird.

Roux, Philibert Joseph

(1780–1854) Pariser Chirurg. Von ihm ist folgendes Zitat überliefert: «Ein gutes Zitat ist ein Diamant am Finger eines geistreichen Menschen und ein Pflasterstein in der Hand eines Narren.»

- **Roux-Haken:** An beiden Enden gebogener stumpfer Haken für die abdominelle Chirurgie.

Ruffini, Angelo

(1874–1929) Histologe in Bologna, Florenz und Siena.

- **Ruffini-Körperchen:** Langsam adaptierender Dehnungs-Sensor im Bindegewebe (Lederhaut, Gelenkkapseln, Periodontium), der aus einem Geflecht markloser Nervenendigungen mit einer bindegewebigen Kapsel besteht.

Ruysch, Frederick

(1638–1731) (sprich: Röisch) Anatom in Leiden. Er entwickelte große Fertigkeiten in der Herstellung anatomischer Präparate, unter anderem durch Injektion von Wachs in die Gefäße (↗ *Hunter, William*). Berühmt wurde er aber durch die Art, wie er diese Präparate präsentierte. Er gestaltete aufwändige Arrangements aus den verschiedensten Körperteilen nach ästhetischen und moralischen Gesichtspunkten. So «weint» zum Beispiel ein Skelett in theatralischer Pose in ein aus Bauchfell hergestelltes «Taschentuch», oder ein präpariertes Babyskelett tritt mit dem Fuß nach dem syphilitischen Schädel einer Prostituierten. Außerdem wurden Ruyschs Präparate für ihre Lebensnähe gerühmt. Der russische Zar Peter der Große soll ein von ihm präpariertes Kind für schlafend gehalten und geküsst haben. Der Zar war so begeistert, dass er 1717 Ruyschs Sammlung für 30 000 Gulden kaufte und sie nach St. Petersburg verschiffen ließ, wo auch heute noch einige Teile zu sehen sind. Es geht allerdings das Gerücht, dass der Großteil der Sammlung die Überfahrt nicht überstand, weil gierige Matrosen die alkoholischen Konservierlösungen ausgetrunken hätten.

- **Ruysch-Venen, Venae vorticosae:** Aus der Aderhaut des Auges sammelt sich das Blut in vier dieser intraskleralen «Wirbelvenen».

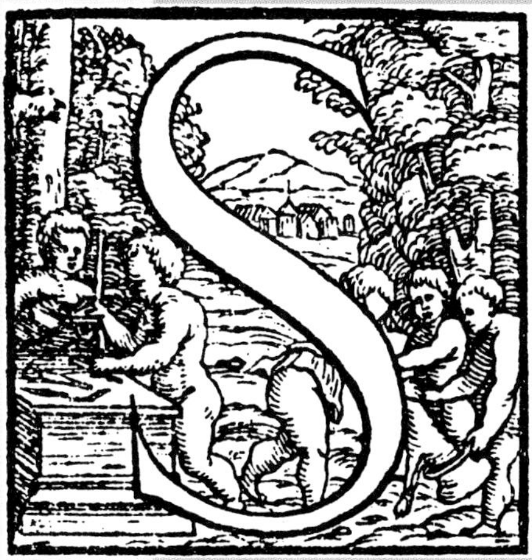

S

Sabin, Albert Bruce

(1906–1993) Polnisch-amerikanischer Bakteriologe. Seine Eltern wanderten, als er fünfzehn Jahre alt war, wegen antisemitischer Verfolgung in die USA aus, wo er zunächst in New York Zahnmedizin studierte, sich dann aber der Mikrobiologie zuwandte. Nach Erfolgen bei der Verbesserung eines Hauttests bei Poliomyelitis gelang es ihm, den Erreger der Krankheit als Picorna-Virus zu identifizieren. Er wurde dann Professor der Kinderheilkunde in Cincinnati, später lehrte er an der ↗ *Mayo*-Clinic in Rochester sowie in Charleston in South Carolina.

• **Sabin-Impfstoff:** Lebendvakzine für die Schluckimpfung gegen Poliomyelitis, die im Gegensatz zum ↗ *Salk*-Impfstoff nicht injiziert werden muss und nach Versuchen an Affen erstmals 1955 am Menschen getestet wurde (zu diesen Menschen gehörte auch Sabin selbst). Die eigentliche Erprobung des Impfstoffes erfolgte ab 1956 nach einem Vorschlag der Weltgesundheits-Organisation WHO durch einen Großversuch in einigen Republiken der UdSSR. Anfang der 1960er-Jahre folgten dann groß angelegte Kampagnen in den USA, wo zu «Sabin Sundays» aufgerufen wurde, und in vielen anderen Ländern («Schluckimpfung ist süß – Kinderlähmung ist bitter» hieß es in Deutschland), die zu einem weitgehenden Verschwinden der Poliomyelitis führten. Von 1991 bis 1998 traten in Deutschland 12 Fälle der Krankheit auf, von denen 2 eingeschleppt, die anderen 10 aber durch den Lebendimpfstoff verursacht waren. Deshalb empfiehlt das Robert-↗ *Koch*-Institut seit 1998 wieder den Salk-Impfstoff. Die WHO hatte das Ziel, den Erreger bis 2005 auszurotten, ein Ziel, das durch erneute Endemien aber in weite Ferne gerückt ist.

Salk, Jonas Edward

(1914–1995) US-amerikanischer Mikrobiologe in Pittsburgh, Pennsylvania, und San Diego in Kalifornien.

• **Salk-Impfstoff:** Vakzine gegen Poliomyelitis aus «abgetöteten» Viren. Dies war der erste Impfstoff gegen die Kinderlähmung, die in Epidemien vor allem in den 1940er-Jahren zu vielen Todesfällen und Lähmungen geführt hatte. Er wurde 1954 landesweit eingesetzt und reduzierte die Erkrankungshäufigkeit drastisch. Wegen der einfacheren oralen Gabe löste der ↗ *Sabin*-Impfstoff dann den Salk-Impfstoff ab.

Salmon, Daniel Elmer

(1850–1914) US-amerikanischer Veterinärmediziner. In den 1880er-Jahren arbeitete er als hoher Beamter im Landwirtschaftsministerium der USA. 1905–1910 war er Leiter der tierärztlichen Fakultät der Universität Montevideo in Uruguay.

• **Salmonella:** Gram-negatives Stäbchen. Salmonella typhi und paratyphi sind die Erreger des Typhus, die vor allem durch Dauerausscheider verbreitet werden und über direkten Kontakt mit Exkrementen oder durch kontaminierte Lebensmittel verbreitet werden. Salmonella enteritidis und viele weitere Typen lösen eine Gastroenteritis aus, die meist einen Tag nach Genuss von Nahrungsmitteln ausbricht, in denen sich die Salmonellen vermehren konnten.

Santorini, Giandomenico

(1681–1737) Professor der Anatomie und Medizin in Venedig. Seine erste Professur hatte er bereits mit 22 Jahren inne.

• **Santorini-Gang, Ductus pancreaticus accessorius:** Etwa 40 % der Menschen haben einen zweiten Pankreasgang, der ca. 2 cm oberhalb des ersten auf der Papilla duodeni minor ins Duodenum mündet (die dann auch Santorini-Papille heißen kann). Er ist ein Ausdruck der Entwicklung des Pankreas aus zwei Anlageteilen.

• **Santorini-Knorpel, Cartilago corniculata:** Kleiner Kehlkopfknorpel auf der Spitze der Stellknorpel, der am hinteren Ende der Stimmritze das beim Kehlkopf-Spiegeln sichtbare Tuberculum corniculatum aufwirft.

Sappey, Marie Philibert Constant

(1810–1896) Pariser Anatom. Er hatte zunächst nur temporäre Anstellungen und wurde erst mit 58 Jahren Professor. Zu seinem Werk über deskriptive Anatomie zeichnete seine Frau den Großteil der Illustrationen. Von ihm selbst ist außer seinen Venen noch «fehlendes pädagogisches Geschick» überliefert.

• **Venae paraumbilicales:** Kleinere Venen im Lig. falciforme hepatis, die Venen des Zwerchfells und der inneren Bauchwand mit der Pfortader verbinden. Sie können bei Pfortaderhochdruck deutlich erweitert sein (in dieser Situation hatte Sappey sie untersucht und beschrieben) und bei Verbindung zu oberflächlichen Hautvenen zum Caput ↗ *medusae* führen. ↗ *Burow*

Sauerbruch, Ferdinand

(1875–1951) «Großer Chirurg» in einer Zeit, die offenbar solche großen Männer brauchte, sie aber manchmal so groß werden ließ, dass niemand sie mehr in ihre Schranken weisen konnte. Sein Ruhm beruhte unter anderem auf seinen erfolgreichen Breslauer Versuchen, den Thorax in einer Unterdruckkammer zu eröffnen, was bis dahin wegen des resultierenden Lungenkollapses unmöglich gewesen war. Als die erste Demonstration vor Geheimrat ↗ *Mikulicz* schief ging und das operierte Kaninchen starb, beschimpfte dieser Sauerbruch als «Hochstapler» und warf ihn aus seiner Klinik. Wenig später versöhnte man sich aber wieder und beide präsentierten stolz auf dem deutschen Chirurgenkongress in Berlin 1904 die chirurgische Sensation.

Über Sauerbruch ist so viel geschrieben worden, dass hier eigentlich nichts hinzugefügt werden muss. Wer mag, kann seine Autobiographie *Das war mein Leben* lesen, die vor Überheblichkeit strotzt und auch nicht immer historisch korrekt, aber dennoch sehr unterhaltsam ist, oder auch Jürgen Thorwalds Buch *Die Entlassung*, das schonungslos den traurigen Niedergang des alten Mannes schildert, der trotz Demenz nicht mit dem Operieren aufhören kann und darf.

• **Sauerbruch-Arm:** Während des Ersten Weltkriegs von Sauerbruch entwickelte Armprothese, die durch Verbindung mit den Muskeln des Armstumpfes beweglich war. Sauerbruch legte dafür operativ mit Haut ausgekleidete Kanäle in die Muskeln und befestigte daran über einen Elfenbeinstift Steuerungselemente für die Hand der Prothese. Wegen des operativen Aufwands und häufiger lokaler Komplikationen an diesen Kanälen setzte sich die Prothese aber nie durch.

• **Asteroid Sauerbruch, Hauptgürtelasteroid 13086:** Einer der vielen Kleinplaneten zwischen Mars und Jupiter, der 1992 von einem thüringischen Astronomen entdeckt und zu Ehren Sauerbruchs benannt wurde. Es irritiert ein wenig, dass Sauerbruch in diesem Himmelsbereich zwischen Asteroiden wie Bonhoeffer (7256), Weiße Rose (7571) und Stauffenberg (8171) umherschwirrt, obwohl man den Chirurgen wohl kaum als Widerstandskämpfer bezeichnen kann. Zwar hat er zeitweise Regimegegnern Räume in seinem Haus zum Treffen zur Verfügung gestellt und sich auch stets eindeutig gegen Antisemitismus und «Euthanasie» gewandt. Er hat aber auch freudig den Titel «Staatsrat» und den Nationalpreis für Wissenschaft und Kunst von den Nazis entgegengenommen und war als prominentes Mitglied des Reichsforschungsrats und als Generalarzt des Heeres an der offiziellen

Bewilligung von Menschenversuchen in KZs beteiligt. Gegen die Aufarbeitung der ärztlichen Verstrickung in nationalsozialistische Verbrechen hat er sich nach dem Krieg heftig gewehrt.

Scarpa, Antonio

(1747–1832) Als Student in Padua war Scarpa Gehilfe des inzwischen über 80-jährigen und fast erblindeten ↗ *Morgagni*. Er wurde dann Professor der Chirurgie in Modena und später der Anatomie in Pavia, wo er auch häufiger Rektor der Universität war. Scarpa hat sich durch sein autoritäres und oft unversöhnliches Auftreten mehr Feinde als Freunde gemacht und scheint in seinen letzten Lebensjahren zunehmend vereinsamt zu sein. Aus (davon sicher unabhängigen) Gründen, die man heute nicht mehr kennt, haben seine Zeitgenossen ihm nach dem Tod den Kopf vom Rumpf getrennt und nur ersteren in Alkohol konserviert. Dieser Kopf wacht noch heute, über einer der Türen in einem Schrank bewahrt, über den medizinisch-anatomischen Saal des *Museo della Storia dell'Università* in Pavia.

- **Scarpa-Ganglion, Ganglion vestibulare:** Das im Porus acusticus internus gelegene Ganglion enthält die Perikaryen der afferenten Neurone des Gleichgewichtsorgans.
- **Scarpa-Faszie:** Die Hauptfaszie der Bauchwand. ↗ *Camper*
- **Scarpa-Dreieck, Trigonum femorale:** Das Dreieck, das durch M. sartorius, M. adductor longus und Leistenband begrenzt wird.

Schellong, Fritz Makiri

(1891–1953) Deutscher Internist. Nach dem Studium in Jena und seiner Geburtstadt Königsberg und dem Einsatz als Feldunterarzt im Ersten Weltkrieg unternahm er in der Würzburger Physiologie Studien am Herzmuskel und habilitierte sich in der Folge an der Medizinischen Klinik der Universität Kiel. Als Leiter eines kommunalen Krankenhauses in Heidelberg entwickelte er «seinen» Test sowie die klinische Vektorkardiographie, deren Eignung für die Diagnostik er systematisch untersuchte, und beschäftigte sich zum Beispiel auch mit der Verwendung der Sojabohne in der Heilkost. 1939 wurde er internistischer Lehrstuhlinhaber in Prag, ein Jahr später in Münster. Eine schwere Erkrankung hinderte ihn daran, seine wissenschaftliche Arbeit nach dem Zweiten Weltkrieg fortzuführen. Schellong hatte eine außergewöhnliche musikalische Begabung und hinterließ eine Reihe origineller Kompositionen, unter anderem eine für seine Söhne verfasste Sonate für Cello und Klavier und einige romantische Liedvertonungen.

Schellongs zweiter Vorname Makiri hat eine besondere Geschichte. Sein Vater Otto Schellong (1858–1945) war im damaligen Deutsch-Neuguinea als Kolonialarzt tätig, betrieb dort auch ethnologische und linguistische Forschungen und hinterließ sogar seinen Namen in einer geografischen Bezeichnung, dem Kap Schellong. Während dieser Tätigkeit schloss er eines Tages Blutsbrüderschaft mit dem Papua-Häuptling Makiri. Dabei vereinbarten die beiden, ihren Söhnen jeweils den Namen des Anderen zu geben. Otto Schellong hielt sich an dieses Versprechen und gab seinen fünf Söhnen den zusätzlichen Vornamen Makiri. Da diese und später auch ihre Söhne in gleicher Weise verfuhren, entwickelte sich damit eine Familientradition, die bereits bis in die 4. Folgegeneration reicht. Ob allerdings in Papua-Neuguinea noch ein Makiri-Nachfahre Otto heißt, ist nicht bekannt.

- **Schellong-Test:** 1938 publizierte Schellong eine «Regulationsprüfung des Kreislaufs», die minütliche Blutdruck- und Pulsmessungen im Liegen mit ebensolchen Messungen im Stehen vergleicht (Teil I) sowie mit Messungen nach Belastung durch «ziemlich schnelles» Treppensteigen (Teil II). Hinzu kam die Bestimmung der QRS-Dauer im EKG vor und nach dem Treppensteigen (Teil III). Während dieser letzte Teil weitgehend in Vergessenheit geraten ist, haben sich «Schellong I» und «Schellong II» verbreitet und werden heute in verschiedenen Varianten zur funktionellen Differenzialdiagnose von Kreislaufstörungen eingesetzt. Woher allerdings die heute häufig angegebenen Messzeiten über jeweils 10 Minuten stammen, ist nicht ganz klar. In der Originalbeschreibung verlangt Schellong für Teil I 3- bis 5-maliges Messen im Liegen, dann 5–8 Minuten im Stehen und 3 Minuten nach dem erneuten Hinlegen. Vielleicht hat die Verlängerung der Testphasen auf 10 Minuten Schellongs Test zu Unrecht den von Famulantinnen und PJlern gelegentlich geäußerten Verdacht eingetragen, eine Art Beschäftigungstherapie für ihresgleichen zu sein.

Scheuermann, Holger Werfel

(1877–1960) Kopenhagener Radiologe und Orthopäde.

• **Scheuermann-Krankheit, Juvenile Kyphose:** Störung der vorderen Wachstumszonen der Wirbelkörper, die zu Keilwirbelbildung und zunehmender Kyphose führt. Scheuermann legte 1921 Daten von 105 Patienten vor und vermutete, ohne pathologisch-anatomische Studien betrieben zu haben, richtig, dass der Pathomechanismus derselbe wie beim Morbus ↗ *Perthes* sei. Seine ursprüngliche Doktorarbeit zu dem Thema war von der Fakultät abgelehnt worden.

Schlemm, Friedrich

(1795–1858) Berliner Anatom. Er begann seine ungewöhnliche Karriere als einfacher Barbiergehilfe in Braunschweig, wo er aber auch schon anatomisch-chirurgische Studien betrieb. Weil er im Juni 1816 mit einem Kollegen auf einem Braunschweiger Friedhof die Leiche einer Frau ausgrub, um ihre Knochen zu studieren – sie war 14 Tage zuvor an Rachitis gestorben –, landete er für zwei Wochen im Gefängnis. Er verließ daher 1817 Braunschweig und ging nach Berlin, wo er zunächst für ein armseliges Gehalt Kompagniefeldscher bei den Gardeschützen wurde und nebenbei sein Maturitätsexamen nachholte. Dadurch durfte er auch Vorlesungen an der Universität hören. Vom Anatomen Rudolphi gefördert, wurde er schon 1820 Prosektor am Museum des anatomischen Theaters. 1821 wurde er promoviert, nur zwei Jahre später habilitiert und 1829 außerordentlicher Professor. 1833 wurde er dann ordentlicher Professor der Anatomie, wenn auch «nur» der zweite neben ↗ *Müller*. In seiner Bewerbung hatte Schlemm bereits vorgeschlagen, die Aufgaben in der normalen und pathologischen Anatomie und der Physiologie auf unterschiedliche Professuren aufzuteilen, was aber in Berlin erst nach Müllers Tod geschah. Schlemm war bekannt als guter Lehrer und geschickter Präparator. Im Gegensatz zu Müller, der meist nur morgens eine Zeit lang im Präpariersaal erschien, in dem die Studenten damals semesterweise den ganzen Tag verbrachten, nahm sich Schlemm viel Zeit für die Studenten. Mit Seelenruhe erklärte und demonstrierte er ihnen bis ins kleinste Detail, wie sie präparieren mussten. Seine «Operationsübungen am Cadaver», die gewöhnlich Sonntagmorgens stattfanden, zogen Medizinstudenten von weit her an die Berliner Universität. Wegen seiner «anatomischen Unfehlbarkeit» war er bei Chirurgen sehr angesehen, und es gab Operateure, die ihn bei schwierigen Operationen quasi als Lotsen neben sich platzierten.

• **Schlemm-Kanal, Sinus venosus sclerae:** Sammelgefäß für das Kammerwasser, das direkt aus den ↗ *Fontana*-Räumen durch kleine Öffnungen von etwa 2 µm in diesen Kanal fließt, um dann in episkleralen Venen abgeführt zu werden. Der lateinische Name ist missverständlich, da im Schlemmschen Kanal kein venöses Blut zu finden ist, sondern reines klares Kammerwasser. Schlemm entdeckte ihn allerdings 1827 «in einem Auge eines sich erhängten Mannes dadurch, daß er mit Blut angefüllt war».

Schmorl, Christian Georg

(1861–1932) Dresdener Pathologe. Er schrieb

ein beliebtes Buch über histopathologische Methoden, das als «der kleine Schmorl» bekannt wurde und 15 Auflagen erlebte. Es wird beschrieben, dass er im Vergleich zu seinen Zeitgenossen ungewöhnlich freundlich und liebenswürdig mit seinen Studenten und Assistenten umging. Wenn ihm ein histologischer Schnitt zu dick war und er dies kritisierte, dann soll er sogleich hinzugefügt haben, dass man in einem dickeren Schnitt ja auch mehr Strukturen sehen könne.

• **Schmorlsches Knötchen:** Einbruch von Bandscheibenmaterial durch einen Deckplattendefekt in den Wirbelkörper hinein. Die Knochenaussparung ist im Röntgenbild sichtbar und ist pathognomonisch für den Morbus ↗ *Scheuermann*.

Schönlein, Johannes Lukas

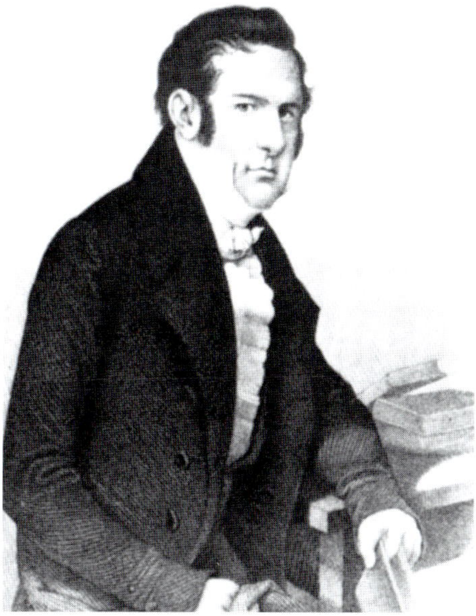

Johannes Lukas Schönlein

(1793–1864) Kliniker in Würzburg, Zürich und Berlin. 1832 war er Teilnehmer des Hambacher Festes, auf dem 30 000 Menschen unter schwarz-rot-goldenen Fahnen eine republikanische Verfassung und die nationale Einheit Deutschlands forderten. Die deutschen Staaten und Universitäten reagierten mit Repressionen gegen die Opposition, die sich unter anderem in den Burschenschaften sammelte. Schönlein wurde seiner Ämter enthoben und floh in die Schweiz, wo er 1833 in Zürich eine Professur erhielt. 1840 konnte er dann nach Berlin zurückkehren.

In Berlin war Schönlein später auch, gemeinsam mit dem Medizinalrat Weiß, für die Behandlung des Königs Friedrich Wilhelm IV. zuständig, der 1857 zwei Schlaganfälle erlitten hatte. Als die stets misstrauische Königin wünschte, man solle auch den Münchner Hofrat Dr. Nix hinzuziehen, lehnte Schönlein dies mit der Begründung ab, dann stünde unter den ärztlichen Bulletins die Unterschrift «Schönlein Weiß Nix». Seinen Studenten schärfte er die Wichtigkeit der Beobachtungsgabe und der Überwindung eigener Ekelgefühle ein. So demonstrierte er in seiner Vorlesung, wie man den Zuckergehalt einer Urinprobe feststellt, und ließ alle Studenten ebenfalls den Finger in das Uringlas tauchen und, trotz Widerwillens, den Finger ablecken, nur um dann süffisant zu bemerken: «Meine Herren, ich bin erfreut, daß Sie den leicht begreiflichen Ekel heroisch überwunden haben. Aber leider fehlt Ihnen ohne Ausnahme die rasche Beobachtungsgabe, sonst hätten Sie bemerken müssen, daß ich den Zeigefinger in das Uringlas tauchte, aber am Mittelfinger leckte.»

Diese Betonung der Beobachtungsgabe ist kein Zufall: Schönlein stand für eine neue Schule in der Medizin, die sich gegen ihre romantischen Vorgänger wandte (↗ *Burdach*) und nur die Empirie, die eigene Erfahrung aus der klinischen Beobachtung, gelten ließ, während sie zu Grunde liegende Theorien ablehnte. Ihr Ideal war der Hausarzt, der mit seiner langjährigen Erfahrung seine Patienten individuell von klein auf begleitete. Die Theoriefeindlichkeit führte aber auch zur Ablehnung einer allgemeinen Physiologie und Pathologie, eine Einstellung, die in der zweiten Hälfte des Jahrhunderts von den neuen Naturwissenschaftlern erfolgreich bekämpft und überwunden wurde (↗ *Müller, Virchow*). Für heutige Hausärztinnen gelten seither zwei Ideale, die nicht immer leicht zu vereinbaren sind: die weise Erfahrungsmedizin und die hehre Wissenschaftlichkeit.

- **Purpura Schönlein-↗Henoch:** Systemische Vaskulitis des Kindesalters mit IgA-Komplex-Ablagerungen im Gewebe, die mit tastbaren Petechien (Hautblutungen), Gelenk- und Bauchschmerzen einhergeht. Die Beschreibung des Krankheitsbildes wurde von Schönlein nie veröffentlicht (siehe unten), sie taucht aber in einem Werk auf, das Studenten nach Mitschriften seiner beliebten Vorlesungen unter seinem Namen veröffentlichten – gegen Schönleins ausdrücklichen Willen. Das Buch enthält auch entsprechend viele Fehler, wurde aber trotzdem in mehrere Sprachen übersetzt.
- **Trichophyton schönleinii:** Von ↗ *Remak* stammende Benennung für den Erreger des Favus (Kopfgrind), bei dem der behaarte Kopf der befallenen Kinder mit gelblichen, schlecht riechenden «Bröckchen» bedeckt ist. Schönlein hatte in Zürich, lange vor der Ära der Mikrobiologie, die «Pilznatur» dieser Krankheit erkannt. Die Entdeckung wurde in einer von nur zwei Schriften festgehalten, die Schönlein je veröffentlicht hat.

Schreber, Moritz

(1808–1861) Leipziger Arzt. Er wurde in Leipzig geboren, studierte dort Medizin und wurde auch dort praktischer Arzt und Dozent der Inneren Medizin und schließlich Leiter einer orthopädischen Anstalt. Er entwickelte eine Heilgymnastik für Kinder und Jugendliche mit Problemen des Bewegungsapparates und wurde als eine Art Gesundheitserzieher des Volkes auch zum Gründer des Leipziger Turnvereins. Er starb an einer Appendizitis, ohne zu ahnen, wofür er einmal bekannt werden sollte.

Schrebers Sohn Daniel Paul hat eher traurige Berühmtheit dadurch erlangt, dass er als psychotischer Patient lange in ↗ *Flechsigs* Klinik behandelt werden musste und darüber 1903 ein Buch mit dem Titel *Denkwürdigkeiten eines Nervenkranken* schrieb. Die Schilderungen seiner Wahnvorstellungen wurden für Sigmund Freud zu einer wichtigen Grundlage seiner Arbeiten über Paranoia. 1999 wurde in Klagenfurt eine Oper mit dem Titel *Schreber* aufgeführt, deren Held dieser Daniel Paul Schreber ist. Die Autoren der Oper sehen die Dressur-artige militärische Erziehung des Vaters Schreber als Teil «des historischen Projekts der Abrichtung der Körper, der Kontrolle des Geistes und der Affekte».

- **Schrebergärten:** Die Kleingärten für Großstädter, die heute Schrebers Namen tragen, waren nicht direkt seine Idee. Nach seinem Tod gründeten Leipziger Bürger den Schreberverein, der es sich zur Aufgabe machte, Kinder an die frische Luft zu bringen und auf dafür eingerichteten Spielstätten zu Spiel und Bewegung anzuregen. Man legte große Wiesen an, auf denen sich Kinder tummeln konnten und umgab sie später mit Beeten, die die Kinder selbst bepflanzen sollten, um sich mehr im Freien aufzuhalten und sich mit der Natur zu beschäftigen. Später gingen aus diesen Gärten für Kinder die heutigen Gärten für die Erwachsenen hervor.

Schreger, Christian Heinrich Theodor

(1768–1833) Professor der Heilkunst in Halle. Er verfasste ein größeres Werk über die Diätetik.

- **Schreger-↗ Hunter-Streifen:** Im Längsschliff des Zahnschmelzes sichtbare Hell-Dunkel-Streifung. Sie entsteht durch Interferenzphänomene an sich kreuzenden Schmelzprismen.

Schultze, Bernhard Sigmund

(1827–1919) Professor der Gynäkologie und Geburtshilfe in Jena, wohin er schon 1858 berufen wurde und wo er bis zu seiner Emeritierung 1903 arbeitete – oder, wie man bei Pro-

fessoren auch gern sagt, «wirkte». Zu seinem 85. Geburtstag erhielt er vom Großherzog von Sachsen-Weimar als höchste Auszeichnung das Recht, den Namen «Schultze-Jena» zu tragen.
Eine seiner auch für ihn neuen Aufgaben in Jena war der Hebammenunterricht. Dafür schrieb er kurzerhand in den ersten Semesterferien sein *Lehrbuch der Hebammenkunst*, das in der Folge 16 Auflagen erlebte und in viele Sprachen übersetzt wurde. Er entwickelte auch eigene Wandtafeln und Übungs-Phantome für den Unterricht. Für scheintot geborene Kinder gab er ein Verfahren zur Wiederbelebung an, das lange Zeit als das erfolgreichste galt: Zur «künstlichen Atmung» wurde das Kind vom Geburtshelfer an den Schultern gefasst und in einem großen Bogen kräftig hin- und hergeschwungen. Solche Bemühungen um schwächliche Neugeborene stießen nicht bei allen Zeitgenossen auf Anerkennung: Sozialdarwinistische Anhänger der natürlichen Selektion, darunter ↗ *Hegar* und Ernst Haeckel, kritisierten, Schultze trage damit zur «Entkräftung der modernen Kulturvölker» bei. Der Humanist Schultze ließ sich davon aber nicht beirren.
• **Lösung nach Schultze, Lösung nach ↗ Baudelocque, Zentrale Plazenta-Lösung:** Häufigster Lösungsmodus der Plazenta nach der Geburt, bei der diese sich zunächst in der Mitte löst und mit dem Nabelschnuransatz zuerst geboren wird. Die seltenere Form, bei der sich die unteren Teile der Plazenta zuerst lösen, wird nach dem Edinburgher Gynäkologen James M. Duncan (1826–1890) benannt.

Schultze, Max Johann Sigismund

(1825–1874) Anatom in Halle und Bonn, einer der führenden Histologen seiner Zeit.
• **Schultzesches Komma, Fasciculus interfascicularis, Fasciculus semilunaris:** Eine kleine, im Querschnitt kommaförmige Bahn im Rückenmark zwischen den beiden Faszikeln des Hinterstrangs (↗ *Goll*, ↗ *Burdach*). Sie ist in zervikalen und thorakalen Segmenten sichtbar und enthält wahrscheinlich propriozeptive Fasern aus den Hinterwurzeln der Spinalnerven dieser Segmente.

Schütz, Hugo

(1859–1923) Leipziger Neurologe. Ab etwa 1890 war er Assistent bei ↗ *Flechsig*. 1892 gründete er eine eigene Heilanstalt für Nerven- und Gemütskranke in Gaschwitz bei Leipzig. Fünf Jahre vor seinem Tod verpachtete er die Anstalt an einen Kollegen, blieb aber ihr Besitzer.
• **Schütz-Bündel, Fasciculus longitudinalis posterior:** Unmyelinisierte Bahn im Hirnstamm, die die periventrikuläre Zone des Hypothalamus mit verschiedenen, vor allem «vegetativen» Kernen im Hirnstamm verbindet.

Schwalbe, Gustav Albert

(1844–1916) Anatom in Amsterdam, Freiberg, Leipzig, Jena, Königsberg und Straßburg. Aus seiner Straßburger Zeit wird berichtet, dass er von einem gastierenden Zirkus die Leiche eines soeben verstorbenen Elefanten erwarb, um das Skelett in seiner Sammlung aufzustellen. Weil man zunächst nicht wusste, wohin mit den Unmengen an Elefantenfleisch, packten die Anatomiediener fortan in die Särge der Anatomieleichen immer auch ein kräftiges Stück Elefant. Das fiel erst auf, als der angetrunkene Institutspförtner die Sargträger damit aufzog, dass sie nicht wüssten, warum die Särge neuerdings so schwer seien. Nur durch großzügige «Spenden» konnte das Erscheinen der Geschichte in der Zeitung verhindert werden.
• **Schwalbe-Kern, Nucleus vestibularis medialis:** Einer der vier Vestibularis-Kerne in der Medulla oblongata. Er erhält vorwiegend Informationen aus den Bogengängen.

Schwann, Theodor

(1810–1882) Deutscher Anatom in Löwen und Lüttich. Schwann war zunächst Assistent von ↗ *Müller* in Berlin, der ihm nach seiner Dissertation eine «Gehülfenstelle» am Anatomischen Museum besorgte, die er mehr als zehn Jahre bekleidete, bevor er einen Ruf der Katholischen Universität in Löwen in Belgien erhielt. Zeitlebens Junggeselle, schien er zufrieden zu sein, wenn er nur experimentieren und «basteln» konnte. ↗ *Henle* beschreibt ihn als ein «Männchen unter Mittelgröße mit bartlosem Gesicht von fast kindlichem und stets heiterem Ausdruck», der oft tagelang sein Hinterzimmer nicht verließ, in dem er «umgeben von wenigen Büchern, aber von unzähligen Glaskölbchen, Fläschchen, Reagenzgläschen und selbstverfertigten Apparaten» saß. So erfand er zum Beispiel einen Apparat zum Überleben in «irrespirabler Luft», der, auf dem Rücken getragen, Kohlensäure absorbieren und Sauerstoff abgeben konnte. Er gilt als Mitbegründer einer streng naturwissenschaftlichen Zelltheorie und beschrieb in seinem Werk *Mikroskopische Untersuchungen* von 1839 – ausgehend von bekannten Untersuchungen an Pflanzen – Aufbau und Funktion der Zellen des Tierorganismus. Auch wenn Schwann die Zellteilung noch nicht bekannt war und er davon ausging, dass sich neue Zellen um einen neu gebildeten Nukleolus Schicht für Schicht aufbauen, sich quasi kristallisieren, hat er doch in seinen Untersuchungen die Entwicklung aller Gewebe auf die Zelle zurückgeführt und damit in der Zelle die Grundeinheit der belebten Welt erkannt, als die sie auch heute noch gesehen wird. Nur kurze Zeit später hat ↗ *Virchow* diesen Gedanken auf die Pathologie übertragen und für die Medizin fruchtbar gemacht. Als sehr religiöser Mensch und ehemaliger Jesuitenschüler wurde Schwann allerdings durch seine eigene Theorie beunruhigt, was ihn sogar dazu veranlasste, seine Arbeiten dem Erzbischof von Mecheln zur Begutachtung vorzulegen. Dieser hatte aber nichts gegen die Selbstständigkeit der Zelle einzuwenden. Nach 1839 war Schwann wissenschaftlich kaum noch produktiv und es gibt Behauptungen, er habe sich mystischen Spekulationen hingegeben. Dies scheint aber, zumindest nach Meinung seines Zeitgenossen ↗ *Henle*, auf ein Missverständnis zurückzugehen. Schwann war nämlich Mitglied einer Kommission, die die Ekstasen und Visionen einer gewissen Luise Lateau aus Bois d'Haine und das Auftreten von Wundmalen an ihrem Körper untersuchte. Obwohl Schwanns Urteil jedweden übernatürlichen Einfluss in diesem Fall ablehnte, wurde er in den belgischen Zeitungen anders zitiert und führte anschließend einen langen und wohl erfolglosen Kampf gegen diese öffentliche Einschätzung.

Dass seine Zeitgenossen die Bedeutung von Schwanns Zellentheorie erkannten, mag man an folgendem Gedicht ablesen, das ein Festredner namens Schöll 1839 zu seinem Abschied aus Berlin nach Löwen vortrug:

> Wovon man schon im Alten Testament
> Die Profezeiung deutlich erkennt:
> Denn wie der Mann, der die Philister
> geschlagen
> In einem Löwen fand Bienenzellen,
> So findet jetzt Löwen im Manne der Zellen
> Den Simson, der die Philister wird schlagen.
> Und wie Simson ein Räthsel daraus machte
> mit Ehren
> Woraus niemand die Zellen im Löwen
> erkannte
> Wird hinwieder mit Ehren der Ebengenannte
> Alle Räthsel aus Zellen in Löwen erklären.

• **Schwann-Zelle:** Glia-Zelle des peripheren Nervensystems, die für die Myelinscheiden-Bildung verantwortlich ist.

Sharpey, William

(1802–1880) Anatom in Edinburgh und London. In Edinburgh war er zeitweise Assistent des Anatomen Knox, von dem er sich aber nach dem Skandal um ↗ *Burke* und Hare öffentlich distanzierte. In London war er 38 Jahre Lehrstuhlinhaber am University College. Er gilt als der einflussreichste britische Physiologe seiner Zeit, auch wenn er im Laufe seines Lebens nur 13 wissenschaftliche Veröffentlichungen produzierte.

- **Sharpey-Fasern, Fibrae perforantes:** Die Befestigung des Periost am Knochen.
- **Sharpey-Fasern, Fibrae cementoalveolares:** Die kollagenen Faserbündel, die den Zahn leicht federnd in der Zahnalveole des Kieferknochens aufhängen, also Knochen und Zement verbinden. In ihrer Gesamtheit nennt man sie Wurzelhaut oder Periodontium. Durch ihre Konstruktion wird ein Teil des Kaudrucks aufgefangen und in Zugwirkung auf den Knochen umgewandelt.

Shiga, Kiyoshi

(1870–1957) Japanischer Mikrobiologe. Nach dem Studium in Tokio bildete er sich drei Jahre bei Paul Ehrlich in Frankfurt weiter, bevor er in Tokio am Institut für Infektionskrankheiten arbeitete. Er wurde dann Professor an der Keio-Gijuki-Universität in Tokio. 1926 ging er an die neu gegründete Universität in Seoul in Korea, das 1910 von den Japanern annektiert worden war. Ab 1929 war er Präsident dieser Universität. ↗ *Fuse*

- **Shigella:** Gattung der Enterobacteriaceae, die der Erreger der bakteriellen Ruhr (Dysenterie) ist, die ulzeröse Läsionen der Darmschleimhaut hervorruft (↗ *Krukenberg*). 1898 konnte Shiga den Erreger der Dysenterie aus dem Stuhl Erkrankter isolieren. Er entwickelte ein Dysenterieserum, das ab 1900 eingesetzt wurde.

Shrapnell, Henry Jones

(1792–1834) Englischer Militärchirurg, Anatom und Geologe. Er wird häufig mit dem britischen Offizier Henry Shrapnel (1761–1842) verwechselt, der zwar nicht Mediziner war, aber für seine militärische Erfindung berühmt geworden ist: ein Splittergeschoss, das Sprengstoff, kleine Bleikugeln und Zünder enthielt und so effektiv war, dass man im Ersten Weltkrieg zum Grabenkampf überging. Eingedeutscht heißen daher jetzt alle Splittergeschosse Schrapnell.

- **Shrapnell-Membran, Pars flaccida membranae tympanicae:** Kleinerer dünner Abschnitt des Trommelfells oberhalb des Hammergriffs.

Sims, J. Marion

(1813–1883) Trotz seines für deutsche Ohren verwirrenden Vornamens war er ein Mann. Er praktizierte in Alabama und New York und gilt als der «Father of American Gynecology», wird aber oft auch brutaler chirurgischer Experimente an Sklavinnen bezichtigt. In den frühen 1840er Jahren behandelte Sims in Montgomery, Alabama, mehrere Sklavinnen wegen Blasen-Scheiden-Fisteln, einer damals gerade in der ärmeren Bevölkerung häufigen Folge von komplizierten Geburten. Während es den Sklaven-«Besitzern» wohl eher egal war, dass diese Fisteln den Frauen das Leben schwer machten, reduzierten sie auch den Marktwert der Sklavinnen, weshalb sie sie zu Sims schickten. Dieser begann Versuche, die Fisteln operativ zu beheben, womit er chirurgisches Neuland betrat (viktorianische Ärzte untersuchten bis dahin überhaupt nur selten die weiblichen Genitalien). Eine Sklavin namens Anarcha soll er dabei mehr als 30-mal operiert haben. Die Grenze zwischen Heilungsversuch und Experiment war dabei sicher fließend. Dass Sims ohne Narkose operierte, wie ihm vorgeworfen wird, lag allerdings einfach daran, dass es diese noch nicht gab (↗ *Bigelow*). Die Sklaverei selbst hat Sims jedoch nie in Frage gestellt.

Für die Fortschritte der chirurgischen Technik, die Sims' Versuche unzweifelhaft gebracht haben, sind dem Operateur inzwischen mehrere Denkmäler gesetzt worden (↗ *Skene*), unter anderem ein imposantes im New Yorker Central Park, während solche Denkmäler für die Frauen, die er operierte, noch ausstehen.

- **Sims-Spekulum:** Einfaches Spekulum mit zwei gebogenen Blättern, das in der Gynäkologie und Proktologie verwendet wird.
- **Sims-Huhner-Test, Postkoitaltest:** Beurteilung der Penetrationsfähigkeit der Sper-

mien durch Entnahme von Zervixschleim 4–12 Stunden nach dem Geschlechtsverkehr. Es ist allerdings inzwischen gezeigt worden, dass die Anwendung des Tests keine Auswirkung auf die erreichte Schwangerschaftsrate hat. Max Huhner (1873–1947) war ein New Yorker Urologe, der den von Sims 1866 publizierten Test 1913 wiederentdeckte.

Sissi

(1837–1898) Kosename für Kaiserin Elisabeth von Österreich-Ungarn. Als bayrische Herzogstochter, in Possenhofen am Starnberger See aufgewachsen, war sie aus politischen Gründen mit Kaiser Franz Joseph I. liiert worden. Nicht nur die bekannte Film-Sissi, dargestellt von Romy Schneider, auch die reale junge Kaiserin fühlte sich von den strengen Wiener Hofritualen und von ihrer herrischen Schwiegermutter eingeengt. Mit den Jahren ging sie immer mehr auf Distanz zu Wien und ihrem Mann, hielt sich viel am ungarischen Hof auf, reiste zum Reiten und Jagen nach Irland oder besuchte archäologische Ausgrabungen in Griechenland, erwarb eine Villa auf Korfu und übertrug ihr privates Vermögen schließlich in die Schweiz. Ihre vielen Reisen endeten tragisch, als sie am Genfer See von einem italienischen Anarchisten ermordet wurde.

- **Sisi-Syndrom:** (im Gegensatz zur Kaiserin meist mit einfachem «s» geschrieben) Eine besondere Form der Depression, die schwer zu diagnostizieren ist, da sie von den Patientinnen durch ein aktives, leistungsorientiertes und lebensbejahendes Verhalten und viel Sport überspielt wird. Therapie der Wahl ist Paroxetin, da als Ursache eine Serotonin-Imbalance vermutet wird.

Diese Krankheit ist eine erfolgreiche Erfindung der Pharma-Industrie. Münsteraner Psychiater haben in einem Artikel im *Nervenarzt* von 2003 darauf hingewiesen, dass der Begriff Sisi-Syndrom das erste Mal 1998 in einer Anzeige der Firma SmithKline Beecham auftauchte und das neue Krankheitsbild mit Hilfe der PR-Firma Wedopress «etabliert» wurde. Mehrere Frauenzeitschriften und Ärzte fielen auf die Kampagne herein, eine Dr. med. Barbara Voll gab sich dazu her, ein ganzes Buch darüber zu schreiben. Selbst eine wissenschaftliche Begründung des neuen eigenständigen Syndroms ist versucht worden. Auch dies ist also eine Möglichkeit, den Absatz von Antidepressiva zu steigern. Unbenommen ist, dass es Depressive gibt, deren Depression lange verkannt wird. Trotzdem sollten aber wohl nicht alle lebensbejahenden, reiselustigen oder sporttreibenden Menschen von vornherein als verdächtig gelten.

Sjögren, Henrik Samuel Conrad

(1899–1986) Schwedischer Ophthalmologe. Seine Doktorarbeit über die nach ihm benannte Erkrankung war nach Meinung der Gutachter vom Karolinska Institut in Stockholm nicht ausreichend, um ihm den Titel Dozent zu verleihen. Eine wissenschaftliche Karriere war ihm somit verbaut und er wurde Leiter einer Augenklinik in Jönköping in Südschweden. Später wurde ihm für seine Verdienste um die Hornhauttransplantation ein Professorentitel der Universität Göteborg verliehen, er blieb aber bis zu seiner Pensionierung in Jönköping.

- **Sjögren-Syndrom, Sicca-Syndrom:** Chronische autoimmune Entzündung der Speichel- und Tränendrüsen mit Lymphozyten- und Plasmazell-Infiltraten, die zu trockenem Auge und Mund führt. Auch andere Drüsen können betroffen sein. Sicca-Syndrom ist meist die Bezeichnung für die primäre Form, während sekundäre Formen mit Kollagenosen (oft rheumatoider Arthritis) assoziiert sind. Die Therapie ist symptomatisch. ↗ *Mikulicz*

Skene, Alexander Johnston Chalmers

(1838–1900) Ein Schotte, der mit 19 Jahren nach Nordamerika emigrierte und dort in Toronto und Michigan Medizin studierte. Er wurde dann Professor der Gynäkologie am Long Island College Hospital in New York, wo er auch eine gynäkologische Praxis betrieb. Als Hobby-Bildhauer hat er unter anderem eine Büste von ↗ *Sims* in Stein gemeißelt, die noch heute im Foyer der Kings County Medical Society steht. Auf der Grand Army Plaza in New York, immerhin eine der teuersten Adressen Manhattans, hat man auch ihm ein Denkmal errichtet.

• **Skene-Gänge, Ductus paraurethrales:** Beiderseits an der äußeren Öffnung der weiblichen Harnröhre münden größere Gruppen der um die Harnröhre gelegenen Glandulae urethrales mit je einem Ausführungsgang. Die Drüsen, die auch Skene-Drüsen genannt werden, entsprechen entwicklungsgeschichtlich der Prostata des Mannes. Nach Jahren der heftigen Diskussion um das Thema kann man diese Drüsen wohl heute als den Haupt-Ursprungsort des Ejakulats der Frau ansehen.

Snellen, Herman

(1834–1908) Ophthalmologe in Utrecht. Neben seinen Tafeln entwickelte er auch ein neues Glasauge, das «Reformauge», das sich durch seine Doppelwandigkeit von den einwandigen Schalenmodellen unterscheidet.

• **Snellen-Tafeln:** Tafeln mit verschieden großen Buchstaben zur Visus-Prüfung.

Soemmering, Samuel Thomas

(1755–1830) Bedeutender Anatom und Arzt der Aufklärung. Nach dem Studium in Göttingen war er in Kassel, Mainz und Frankfurt am Main tätig. Seine Dissertation über die Hirnnerven führte deren noch heute übliche Zählung ein. Auch die Begriffe Hypophyse und Bauchspeicheldrüse gehen auf ihn zurück. Als umfassender Naturgelehrter beschäftigte er sich auch mit dem neu entdeckten Phänomen des Galvanismus. Er entwickelte nicht nur einen elektrochemischen Telegraphen, sondern auch eine galvanische Vorstellung vom Wirken des Gehirns. Diese ließ ihn die (ebenfalls «neu entdeckte») ↗ *Guillotine* vehement ablehnen, da er der Überzeugung war, das Bewusstsein dauere bei Enthaupteten noch kurz an. In seinem Werk *Über das Organ der Seele* von 1796 vermutet er den Sitz der Seele im Liquor der Hirnhöhlen. Immanuel Kant, der für dieses Buch ein Nachwort schrieb, hielt dies für eine unzulässige Vermischung von Philosophie und Physiologie. ↗ *Goethe* hat mehrfach mit Soemmering zu tun gehabt – unter anderem studierte er bei Soemmering in Kassel einen Elefantenschädel – und sagte von ihm: «Ein höchst fähiger, zum Schauen, Bemerken, Denken, aufgeweckter lebendiger Geist.»

Dieser zum Schauen befähigte Geist äußerte sich auch darin, dass Soemmering 1799 der Erste war, der menschliche Embryonen und Feten anatomisch korrekt abbildete. Bis dahin konnte man zwar den Uterus schon durchaus richtig darstellen, selbst bei Schwangeren, aber sein Inhalt war entweder undefiniert oder ein Säugling in Kleinform, ein kauerndes Kindlein, das auf die Geburt wartet. Soemmering stellte dar, was seine Vorgänger offenbar nicht sehen wollten, weil es zu «unmenschlich» aussah.

• **Soemmering-Substanz, Substantia nigra:** Historische Bezeichnung für die Substantia nigra im Mittelhirn, die den wichtigsten Ursprungsort von dopaminergen Neuronen darstellt, die bei der ↗ *Parkinson*-Krankheit degenerieren.

Spatz, Hugo

(1888–1969) Deutscher Hirnforscher. Nach Tätigkeit an der Deutschen Forschungsanstalt für Psychiatrie in München wurde er 1937 zum Leiter des Kaiser-Wilhelm-Instituts für Hirnforschung in Berlin-Buch ernannt. Dieses Institut war um 1930 unter Cécile und Oskar Vogt zum führenden Hirnforschungsinstitut der Welt geworden. Oskar Vogt war den Nazis wegen seines freundlichen Umganges mit jüdischen und sozialdemokratischen Mitarbeitern und seinen Kontakten zur Sowjetunion (er hatte Lenins Hirn untersuchen dürfen) nicht genehm und wurde unter verschiedenen Vorwänden und Intrigen 1937 in den Ruhestand gezwungen. Als neuer Leiter verlegte Spatz den Forschungsschwerpunkt von der normalen Hirnarchitektonik auf die Neuropathologie. Er brachte auch die Eugenik in den Vordergrund, die bei den Vogts eine geringere Rolle gespielt hatte. Zur Sicherung von «großem Gehirnmaterial» betrieb er eine enge Verknüpfung des Instituts mit umliegenden Krankenhäusern, insbesondere psychiatrischen Anstalten. In diesem Rahmen kann auch die Berufung ↗ *Hallervordens* an das Institut gesehen werden. Nach Kriegsbeginn übernahm Spatz auch die Leitung einer Außenabteilung für Gehirnforschung des Luftfahrtmedizinischen Forschungsinstituts, musste damit aber auch die zunehmende Militarisierung der Institutsforschung hinnehmen. Die «Aktion T4», die deutschlandweite Vergasung von etwa 70 000 Psychiatrie-Patienten 1940 bis 1941 sowie die weitergeführte «wilde Euthanasie» in den Folgejahren, von denen Spatz frühzeitig unterrichtet war, eröffnete dem Institut ungeahnte Forschungsmöglichkeiten in Form der Gehirne der Ermordeten, aber auch die Möglichkeit, neben der militärischen die zivile (wenn auch nicht zivilisierte) Forschung weiterzuführen und dafür sogar Forschungsgelder von der Deutschen Forschungs-Gemeinschaft einzuwerben.

Eine direkte Beteiligung von Spatz an der Organisation der «Euthanasie» ist unwahrscheinlich. Er war aber von Anfang an gut von dieser Aktion unterrichtet, die er selbst nach dem Krieg als verbrecherisch bezeichnete, und hat jedenfalls guten Gewissens davon profitiert. Nach einer kurzen Verhaftung durch die Amerikaner nach dem Krieg setzte er seine Karriere in Gießen und Frankfurt fort. Als im Vorfeld eines internationalen Neurologen-Kongresses in Lissabon 1953 Hallervorden wegen seiner Forschungen unter Beschuss kam, setzte sich Spatz, allerdings vergeblich, für seinen ehemaligen Mitarbeiter ein und blieb dann auch mit ihm gemeinsam dem Kongress fern. Auch wenn eine Umbenennung der nach Spatz benannten Erkrankung wegen Spatz' Vergangenheit noch umstritten ist (↗ *Hallervorden*), hat die Deutsche Gesellschaft für Neurologie ihren Hugo-Spatz-Preis für hervorragende Forscherleistungen auf dem Gebiet der zerebrovaskulären Erkrankungen 1999 in Adolf-↗ *Wallenberg*-Preis umbenannt. Die Max-Planck-Gesellschaft, Nachfolgerin der Kaiser-Wilhelm-Institute, hat 1997 eine Kommission zur Erforschung ihrer Vergangenheit eingerichtet, deren Ergebnisse im Internet zugänglich sind (www.mpg.de).

- **↗ Hallervorden-Spatz-Krankheit**

Spieghel, Adriaan van den

(1578–1625) (auch Spighel, Spiegel oder Spigelius) Flämischer Anatom. Er studierte in Löwen und Padua. Dann ließ er sich zunächst in Mähren als Arzt nieder, wurde aber 1605 als Professor für Anatomie und Chirurgie nach Padua berufen.

- **Spieghel-Hernie, Hernia lineae semilunaris:** Sehr seltene Bauchwandhernie im muskelfreien Bereich zwischen dem Seitenrand des M. rectus und dem Muskelansatz des M. transversus abdominis. Der Bereich heißt auch Linea semilunaris oder Linea spigelii.
- **Lobus spigelii, Lobus caudatus hepatis:** Der zwischen Vena cava und Ligamentum venosum liegende Teil der Leber, der oft weit in die Bursa omentalis vorspringt. Immerhin findet sich schon an babylonischen Lebermodellen an der Stelle des Lobus caudatus eine deutliche Vorwölbung. Man kann diese Modelle als die ältesten «anatomischen Modelle» der Welt bezeichnen. Das ist allerdings Geschichtsverdrehung, denn sie dienten zwar zur Unterweisung in der Leberschau, also der Vorhersage des Schicksals aus der Leber von Schlachttieren, aber natürlich nicht zu anatomischem Unterricht in modernem Sinn.

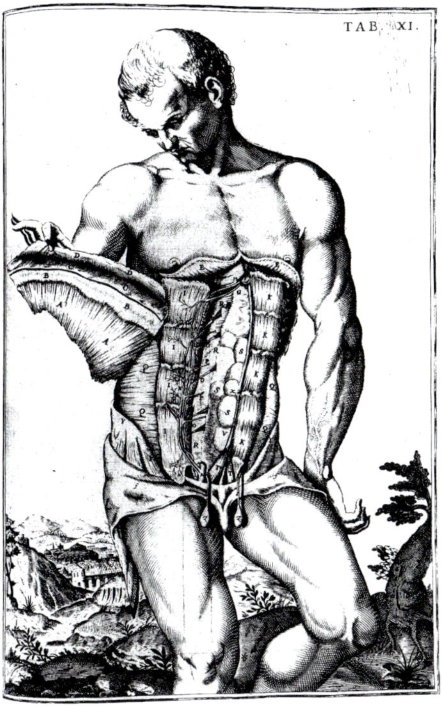

Darstellung der Bauchmuskulatur aus Spiegels Werk *De humani corporis fabrica* von 1627

↗ *Hyrtl* hat vermutet, dass der sehr alte (und seltene) Begriff «Haubt der Leber» sich auf diesen vorstehenden Lappen beziehe. Ähnliche Begriffe für einen «Leberkopf» fand er in der griechischen Beschreibung von Tieropfern und vermutete, dass der Lobus caudatus sich mit der anhängenden Fettmasse des kleinen Netzes besonders zu Brandopfern geeignet habe. So heißt es auch in der Bibel im Buch Exodus 29,13 zu einem Stieropfer: «Nimm dann das ganze Fett, das die Eingeweide bedeckt, sowie die Leberlappen, und die beiden Nieren, auch das Fett daran, und lass es auf dem Altar in Rauch aufgehen!», ohne dass die Autoren allerdings die Leberanatomie genauer differenzieren.

Stensen, Niels

(1638–1686) (auch Steno oder Stenonius) Dänischer Anatom, Geologe und Bischof. Nach dem Studium in Kopenhagen unter ↗ *Bartholin* und in Leiden unter ↗ *Sylvius* unternahm er Studienreisen nach Paris und Montpellier. 1667 trat er, gerade in Diensten der toskanischen Großherzöge in Pisa und Florenz, zum katholischen Glauben über. Dessen ungeachtet publizierte er 1669 ein grundlegendes Werk zur Geologie und Paläontologie, das die erste Zeichnung eines geologischen Profils enthielt und die Schichtung der Erdoberfläche erkannte, während seine Vorgänger auf diesem Gebiet die Erde noch im Rahmen der göttlichen Schöpfung zu verstehen suchten und viele Phänomene auf die Sintflut zurückführten. Er wurde damit zum Begründer der modernen Geologie. Er machte aber auch viele anatomische Entdeckungen, gilt als Erstbeschreiber der ↗ *Fallotschen* Tetralogie und studierte ausführlich das Herz, von dem er sagte: «Man hat das Herz als die Sonne, ja als König begrüßt, während man doch, wenn man genauer hinsieht, nichts findet als einen Muskel.» Ab 1672 war er Professor der Anatomie in Kopenhagen auf einer Position, die extra für ihn geschaffen werden musste, da in Kopenhagen eigentlich Katholiken nicht Hochschullehrer werden konnten. 1675 kehrte Stensen in die Toskana zurück und beschloss, die Wissenschaft aufzugeben und sich nur noch dem Glauben zu widmen. Im selben Jahr wurde er zum Priester geweiht. Auf Wunsch des Herzogs Johann Friedrich von Hannover wurde er 1677 in Rom von Papst Innozenz XI. zum apostolischen Vikar der nordischen Länder ernannt. Von dem Wunsch beseelt, alle nordischen Länder zu missionieren (er sprach inzwischen neun Sprachen), machte er sich nach Hannover auf und bereiste von dort Deutschland, Dänemark und Norwegen. 1680 bis 1683 war er außerdem Weihbischof in Münster. Er starb in Schwerin. Am 23.10.1988 wurde er von Papst Johannes Paul II. seliggesprochen.

- **Stenonscher Gang, Ductus stenonis, Ductus parotideus:** Ausführungsgang der Ohrspeicheldrüse, der gegenüber dem zweiten

Molaren im Vestibulum oris mündet. Stensen entdeckte den Gang als 22-jähriger Medizinstudent bei der Sektion an einem Schaf. Auf der Suche nach Gefäßen fand er den Gang, bei dessen Sondieren er auf die Zähne stieß. Er demonstrierte den Gang seinem Anatomieprofessor, Gerard Blasius, der das Ganze zunächst als schlechte Präparation abtat, dann aber versuchte, den Gang als seine eigene Entdeckung zu verkaufen, was ihm offensichtlich aber nicht gelang.

Stieve, Hermann

(1886–1952) Anatom in Halle und ab 1935 in Berlin. Er war ein strenger und manchmal streitbarer Hochschullehrer, der sowohl mit nationalsozialistisch gesinnten als auch später mit FDJ-Studenten aneinander geriet. Das trug ihm verschiedene Disziplinarverfahren ein sowie 1951 auch eine Akte bei der Stasi, die seine Gesinnung unter dem Kodenamen «Nordlicht» beleuchtete. Die Stasi kam zu der abschließenden Meinung, dass Stieve zwar sicher kein Kämpfer für ihre Sache sei, aber zu wichtig für die Universität, um davon viel Aufhebens zu machen. Sein Tod erübrigte dann allerdings auch weitere Untersuchungen.

Stieve ging als «Anatom der Gynäkologen» in die Geschichte ein, weil er sich sehr um die Erforschung der Geschlechtsorgane bemüht hat, vor allem um die funktionelle Morphologie des Ovars. Insbesondere hat er sehr heftig – und wohl auch zu Recht – ↗ *Knaus*' Behauptungen zur exakten Vorhersagbarkeit des Eisprungs kritisiert. Dafür beschäftigte er sich jahrzehntelang bei den verschiedensten Tierarten mit den Eierstöcken und ihren Funktionszuständen. Seltener gelang es Stieve, menschliche Eierstöcke, die bei Operationen entnommen wurden, oder solche von jung verstorbenen Frauen zu untersuchen. In den letzten Jahren des «Dritten Reichs» konnte er sich dann aber, wie es im Nachruf von Romeis heißt, «auf ein Untersuchungsgut stützen, wie es in dieser Zahl, Güte und Vollständigkeit bisher noch keinem Forscher zur Verfügung stand». Die Zahl der Hinrichtungsopfer in der Berliner Strafanstalt Plötzensee war sprunghaft angestiegen (1943 waren es 1180!), und fast alle Leichen der Hingerichteten kamen anschließend in die Anatomie – nicht zuletzt, um den Getöteten und ihren Angehörigen ein Grab vorzuenthalten.

Es war zu Stieves Zeit noch nichts Ungewöhnliches, an Leichen von Hingerichteten zu forschen und zu lehren (wenn auch Hinrichtungen in der Weimarer Zeit selten geworden waren), vor der fragwürdigen Quelle dieses für ihn unermesslichen «Materials» hat Stieve aber offensichtlich die Augen verschlossen. Mit seinem wissenschaftlichen Eifer, verbunden mit einer Art «preußischem» Gefühl der Pflicht, die Gelegenheit nutzen zu müssen, die ihm die Zeit bot, kann er mit ↗ *Hallervorden* verglichen werden. Dass unter den in Plötzensee Hingerichteten auch viele Widerstandskämpfer und -kämpferinnen waren, hat ihm den posthumen Vorwurf eingetragen, «den deutschen Widerstand zu Gewebeschnitten» verarbeitet zu haben. Das ist sicher überspitzt formuliert, aber der Zweck heiligt eben nicht immer die Mittel.

- **Stieve-Lösung:** Lösung zur Gewebefixierung, die Sublimat (Quecksilberchlorid), Formaldehyd und Essigsäure enthält. Sie wird noch heute in der Pathologie so benannt und auch routinemäßig eingesetzt, vor allem zur Fixierung von Hodenbiopsien, da die übliche Formalinfixierung für den Nachweis testikulärer intraepithelialer Neoplasien (TIN) ungeeignet ist.

Still, George Frederick

(1868–1941) Londoner Pädiater. Er war am King's College der erste Professor für Kinderheilkunde in Großbritannien. Später war er auch Leibarzt der heutigen Königin Elisabeth II., als diese noch ein Kind war. Er blieb sein Leben lang Junggeselle und widmete sich nur der Medizin. Bis zu ihrem Tod lebte er bei seiner Mutter und begleitete sie jeden Sonntag in die Kirche. Seine einzige Freizeitbeschäftigung war das Lesen von griechischen und lateinischen Klassikern. Er galt als zurückhaltend und verschlossen, blühte aber auf, sobald er die Kinderstation betrat, redete und scherzte mit den Kindern und sorgte sich um jedes von ihnen. Nach seiner Pensionierung ging er nach Salisbury in Rhodesien (heute Harare in Zimbabwe), wo er sich mit Angeln und dem Unterrichten der englischen Sprache und Literatur beschäftigte und auch Gedichte schrieb. Das späte Gedicht an seine verstorbene Mutter lässt ahnen, dass er wohl selbst gern Kind geblieben wäre:

> Years have gone since that sweet presence
> And her «boy» is old and grey,
> But I hear my mother calling,
> I am yet a child at play,
> And my Mother has my heart-love,
> And it seems but yesterday.

• **Still-Krankheit, Juvenile rheumatoide Arthritis mit Systembeteiligung:** Schwere Erkrankung des Kindesalters, zu der außer Gelenkentzündung vor allem hohes intermittierendes Fieber, Exantheme und Hepatosplenomegalie gehören.

Stilling, Benedict

(1810–1879) Chirurg und Hirnforscher in Kassel. Als Jude hatte er Schwierigkeiten, eine akademische Karriere einzuschlagen, nahm daher die Stelle eines Landgerichts-Wundarztes in Kassel an und wurde damit der erste jüdische Beamte im Fürstentum Hessen-Kassel. Nach sieben Jahren in dieser Position machte man ihm erneut Schwierigkeiten wegen seiner Religion und wollte ihn in das kleine Dorf Eiterfeld nördlich von Fulda versetzen (was er dort hätte tun sollen, ist allerdings nicht bekannt). Stilling beschloss daher, seine Beamtenstellung zu verlassen und sein Geld zukünftig mit einer Privatpraxis in Kassel zu verdienen. Diese war anscheinend recht erfolgreich, denn er hatte fortan genug Mittel und Zeit für ausgedehnte Studienreisen, unter anderem nach Paris und Italien, auf denen er mit den wissenschaftlichen Größen seiner Zeit in Kontakt kam. Er untersuchte als einer der Ersten das Zentralnervensystem mit histologischen Serienschnitten und konnte so viele neue Kerne beschreiben. Er war aber auch ein begabter Chirurg und soll die erste Ovariektomie in Deutschland durchgeführt haben.

• **Stilling-↗ Clarke-Säule, Nucleus thoracicus posterior:** Zellsäule in der grauen Substanz des Rückenmarks am medialen Rand des Hinterhorns von C7 bis L2. Sie ist eine Schaltstation für propriozeptive Fasern und der Ursprung des ↗ *Flechsig*-Bündels.

Stokes, William

(1804–1878) Dubliner Internist. Sein Schulunterricht als Kind begann mit einem Schulverweis am ersten Tag, nachdem er einem Lehrer eine Schiefertafel an den Kopf geworfen hatte. Nach einigem Privat- und Selbststudium arbeitete er dann in seiner Jugend bereits aushilfsweise am Dubliner Meath-Hospital und begleitete auch seinen Vater auf Hausbesuchen, bevor er in Edinburgh Medizin studierte. Nach dem Studium konnte er direkt die Stelle seines Vaters (der wiederum Nachfolger von ↗ *Cheyne* gewesen war) am Meath-Hospital übernehmen sowie später auch dessen Professur am Trinity College. Stokes trat unter anderem dadurch hervor, dass er den Studentenunterricht reorganisierte und vorschlug, dass ein Abschluss in einem geisteswissenschaftlichen oder künstlerischen Fach Voraussetzung für das Medizinstudium sein müsse. Er schrieb dazu: «Let us emancipate the student and give him time and opportunity for the cultivation of the mind.» Stokes begann sein Tagwerk regelmäßig zwischen 4 und 5 Uhr morgens und sagte dazu, sein Vater habe ihm nur eine Hinterlassenschaft gemacht, «the blessed gift of rising early». Dafür, dass Stokes sein Leben lang in die beruflichen Fußstapfen des Vaters getreten war, klingt das fast nach Kritik.

- ↗ **Adams-Stokes-Anfall**
- ↗ **Cheyne-Stokes-Atmung**
- **Stokes-Kragen:** Ödeme und Stauung der Hautvenen in der oberen Körperhälfte mit Zunahme des Halsumfangs bei oberer Einflussstauung, z. B. durch eine Tumorkompression der V. cava superior.

Strümpell, Ernst Adolf Gustav Gottfried von

(1853–1925) Als Sohn eines Philosophie-Professors verbrachte er seine Jugend in Dorpat (heute Tartu) in Estland und war schon mit sechs Jahren ein virtuoser Geigenspieler. Er war Professor für Innere Medizin in Erlangen, Breslau, Wien und Leipzig. Sein *Lehrbuch der Speciellen Pathologie und Therapie innerer Krankheiten* wurde ein Standardwerk seiner Zeit, dessen 32. Auflage noch 1934 gedruckt wurde. Dass er als Kapazität galt, zeigt sich auch darin, dass er im Frühjahr 1923 als einer der Ratgeber an das Krankenbett Lenins gerufen wurde. Von den mindestens 14 Ärzten, die damals Lenin mit behandelten, waren immerhin sieben aus Deutschland. Helfen konnten sie dem Schlaganfallpatienten allerdings auch nicht.

- **Morbus Marie-Strümpell-↗ Bechterew, Spondylitis ankylosans**

Sydenham, Thomas

(1624–1689) Der englische Hippokrates. Als Medizinstudent kämpfte er auf der Seite der Parlamentarier im englischen Bürgerkrieg, der 1649 mit der Hinrichtung des Königs Karl I. und der Abschaffung der Monarchie endete. Ab 1655 betrieb Sydenham im Londoner Stadtteil Westminster eine ärztliche Praxis. Erst 1676 erhielt er vom Pembroke College in Cambridge die Doktorwürde (akademische Titel konnten zu seiner Zeit nur in Oxford oder Cambridge erworben werden, nicht in London). Seine große Stärke war die empirische Krankheitsbeschreibung aufgrund sehr genauer Beobachtung. So konnte er Pocken, Masern und Scharlach unterscheiden, die man vorher in einen Topf geworfen hatte. Auch differenzierte er die Gicht, an der er selber litt, vom entzündlichen Rheumatismus. Über seine Gicht schrieb er: «It makes life worse than death and finally brings death as a relief». Er befürwortete das Opium als gutes Medikament, war aber generell zurückhaltend in seinen Behandlungen und soll gesagt haben: «Die Ankunft eines guten Clowns hat mehr förderliche Wirkung auf die Gesundheit einer Stadt als die Ankunft von 20 mit Medikamenten beladenen Eseln.»

- **Sydenham-Chorea, Chorea minor:** Manifestation des rheumatischen Fiebers insbesondere bei Kindern. Im Gegensatz zur ↗ *Huntington*-Chorea betreffen die unwillkürlich auftretenden Bewegungen mehr die distalen Extremitäten. ↗ *Veitstanz*

Sylvius, François de le Boë

(1614–1672) Als Sohn einer Hugenottenfamilie wurde er in Hanau geboren, wo er auch, nach der Promotion in Basel, zunächst zwei Jahre als Arzt praktizierte. Er ging dann aber nach Amsterdam und schließlich nach Leiden, wo er einen Lehrstuhl für praktische Medizin erhielt. Er war einer der Hauptvertreter der Iatrochemie. Diese Bewegung ging auf Paracelsus zurück, der im 16. Jahrhundert die Alchemie von der Suche nach dem Stein der Weisen zur Suche nach Arzneimitteln entwickelt hatte, natürlich noch nicht ohne magische und astrologische Vorstellungen. Sylvius versuchte, das Leben und die Krankheiten auf chemische Vorgänge zurückzuführen. Er entwickelte unter anderem Theorien zu den verschiedenen «Fermentationen» bei der Verdauung.

Er ist nicht zu verwechseln mit Jacques Dubois Sylvius (1478–1555), dem Pariser Lehrer ↗ *Vesals*, der sich so sehr bemühte, die ↗ *galensche* Anatomie gegen Angriffe zu verteidigen, dass er behauptete, der Mensch müsse eben zu Galens Zeiten einen anderen Körperbau gehabt haben.

- **Sylvische Furche, Sulcus lateralis:** Tiefe Furche zwischen Frontal-, Parietal- und Temporallappen, die durch den frühen fetalen «Wachstumsstillstand» der Inselregion entsteht. Da die A. cerebri media sich in der Tiefe der Furche verzweigt, wird sie gelegentlich auch Sylvische Arterie genannt.
- **Aquaeductus Sylvii, Aquaeductus mesencephali, Aquaeductus cerebri:** Die Verbindung des III. mit dem IV. Ventrikel.

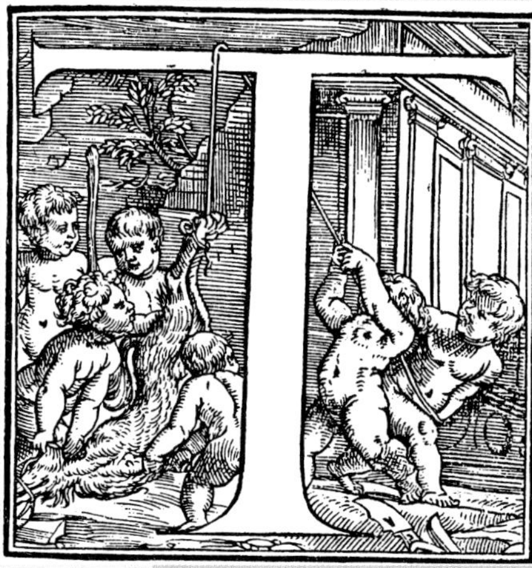

T

Taussig, Helen Brooke

(1898–1986) Amerikanische Kinderkardiologin. Sie wollte gern in Harvard Medizin studieren, wo Frauen aber 1921 noch nicht zugelassen wurden, weshalb sie nach Baltimore an die Johns Hopkins Universität ging. Eine zunehmende Hörminderung, die auf eine Infektion in ihrer Kindheit zurückging, hinderte sie nicht daran, ihr Studium erfolgreich zu beenden. Sie wurde dann Leiterin der Kinderkardiologie, angeblich auch deshalb, weil diese Stelle sonst niemand haben wollte, denn für die dort behandelten «blue babies» konnte damals medizinisch wenig getan werden. Sie musste inzwischen ihr Hörgerät durch Lippenlesen unterstützen und ersetzte das Stethoskop oft durch die fühlenden Finger, war aber trotz (oder wegen) dieser etwas anderen Herangehensweise am Ende sehr erfolgreich für «ihre» blue babies (siehe ihre Operation). Sie wurde schließlich die erste weibliche Vorsitzende der American Heart Association und, wenn auch erst recht spät, 1959 noch Professorin für Pädiatrie. Es war vor allem ihrem Einsatz zu verdanken, dass Thalidomid in den USA früh verboten wurde und keine großen Schäden anrichten konnte. Sie starb drei Tage vor ihrem 88. Geburtstag durch einen Autounfall.

• ↗ **Blalock-Taussig-Operation**

Tawara, K. Sunao

(1873–1952) Pathologe an der Universität Fukuoka in Südjapan, der von 1903 bis 1906 mit ↗ *Aschoff* in Marburg zusammenarbeitete (zeitweilig waren von 26 Pathologie-Lehrstühlen in Japan 23 mit Aschoff-Schülern besetzt). Dieser beauftragte ihn auch mit der Bearbeitung der Frage des Reizleitungssystems am Herzen und schrieb am Ende den deutschen Text für Tawaras Veröffentlichung. Dazwischen hatte Tawara 30 menschliche Herzen, 8 Hunde-, 4 Katzen- und 2 Schafherzen in säuberlicher Kleinarbeit makroskopisch und histologisch aufgearbeitet. Entsprechend schrieb Aschoff über die gemeinsame Veröffentlichung in einem Brief an seinen Vater: «Es steckt wirklich sehr viel Fleiß des Japaners darin.» ↗ *Fuse*

• ↗**Aschoff-Tawara-Knoten, AV-Knoten, Nodus atrioventricularis**

Tenon, Jacques René

(1724–1816) Pariser Militärchirurg und Ophthalmologe, später Professor der Pathologie und Chefchirurg der Salpêtrière in Paris. Nach dem großen Brand im Pariser Hôtel-Dieu 1772 und motiviert durch den Geist der französischen Aufklärung beauftragte die Académie Royale des Sciences Tenon, Pläne für die Erneuerung der großen Pariser Krankenhäuser zu entwerfen. Er wurde zu diesem Zweck 1787 nach England geschickt, das in der Krankenhausorganisation als führend galt. Er besuchte dort 52 Krankenhäuser und kam mit ausführlichsten Aufzeichnungen über Architektur, Einrichtung, Organisation, Belegung, Kosten-Nutzen-Statistiken und Berechnungen zum Verhältnis von Organisation und Mortalität zurück. Das daraus entstandene Werk *Mémoires sur les hôpitaux de Paris* war mitentscheidend für die Neuorganisation der Krankenhäuser, die Tenon als ein «Maß für die Zivilisation eines Volkes» ansah und die den Übergang vom mittelalterlichen zum modernen Krankenhaus darstellt (↗ *Bichat*). Ein Krankenhaus im Pariser Osten trägt heute seinen Namen.

• **Tenon-Kapsel, Vagina bulbi:** Die dünne Bindegewebsschicht, die das orbitale Fett vom

Augapfel trennt und die eine Art «Gelenkpfanne» bildet, in der die Bewegungen des Bulbus möglich sind. Zwischen der Sklera und dieser Kapsel befindet sich eine Verschiebeschicht, die auch Tenon-Raum genannt wird. «Tenonitis» kann sowohl eine schmerzhafte Entzündung dieser Kapsel sein, wie sie bei grippalen Infekten auftreten kann, als auch eine Sehnenentzündung, die aber nichts mit Tenon zu tun hat.

Thebesius, Adam Christian

(1686–1732) Schlesischer Arzt. Er studierte in Leipzig, Jena und Leiden, wo er seine Dissertation über die Venen des Herzens schrieb. Mit 22 Jahren ließ er sich dann als Arzt in Hirschberg in Schlesien nieder, wo er nicht nur Stadtphysikus wurde, sondern auch Kirchenvorsteher. Er verfasste mehrere Fallbeschreibungen, die ihm die Aufnahme in die die Kaiserliche Akademie der Naturforscher Leopoldina brachten, und auch einige Gedichte.

- **Thebesius-Klappe, Valvula sinus coronarii:** Eine rudimentäre Klappe an der Einmündung des Sinus coronarius in den rechten Vorhof. ↗ *Koch, Walter*
- **Thebesius-Venen, Venae cardiacae minimae:** Die kleinsten Venen, die direkt in die Herzhöhlen münden und damit im linken Herzen einen kleinen Teil zum natürlichen Rechts-Links-Shunt beitragen.

Thiersch, Carl

(1822–1895) Chirurg in Erlangen und Leipzig. 1870/71 war er auch Militärchirurg in der sächsischen Armee, die im deutsch-französischen Krieg ausnahmsweise mit den Preußen gemeinsam kämpfte. 1865 veröffentlichte er eine Monographie *Der Epithelialkrebs*. Während ↗ *Virchow* noch der Meinung war, Karzinome entstünden aus Wucherungen des Bindegewebes, erkannte Thiersch ihre aus heutiger Sicht richtige epitheliale Natur. Thiersch war bekannt für seinen manchmal sarkastischen Humor. Am bekanntesten wurde eine Bemerkung gegenüber dem König Albert von Sachsen, der ihm bei einer Operation zuschauen durfte. Mit dem Amputationsmesser in der Hand trat er auf den König zu und fragte: «Welches Bein befehlen Majestät?» Was der König antwortete, ist leider nicht überliefert, aber es war wohl sowieso eine doppelte Amputation geplant gewesen.

- **Thiersch-Lappen:** Bezeichnung für Transplantate aus sehr dünner Spalthaut, die praktisch nur die Epidermis enthalten. Heute werden etwas dickere Transplantate bevorzugt.

Thomas, Hugh Owen

(1834–1891) Liverpooler Orthopäde, von manchen als «Father of Orthopaedic Surgery» angesehen. Nach der Verletzung eines Auges, die er sich als Student zugezogen hatte, trug er stets eine Matrosenmütze, die er über das deformierte Auge zog. Er entstammte einer Familie von «Bone-Setters», einer Art Knocheneinrenker. Diese waren lange Zeit die Einzigen gewesen, die von dem, was wir heute manuelle Therapie nennen würden, etwas verstanden und die ihre Berufsgeheimnisse meist in der Familie weitergaben. Nach seinem Medizinstudium in Edinburgh und London praktizierte er in Liverpool gemeinsam mit seinem Vater. Viele Ärzte störten sich aber immer mehr an der Konkurrenz durch die Bone-Setter und wehrten sich gegen deren Erfolge. Unter Berufung auf ein Gesetz von 1858, das den approbierten Ärzten die Zusammenarbeit mit Laien verbat, zerrte man Thomas und seinen Vater vor Gericht. Schweren Herzens musste sich Thomas von seinem Vater trennen und eröffnete eine eigene Praxis. Immerhin waren es Ärzte wie er, die das «geheime» Wissen der Bone-Setter in die ärztliche Orthopädie einbrachten.

- **Thomasbügel, Thomas-Splint:** Entlastungsapparat für ein Bein mit zwei seitlichen Stäben und einem oberen Ring, auf dem das Tuber ischiadicum «sitzt». Das Bein hängt dann frei in dem Apparat. Der Splint war ursprünglich zur Ruhigstellung eines tuberkulösen Knies eingesetzt worden, kann aber auch zum Beispiel zur Entlastung des Hüftgelenks bei Morbus ↗ *Perthes* angewandt werden.

• **Thomas-Handgriff:** Mit einem einfachen Griff unter den Rücken kann am liegenden Patienten mit gestreckter Hüfte untersucht werden, ob ein Streckdefizit der Hüfte durch Hohlkreuzbildung ausgeglichen wird.

Tiedemann, Friedrich

(1781–1861) Embryologe und Zoologe in Landshut und Heidelberg. Von Tiedemann stammt der von Anatomen gern zitierte Satz «Ärzte ohne Anatomie sind wie Maulwürfe. Ihrer Hände Tagwerk sind – Erdhügel.» 1837 veröffentlichte er eine Schrift über das Gehirngewicht und seine Beziehung zu den geistigen Fähigkeiten des Menschen. Er behauptete darin, größere Gehirne sprächen für höhere Intelligenz, was durch die «sehr bedeutende Größe des Gehirns von Männern, die durch eminentes Geistesvermögen glänzten» bewiesen sei. Unglücklicherweise stellte sich nach Tiedemanns Tod heraus, dass sein eigenes Gehirn mit 1254 Gramm unter dem Durchschnitt der männlichen Bevölkerung lag. Da Tiedemann es immerhin bis zum ausländischen Mitglied der berühmten Pariser Akademie der Wissenschaften gebracht hatte, sah man diesen Befund damals als Widerlegung seiner These an. Dem hätte Tiedemann vermutlich zugestimmt.

• **Tiedemann-Drüse, Glandula vestibularis major:** ↗ *Bartholin*

Tiemann, George C.

(1793–1868) New Yorker Instrumentenbauer. Der deutsche Einwanderer eröffnete 1826 seine erste Werkstatt für chirurgische Instrumente. Einen großen Aufschwung nahm sein Geschäft während des amerikanischen Bürgerkriegs 1861–65, den man den ersten modernen Massenkrieg genannt hat und der entsprechend viele Verletzungen hervorbrachte, die chirurgischer Versorgung bedurften. Auch nach dem Tod des Gründers florierte Tiemann & Co., bis Ende des 19. Jahrhunderts industrielle Hersteller die kleineren handwerklich orientierten Firmen vom Markt verdrängten.

• **Tiemann-Katheter:** Blasenkatheter, der durch eine leicht gebogene Spitze manchmal besser die in einer Kurve liegende Engstelle der männlichen Harnröhre im Bereich des Beckenbodens passiert.

Tiffeneau, Robert

(1910–1961) Pariser Mediziner, der sich insbesondere mit der pharmakologischen Beeinflussung der Bronchen beschäftigte.

• **Tiffeneau-Test, FEV1:** Bei forcierter Exspiration nach tiefer Inspiration in einer Sekunde ausgeatmetes Volumen. Tiffeneau veröffentlichte den neuen Test 1947 als CPUE (capacité pulmonaire utilisable à effort). Es heißt, er habe diese Form der Untersuchung entwickelt, weil er wegen Hörschwierigkeiten nicht mehr gut auskultieren konnte.

Tinel, Jules

(1879–1952) Pariser Neurologe. Der Sohn eines Anatomen aus Rouen studierte in Rouen und Paris und soll von ↗ *Dejerine* für das Fach Neurologie begeistert worden sein. Er arbeitete in Paris an der Salpêtrière und am Hôpital Beaujon in Clichy bei Paris. Während der deutschen Besatzung Frankreichs wurde er 1942 Mitglied des Widerstands-Netzwerks «Comète», das notgelandete alliierte Piloten versteckte und über die spanische Grenze schmuggelte. Bei einem dieser Unternehmen wurde sein Sohn Jacques, der schon des öfteren erfolgreich als Führer fungiert hatte, enttarnt und von den Deutschen festgenommen. Kurz darauf wurden auch Tinel selbst und seine Frau inhaftiert. Sie kamen nach ein paar Monaten wieder frei, hörten aber nichts mehr von ihrem Sohn. Nach dem Krieg musste Tinel erfahren, dass sein Sohn 1943 im Konzentrationslager Dora-Mittelbau umgekommen war.

• **Tinel-Klopfzeichen, Hoffmann-Tinel-Zeichen:** Wenn nach einer peripheren Nervenverletzung die Axone eine Leitschiene in Form der «überlebenden» Schwann-Zellen und der bindegewebigen Nervenhüllen haben, wachsen sie mit etwa 1 mm pro Tag in ihr altes Innervationsgebiet aus. Durch Beklopfen des Nervs kann man die aktuelle Position der «Wachtsumsfront» der Axone feststellen, denn an dieser Stelle löst eine mechanische Reizung Parästhesien im Innervationsgebiet aus. Paul Hoffmann (1884–1962) war Neurophysiologe in Freiburg.

Todaro, Francesco

(1839–1918) Physiologe sizilianischer Herkunft mit Lehrtätigkeiten in Messina und Rom, außerdem langjähriger Präsident der Federazione Ginnastica Italiana.

• **Todaro-Sehne:** Subendokardialer Bindegewebsstrang, der von der Vereinigung von ↗ *Eustachischer* und ↗ *Thebesischer* Klappe zum Zentrum des Herzskeletts (Trigonum fibrosum dextrum) zieht. Er ist obere Begrenzung des ↗ *Koch*-Dreiecks. Thomas James, ein – nach seinem Schreibstil zu urteilen – grantiger texanischer Kardiologe, hat 1999 behauptet, die Sehne sei bei zwei Drittel erwachsener Herzen nicht vorhanden, wurde aber inzwischen weitgehend widerlegt.

Tomes, John

(1815–1895) Londoner Zahnchirurg. Gemeinsam mit dem Instrumentenmacher Evrard, einem Schüler ↗ *Charrières*, entwickelte er spezielle Zangen zum Zähneziehen. Diese lösten den vorher gebräuchlichen Zahnschlüssel ab, der an einem einfachen Schaft eine Art «Schlüsselbart» besaß, der den zu ziehenden Zahn umgriff.

• **Tomes-Fasern:** Fortsätze der Odontoblasten, die in eigens dafür angelegten Tubuli in das Dentin des Zahnes hineinragen. Die Existenz dieser Fortsätze ist Voraussetzung für die Vitalität des Zahnbeins.

• **Tomes-Körner:** Unverkalkte Stellen im Dentin, die im Zahnschliff schwarz erscheinen, finden sich im Bereich der Zahnkrone, wo sie Interglobularräume heißen, und im Bereich der Zahnwurzeln, wo sie die Tomes-Körnerschicht bilden.

Tomes, Charles Sissmore

(1846–1928) Sohn von John Tomes, Anatomiedozent am London Dental Hospital.

• **Tomes-Fortsätze:** Pyramidenartige Ausläufer der Ameloblasten (= Adamantoblasten) auf der den Odontoblasten zugewandten Seite. Sie sezernieren die Schmelzmatrix aus den Proteinen Enamelin und Amelogenin, die Kalzium- und Phosphationen binden und damit die Entstehung von Schmelzprismen induzieren.

Treitz, Wenzel

(1819–1872) Pathologe in Krakau und Prag. An der Prager Universität gehörte er zu den wenigen Professoren, die gegen den Widerstand der deutsch-österreichischen Fakultätsmitglieder auch Vorlesungen in tschechischer Sprache hielten. Nach dem Tod seines Mitstreiters ↗ *Purkinje* 1869 geriet er mit seiner böhmisch-nationalistischen Einstellung an der Fakultät immer mehr in die Isolation. Er fiel darauf in eine tiefe Depression und nahm sich 1872 mit Kaliumzyanid das Leben.

• **Treitz-Band, Lig. suspensorium duodeni, mit Treitz-Muskel, Musculus suspensorius duodeni:** An der Flexura duodenojejunalis taucht das Duodenum aus dem Retroperitonealraum wieder in die Bauchhöhle ein. An dieser Stelle ist es nach kranial mit einem Band und Muskel am Ansatz der A. mesenterica sup. befestigt.

• **Treitz-Hernie:** An der erwähnten Stelle entstehen durch das Auftauchen des Duodenums Bauchfelltaschen, in denen selten eine Dünndarmschlinge eingeklemmt werden kann.

Trendelenburg, Friedrich

(1844–1924) Professor der Chirurgie in Rostock, Bonn und Leipzig. Schon als Student verbesserte er die Tracheotomie-Kanüle. Als Erster entwarf er einen Tubus mit Abdichtung, der eine Beatmung mit ausreichendem Aspirationsschutz ermöglichte. In seiner Zeit in Bonn war er auch einer der Ersten in Deutschland, die die aseptische Wundbehandlung einführten (wobei angemerkt werden muss, dass dieser lobende Satz merkwürdigerweise in der Biografie fast aller bedeutender Chirurgen seiner Zeit steht). Vor allem war Trendelenburg ein sehr geschickter Chirurg, der viele neue Operationsverfahren entwickelte. Er selbst führte diese Geschicklichkeit auf seine Bastelerfahrungen als Schuljunge zurück, mit denen er sich im Gebrauch von Säge, Hammer, Feile und Bohrer geübt hatte.

• **Trendelenburg-Zeichen, Trendelenburg-Gang:** Absinken der Hüfte auf der Seite des Spielbeines beim Gehen. Dieses deutet auf Lähmung oder aktive Insuffizienz der Abduktoren (Mm. glutei medius und minimus) auf der Standbeinseite hin. Die Insuffizienz tritt bei einem Hochstand des Trochanter major ein, wie er zum Beispiel bei angeborener Hüftdysplasie auftritt. Die Patienten gleichen das Absinken meist durch Verschieben des Rumpfes auf die Standbeinseite aus, wodurch ein charakteristischer «Watschelgang» entsteht.

• **Trendelenburg-Operation:** Notfallmäßige Embolektomie bei massiver Lungenarterienembolie. Die drei Fälle, mit denen Trendelenburg diese Operation 1908 einführte, endeten allerdings tödlich. Kurz vor seinem Tod konnte ihm aber sein Schüler ↗ *Kirschner* eine erfolgreiche Embolektomie nach seiner Methode berichten.

• **Trendelenburg-Test:** Diagnostischer Test bei Varikosis: Die Untersucherin streicht die Varizen aus und komprimiert die V. saphena magna unterhalb der Leiste bei hoch gelagertem Bein (des Patienten). Wenn Absenken des Beines zu rascher Füllung der Varizen führt, sind die Klappen der Perforans-Venen insuffizient, wenn sich nach Lösen der Kompression die Varizen füllen, sind die Klappen in den oberflächlichen Venen defekt.

• **Trendelenburg-Lagerung:** Beckenhochlagerung bei Operationen, zum Beispiel in der Rektumchirurgie. ↗ *Cannon* hat während des Ersten Weltkrieges diese Kopftieflagerung des Rumpfes für Schockzustände populär gemacht, die allerdings nach heutigen Erkenntnissen gar nicht die erwarteten positiven hämodynamischen Folgen hat und außerdem mit erhöhtem Hirndruck und behinderter Zwerchfellatmung einhergehen kann.

Treves, Frederick

(1853–1923) Londoner Chirurg, Appendix-Spezialist. Gemeinsam mit ↗ *Lister* operierte er 1902 im Buckingham-Palast König Edward VII. zwei Tage vor dessen geplanter Krönungsfeier wegen einer abszedierten Appendizitis. Nach über 40 Jahren «Wartezeit» als Kronprinz unter seiner Mutter Victoria schien das Schicksal es mit Edward nicht gut zu meinen, aber dank der erfolgreichen Chirurgen konnte die Krönung sechs Wochen später stattfinden. Treves' Tochter allerdings starb tragischerweise an einer perforierten Appendizitis, und auch er selbst starb an Peritonitis. Treves «entdeckte» 1884 bei einer Schau gegenüber seinem Krankenhaus den «Elefantenmann» Joseph Merrick, den er untersuchte und zunächst als «most disgusting specimen of humanity» bezeichnete. Merrick war 1862 in Leicester als normal erscheinender Junge geboren, entwickelte aber im Laufe seiner Kindheit größere Deformitäten am ganzen Körper, die ab seinem 12. Lebensjahr den Schulbesuch unmöglich machten und dazu führten, dass er sich bald als Kuriosität ausstellen lassen musste, um zu überleben. Treves beschreibt groteske Knochen- und Weichteildeformitäten, die nur den linken Arm, die Geschlechtsteile und das linke Auge und linke Ohr normal erscheinen ließen. Merrick wurde zunächst an einen Österreicher verkauft, der ihn auf den Kontinent mitnahm. Erst bei seiner verzweifelten Rückkehr nach London 1886 sorgte Treves dafür, dass er im *London Hospital* aufgenommen und ein eigener Raum für ihn eingerichtet wurde. Hier wurde er, ermöglicht durch wohltätige Spenden, behandelt und gepflegt, aber auch von der feinen viktorianischen Gesellschaft besucht und besichtigt. Treves förderte Merricks Kontakt zu Menschen, denn er hatte inzwischen erkannt, dass sich hinter dem abstoßenden Körper ein intelligenter und sensibler Mensch verbarg. Merrick starb 1890, wahrscheinlich daran, dass ihm der schwere Kopf im Schlaf nach vorn gefallen war und die Luftröhre abgedrückt hatte. Erst 1909 diagnostizierte man eine Extremform der Neurofibromatose (erst 1882 durch ↗ *von Recklinghausen* definiert). In neuerer Zeit ist diese Diagnose der Deformitäten des «Elefantenmannes» wieder in Frage gestellt und das seltene Proteus-Syndrom als Ursache vorgeschlagen worden. Für die häufig verarbeitete Legende vom sensiblen Mann in einem entstellten Körper war die medizinische Diagnose allerdings immer unerheblich.

Die Geschichte des Elefantenmannes ist auch ein Zeichen der Entwicklung vom Mensch-als-Körper zum modernen Menschen als Körper-Besitzer. Die Überwindung der früheren Gleichsetzung von Person und Körper ermöglichte natürlich einen aufgeklärten und wohl auch menschlicheren Umgang mit Fehlbildungen und Deformitäten und ihren «Trägern». Andererseits hat der moderne Mensch dafür Schwierigkeiten, Krankheiten noch als Teil seiner selbst zu begreifen, sie quasi zu verkörpern.

• **Treves-Falte, Plica ileocaecalis:** Eine Falte, die vom vorderen Anteil des terminalen Ileum zur Mesoappendix oder zur Ansatzstelle der Appendix am Caecum zieht. Hinter ihr, also zwischen Ileum, Caecum, Plica und Mesoappendix, entsteht der Recessus ileocaecalis inferior, der im Alter meist mit Fett ausgefüllt ist. Die Falte ist den Chirurgen als «bloodless fold of Treves» bekannt, auch wenn sie gelegentlich Gefäße enthalten kann.

Trolard, Paulin

(1842–1910) Französischer Mediziner an der 1879 gegründeten Universität von Algier. Er beschäftigte sich vor allem mit verschiedenen Infektionskrankheiten und gründete mit Unterstützung von ↗ *Pasteur* ein erstes Pasteur-Institut in Algier. Noch immer erinnert in der Stadt eine rue du Docteur Trolard an ihn.

• **Trolard-Vene, Vena anastomotica superior:** Die Vene, von Trolard in seiner Doktorarbeit beschrieben, läuft über den Parietallappen und verbindet die im Sulcus lat. verlaufende Vene mit dem Sinus sagittalis sup.

Tsai, Chiao

(1897–1990) (auch Qiao Cai) Chinesischer Physiologe. Er studierte in Chicago, wo er 1925 den Ph.D. erwarb. In den folgenden Jahren forschte er auch an der University of London und in Frankfurt am Main. 1939 gründete er in Chengdu, der Hauptstadt der Provinz Szetschuan, ein physiologisches Institut. Neben der Neurobiologie erforschte er auch die Nebenschilddrüsen und die Gluconeogenese in der Leber und wandte sich dann der Flug- und Raumfahrtmedizin zu. In den 1960er-Jahren wurde er Vizepräsident der Medizinischen Akademie der Chinesischen Volksarmee und war einer der wissenschaftlichen Leiter des chinesischen Raumfahrtprogramms, das bemannte Flüge ins All schicken sollte. Auch wenn Raketen in China schon im Jahr 1232 zum Einsatz gekommen sind (die mit Schwarzpulver betrieben wurden und die Mongolen in die Flucht schlagen sollten), dauerte es doch bis zum Jahre 2003, bis China in den Club der bemannten Raumfahrer eintrat.

• **Tsai-Areal, Area tegmentalis ventralis, Gebiet A10:** Kerngebiet unterhalb des Hypothalamus, das zum so genannten Limbischen Mittelhirngebiet zählt und dopaminerge Fasern in verschiedene Teile des Endhirns entsendet. Die Neurone, die aus diesem Areal zum Nucleus accumbens im Vorderhirn ziehen, sind immer dann aktiv, wenn der Organismus sich in angenehmen oder Belohnungs-Situationen befindet oder wenn vergleichbare Empfindungen durch Drogen hervorgerufen werden. Sie sind daher als gemeinsame «neurophysiologische Endstrecke» der Sucht angesehen worden.

Türck, Ludwig

(1810–1868) Wiener Arzt und Neuropathologe. Bei der Untersuchung von Nervenlähmungen am Kehlkopf kam Türck auf die Idee, die Stimmbänder mittels eines Spiegels zu betrachten. Er erfuhr von dem spanischen Gesanglehrer Manuel Garcia, der Professor an der Musikakademie in London war und mit einer bestimmten Anordnung von Spiegeln, die ihm ↗ *Charrière* gebaut hatte, 1854 als Erster die eigenen Stimmbänder hatte betrachten können. Dessen Instrument, das mit einfallendem Sonnenlicht arbeitete, entwickelte Türck weiter und führte es in die Medizin ein. Etwa zur gleichen Zeit baute der Budapester Physiologe Czermak einen Kehlkopfspiegel, der mit künstlichem Licht arbeitete. Zwischen den beiden entbrannte ein heftiger Streit um das Recht des Erstentdeckers, der in Wien damals gern als «Türckenkrieg» bezeichnet wurde und der die Verbreitung des Kehlkopfspiegelns förderte. Schließlich gab Czermak zu, dass die Grundidee von Türck stammte.

Es wurde gesagt, Türck sei ein «Zauderer aus Gewissenhaftigkeit» gewesen, der nur deshalb weniger Ruhm als verdient erntete, weil ihm seine Ergebnisse für eine Veröffentlichung immer zu unsicher schienen, wodurch ihm andere regelmäßig zuvorkamen.

- **Türck-Bündel, Fibrae temporopontinae:** Die Projektionsbahn des Schläfenlappens zu den Brückenkernen, über die das Kleinhirn Informationen aus diesem Endhirnbereich erhält. Diese Bahn hat Türck allerdings nie beschrieben, sie wurde ihm fälschlich von ↗ *Meynert* zugeschrieben.
- **Türck-Bündel, Tractus corticospinalis anterior:** In der Verlängerung der Pyramiden im Vorderstrang weiter verlaufender Teil der Pyramidenbahn, der aber selten nach Türck benannt wird (siehe aber ↗ *Clarke*). Der Strang enthält die noch ungekreuzten Pyramidenbahnfasern, die erst im Erfolgssegment über die Commissura alba auf die Gegenseite kreuzen, um die dortigen Vorderhornzellen zu erreichen.

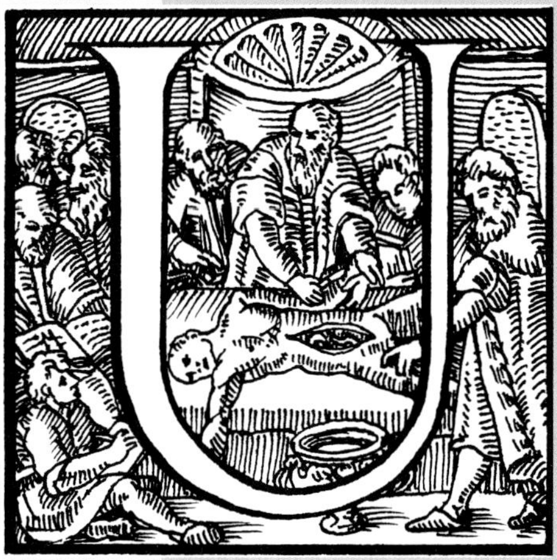
U

U

Ullrich, Otto

(1894–1957) Pädiater in München, Berlin, Essen, Rostock und Bonn, wo er bis zu seinem Tod der Lehrstuhlinhaber war. Trotz der Konkurrenz mit einem Amerikaner um die Benennung des Ullrich-Turner-Syndroms hat das American Journal of Medical Genetics einen (allerdings von Deutschen gestifteten) «Otto Ullrich Award for Excellence in Clinical Genetics» ausgeschrieben, der für Verdienste in dem Feld vergeben werden soll, in dem Ullrich zu seiner Zeit ein führender Kopf war. So erkannte er zum Beispiel früh, dass bei bestimmten erblichen Symptomkombinationen, die damals «multiple Abartungen» hießen, die Ähnlichkeit der Kinder mit den Eltern aufgehoben wurde. Durch Ähnlichkeiten des Ullrich- mit dem ↗ *Down*-Syndrom schloss er lange vor dem Wissen um Chromosomen-Anomalien, dass diese Störungen «in der Keimanlage determiniert» sein müssen.

• **Ullrich-Turner-Syndrom, Turner-Syndrom, X0-Syndrom:** Chromosomen-Anomalie mit fehlendem X-Chromosom, die mit Minderwuchs, fehlender Anlage funktionstüchtiger Ovarien und damit fehlender pubertärer Entwicklung und Infertilität einhergeht. Typisch, aber nicht obligat, sind Lymphödeme bei der Geburt, eine seitliche Halsfalte und ein weiter Mamillenabstand. Ullrich präsentierte 1929 der Münchner Pädiatrischen Gesellschaft den Fall eines achtjährigen Mädchens mit den genannten Auffälligkeiten. Der Amerikaner Henry Turner (1892–1970) beschrieb 1938 mehrere ähnliche Fälle. Das zu Grunde liegende Fehlen eines X-Chromosoms konnte erst 1959 nachgewiesen werden. Im Laufe der Zeit wurden Fälle eines ähnlichen Phänotyps ohne X0-Status bekannt, die man Noonan-Syndrom nannte (nach Jacqueline A. Noonan, *1921, Kardiologin in Iowa). Es wurde dann – wohl von Turner-Anhängern – mehrfach angezweifelt, dass das Mädchen, dem Ullrich die Erstbeschreibung «seines» Syndroms verdankte, wirklich am Ullrich-Turner-Syndrom erkrankt war. Um die Zweifel auszuräumen und Ullrichs Recht an diesem Namen zu beweisen, untersuchte sein Schüler Wiedemann 1987 dieselbe, nun 66-jährige Frau und stellte zu seiner Erleichterung fest, dass sie wirklich einen 45,X0-Karyotyp aufwies. Die ganze Prioritäts-Diskussion wird allerdings dadurch in Frage gestellt, dass ↗ *Morgagni* schon 1768 eine zutreffende klinische Beschreibung des Krankheitsbildes gegeben hat.

Ähnliches gilt allerdings für fast alle Prioritätsdiskussionen. Im Zweifelsfalle gilt Stephen M. Stiglers Satz «Keine wissenschaftliche Entdeckung ist nach ihrem ursprünglichen Entdecker benannt», den er 1980 als *Stiglers Gesetz der Eponymie* veröffentlichte.

• **Ullrich-Krankheit, Kongenitale Muskeldystrophie:** Seltene erbliche Muskelschwäche mit Hypermobilität der Gelenke und Kontrakturen. Bisher sind etwa 30 Fälle in der Weltliteratur beschrieben.

• **Ullrich-Scheie-Syndrom:** Eine Mukopolysaccharid-Speicherkrankheit. Harold Scheie (1909–1990) war Ophthalmologe in Pittsburgh.

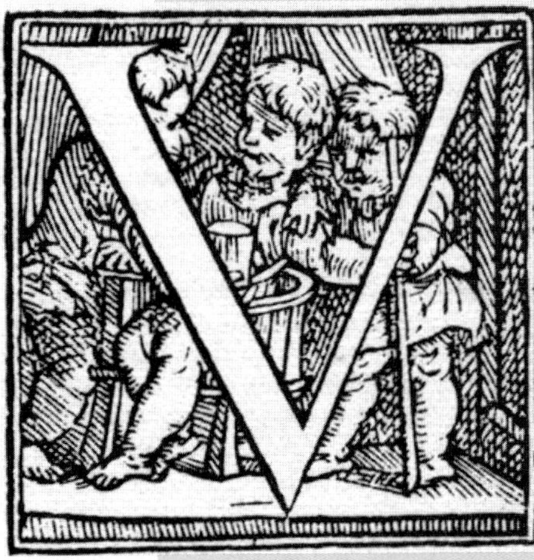
V

V

Valsalva, Antonio Maria

(1666–1723) Anatom und Chirurg in Bologna. Er führte Hunderte von Präparationen des Hörorgans durch und war der Erste, der es – in seinem *De aure humana tractatus* von 1704 – in Außen-, Mittel- und Innenohr einteilte. Zu einer seiner vielen Untersuchungen im Anatomischen Theater bemerkte er, dass «gangränöses Serum» so sauer sei, dass es einem für einen ganzen Tag die Geschmacksempfindung abtöten könne – woraus wir wohl schließen müssen, dass er es selbst gekostet hat.

• **Valsalva-Knötchen, Noduli valvularum semilunarium:** ↗ *Arantius*

• **Sinus valsalvae, Sinus aortae:** Die Buchten zwischen den Klappen der Aortenklappe und der Aortenwand. In zweien von ihnen entspringen die Koronararterien.

• **Valsalva-Versuch:** Anspannung der Exspirationsmuskulatur nach tiefer Inspiration bei geschlossener Stimmritze. Dies führt zu einer Unterdrückung des venösen Rückstroms zum Herzen. Der durch den Druck zunächst erhöhte Blutfluss in den Lungenvenen führt anfangs zu höherem arteriellen Druck. Wenn der Blutvorrat der Lungen allerdings erschöpft ist, sinkt der arterielle Druck ggf. bis zur Ohnmacht.

Vater, Abraham

(1684–1751) Professor der Anatomie und Botanik in seiner Geburtsstadt Wittenberg, in der auch schon sein Vater Professor der Medizin war. Seine Lehrtätigkeit fiel in eine Zeit, in der andere deutsche Universitäten eine praxisbezogenere Ausbildung einführten. Vaters Bemühungen, dies auch in Wittenberg zu tun und zu diesem Zweck ein für die Ausbildung nutzbares Spital zu eröffnen, schlugen allerdings fehl. Er richtete dafür in Wittenberg eine anatomische Sammlung ein, das «Museum anatomicum proprium», das in Zeiten von Mangel an frischen anatomischen Präparaten zur Ausbildung genutzt werden konnte. Dabei wandte er auch neuere Techniken der Gefäßdarstellung durch Injektion von rotem Wachs an, die er bei einer Studienreise nach Amsterdam bei ↗ *Ruysch* gelernt hatte. Vater erreichte durch eine Eingabe an den Kurfürsten, dass der Anatomie nicht nur, wie damals üblich, die Leichen Hingerichteter überlassen wurden, sondern auch Leichen aus Armenhäusern oder ähnlichen Einrichtungen, wenn keine Angehörigen ein Begräbnis verlangten. Außerdem soll er auch Demonstrationen für Frauen abgehalten haben.

• **Vatersche Papille, Papilla duodeni major:** Eine Vorwölbung im Duodenum, die durch die (meist) gemeinsame Mündung von Gallengang und Ductus ↗ *Wirsungianus* hervorgerufen wird.

• **Vater-↗ Pacini-Körperchen:** In der oberen Subkutis gelegene, zwiebelschalenartig aufgebaute Strukturen, die schnell adaptierende Bewegungssensoren darstellen und damit der Wahrnehmung von Vibration dienen. Warum diese sich allerdings auch zum Beispiel im menschlichen Pankreas finden, ist nicht bekannt.

Veit, Hl.

(† ca. 330) Sein Namenstag ist der 15. Juni. Er war der Sohn eines heidnischen sizilianischen Adeligen, der noch als Kind zur Zeit der Christenverfolgungen unter Kaiser Diokletian zusammen mit seinem Kindermädchen Crescentia und seinem Lehrer Modestus gefoltert und getötet wurde. Da die drei dabei unter anderem in einen Kessel mit siedendem

Öl gesteckt worden sein sollen, wird der Hl. Veit (Vitus) in der katholischen Ikonographie oft mit einem Ölkessel dargestellt. Seine Verehrung ist schon im 5. Jahrhundert belegt und wurde vor allem durch die Verbreitung seiner Reliquien gefördert (etwa 150 Stätten behaupten heute, im Besitz von Körperteilen des Hl. Veit zu sein, darunter natürlich auch der Prager Veitsdom).

• **Veitstanz, Chorea:** Der Begriff wird meist für die ↗ *Huntington*-Chorea, aber auch für die Chorea minor ↗ *Sydenhams* verwendet, die beide durch überschießende, unwillkürliche Bewegungen gekennzeichnet sind. Zu der Frage, warum sich Veits Name mit einem Tanz verbunden habe, gibt es verschiedene Theorien. Berichte über eine entsprechende Erkrankung des historischen Veit gibt es jedenfalls nicht. Eine eher unglaubwürdige Theorie besagt, dass Veits Vater vergeblich versuchte, seinen Sohn vom Glauben abzubringen, indem er ihn irdischen Verlockungen aussetzte und wunderschöne Mädchen vor ihm tanzen ließ. Als Sydenham im 17. Jahrhundert den heutigen medizinischen Begriff prägte, hat er wahrscheinlich auf ein anderes Phänomen zurückgegriffen, das ebenfalls mit dem Begriff Veitstanz belegt worden war: die «Tanzwut», die im Mittelalter erwiesenermaßen mehrfach epidemisch auftrat und als eine Art «Massenhysterie» vorgestellt werden kann. Diese Namensgebung geht wiederum am wahrscheinlichsten auf die Tänze zurück, die oft zur Feier der Sommersonnenwende vollführt wurden. Zumindest vor der gregorianischen Kalenderreform von 1582 war der 15. Juni, der Tag des Hl. Veit, nämlich der längste Tag des Jahres oder wurde zumindest als solcher gefeiert.

Verheyen, Philip

(1648–1710) Der Flame studierte zunächst Theologie. Als ihm dann aber wegen Gangrän ein Bein amputiert werden musste, soll er für die Mühen der Theologie nicht mehr geeignet gewesen sein und sattelte auf Medizin um (was viel über die akademische Medizin des 17. Jahrhunderts sagt). Die Benennung der Achillessehne nach ↗ *Achilles* geht auf ihn zurück. ↗ *Hyrtl* behauptet, er habe sein Bein nach der Amputation selbst seziert und sei dabei auf den Einfall gekommen, die Sehne nach Homer zu benennen. Diese Geschichte ist aber unwahrscheinlich, da Verheyen zur Zeit der Amputation ja noch Theologiestudent war. Außerdem war im 17. Jahrhundert – lange vor der Erfindung von Äther und Chloroform – die Erholungszeit nach einer solchen Operation sicher sehr lang, während der Verfall eines abgetrennten Beines – vor der Erfindung von Formalin – recht rasch einsetzte. Seine flämische Heimatstadt Verrebroek hat Verheyen ein Denkmal gesetzt und, wie könnte es in Belgien anders sein, ein Bier nach ihm benannt, das «Verrebroekse Flip», wobei Flip für Philip steht.

• **Verheyen-Sterne, Venae stellatae:** An der Nierenoberfläche sichtbare sternförmige Venen im oberflächlichsten Teil der Nierenrinde, die zu interlobulären Venen zusammenfließen. Sie werden zumindest im Englischen gelegentlich Verheyen-Stars genannt.

Vesalius, Andreas

(1514–1564) Hauptbegründer der neuzeitlichen Anatomie. In Brüssel geboren, studierte er in Löwen und Paris. Er begeisterte sich früh für die Anatomie. Da seine Anatomie-Professoren aber eher Philologen waren und Leichenzergliederungen an der Universität damals sehr selten, eignete er sich seine Kenntnisse vor allem im Selbststudium an. Dazu nutzte er Tiere und besorgte sich auch menschliche Leichen von den Hinrichtungsstätten vor den Stadttoren (↗ *Meynert*). Schon als Student führte er für seine Mitstudenten Leichenzergliederungen durch und erwarb sich den Ruf eines geschickten Anatomen. So wurde er schon 1537 in Padua Professor der Chirurgie, was die Anatomie mit einschloss. Hier verfasste er bis 1543 sein Hauptwerk (siehe unten). Anschließend verließ er Padua und wurde Arzt am Hofe des Kaisers Karl V. und dessen Nachfolgers Philipp II. Seine Fähigkeiten sprachen sich schnell herum, nachdem er 1548 einem schwer kranken Grafen am Hofe auf die Stunde genau seinen baldigen Tod vorhergesagt hatte. Seine Prognosen forderten aber auch Spott heraus. So schrieb der Staatssekretär Granvelle von einem Freund: «Es geht ihm gut und er fürchtet Vesals Meinung nicht allzu sehr, denn er erklärt seine Patienten immer für todkrank, so dass er entschuldigt ist, wenn sie sterben, und ein Wunder vollbracht hat, wenn sie überleben.» Trotz seiner prognostischen und anatomischen Fähigkeiten blieb Vesalius natürlich ein Arzt des 16. Jahrhunderts, der Wunden mit siedendem Öl ausbrannte und oft zur Ader ließ, und es hat erstaunlich lange gedauert, bis seine anatomischen Erkenntnisse Einfluss auf die Krankheitslehre hatten (↗ *Morgagni*). 1564 verließ Vesalius den kaiserlichen Hof in Madrid und machte sich auf eine Pilgerfahrt nach Jerusalem. Es ist spekuliert worden, dass dies eine Art Flucht war, nachdem sich bei einer von Vesalius' Sektionen eine Leiche als noch lebendig herausgestellt hätte, oder dass Vesalius Probleme mit der Inquisition hatte, aber wahrscheinlicher ist, dass er die Konkurrenzkämpfe mit den spanischen Kollegen bei Hofe leid war. Unter ebenfalls ungeklärten Umständen starb er auf der Rückreise aus dem Heiligen Land und wurde auf der griechischen Insel Zakynthos beerdigt.

Vesalius' Hauptwerk *De humani corporis fabrica* (Vom Bau des menschlichen Körpers) von 1543 übertraf mit seiner Präzision und vor allem mit seinen grandiosen Abbildungen, die zum Teil wohl auf Tizian zurückgehen, alles bisher Dagewesene. Es war das erste anatomische Werk seit der Antike, das primär auf eigener Anschauung beruhte. Vesalius blieb zwar überzeugt von Galens Weisheit und löste sich nicht von dessen Physiologie, sprach aber offen aus, dass Galen offensichtlich nur Tiere seziert und darum viele Fehler gemacht habe. Sein Buch ist im selben Jahr erschienen wie Kopernikus' Hauptwerk über die Himmelsbewegungen. Gemeinsam ist diesen beiden Werken, dass sie vor allem die menschliche Alltagserfahrung in Frage stellen und ihr eine erklärungsbedürftige höhere Wirklichkeit entgegensetzen: Kopernikus tat dies für die Beobachtung des Sonnenlaufs, Vesal für die Anatomie des Körperinneren, die der menschlichen Erfahrung nicht direkt zugänglich ist und daher bis dahin weitgehend Niemandsland war, ähnlich unbekannt wie die Neue Welt und mit ähnlich groben Landkarten dargestellt. Vesals Werk steht damit weniger für die oft genannte Überwindung religiöser Tabus bei der Leichenöffnung (↗ *Leonardo*) als vielmehr für eine kopernikanische Wende der menschlichen Blickrichtung: statt vom Körper in die Welt nun von der Welt, also einem theoretisch unabhängigen Standort, in den Körper. Wir sehen zwar weiterhin Sonnenaufgänge, und wir haben weiterhin kein Gefühl für unsere Leber oder Milz, aber wir «wissen», dass die Wirklichkeit anders ist.

- **Os vesalianum:** Ein akzessorischer kleiner Knochen am Fuß, im Winkel zwischen Os cuboideum und dem Metatarsale V, der in der Sehne des M. peroneus brevis liegen und bei 0,1–1 % der Menschen vorkommen soll (ein entsprechender Knochen wird seltener auch an der Hand angegeben). Es ist auch schon vermutet worden, der Knochen sei eine Erfindung, die von Vesal in sein Buch eingefügt wurde, um spätere Plagiatoren zu überführen. Bestätigt wurde diese Vermutung allerdings bisher nicht.
- **Foramen Vesalii, Foramen venosum alae majoris ossis sphenoidalis:** Ein variabel vorhandenes Foramen im Keilbeinflügel, anteromedial des Foramen ovale gelegen, das einer kleinen Vene Durchschlupf gewährt. Es spricht gegen die Gerechtigkeit der Eigennamen in der Medizin, dass ausgerechnet der Name des vielleicht bedeutendsten Anatomen aller Zeiten nur mit zwei solch kleinen, noch dazu inkonstanten und unbedeutenden Strukturen verbunden ist.

Vicq d'Azyr, Felix

(1748–1794) Oft auch Vicq d'Azur oder d'Azir geschrieben. Er war Pariser Arzt und Anatom und ab 1789 offiziell Leibarzt der Königin Marie Antoinette. Schon mit 26 Jahren war er Mitglied der Académie des Sciences und hatte einen solchen Ruf, dass die Regierung ihn bei Ausbruch einer Rinderseuche in Südfrankreich als Sonderbeauftragten in das Krisengebiet schickte, wo er erfolgreich den Handel mit Tieren aus den betroffenen Orten unterband und die Tötung kranker Tiere sowie die Entschädigung ihrer Besitzer organisierte. Nach seiner Rückkehr wurde er Generalsekretär der neu gegründeten Société Royale de Médecine, die wegen ihres Reformwillens von der Pariser Fakultät bekämpft wurde. Er legte im November 1790 dem Gesundheits-Komitee der neuen Nationalversammlung, das ↗ *Guillotin* ins Leben gerufen hatte und das alle in der damaligen Medizin wichtigen Persönlichkeiten anhörte, einen Reformplan für die französische Medizin vor, den *Plan de constitution pour la médecine en France*. Vicq d'Azyrs Plan sagt vor allem viel über die damalige, sehr akademisch-theoretische Medizin der Fakultäten aus. Er forderte die Aufhebung der bisherigen Trennung von Chirurgie und Medizin und vor allem die Einführung der praktischen Unterweisung in Form von chemischen Experimenten, anatomischen Übungen, chirurgischen Operationen und dem bisher wenig üblichen Unterricht am Krankenbett. Das Programm wurde zusammengefasst unter dem schlagkräftigen Motto: «Peu lire, beaucoup voir et beaucoup faire» (Wenig lesen, viel sehen und viel machen). Der Plan wurde zunächst auf Eis gelegt, 1794 kam man aber, vor allem aus Mangel an Sanitätsoffizieren in der Armee, auf ihn zurück und verabschiedete Gesetze, die praktisch alle Vorschläge Vicq d'Azyrs übernahmen. Daraufhin wurden drei neue «Écoles de Santé» in Paris, Montpellier und Straßburg eröffnet. Diese Umwälzungen haben die Grundlage für die Erfolge der Pariser Hospitalmedizin gelegt und mit ihrer Betonung des Sehens gegenüber dem Lesen die Entwicklung des modernen «ärztlichen Blicks» gefördert (↗ *Bichat*).

Als die Pariser Schreckensherrschaft begann und man 1793 viele seiner Freunde und auch die Königin enthauptete, lebte Vicq d'Azyr in ständiger Todesangst und hielt sich meist versteckt. Er fürchtete, wegen seines Titels «Leibarzt der Königin» ebenfalls auf dem Schafott zu enden, starb aber an Tuberkulose.

- **Vicq d'Azyr-Streifen, Stria occipitalis:** ↗ *Gennari*-Streifen
- **Vicq d'Azyr-Bündel, Fasciculus mamillothalamicus:** Faserverbindung vom Corpus mamillare zu den Nuclei anteriores des Thalamus, die zum ↗ *Papez*-Kreis gerechnet wird.

Vidius, Vidus

(1509–1569) (auch Guido Guidi) Italienischer Chirurg, Enkel des Malers Ghirlandaio. In Paris war er Professor der Medizin und Leibarzt des französischen Königs Franz I. Nach dem Tod des Königs berief ihn Cosimo I. de Medici 1548 nach Pisa. Zur selben Zeit wurde er in Florenz auch zum Priester geweiht, was in dieser Zeit keine unübliche «Nebenbeschäftigung» war.

- **Canalis Vidianus, Canalis pterygoideus:** Der kleine sagittale Kanal durch den Ansatz des Processus pterygoideus, der von der Gegend des Foramen lacerum in die Fossa pterygopalatina führt. Auch die darin enthaltenen Nerven und Gefäße tragen Vidius' Namen.

Vieussens, Raymond de

(1641–1715) Anatom in Montpellier. In der Nachfolge der Theorien von ↗ *Willis*, nach denen Klein- und Großhirn verschiedene Funktionen haben sollten, nahm Vieussens Versuche an lebenden Hunden vor, denen er das Kleinhirn entfernte. Dass die Tiere sofort starben, während sie die Entfernung des Großhirns durchaus eine Zeit lang überleben konnten, galt als Beweis für die Zuständigkeit des Kleinhirns für unwillkürliche Funktionen,

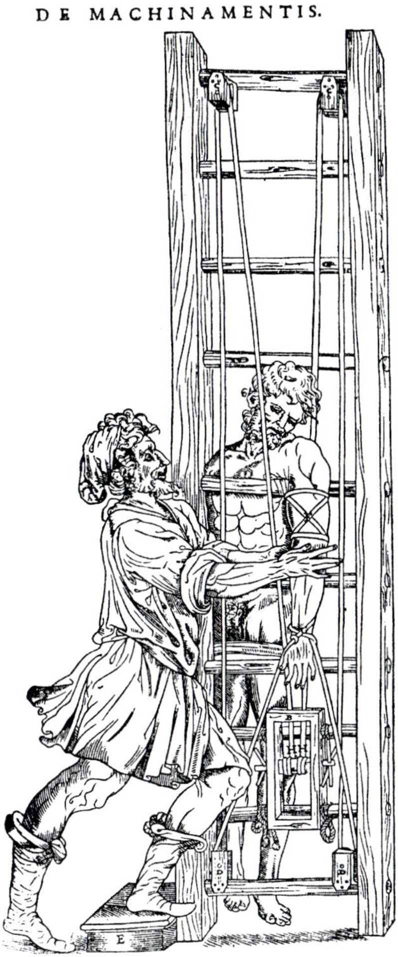

Einrenkung eines dislozierten Schultergelenks aus Vidius' Werk *Chirurgia* von 1544

vor allem für die Steuerung der Atmung und der Herzfunktion. Man muss sich vorstellen, dass Vieussens bei diesen Versuchen für heutige Vorstellungen recht grob vorging, ein Loch in die Schädeldecke bohrte und den gewünschten Hirnteil mit unterschiedlichen Instrumenten ohne Sicht zerstückelte oder zerquetschte. Später stellte sich heraus, dass Versuchstiere bei etwas vorsichtigeren Operationsmethoden durchaus die Zerstörung des Kleinhirns kurzfristig überleben konnten. Mit heutigen Kenntnissen lässt sich natürlich leicht vermuten, dass Vieussens bei seinen Versuchen zu sehr auf den Hirnstamm drückte. Trotz ihrer Grobheit und Brutalität können diese Tierversuche des 17. Jahrhunderts als der Beginn einer systematischen Hirnforschung angesehen werden.

- **Ansa vieussenii, Ansa subclavia:** Eine von mehreren dünnen Verbindungen des Ganglion stellatum mit dem nächsthöheren Grenzstrangganglion, dem Ganglion cervicale medius. Die Nervenfasern schlingen sich in einer relativ weit ausholenden Schleife um die A. subclavia.

Virchow, Rudolf

(1821–1902) Berliner Pathologe, Sozialmediziner und liberaler Politiker. Zunächst habilitierte er sich in Berlin und arbeitete als Prosektor an der Charité. Anfang 1848 wurde Virchow von der preußischen Regierung zur Untersuchung einer anhaltenden Fleckfieber-Epidemie nach Oberschlesien geschickt. In seinem Bericht schrieb er: «Aller Wahrscheinlichkeit nach sind es die lokalen Verhältnisse der Gesellschaft, welche die Form der Krankheit bestimmen, und wir können bis jetzt als ein ziemlich allgemeines Resultat hinstellen, daß die einfache Form umso häufiger ist, je armseliger und einseitiger die Nahrungsmittel und je schlechter die Wohnungen sind.» Virchow sah also primär die soziale Situation und nicht die Infektion als Ursache der Epidemie und gilt seither als Begründer der Sozialmedizin. Seine Vorschläge zur Abhilfe, die seinen Auftraggebern gar nicht gefielen, waren Bildung, Freiheit und Wohlstand. Entsprechend engagierte er sich bei der 1848er-Revolution, weshalb er von der Charité entlassen wurde. 1849 übernahm er den Lehrstuhl für Pathologie in Würzburg und kam 1856 zurück an die Charité, wo er dann 46 Jahre Professor der Pathologie mit Weltruf war. Er etablierte das sehr fruchtbare Konzept der Zellularpathologie, die Gesundheit und Krankheiten als Ausdruck der Zelle als kleinster selbstständiger Einheit des Organismus ansah (↗ *Schwann*, ↗ *Aschoff*). Da er Krankheit als ein Problem der Körperzellen verstand, traute er den neuen Theorien von krank machenden Bakterien allerdings lange nicht über den Weg (↗ *Henle*). Auch als Professor blieb Virchow politisch aktiv und war 1880–93 Mitglied des Reichstags. Er starb mit 81 Jahren, nachdem er sich beim Sprung von einer Tram den Schenkelhals gebrochen hatte. Einem jungen Kollegen, der ihn über seine Meinung über die Unsterblichkeit der Seele befragte, gab er den väterlichen Rat: «Denken Sie niemals über Dinge nach, zu deren Erforschung das menschliche Gehirn absolut nicht genügend ausgebildet ist.» Ein anderer, der ihn von der Existenz eines Gottes überzeugen wollte mit dem Argument, er kenne keinen «ganz überragenden bedeutenden Menschen», der nicht an einen Gott glaube, bekam von Virchow zur Antwort: «Halten Sie mich nicht für bedeutend?»

- **Virchow-Lymphknoten:** Tastbarer linkssupraklavikulärer Lymphknoten, der auf Magenkarzinom verdächtig sein soll. Wegen des Einzugsbereiches des Ductus thoracicus sind supraklavikuläre Lymphknotenmetastasen von abdominellen und pelvinen Tumoren auf der linken Seite wesentlich wahrscheinlicher als auf der rechten.
- **Virchow-Robin-Räume:** Fortsetzung des äußeren Liquorraumes ins Innere des Gehirns entlang der Gefäße, also zwischen der Gefäßwand und der trichterförmig dem Gefäß ein Stück weit folgenden Pia mater. Charles Phillippe Robin (1821–1885) war Pariser Histologe.
- **Virchow-Trias:** Strömungsverlangsamung, Gefäßwandschädigung und Hyperkoagulabilität sind die pathogenetischen Faktoren der tiefen Venenthrombosen.
- **Virchow-↗ Hassall-Körperchen**
- **Accularia Virchowii:** ↗ *Langerhans*

Volkmann, Alfred Wilhelm

(1801–1877) Physiologe und Anatom in Dorpat und Halle.

- **Volkmann-Kanäle, Canales perforantes:** Querkanäle, die die Zentralkanäle (↗ *Havers*-Kanäle) der Osteone verbinden und ihnen die Blutgefäße zuführen. Sie verlaufen unabhängig von der Lamellenstruktur des Knochens.

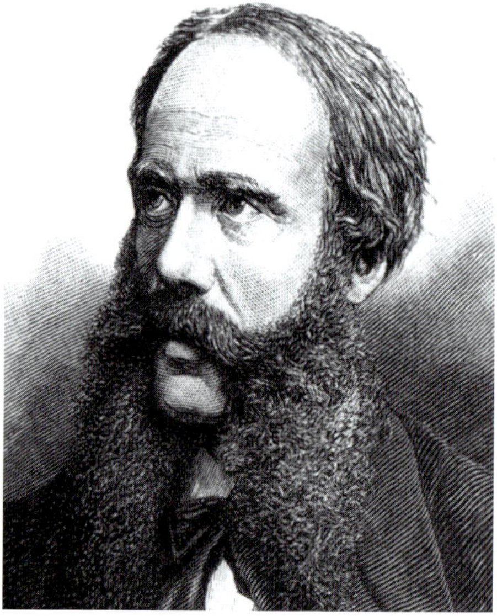

Richard von Volkmann

Volkmann, Richard von

(1830–1889) Chirurg in Halle, Sohn des obigen Volkmann. Im deutsch-französischen Krieg 1870/71 war er Generalarzt des IV. Armeekorps der deutschen Armee. Er machte sich für die Einführung der ↗ *Listerschen* Antisepsis in Deutschland stark. Mit ↗ *Langenbeck* gründete er die deutsche Gesellschaft für Chirurgie. Neben vielen medizinischen Arbeiten schrieb er auch – unter dem Pseudonym Richard Leander – fantasiereiche Märchenbücher, darunter das bekannteste mit dem Titel *Träumereien an französischen Kaminen*. Die Geschichten klingen für heutige Ohren eher pathetisch, aber sie wurden mehrfach bis in die 1950er-Jahre aufgelegt. Aus der erwähnten Sammlung ist hier ein Kleinod wiedergegeben:

Die künstliche Orgel

Vor langen, langen Jahren lebte einmal ein sehr geschickter junger Orgelbauer, der hatte schon viele Orgeln gebaut, und die letzte war immer wieder besser als die vorhergehende. Zuletzt machte er eine Orgel, die war so künstlich, daß sie von selbst zu spielen anfing, wenn ein Brautpaar in die Kirche trat, an dem Gott ein Wohlgefallen hatte. Als er auch diese Orgel vollendet hatte, besah er sich die Mädchen des Landes, wählte sich die frömmste und schönste und ließ seine eigene Hochzeit zurichten. Wie er aber mit der Braut über die Kirchschwelle trat, und Freunde und Verwandte in langem Zug folgten, jeder einen Strauß in der Hand oder im Knopfloch, war sein Herz voller Stolzes und Ehrgeizes. Er dachte nicht an seine Braut und nicht an Gott, sondern nur daran, was er für ein geschickter Meister sei, dem niemand es gleich tun könne, und wie alle Leute staunen und ihn bewundern würden, wenn die Orgel von selbst zu spielen begönne. So trat er mit seiner schönen Braut in die Kirche ein – aber die Orgel blieb stumm. Das nahm sich der Orgelbaumeister sehr zu Herzen, denn er meinte in seinem stolzen Sinne, daß die Schuld nur an der Braut liegen könne und daß sie ihm nicht treu sei. Er sprach den ganzen Tag über kein Wort mit ihr, schnürte dann nachts heimlich sein Bündel und verließ sie. Nachdem er viele hundert Meilen weit gewandert war, ließ er sich endlich in einem fremden Lande nieder, wo niemand ihn kannte und keiner nach ihm fragte. Dort lebte er still und einsam zehn Jahre lang; da überfiel ihn eine namenlose Angst nach der Heimat und nach der verlassenen Braut. Er mußte immer wieder daran denken, wie sie so fromm und schön gewesen sei, und wie er sie so böslich verlassen. Nachdem er vergeblich alles getan, um seine Sehnsucht niederzukämpfen, entschloß er sich zurückzukehren und sie um Verzeihung zu bitten. Er wanderte Tag und Nacht, daß ihm die Fußsohlen wund wurden, und je mehr er sich der Heimat näherte, desto stärker wurde seine Sehnsucht, und desto größer seine Angst, ob sie wohl wieder so gut und freundlich zu ihm sein werde, wie in der Zeit, wo sie noch seine Braut war. Endlich sah er die Türme seiner Vaterstadt von fern in der Sonne blitzen. Da fing er an zu laufen, was er laufen konnte, so daß die Leute hinter ihm her den Kopf schüttelten und sagten: «Entweder ist's ein Narr oder er hat gestohlen.» Wie er aber in das Tor der Stadt eintrat, begegnete ihm ein langer Leichenzug. Hinter dem Sarge her gingen eine Menge Leute, welche weinten. «Wen begrabt ihr hier, ihr guten Leute, daß ihr so weint?» «Es ist die schöne Frau des Orgelbaumeisters, die ihr böser Mann verlassen hat. Sie hat uns allen so viel Gutes getan, daß wir sie in der Kirche beisetzen wollen.» Als er dies hörte, entgegnete er kein Wort, sondern ging still gebeugten Hauptes neben dem Sarge her und half ihn tragen. Niemand erkannte ihn; weil sie ihn aber fortwährend schluchzen und weinen hörten, störte ihn keiner, denn sie dachten: das wird wohl auch einer von den vielen armen Leuten sein, denen die Tote bei Lebzeiten Gutes erwiesen hat. So kam der Zug zur Kirche, und wie die Träger die Kirchschwelle überschritten, fing die Orgel von selbst zu spielen an, so herrlich wie noch niemand eine Orgel spielen gehört. Sie setzten den Sarg vor dem Altare nieder, und der Orgelbaumeister lehnte sich still an eine Säule daneben und lauschte den Tönen, die immer gewaltiger anschwollen, so gewaltig, daß die Kirche in ihren Grundpfeilern bebte. Die Augen fielen ihm zu, denn er war sehr müde von der weiten Reise; aber sein Herz war freudig, denn er wußte, daß ihm Gott verziehen habe, und als der letzte Ton der Orgel verklang, fiel er tot auf das steinerne Pflaster nieder. Da hoben die Leute die Leiche auf, und wie sie inne wurden, wer es sei, öffneten sie den Sarg und legten ihn zu seiner Braut. Und wie sie den Sarg wieder schlossen, begann die Orgel noch einmal ganz leise zu tönen. Dann wurde sie still und hat seitdem nie wieder von selbst geklungen.

- **Volkmann-Kontraktur:** Narbige Ausheilung einer ischämischen Nekrose der Unterarmmuskulatur, zum Beispiel nach Kompartment-Syndrom, führt zur Verkürzung der langen Fingerbeuger, die die Hand unbrauchbar macht.
- **Volkmann-Dreieck:** Ausbruch der posterolateralen Tibiagelenkfläche bei komplizierten Knöchelfrakturen, die auf dem seitlichen Rönt-

genbild als Dreieck erscheint. Erstaunlicherweise hat Volkmann in seiner Veröffentlichung von 1875 nur einen Ausbruch der vorderen Tibiakante beschrieben, so dass unklar ist, wie das hintere Dreieck zu seinem Namen kommen konnte. Es müsste eigentlich nach dem Briten Henry Earle (1789–1838) benannt werden, der schon 1828 ein Fragment aus der hinteren Tibiakante beschrieb. Wie so oft gilt auch hier Stiglers Gesetz der Eponymie (↗ *Ullrich*).

- **Volkmann-Schiene:** Gerade Schiene zur Ruhigstellung der unteren Extremität.
- **Volkmannscher Löffel:** Chirurgisches Instrument mit scharfrandigem löffelartigem Ende zum Kratzen und Schaben.

von ...

↗ unter dem Namen ohne «von». Wie der Anatom K. Mörike richtig bemerkt hat, ist es eigentlich Unsinn, von den «*von* Kupfferschen Sternzellen» oder den «*von* Ebnerschen Halbmonden» zu sprechen, da wir ja auch keine «*von* Eichendorffschen Gedichte» rezitieren (wenn überhaupt Eichendorff-Gedichte) und erst recht keine «*van* Beethovenschen Sonaten» spielen.

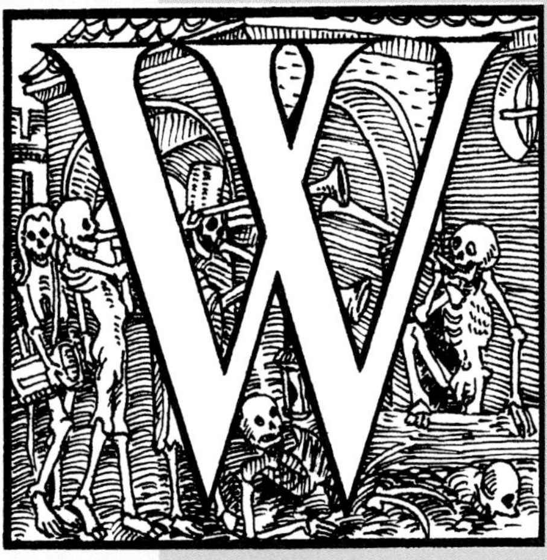
W

W

Waldeyer, Heinrich Wilhelm Gottfried (1836–1921) Anatom und Pathologe in Breslau, Straßburg und Berlin. Er gilt als (Mit-) Begründer der Neuronentheorie und führte 1891 den Begriff Neuron für die Einheit aus Zellleib, Axon und Dendriten ein (↗ *Golgi*). Auch die Begriffe Chromosom, Plasmazelle, motorische Endplatte und Magenstraße sind seine Erfindungen. Waldeyer war ein ausdrücklicher Gegner des Frauenstudiums, das in Preußen erst 1908 genehmigt wurde, neun Jahre nach dem entsprechenden Reichstagsbeschluss (in den USA waren Frauen schon ab 1833, in der Schweiz ab 1864 zugelassen; ↗ *Nitabuch*). In einem 15-seitigen Beitrag zur Versammlung Deutscher Naturforscher und Ärzte 1888 setzte er sich ausführlich mit dem Thema auseinander: Nachdem er Beispiele für bedeutende Frauen von den alten Ägyptern bis ins 19. Jahrhundert aufzählt, spricht er sich eindeutig gegen die Zulassung von Frauen zum Hochschulstudium aus. Sein wichtigster Beweis für die Unfähigkeit der Frauen zu wissenschaftlicher Betätigung ist die Geschichte der Geburtshilfe, die jahrhundertelang in den Händen von Frauen gewesen sei, aber erst durch wissenschaftlich gebildete Männer echte Fortschritte gemacht habe. Das Gegenargument, Frauen seien durch ihre gesellschaftliche Stellung unfähig gehalten worden, wischt er mit Hinweis auf seine historischen Betrachtungen vom Tisch: Frauen hätten es ja auch schon zu Herrscherwürden gebracht, seien also nie ernsthaft von den Männern in ihrer Entfaltung behindert worden. Schließlich beruft sich Waldeyer auf wissenschaftliche Erkenntnisse zur «natürlichen Organisation des Weibes». Zwar gibt er zu, dass ein Kollege mit der Betonung des größeren absoluten Hirngewichtes des Mannes zu weit gegangen sei (↗ *Tiedemann*), aber er zitiert neuere Forschungen, nach denen beim Mann die Hirnwindungen stärker entwickelt seien, «so dass damit eine Oberflächenvergrößerung der grauen Substanz, in welcher wir das Substrat der intellektuellen Fähigkeiten suchen müssen, gegeben ist». Nachdem Waldeyer die Frauen an seinem Berliner Institut notgedrungen zulassen musste, überließ er ihren Unterricht seinem Prosektor Hans Virchow, dem Sohn Rudolf ↗ *Virchows*.

Waldeyer war überzeugter Monarchist und wurde als solcher 1916 unter dem Namen «von Waldeyer-Hartz» in den erblichen Adelsstand erhoben. Trotzdem musste er das Ende der Monarchie noch miterleben. Er verfügte, dass man nach dem Tod seinen Schädel, sein Gehirn und seine Hände in der Anatomie erhalten solle. Insbesondere sollte man den Unterschied der beiden Hände untersuchen, der wohl durch sein vieles Schreiben mit der rechten Hand entstanden war. Der erwähnte Hans Virchow tat dies dann auch nach Waldeyers Tod, wobei ironischerweise vier Studentinnen halfen, die Hände des großen Gegners des Frauenstudiums zu präparieren. Das Anatomische Institut der Charité ist noch im Besitz seiner Totenmaske und seines Schädels, die Hände und das Gehirn sind aber den Zerstörungen des Zweiten Weltkrieges zum Opfer gefallen.

- **Waldeyer-Rachenring, Anulus lymphoideus pharyngis:** Die lymphatischen «Wächter» am Eingang in den Schlund, bestehend aus Rachen-, Gaumen- und Zungenmandel sowie dem lymphatischen Gewebe am Tubeneingang. Waldeyer hat seinen Namen mit dieser Benennung verbinden können, obwohl sein Vorschlag 1884 nur als kurze Notiz zu einem Vortrag vor der «Gesellschaft für innere Medicin» in der Deutschen Medizinischen Wochenschrift veröffentlicht wurde.

• **Lamina Waldeyer, Zona marginalis, Substantia spongiosa, Lamina spinalis I:** Randschicht der grauen Substanz des Hinterhorns im Rückenmark, in der vor allem Schmerzafferenzen enden. Sie enthält «Waldeyersche Marginalzellen».

• **Waldeyer-Faszie:** Meist ist mit diesem Begriff die perirektale oder die rektosakrale Faszie gemeint. Da Waldeyer in seinem Werk *Das Becken* von 1899 sehr viele Faszien beschrieben hat, ist die eindeutige Zuordnung einer «Waldeyer-Faszie» schwierig.

Wallenberg, Adolf

(1862–1949) Danziger Internist und Hirnforscher. Nach dem Studium ließ er sich zunächst als praktischer Arzt nieder, wurde dann 1907 Leiter der Inneren und Psychiatrischen Abteilung des Städtischen Krankenhauses in Danzig. Im Ersten Weltkrieg war er Generaloberarzt. Auch nach seiner Emeritierung arbeitete er weiter wissenschaftlich, angeblich in einem Kellerraum des Krankenhauses, und führte auch seine private Praxis fort. Nachdem man ihm als Juden 1938 die ärztliche Tätigkeit verboten hatte, konnte er mit dem buchstäblich letzten Zug vor Kriegsausbruch gemeinsam mit seiner Frau aus Danzig fliehen. Über Holland und England erreichte er 1943 die USA, wo er noch als Konsiliarius tätig wurde und Vorträge hielt. ↗ *Spatz*

• **Wallenberg-Syndrom, Dorsolaterales Oblongata-Syndrom:** Symptomenkombination, die durch Infarkte der A. cerebelli inf. post. und die nachfolgende Zerstörung der dorsolateralen Medulla oblongata hervorgerufen wird. Dazu gehören unter anderem ipsilaterale Trigeminusschädigung und ↗ *Horner*-Syndrom sowie kontralateraler Ausfall der Schmerz- und Temperaturwahrnehmung.

Waller, Augustus Volney

(1816–1870) Nach Kindheit in Südfrankreich und in Kent studierte er Medizin in Paris und eröffnete dann eine Praxis im Londoner Stadtteil Kensington. Später gab er die ärztliche Praxis ganz auf und widmete sich in Bonn und Paris der Physiologie, da diese in England noch nicht so entwickelt war.

• **Waller-Degeneration:** Veränderungen einer Nervenzelle nach Durchtrennung ihres Axons. Charakteristika sind der Untergang des Axons distal der Schädigung, die Auflösung der ↗ *Nissl*-Schollen im Perikaryon (Chromatolyse) und die Randlage des Kerns. Waller hat diese Veränderungen an durchtrennten Nerven in Froschzungen beobachtet und 1850 veröffentlicht.

Eine andere Bedeutung gab dem Begriff Wallers Sohn, der ebenfalls Physiologe war und wohl unter dem übermächtigen Bild des Vaters litt, obwohl er immerhin der erste war, der Herzströme durch Elektroden am Brustkorb aufzeichnete (↗ *Einthoven*). Als wieder einmal in seiner Gegenwart sein Vater erwähnt wurde, erklärte er kurzerhand und resigniert: «Ich bin die Wallersche Degeneration.»

Weber, Bernhard Georg

(1927–2002) Schweizer Chirurg. Nach Studium in Basel war er in Landpraxen, auf hoher See und in verschiedenen Krankenhäusern ärztlich tätig, schwankte während dieser Zeit aber immer wieder zwischen der Architektur und der Medizin als seiner Berufung. Erst in der Orthopädie fand er die Kombination aus Heilkunst, Technik und Handwerk, die ihn nicht mehr an seiner Entscheidung für die Medizin zweifeln ließ. 1960 wurde er an der neu eröffneten Orthopädischen Klinik St. Gallen Oberarzt unter Maurice E. Müller, dessen Nachfolger im Amt er 1967 wurde. Damit war er beteiligt an der Pionierzeit der Arbeitsgemeinschaft für Osteosynthese (AO), zu deren führenden Köpfen Müller gehörte. Die AO setzte neue Standards für die Behandlung von Frakturen durch biomechanisch fundierte und technisch weiterentwickelte Osteosynthese, durch frühe Mobilisierung und schonende Weichteilbehandlung, aber auch durch eine systematisch-wissenschaftliche Herangehensweise (↗ *Allgöwer*).

• **Weber-Frakturen:** Luxationsfrakturen des oberen Sprunggelenks, die Weber in einem Buch zu den Verletzungen des oberen Sprunggelenks 1966, erschienen im Hans Huber Verlag, in bestechend einfacher Weise neu klassifizierte. Gegenüber den vorherigen genetischen (nach Unfallmechanismus) und röntgenologischen Einteilungen (nach Zahl der Fragmente und Neigung des Talus) nennt er seine eigene «pathologisch-anatomisch». Sie geht von der entscheidenden Bedeutung des Zustandes der Syndesmose aus und leitet diesen aus der Höhe der Fibulafraktur ab. Weber bezog sich ausdrücklich auf eine ältere Einteilung von Danis und sprach in späteren Publikationen dann von der «Danis-Weber-Einteilung», was von mehr Bescheidenheit zeugt, als sie etwa ↗ *Reiter* oder ↗ *Prehn* gezeigt haben. Auch dass er seinen St. Galler Oberärzten die eigenständige Liquidation erlaubte und früher als andere Chefärzte einen «Pool» für ambulante Leistungen einrichtete, deutet in eine ähnliche Charakter-Richtung.

Weber, Frederick Parkes

(1863–1962) Englischer Internist, Sohn von Hermann David Weber. Wie dieser arbeitete er unter anderem am German Hospital. Er soll 1200 medizinische Publikationen verfasst haben, hatte dazu aber auch fast 100 Jahre Zeit.

• **Morbus Weber-Rendu-↗ Osler**

• **Sturge-Weber-Syndrom, Enzephalotrigeminale Angiomatose:** Die Kombination eines einseitigen Naevus flammeus im Gesicht mit einem gleichseitigen Hämangiom der weichen Hirnhaut. Außerdem treten Augenstörungen, epileptische Anfälle und mentale Retardierung auf. William Sturge (1850–1919) war Arzt in London und Nizza. Noch mindestens sieben weitere Namen werden mit dem Syndrom assoziiert.

Weber-Liel, Friedrich Eugen

(1832–1891) Otologe in Berlin und Jena. Kaum hatte er 1884 seine erste Professur in Jena angetreten, musste er diese nach nur einem guten Jahr krankheitsbedingt aufgeben. Bekannt wurde er vor allem mit der operativen Durchtrennung der Sehne des M. tensor tympani, die angeblich bei bestimmten Formen der Schwerhörigkeit helfen sollte.

• **Weber-Test:** Stimmgabeltest zur Hörprüfung: Die Stimmgabel wird auf die Stirn oder den Scheitel gesetzt. Hört der Proband den Ton in der Kopfmitte, ist der Test negativ. Lateralisierung des Höreindrucks auf eine Seite spricht entweder für Schallempfindungsschwerhörigkeit (z. B. durch Innenohr-Schädigung) auf der Gegenseite oder für Schallleitungsschwerhörigkeit (z. B. durch Mittelohr-Schädigung) auf der gleichen Seite.

Weber, Hermann David

(1823–1918) Deutsch-englisch-italienischer Internist. Der Sohn eines deutschen Vaters und einer italienischen Mutter wuchs in Deutschland auf und studierte in Marburg und Bonn. Er arbeitete dann am 1845 eröffneten German Hospital in Dalston im Londoner Bezirk Hackney. Man schätzt, dass zu dieser Zeit etwa 30 000 Deutsche in England lebten, von denen viele aus wirtschaftlichen Gründen gekommen und im Londoner East End gelandet waren. Auch hier gehörten sie zu den Armen, arbeiteten oft in gefährlichen Jobs und nahmen das Krankenhaus häufig in Anspruch. Betrieben wurde das Haus von Diakonissen. Florence Nightingale, die Begründerin der professionellen Krankenpflege, wurde angeblich durch ihre zwei Besuche im German Hospital angeregt, ihre Ausbildung am Diakonissenmutterhaus in Kaiserswerth bei Düsseldorf zu machen. Das Krankenhaus «überlebte» mit Mühe den Ersten Weltkrieg. Beim Ausbruch des Zweiten Weltkriegs wurde dann das gesamte Personal, wie auch viele andere Deutsche, in ein Lager auf

der Isle of Man verschleppt, angeblich weil man Spionage fürchtete. 1947 wurde das Haus ein ganz «normales» Krankenhaus im National Health Service, das noch bis 1987 genutzt wurde.
Weber arbeitete in London auch als Botschaftsarzt der Deutschen Botschaft und heiratete eine Engländerin. Er war ein großer Verfechter einer gesunden Lebensweise und forderte seine Patienten auf, wie er selbst ihre Ferien in den Alpen zu verbringen. Er schrieb unzählige Arbeiten über die Badestädte Europas, über Kuren und «Klimatotherapie» und die Effekte von Klima und von körperlicher Ertüchtigung auf das Altern. Das «Kuren» ist allerdings trotz seines Engagements eine typisch deutsche Beschäftigung geblieben, was sich schon darin ausdrückt, dass es für das Wort «Kur» keine gute englische Übersetzung gibt – ganz abgesehen davon, dass sich das englische Gesundheitssystem nie leisten würde, Kuren zu bezahlen.

• **Weber-Lähmung:** Die Okulomotorius-Lähmung in Kombination mit kontralateraler Halbseitenlähmung deutet auf eine Schädigung des ventralen Mittelhirns auf der Seite der Augenmuskellähmung.

Wegener, Friedrich

(1907–1990) Lübecker Pathologe. Die nach ihm benannte Krankheit beschrieb er 1936 als Assistent in der Breslauer Pathologie. Nach dem Zweiten Weltkrieg, den er die meiste Zeit als Wehrmachtspathologe in Polen verbrachte, musste er zwei Jahre als Landarbeiter arbeiten, um seine inzwischen neunköpfige Familie durchzubringen. Er wurde dann Assistent und später Oberarzt in der Pathologie der Lübecker Städtischen Krankenanstalten. Nach Gründung der Medizinischen Akademie Lübeck 1964 unterrichtete er auch Studenten, war aber nie Professor. Dafür war er 1931 Deutscher Meister im Schleuderballweitwurf mit erzielten 68,53 m im friesischen Wurfstil (für diejenigen, die als Süddeutsche oder Spätgeborene nicht in Kontakt mit diesem Sportgerät gekommen sind: Es handelt sich um einen 1,5 kg schweren, mit Rosshaar gefüllten Lederball, der mit einer 28 cm langen Schlaufe versehen ist – ich erinnere mich, in meiner Jugend damit Weiten über 12 m erreicht zu haben). Wegener steht mit dieser Weite noch immer auf dem 30. Platz der ewigen Bestenliste des Deutschen Turnerbundes. Er wurde zudem mehrfach mit einer Kieler Universitätsmannschaft Norddeutscher Hochschulmeister im Handball und war Norddeutscher Meister im Volkstümlichen Sechskampf (einer Kombination aus Schwimmen, Turnen und Leichtathletik). Nach seiner Pensionierung als Oberarzt betrieb er noch acht Jahre eine Facharztpraxis. Noch in seinem letzten Lebensjahr reiste er in die USA, wo er als berühmter Namensgeber Ehrengast eines pulmologischen Kongresses war.
Erst 2006 ist in einem Artikel im *Lancet* Wegeners Rolle während der NS-Zeit kritischer untersucht worden. Wegener war ein früher Unterstützer der Nazis, ab 1932 bei der SA, ab Mai 1933 NSDAP-Mitglied. Vermutungen, er sei als Pathologe in Lodz mit den deutschen Gesundheitsbehörden in die Gettoisierung und Deportation von Juden involviert gewesen, lassen sich aber auf Grund dünner Aktenlage nicht beweisen. Die Autoren des *Lancet*-Artikels verzichten daher zu Recht auf endgültige Schlussfolgerungen und überlassen diese der Leserschaft.

• **Wegener-Granulomatose:** Seltene Vaskulitis mit ulzerierenden Granulomen im Nasen- und Nasennebenhöhlenbereich und in der Lunge sowie Nierenbefall in Form einer Glomerulonephritis. Sie ist häufig mit antizytoplasmatischen Antikörpern assoziiert (ANCA). Zu Zeiten von Wegeners Beschreibung war die Erkrankung stets tödlich (daher ja auch die Definition des Krankheitsbildes durch einen Pathologen), inzwischen kann aber durch Gabe von Kortikosteroiden und Zyklophosphamid der Krankheitsprozess verlangsamt und selbst eine Vollremission erreicht werden.

Weil, H. Adolph

(1848–1916) Direktor der medizinischen Klinik in Dorpat (heute Tartu, Estland). Nachdem er selbst an Tuberkulose des Kehlkopfes erkrankte, praktizierte er als Arzt in Wiesbaden und anderen Badeorten, bevor er sich als Rentner nach Italien zurückzog.

• **Weil-Krankheit, Leptospirosis icterohaemorrhagica:** Schwere Form der durch Spirochäten hervorgerufenen Leptospirose mit Hepatitis, Nephritis und eventuell Blutungen bei Thrombozytopenie. Sie wird durch Ratten übertragen und trifft Menschen, die mit infizierten Abwässern in Kontakt kommen. Typisch ist ein plötzlicher Beginn mit schlagartig hohem Fieber.

Der Erreger wurde von ↗ *Reiter* und Hübener 1915 im militärärztlichen Einsatz an der Westfront erfolgreich auf Meerschweinchen übertragen. Die beiden waren allerdings so sehr damit beschäftigt, sich mit einer anderen deutschen Gruppe um die Priorität für diese Entdeckung zu streiten, dass sie völlig übersahen, dass zwei Japaner schon acht Monate früher den Erreger der Weil-Krankheit bestimmt und auf deutsch und englisch publiziert hatten.

Wenckebach, Karel Frederik

(1864–1940) Niederländischer Internist. Nach dem Studium in Utrecht war er zunächst fünf Jahre einziger Arzt im 3500-Seelen-Städtchen Heerlen in der Provinz Limburg, bevor er nach Utrecht wechselte und dort in seiner Freizeit am physiologischen Institut mitarbeitete und zu kardiologischen Problemen publizierte. Dies brachte ihm den Ruf auf eine medizinische Professur nach Groningen, später nach Straßburg und Wien ein. Er verwandte viel Energie darauf, das einzige um 1900 noch ungelöste Problem der Erregungsleitung am Herzen zu lösen, die Herkunft des Vorhofrhythmus. Er hatte enge Kontakte zu seinen britischen Forscherkollegen Mackenzie, ↗ *Keith* und ↗ *Flack*, und als die beiden Letzteren einen Sinuatrialknoten fanden, war das, zumindest in Wenckebachs Version, auf seine Anregung hin geschehen. Am Ende seiner Karriere sagte er: «Ich verdanke meinen Ruf der Tatsache, dass ich Digitalis in Dosen verwende, die laut Lehrbuch gefährlich sind, und bei Fällen, die laut Lehrbuch ungeeignet sind.»

• **Wenckebach-Periodik:** Die beim AV-Block zweiten Grades auftretende Sequenz von Herzaktionen mit immer länger werdender Überleitungszeit, die dann zum Ausfall einer Kammeraktion führt und wieder von vorn beginnt.

Werlhof, Paul Gottlieb

(1699–1767) Nach dem Studium in Helmstedt war er zunächst Arzt in Peine, bevor er in Hannover Hofmedikus und ab 1740 Leibarzt der Hannoveraner Kurfürsten wurde, die zu dieser Zeit in Personalunion englische Könige waren und von daher wahrscheinlich selten Werlhofs Dienste in Hannover brauchten. Er verfasste mehrere medizinische Werke, sein wichtigstes galt den Wechselfiebern, für deren Kur er die Chinarinde empfahl.

• **Morbus Werlhof, Idiopathische thrombozytopenische Purpura, ITP:** Isolierte Re-

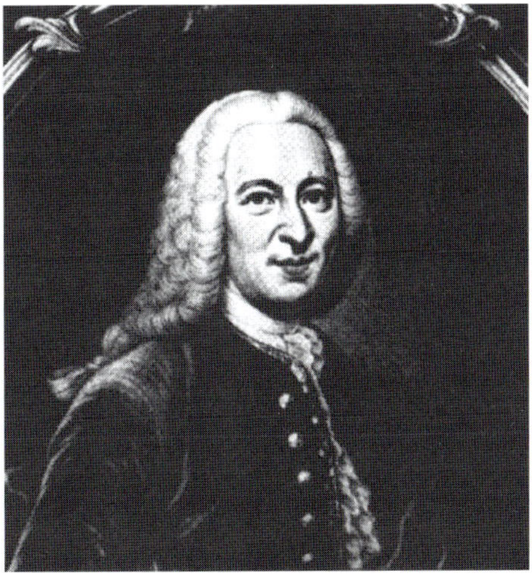

Paul Werlhof

W

duktion der Blutplättchenzahl ohne bekannte Ursache. Bei Unterschreiten einer kritischen Zahl von etwa 30 000 Thrombozyten/µl kommt es zu Blutungen, die sich von den Organblutungen bei Hämophilie durch ihr «mukokutanes» Muster, von den Läsionen der Vaskulitis (↗ *Schönlein*) durch fehlende Tastbarkeit unterscheiden. Gefährlich wird es im Allgemeinen erst unterhalb von 10 000 Thrombozyten/µl. Nur die chronische Form bei Erwachsenen wird mit Werlhofs Namen belegt. Er beschrieb die Erkrankung 1735 als Morbus maculosus haemorrhagicus.

Wernicke, Karl

(1848–1905) Neurologe und Psychiater in Berlin, Breslau und Halle. Sein erstes Werk *Der aphasische Symptomencomplex* machte den damals erst 26-jährigen Assistenten unter deutschen Neurologen schnell bekannt. In Berlin musste er kurz nach seiner Habilitation wegen eines Streits unbekannter Natur die Charité verlassen und sich von praktisch-neurologischer Tätigkeit ernähren, stürzte sich aber trotzdem auch weiterhin in wissenschaftliche Arbeit, die schließlich mit der Berufung nach Breslau belohnt wurde. Im Gegensatz zu den klinisch-ätiologisch definierten Krankheitsdefinitionen des Münchner Psychiaters Kraepelin versuchte Wernicke, psychiatrische Erkrankungen auf Störungen des Assoziationskortex zurückzuführen, also eine Art Lokalisationslehre der psychiatrischen Erkrankungen zu etablieren. Mit 57 Jahren geriet er bei einer Fahrradfahrt im Thüringer Wald auf einem engen Weg unter eine entgegenkommende Holzfuhre, deren Hinterrad ihm den Brustkorb zerquetschte. Er lebte noch zwei Tage nach dem Unfall, ließ aber nicht zu, dass man seine Frau rief, weil er ihr den Anblick seines Leidens ersparen wollte.

- **Wernicke-Sprachzentrum:** Areal der Hirnrinde der dominanten Hemisphäre, das funktionell dem Sprachverständnis zugeordnet wird und dessen Läsion eine sensorische Aphasie zur Folge hat. Die genaue Ausdehnung wird sehr verschieden angegeben. Während einige Autoren es von der sekundären Hörrinde (Area 42 nach ↗ *Brodmann*) trennen, setzen andere sekundäre Hörrinde und Wernicke-Zentrum gleich und zählen Area 22 hinzu, die ebenfalls im oberen Temporallappen liegt. Oft werden aber zusätzlich (oder sogar ausschließlich) Rindengebiete im Gyrus supramarginalis (Area 40) und angularis (39) einbezogen. Wernicke selbst bezeichnete 1874 – also lange vor Brodmanns genauerer zytoarchitektonischer Hirnrindenkartierung – das ganze Gebiet um die ↗ *Sylvische* Furche als «Sprechcentrum», in dem wiederum die erste Stirnwindung das schon bekannte motorische ↗ *Broca*-Areal darstellte. Die erste Schläfenwindung identifizierte er als das sensorische Areal oder das «Centrum für die Klangbilder» und in der Inselregion vermutete er den «vermittelnden psychischen Reflexboden» zwischen diesen beiden Zentren. Wernicke stützte seine Hypothese unter anderem auf eine Breslauer Patientin mit sensorischer Aphasie, die von den Krankenschwestern zunächst wegen ihres fehlenden Sprachverständnisses für taub gehalten worden war. Bei der Sektion fand man eine Erweichung der ganzen linken ersten Schläfenwindung, also des Gyrus temporalis superior.

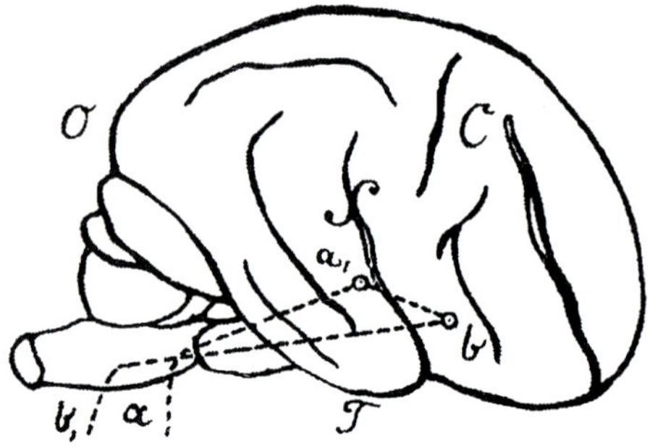

Wernickes Darstellung der Sprachregionen des Gehirns von 1874. a1 bezeichnet das sensorische, b das motorische Zentrum

- **Wernicke-Enzephalopathie, Alkohol-induzierte Enzephalopathie:** Läsionen in den Corpora mamillaria und anderen Strukturen um den III. und IV. Ventrikel führen typischerweise zu Verwirrtheitszuständen, Augenbewegungsstörungen und Gangataxie. Als Ursache wird Thiaminmangel angesehen, der bei Alkoholikern durch eine Kombination aus Mangelernährung und (angeborenen oder erworbenen) Enzymdefekten entstehen kann. Es ist allerdings noch unbekannt, wie dieser zu neuronalen Schäden führt. Jedenfalls bewahrt schnelle Thiamingabe die Patienten vor Koma und Tod. ↗ *Korsakow*

- **Wernicke-Mann-Lähmungstyp:** Typisches Lähmungsbild nach Durchblutungsstörungen in Capsula interna und Basalganglien mit gebeugtem angezogenem Arm und gestrecktem, spastisch gelähmtem Bein, das beim Gehen in einem nach außen gerichteten Bogen nach vorn geführt wird. Ludwig Mann (1866–1936) war Neurologe in Breslau und Wernickes Schüler.

Wertheim, Ernst

(1864–1920) Österreichischer Gynäkologe. Nach seiner Assistentenzeit in Prag wurde er Direktor der Frauenklinik in Wien. Er entwickelte unter anderem einen besseren Nährboden für die Kultivierung von Gonokokken und habilitierte sich mit 28 Jahren mit einer Arbeit über die Gonorrhöe. In einer Zeit, in der Einverständniserklärungen von Patienten offenbar noch nicht regelmäßige Voraussetzung für Eingriffe oder Versuche waren (↗ *Neisser*), infizierte er fünf Geisteskranke urethral mit Gonokokkenkulturen, um die Ausbreitungswege der Erreger zu studieren. Allerdings injizierte er sich auch selbst Gonokokken zu Studienzwecken subkutan.

- **Wertheim-↗ Meigs-Operation, Radikale Hysterektomie:** Einer der größten gynäkologischen Eingriffe. Beim invasiven Zervix-Karzinom werden Uterus, Scheidenmanschette, Parametrien und pelvine Lymphknoten entfernt. Wertheims Verdienst war es, systematisch das befallene Organ und die möglichen Ausbreitungswege der Geschwülste zu entfernen. Wie bei den Gonokokkenversuchen kannte er auch beim Ausprobieren der neuen Operationsmethode offenbar wenig Skrupel. Die erste Patientin starb nach hohem Blutverlust trotz Gabe von «Excitantien (Aetherinjection, Cognacklysma etc.)», von den ersten 29 operierten Frauen starben 11 postoperativ. Später konnte er die Mortalität des Eingriffs auf 10 Prozent senken.

So wie ↗ *Magendie* Versuchstiere «auf dem Altar des Experiments» opferte, so wurden und werden auch Menschen auf dem «Altar» des medizinischen Fortschritts geopfert. Dies sind natürlich keine geplanten individuellen Menschenopfer, wie sie z. B. den Azteken nachgesagt werden. Man müsste wohl eher von «statistischen Opfern» sprechen, und diese geschehen heute auch nicht mehr in dem rechtsfreien Raum, in dem Wertheim und seine Kollegen damals offenbar operierten, sondern innerhalb der Konvention der Deklaration von Helsinki (↗ *Conn*). Heutige Opfer der medizinischen Forschung sind also vielleicht eher vergleichbar mit den Opfern von Verkehrsunfällen, deren Schaden unsere Gesellschaft für einen schnellen Individualverkehr in Kauf zu nehmen bereit ist.

Westphal, Carl Friedrich Otto

(1833–1890) Berliner Psychiater und Neurologe. Er gilt als von ↗ *Erb* unabhängiger Entdecker des Muskeleigenreflexes und als Erstbeschreiber der Agoraphobie, der Platzangst. Seine Zeitgenossen haben ihn als «zarte Erscheinung» mit «bescheidenem Auftreten» beschrieben, als einen Mann, dem man seine epochale Bedeutung für die Neurologie nicht angesehen habe.

Seine Schrift «Die conträre Sexualempfindung, Symptom eines neuropathischen (psychopathischen) Zustandes», erschienen 1869 im *Archiv für Psychiatrie und Nervenkrankheiten*, gilt als erste ausführliche Fallbeschreibung der Homosexualität in einer psychiatrischen Zeitschrift. Nachdem erst um die Mitte des Jahrhunderts die «Medikalisierung der

Sünden» begonnen hatte und Begriffe wie Perversion und Aberration zu medizinischen Begriffen geworden waren, stellte Westphal als einer der ersten Homosexualität als eindeutig psychiatrische Erkrankung dar. Er beschreibt eine Frau, ein 35-jähriges «Fräulein N.», deren Schwester ein Mädchenpensionat betrieb und die sich von einigen dieser Mädchen angezogen fühlte. Sie war vor allem wegen Wutanfällen in der Psychiatrischen Klinik der Charité gelandet, die sie immer dann bekam, wenn ihr die Mädchen, mit denen sie «ausser Scherzen und Küssen Onanie zu treiben» gedachte, nicht zu Willen gewesen waren. Außerdem wird auch der Fall eines Mannes geschildert, der von der Polizei wiederholt in Frauenkleidern aufgegriffen worden war. Dieser hatte sich aber nie mit Männern «geschlechtlich zu schaffen gemacht, obwohl viele Anerbietungen nach dieser Richtung hin an ihn gelangt seien». Vor allem den ersten Fall hält Westphal für einen eindeutigen Fall von «Verkehrung der Geschlechtsempfindung», die für ihn Symptom einer grundlegenderen Störung ist und sich damit «in die grosse Reihe der angeborenen Perversitäten des Fühlens, Vorstellens und Handelns» einfügt. Es ist interessant, dass nur ein Jahr vor Westphals Veröffentlichung der preußische Justizminister eine Strafrechtsreform des Unzuchts-Paragrafen beabsichtigte und eine medizinische Expertenkommission einberief, zu der auch ↗ *Virchow* gehörte. Die angesehenen Mediziner erklärten, sie seien für moralische Fragen nicht zuständig, und lehnten daher eine medizinische Begründung des bestehenden Gesetzes ab. Die geplante Strafrechtsreform scheiterte allerdings und der unveränderte preußische §175, der «widernatürliche Unzucht zwischen Personen männlichen Geschlechts» bestrafte, wurde mit der Reichsgründung auf das ganze Reich ausgedehnt, wo er zum Beispiel in Bayern wesentlich liberalere Gesetze ablöste. Die Nazis verschärften den Paragrafen 1935 noch einmal und verboten nicht nur wie bisher «beischlafähnliche Handlungen», sondern praktisch jede Form von Homosexualität. Diese verschärfte Fassung galt unverändert bis 1969, was dazu führte, dass homosexuelle KZ-Insassen bis 1969 juristisch gesehen «zu Recht» im KZ gewesen waren und daher auch keinen Anspruch auf Entschädigung hatten. Aber dies soll hier natürlich nicht Westphal zur Last gelegt werden.

• ↗ **Edinger-Westphal-Kern:** Während Edinger den Kern beim menschlichen Fetus beschrieb, tat Westphal dies zwei Jahre später beim Erwachsenen.

Wharton, Thomas

(1610/14/16–1673) Arzt am Londoner St. Thomas' Hospital. Gemeinsam mit seinem Freund ↗ *Glisson* blieb er auch während der Pestepidemie von 1665/66 in London. Es handelte sich um die letzte große Pestepidemie, bei der in London etwa 70 000 Menschen ums Leben kamen, was etwa 15 % der damaligen Bevölkerung entsprach. Während des größten Pestausbruchs um 1350 hatte der «Schwarze Tod» in ganz Europa noch 25 Millionen Menschen geholt, etwa ein Drittel der Bevölkerung. ↗ *Yersin*

• **Wharton-Sulze:** Das gallertige Bindegewebe der Nabelschnur.

• **Wharton-Kanal, Ductus submandibularis:** Eine zumindest in Frankreich gebräuchliche Bezeichnung für den Ausführungsgang der Unterkieferdrüse, der unter der Zungenspitze mündet. Whartons Hauptwerk war eine Beschreibung aller Drüsen des menschlichen Körpers, die *Adenographia* von 1656.

Whipple, Alan Oldfather

(1881–1963) Professor der Chirurgie an der Columbia University in New York.

• **Whipple-Operation, Proximale partielle Pankreatikoduodenektomie:** Eine der größten abdominellen Operationen, die bei Pankreaskopftumoren in Frage kommt. Dabei werden zwei Drittel des Magens, Duodenum, Pankreaskopf und Gallenblase entfernt und Gallenwege, Pankreasschwanz und Magenrest mit Dünndarmschlingen anastomosiert.

• **Whipple-Trias:** Hypoglykämische Anfälle beim Fasten oder bei körperlicher Anstrengung, Blutzucker unter 45 mg/dl und sofortige Besserung bei Glukose-Gabe sind die drei von Whipple angegebenen Zeichen eines Insulinoms des Pankreas.

Whipple, George Hoyt

(1878–1976) US-amerikanischer Pathologe. Ab 1921 war er Professor in Rochester im Staat New York. 1934 erhielt er mit zwei Kollegen den Nobelpreis für die Erforschung der Therapie der Anämie mit Leberextrakten, deren Erfolg nach heutigem Wissen auf der Gabe von Vitamin B12 beruhte. Der Begriff Thalassämie ist seine Erfindung.

• **Morbus Whipple, Intestinale Lipodystrophie:** Die Infektion mit Tropheryma whippelii, einem grampositiven Actinomyceten, führt zu Diarrhöe und Malabsorptionssyndrom sowie zu extraintestinalen Symptomen und erfordert eine langfristige Antibiotika-Therapie.

White, Paul Dudley

(1886–1973) Kardiologe an der Harvard-Universität in Massachusetts. Nach seinem Studium verbrachte er ein Jahr in London und wurde dort vom Ersten Weltkrieg überrascht. Er meldete sich als Freiwilliger zur Britischen Armee und arbeitete als Militärarzt in Frankreich und Griechenland. Wieder in den USA, wurde er der «Vater der amerikanischen Kardiologie». Seine Bibliografie umfasst 710 Zeitschriften-Artikel und 9 Bücher. Das *American Journal of Cardiology* widmete ihm 1965 ein ganzes Heft von 170 Seiten mit 73 Lobes- und Erinnerungs-Artikeln von Kollegen aus aller Welt. Er war sehr schlank, mied Aufzüge und Autos nach dem Motto «walk more, eat less, sleep more» und wurde 87 Jahre alt.

• **↗ Wolff-Parkinson-White-Syndrom**

Willis, Thomas

(1621–1675) Arzt und Neuroanatom in Oxford und London. Er wurde 1660 Professor für «Natural Philosophy» in Oxford, 1667 eröffnete er eine gut gehende ärztliche Praxis in London. Er versammelte für chemische Experimente und anatomische Demonstrationen einen Zirkel von Gelehrten um sich, zu dem unter anderem Robert Hooke, Robert Boyle, ↗ *Lower* und Christopher Wren gehörten, und war Mitbegründer der Royal Society, der «Mutter» aller naturwissenschaftlicher Gesellschaften. Wren, der Architekt der Londoner Paulskirche, illustrierte auch Willis' bedeutendstes Werk *Cerebri anatome*, das einen Meilenstein auf dem Weg zur modernen Neuroanatomie darstellt und in dem er willkürliche Handlungen der Hirnrinde und unwillkürliche dem Kleinhirn zuschrieb (↗ *Vieussens*). Willis war Vertreter der Iatrochemie, die Körperfunktionen und Erkrankungen durch chemische Prozesse begründete, wobei diese medizinische Auffassung primär auf Paracelsus und die magischen Prinzipien der Alchemie zurückging und nicht mit der heutigen Biochemie vergleichbar ist. Er beschrieb als Erster den süßen Geschmack von Urin bei der Zuckerkrankheit, die daher ihren Namen Diabetes mellitus («honigsüßer Durchfluss») hat.

Willis war als Anatom Zeuge einer ungewöhnlichen «Wiederauferstehung»: Als er mit Kollegen zur Sektion einer gewissen Anne Greene schreiten wollte, die wegen Kindsmordes gehängt worden war, tat diese plötzlich einen hörbaren Atemzug. Nach allem, was man damals für die beste Notfallversorgung hielt – Aderlass, Einläufe, diverse Arzneien – kam sie wieder zu sich. Die Ärzte verhinderten dann, dass die arme Dienstmagd, die die Tat immer abgestritten hatte, gleich wieder gehängt wurde. Schließlich sah auch der zuständige Richter die Wiederbelebung als Werk der Vorsehung und begnadigte die 22-Jährige.

• **Circulus Willisii, Circulus arteriosus cerebri:** Der Circulus ist ein geschlossener Kreis von Arterien an der Hirnbasis, der von den beiden Aa. carotides int. und der A. basilaris aus den Aa. vertebrales gespeist und von drei Verbindungsarterien vervollständigt wird. Willis erkannte durch Injektionsversuche die Bedeutung dieser Anastomosen für die Sicherstellung der Blutversorgung des Gehirns.

- **Willis-Nerv, Nervus accessorius:** Den XI. Hirnnerven kann man mit einigem Recht Willis-Nerv nennen, auch wenn dies selten geschieht. Wie erst kürzlich behauptet wurde, ist seine Beschreibung des Nervs wahrscheinlich akkurater als die der derzeit gängigen Lehrbücher, da die Existenz einer Radix medullaris des N. accessorius bezweifelt werden muss. Willis beschreibt nur den in den Büchern als Radix spinalis bezeichneten Nervenstamm. Die oberen Wurzelfasern müssen nach dieser Auffassung gänzlich dem N. vagus zugerechnet werden.

Wilms, Max

(1867–1918) Chirurg in Leipzig, Basel und Heidelberg. Sein mit Wullstein herausgegebenes Lehrbuch der Chirurgie wurde in mehrere Sprachen übersetzt. Im Mai 1918 nahm er an einem französischen kriegsgefangenen Offizier mit einer diphtherischen Kehlkopfschwellung eine Laryngotomie vor. Während er dem Offizier damit das Leben rettete, zog er sich selbst dabei eine septische Infektion zu und starb einige Tage später.

- **Wilms-Tumor, Nephroblastom:** Bösartiger Nierentumor des Kleinkindesalters. Er soll von embryonalem Nierengewebe ausgehen, dem metanephrogenen Blastem.

Wilson, Samuel Alexander Kinnier

(1878–1937) Londoner Neurologe. Nach dem Studium in Edinburgh bildete er sich in Paris und Leipzig fort und verbrachte den Rest seines Berufslebens am National Hospital for Nervous Diseases in London. Er war ein großer Mann, der fließend Griechisch, Latein, Französisch und Deutsch sprach und einen etwas verschrobenen Humor hatte (eine seiner Grundregeln war: «Never take a meal with your patient.»). Als er einmal einen neurologisch faszinierenden Patienten untersuchte, soll er am Ende der Untersuchung plötzlich zum Patienten gesagt haben: «Sorgen Sie bitte dafür, dass ich Ihr Gehirn bekomme, wenn Sie sterben.» Bei einem anderen Patienten zögerte er nicht, als er von dessen Tod in Zürich erfuhr, sofort dorthin zu reisen, um eine Autopsie durchzuführen.
Mit dem ↗ *Kimmelstiel*-Wilson-Syndrom hat er nichts zu tun.

- **Morbus Wilson, Hepatolentikuläre Degeneration:** Kupferspeicherkrankheit, bei der es durch vermehrte Kupferablagerung zu Leberzirrhose, ↗ *Parkinsonismus*, dem Kayser-Fleischer-Kornealring und Nierenstörungen kommt. Bei früh einsetzender Therapie mit Komplexbildnern zur Kupferelimination ist die Prognose gut. 1993 konnte ein defektes Kupfertransportprotein identifiziert werden, dessen Gen auf Chromosom 14 lokalisiert ist.
Wilson selbst wäre der Name «Kinnier-Wilson-Disease» lieber gewesen, da der Beiname Kinnier auf seine irischen Vorfahren verwies. Als ihn ein Kollege über bestimmte Merkmale der hepatolentikulären Degeneration befragen wollte, zog er nur eine Augenbraue hoch und sagte im Gehen: «Meinen Sie die Kinnier-Wilson-Krankheit?»

Winiwarter, Felix von

(1852–1931) Österreichischer Chirurg. Der Schüler ↗ *Billroths* war ab 1881 bis zu seinem Tod, also 50 Jahre lang, Chirurg und Primar (Chefarzt) am Städtischen Krankenhaus in Hollabrunn, einer Bezirkshauptstadt nördlich von Wien im so genannten Weinviertel.

- **Morbus Winiwarter-↗ Buerger, Thrombangiitis obliterans:** Segmentale Entzündung der kleinen und mittelgroßen Gefäße, die nur Raucher trifft, meist junge Männer. Im Nahen und Fernen Osten ist sie deutlich häufiger als bei uns. Beste Therapie ist die Aufgabe des Rauchens. Winiwarter studierte die Erkrankung 1877 an einem Bein, das Billroth amputiert hatte, und publizierte einen 25 Seiten langen Artikel über dieses eine Bein.

Winkelmann, Karl Eduard Heinrich

(1863–1925) «Specialarzt für Chirurgie» in Barmen, über den ansonsten wenig bekannt ist. In Heidelberg promovierte er 1888 über die Hämoglobinbestimmung bei Schwangeren und Wöchnerinnen, anschließend war er Assistenzarzt in der Straßburger Chirurgie. Der Reichs-Medizinal-Kalender, der ihn für sein übriges Leben als Barmener Chirurg führt, verzeichnet hinter seinem Namen ein Symbol für «Privatklinik oder Sanatorium» sowie außerdem die «Landwehrdienstauszeichnung 1. Klasse», die für 20-jährige Dienste bei der preußischen Landwehr, einer Art Reservearmee, verliehen wurde.

• **Winkelmann-Operation, Winkelmann-↗ Jaboulay-Operation:** 1898 empfahl Winkelmann für die Behandlung der Hydrozele eine «einfache Methode zur freundlichen Nachprüfung»: Statt der normalerweise erfolglosen Punktion oder der radikalen Entfernung des Hydrozelensacks schlug er vor, die Hydrozele einzuschneiden und den Hoden durch diesen Schnitt nach vorn zu ziehen, wodurch die seröse Höhle um den Hoden quasi umgekrempelt wird. Das seröse Epithel verwächst dann mit der bindegewebigen Umgebung und stellt die Flüssigkeitsproduktion ein.

Winslow, Jacob Benignus

(1669–1760) Pariser Anatom dänischer Abstammung. Er ging 1698 nach Paris, wo er zunächst Theologie, dann Medizin studierte. Als er zum Katholizismus übertrat, enterbte ihn seine Familie, weshalb er nie nach Dänemark zurückkehrte. Obwohl viele von weither nach Paris kamen, um seine Vorlesungen zu hören, wurde ihm erst mit 74 Jahren der Titel eines Professors der Anatomie verliehen. Bis zu seinem Tod mit 91 blieb er einer der geachtetsten Anatomen Europas.

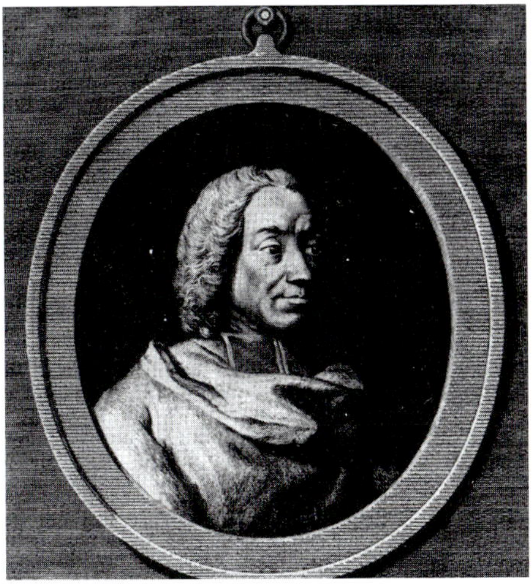

Jacob Winslow

• **Winslow-Foramen, Foramen omentale, Foramen epiploicum:** Der hinter dem Lig. hepatoduodenale gelegene natürliche Zugang zur Bursa omentalis.

Winterhalter, Elisabeth H.

(1856–1952) Da zu ihrer Zeit in Deutschland Frauen noch nicht zum Medizinstudium zugelassen waren (↗ *Waldeyer*), studierte sie in Zürich (↗ *Nitabuch*) und ließ sich dann nach Arbeit in Paris, München und Stockholm in Frankfurt nieder, wo sie 1895 die erste deutsche Frauenärztin war, die einen Kaiserschnitt durchführte. Ärztinnen, die im Ausland studiert hatten, konnten zeitweise auch ohne deutsche Approbation arbeiten. So gab es seit Einführung der Krankenkassen 1883 auch Kassen, die nur weibliche Mitglieder hatten. Diese Kassen schlossen dann direkte Verträge mit Ärzten und gern auch mit Ärztinnen. Die Zusammenarbeit mit den männlichen Kollegen klappte zunächst weitgehend reibungslos, um 1900 kam es dann aber zu zunehmenden Protesten von männlichen Konkurrenten. Die dadurch ausgelöste Diskussion führte aber letztlich zur allgemeinen Zulassung von Frauen zu Studium und kassenärztlicher Tätigkeit. Die deutsche Approbation erhielt Winterhalter erst 1904, nachdem sie deutsches Physikum und Staatsexamen nachgeholt hatte.

• **Winterhalter-Ganglion:** Vermutetes sympathisches Ganglion im Ovar, das Winterhalter bei ihrer Arbeit im Labor des Senckenberg-Instituts in Frankfurt/Main entdeckt hatte und unter dem Titel *Ein sympathisches Ganglion im menschlichen Ovarium nebst Bemerkungen zur Lehre von dem Zustandekommen der Ovulation und Menstruation* 1896 publizierte. Sie nahm an, die Nervenfasern um die Follikel würden deren Größenzunahme messen und über Steuerung durch die Ganglienzellen die Ovulation auslösen. Dass das «Winterhalter-Ganglion» nicht zu einem bekannten Begriff geworden ist, liegt wohl nicht am Geschlecht der Entdeckerin, sondern daran, dass die Anwesenheit von Ganglienzellen im menschlichen Eierstock nie bestätigt wurde. Schon im selben Band des Archivs für Gynäkologie, in dem Winterhalter ihre Beobachtung veröffentlichte, wurde die Existenz eines solchen Ganglions durch einen Autor mit Namen von Herff angezweifelt, nicht ohne die süffisante Bemerkung, die Untersuchung Winterhalters sei «unter der Leitung und doch wohl auch Verantwortlichkeit ↗ *Edingers*», also eines (bekannten) Mannes, entstanden.

Wirsung, Johann Georg

(1589–1643) Anatom bayrischer Herkunft in Padua. Er studierte in Paris, Altdorf (damalige Universität der freien Reichsstadt Nürnberg) und Padua. Als er sich 1629 in Padua immatrikulierte, fühlte er sich wohl mit 40 Jahren zu alt für einen Studenten und machte sich daher deutlich jünger, weshalb einige Quellen sein Geburtsdatum mit 1600 angeben. Außerdem gab er an, aus dem katholischen München zu stammen, obwohl das protestantische Augsburg seine Heimatstadt war. Er wollte aus Prestigegründen in Padua promoviert werden, was er auch schon 1630 erreichte. Er wurde dann in Padua Prosektor der Anatomie bei einem weiteren deutschen Anatomen, Johann Vesling (die Anatomie in Padua scheint damals fest in deutscher Hand gewesen zu sein). Von seinem Entdeckerruhm (siehe unten) hatte Wirsung selbst nicht viel, denn er wurde anderthalb Jahre nach seiner Entdeckung des Pankreasganges in Padua unter ungeklärten Umständen erschossen.

• **Ductus Wirsungianus, Ductus pancreaticus:** Der Haupt-Ausführgang des Pankreas, der auf der ↗ *Vaterschen* Papille ins Duodenum mündet. Die Geschichte der Entdeckung des Ganges ist recht verworren. Der Medizinstudent Moritz Hoffmann hatte den Gang in Padua an einem Truthahn entdeckt und ihn Wirsung gezeigt. Dieser nutzte die Sektion eines Gehängten, um den Gang auch beim Menschen festzustellen, ohne dies aber Hoffmann oder Vesling gegenüber zu erwähnen. Stattdessen schickte er schnell Briefe an mehrere Anatomen, darunter ↗ *Worm* und seinen Pariser Lehrer ↗ *Riolan*, in denen er sich als der Entdecker ausgab, natürlich ohne Hoffmann zu erwähnen, und in denen er um Kommentare zur Funktion dieses Ganges bat. Hoffmann wurde später Professor der Anatomie in Altdorf. Er versuchte noch, testamentarisch seinen Vorrang für die Entdeckung zu verewigen und verfügte, dass der Altdorfer Professor der Anatomie jedes Mal einen Gulden und ein Glas Wein erhalten solle, wenn er den Gang den Studenten demonstrierte. Und sogar der Jahrestag der Entdeckung wurde später regelmäßig von der Universität begangen. Trotzdem hat sich Hoffmanns Name für die Nachwelt nicht mit der entdeckten Struktur verbunden.

Wolff, Caspar Friedrich

(1733–1794) Deutscher Anatom und Physiologe in St. Petersburg. Hierher hatte ihn die Zarin Katharina II. berufen, nachdem er in Deutschland keine Professur ergattern konnte. Mit seiner in Halle geschriebenen Dissertation *Theoria generationis* und weiteren später veröffentlichten Arbeiten begründete er die Einteilung des menschlichen Keimes in drei Keimblätter, die auf einem Vergleich der tierischen mit der pflanzlichen Entwicklung beruhte. Vor allem wandte sich Wolff aber mit seinen Arbeiten gegen die Präformationstheorie, die behauptete, alle Organe seien im Keimling von vornherein schon angelegt. Er vermutete, dass die Organe im Laufe der Entwicklung aus ungeformter Materie hervorgehen, was als epigenetische Theorie bezeichnet wird. Dies war vor allem schwer mit den Schöpfungsvorstellungen der Theologen zu vereinbaren und stieß auf Widerstand vieler Wissenschaftler, vor allem ↗ *Hallers*. Erst mit ↗ *Blumenbachs* Unterstützung gewann die epigenetische Theorie an Boden. Wolffs Beitrag wurde allerdings erst nach seinem Tod gewürdigt, vor allem nachdem ↗ *Meckel* (der Enkel) seine Arbeiten ins Deutsche übersetzt hatte.

• **Wolff-Gang, Ductus mesonephricus:** Der Urnierengang gehört zunächst zur Urniere, die im zweiten Embryonalmonat angelegt wird und wieder verschwindet. Bei beiden Geschlechtern entspringt aus seinem kaudalen Abschnitt die Ureterknospe für die definitive Niere. Beim Mann gewinnt der Wolff-Gang Anschluss an die Samenkanälchen des Hodens und bildet die ableitenden Samenwege. Bei der Frau können Reste als Paroophoron und Epoophoron neben dem Ovar und als ↗ *Gartner*-Gang erhalten bleiben.

Wolff, Louis

(1898–1972) Kardiologe in Boston, Massachusetts.

• **Wolff-↗ Parkinson-↗ White-Syndrom, WPW-Syndrom:** Durch das Kent-Bündel, das akzessorisch Vorhöfe und Kammern verbindet, kommt es zu einer Präexzitation der Kammer, die im EKG als verkürzte PQ-Zeit und als Delta-Welle sichtbar wird. Streng genommen gehört zur Definition des WPW-Syndroms das Auftreten von Tachyarrhythmien. Der Name ist ausnahmsweise nicht eine Zusammenstellung konkurrierender Erstbeschreiber, sondern umfasst die Autorenliste der Publikation von elf Fällen im American Heart Journal von 1930. Albert Kent (1863–1958) war Physiologe in Manchester und Bristol.

Worm, Ole

(1588–1654) Kopenhagener Professor für Griechisch und Philosophie, ab 1624 für Anatomie. In seinem monumentalen Werk *Museum Wormianum* beschreibt er unter anderem den Fall einer Bauersfrau, die im Jahre 1638 zwei Eier geboren habe, die normalen Hühnereiern ähnlich sahen. Eines dieser Eier wurde lange in der Kunstkammer des dänischen Königs aufbewahrt, bevor es 1824 öffentlich versteigert und damit einer heutigen Überprüfung entzogen wurde.

• **Worm-Knochen, Ossa suturalia, Schaltknochen:** Vor allem im Englischen werden nach Worm inkonstante zusätzliche Knochen benannt, die in den Knochennähten des Schädels auftauchen können. Ein solcher Schaltknochen im Bereich der hinteren Fontanelle bzw. Sutura lambdoidea wird auch Inka-Bein genannt, weil er zuerst an altperuanischen Schädeln beschrieben wurde. Diese Schaltknochen des Schädels waren, neben Sesambeinen oder dem Steißbein, in der mittelalterlichen Vorstellung mögliche Kandidaten für den im Jahr 210 n. Chr. vom Rabbi Ushaia beschriebenen mythischen Knochen mit Namen «luz». Angeblich war dieser Knochen weder verweslich noch einäscherbar und stellte den Sitz der Seele nach dem Tod dar. Außerdem wurden dem Verzehr solcher Knochen, vor allem wenn sie von Gehängten stammten, antiepileptische und andere Heilwirkungen zugesprochen. Noch ↗ *Vesalius* erwähnt 1543 bei der Beschreibung eines Sesambeins am großen Zeh die Magier und Okkultisten, die meinten, dieser Knochen verwese nicht und würde am Tag des Jüngsten Gerichts wie ein Samen in der Erde wieder Menschen hervorbringen.

Wrisberg, Heinrich August

(1739–1808) Göttinger Anatom und Gynäkologe. Er war in Göttingen 1753–1758 Leiter der «Accouchier»-Klinik, die nur aus zwei Zimmern in einem baufälligen Armenhospital bestand, in der aber in dieser Zeit 576 Entbindungen stattfanden. Wrisbergs Bedeutung mag man einem Reisebericht von Kleist von 1801 entnehmen: «... wir wandern, wie die alten Ritter, von Burg zu Burg, halten uns auf und wechseln gern ein freundliches Wort mit den Leuten. Wir suchen uns in jeder Stadt immer die Würdigsten auf, in Leipzig Plattner, Hindenburg, in Halle Klügel, in Göttingen Blumenbach, Wrisberg etc. etc. Aber Du kennst wohl diese Namen nicht? Es sind die Lehrer der Menschheit.»

- **Wrisberg-Knorpel, Cartilago cuneiformis:** Die kleinen Knorpel liegen lateral der ↗ *Santorini*-Knorpel in der Plica aryepiglottica und sind bei der Kehlkopfspiegelung in dieser Falte als kleine weißliche Erhebungen sichtbar. Eine spezifische Funktion ist nicht bekannt.
- **Wrisberg-Band, Ligamentum meniscofemorale posterius:** Ein Band, das den lateralen Meniskus am medialen Femurkondylus und am hinteren Kreuzband befestigt. Es wird auch ein Wrisberg-Typ des Meniskus beschrieben, der scheibenförmig ist und nur über die meniskofemoralen Bänder befestigt ist, also nicht an der Tibia.

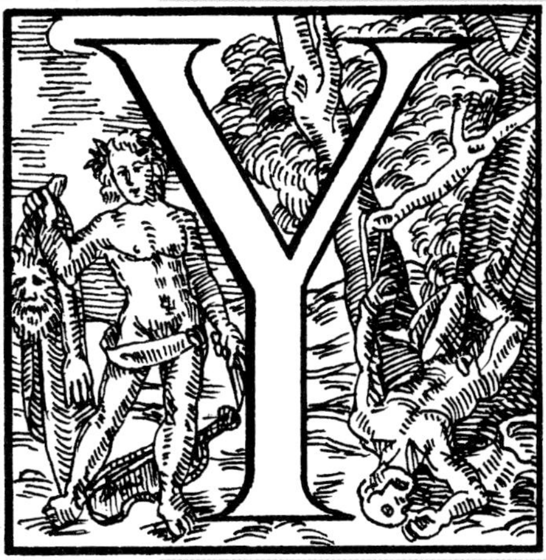
Y

Y

Yersin, Alexandre

(1863–1943) Schweizer Bakteriologe. Nach dem Studium in Lausanne, Marburg und Paris arbeitete er bei Roux und ↗ *Pasteur* in Paris. In dieser Zeit konnte er gemeinsam mit Roux zeigen, dass ein Bakterientoxin die Diphtherie auslöst. Die Legende will, dass er sich bei einer Autopsie mit der Tollwut angesteckt und durch die Behandlung Pasteur kennen gelernt habe, aber das muss als gut erfunden gelten. 1890 verließ er Paris und ging als Schiffsarzt auf Reisen, um dann zwei Jahre als Forschungsreisender und Abenteurer das vietnamesische Hinterland zu erkunden, das damals zum Teil noch mit weißen Flecken auf den Landkarten vertreten war. Die Hochebenen erinnerten ihn an seine Waadtländer Heimat und er empfahl der Kolonialregierung, dort einen Badeort zur Erholung vor allem für Europäer einzurichten. 1912 wurde daraufhin der Ort Da Lat gegründet, der noch heute viele koloniale Villen und einen kleinen Eiffelturm beherbergt. Als sich in Südchina die Pest ausbreitete und auch Hongkong erfasste und damit auf die französischen Kolonien überzugreifen drohte, erhielt Yersin 1894 vom französischen Generalgouverneur den Auftrag, diese Krankheit zu erforschen, was er dann ja auch erfolgreich tat. 1898 ließ er sich in Nha Trang nieder, einer vietnamesischen Hafenstadt nördlich von Saigon, die damals zum französischen Indochina gehörte. Hier baute er ein Pasteur-Institut auf und verbrachte fast den ganzen Rest seines Lebens, immerhin 45 Jahre. Mit großem Elan vertiefte er sich hier auch in die Probleme der Viehzucht, um Tiere für die Serenproduktion zur Verfügung zu haben, und des Anbaus von Chinarinden- und Kautschukbäumen. Von den ersteren stammte das Chinin zur Behandlung der Malaria, von den zweiten der Kautschuk zur Aufbesserung der Institutskasse (John Dunlop hatte 1888 den Gummireifen erfunden).

Yersin galt als Sonderling, der sich aus feiner Gesellschaft und seinen vielen Ehrungen nichts machte und lieber allein seiner wissenschaftlichen Beschäftigung nachging. Auf den Schiffen der Linie Saigon-Marseille, auf der er Stammgast war, wollte ihn einmal ein neu eingestellter Steward davon abhalten, mit seinem abgetragenen Khaki-Anzug und offenem Hemdkragen den Speisesaal zu betreten, da Zutritt nur mit Krawatte gestattet war. Yersin ging in seine Kabine zurück, steckte sich den ihm 1913 verliehenen Kommandeursorden der Ehrenlegion ans immer noch offene Hemd und kehrte zurück mit der Frage: «Tut es auch diese Krawatte?». Außer mit der Erforschung von Infektionskrankheiten beschäftigte er sich vor allem gern mit der neuesten Technik. Schon 1901 hatte er ein Auto in Nha Trang, obwohl es kaum Straßen gab, auf denen man damit schneller als 25 km/h fahren konnte. Immer wieder ließ er sich aus Frankreich die neuesten Modelle kommen. Als er allerdings 1930 beinahe ein Kind überfahren hätte, verkaufte er sein Auto und setzte sich nie wieder hinter das Lenkrad, sondern nahm wieder das Fahrrad oder die Rikscha. Dafür nutzte er, sobald es einen regelmäßigen Betrieb gab, für Reisen nach Paris das Flugzeug. Mit dem Schiff brauchte man damals immerhin fast einen Monat, der erste «Linienflug» 1934 dauerte mit 16 Zwischenlandungen acht Tage.

Yersin war nie verheiratet. Die einzigen Frauen, für die er sich in seinem Leben interessierte, waren seine Mutter und seine Schwester, denen er ein Leben lang regelmäßig Briefe schrieb. Schon als Knabe und auch als Student hatte er lieber Bücher gelesen und auf seinem Zimmer Experimente angestellt und kleine Tiere seziert, als sich für das andere Geschlecht zu interessieren. In seinen Briefen nach Hause nannte er die Frauen regelmäßig «Gänse».

• **Yersinia:** Gattung der Enterobacteriaceae. Die weniger gefährlichen Yersinia pseudotuberculosis und Yersinia enterocolitica lösen Enteritiden aus, wobei vor allem Erstere ein Beschwerdebild hervorrufen, das häufig für eine Appendizitis gehalten wird. Yersinia pestis ist der Erreger der Pest und wird über Ratten und Flöhe verbreitet. Die Erkrankung kann als Beulenpest mit Befall der Lymphknoten (Bubonen) oder als hoch infektiöse Lungenpest auftreten, die früher fast immer zum Tod führte (↗ *Wharton*). Heutzutage hat die Pest ihren Schrecken verloren, obwohl sie immer wieder in kleineren Endemien auftritt. Noch gilt also der Satz von Camus, «dass der Pestbazillus niemals ausstirbt ... und dass vielleicht der Tag kommen wird, an dem die Pest zum Unglück und zur Belehrung der Menschen ihre Ratten wecken und erneut aussenden wird, damit sie in einer glücklichen Stadt sterben».

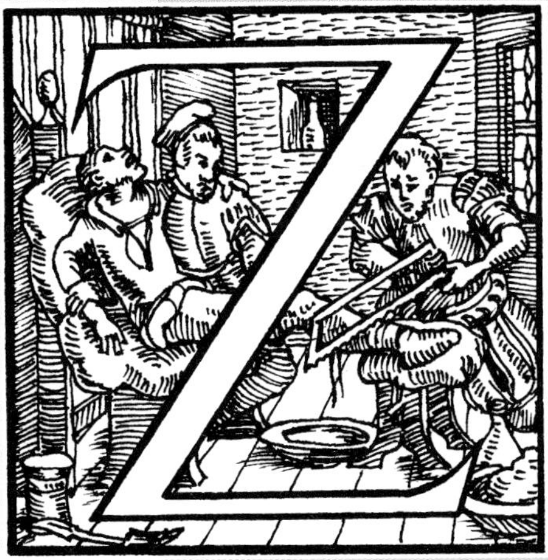

Z

Zappelphilipp

Ein paradigmatischer Knabe aus dem *Struwwelpeter*, der bei Tisch so lange mit dem Stuhl kippelt, bis er das Gleichgewicht verliert und, Tischdecke und Abendessen mit sich reißend, hintenüber stürzt. Er überlässt die Szene damit einem vergeblich mahnenden Vater und einer sprachlosen Mutter. Der Frankfurter Arzt Heinrich Hoffmann (1809–1894), der eigentlich gern Schriftsteller hatte werden wollen, suchte in der Vorweihnachtszeit des Jahres 1844 vergeblich ein schönes Kinderbuch für seinen dreijährigen Sohn Carl Philipp und erstellte daraufhin kurzerhand selbst eines. Der Verleger Löwenthal bekam das Werk zu Gesicht und erkannte dessen Neuartigkeit, die sowohl im direkten Bezug von Bild und Text als auch in der pädagogischen Art lag (auch wenn Hoffmanns Geschichten aus heutiger Sicht pädagogisch rabiat wirken, waren sie anscheinend doch die ersten, die Erziehungsmaßnahmen überhaupt den Kindern *erklärten*). Der *Struwwelpeter* wurde das wohl erfolgreichste Kinderbuch aller Zeiten.

Hätte man Hoffmann selbst nach seinem Haupt-Lebenswerk gefragt, hätte er allerdings eher die Einrichtung einer neuen psychiatrischen Klinik in Frankfurt, der Klinik am Affenstein, genannt. Hier bemühte er sich, den Geisteskranken bessere Lebensbedingungen zu schaffen und sie durch Behandlung als *Kranke* von dem Stigma des «Irreseins» zu befreien (↗ *Kaes*).

• **Zappelphilipp-Syndrom:** Populistische Bezeichnung für das Aufmerksamkeitsdefizit-Hyperaktivitäts-Syndrom (ADHS), das durch gesteigerte Unaufmerksamkeit, Überaktivität und Impulsivität insbesondere bei Kindern definiert ist. Für die Diagnosestellung nach ICD-10 sollten die Symptome vor dem sechsten Lebensjahr begonnen haben und in mehr als einem Lebensbereich, z. B. Schule *und* Familie, auftreten. Erstbeschreiber war nicht Heinrich Hoffmann, der seinen Zappelphilipp wohl auch eher als unartig denn als krank bezeichnet hätte, sondern ↗ *Still*, der 1902 einen «moralischen Defekt» bei Kindern beschrieb, der sich klar von Idiotie und Imbezillität unterschied, den damaligen Kategorien für Intelligenzminderung. Das Syndrom gilt als stark genetisch bedingt, betrifft Jungen deutlich häufiger als Mädchen (ohne dass dafür eine genetische Ursache benannt werden könnte) und wird zunehmend auch bei Erwachsenen diagnostiziert. Üblichste Therapie ist die Gabe von Methylphenidat, das als Stimulans paradox zu motorischer Beruhigung und besserer Konzentrationsfähigkeit führt. Die Verschreibung dieses Medikaments in Deutschland hat sich über die 90er Jahre etwa verzwanzigfacht, liegt damit aber immer noch deutlich hinter den USA, deren Kinder 1994 noch 90 % des Weltbedarfs an Methylphenidat konsumierten (konsumieren mussten?). Die heutige Medizin tendiert dazu, ADHS als Erkrankung des Gehirns anzusehen, insbesondere als Defizit in dopaminergen Frontalhirnverbindungen, wobei ein Beweis dafür noch aussteht und angesichts der unscharfen Definition des Syndroms auch schwierig sein dürfte. Während die Existenz eines «Phänomens hyperaktives Kind» und die damit verbundenen Probleme nicht wegdiskutiert werden können, bleibt offen, ob die Häufigkeit des Phänomens wirklich zunimmt (und wenn ja, warum) und ob es sich wirklich um ein primär medizinisches Problem handelt.

Hier schließt sich vielleicht der Kreis zu Heinrich Hoffmanns Lebenswerk: Während Hoffmann durch medizinische Diagnosestellung das soziale Stigma des «Irreseins» mildern wollte, erspart die Diagnose ADHS heute den

Eltern und Kindern wohl oft das Stigma der «schlechten Erziehung».

Zeis, Eduard

(1807–1868) Chirurg in Marburg und Dresden. Er führte den Begriff «plastische Chirurgie» ein und veröffentlichte 1838 ihr erstes Lehrbuch sowie 1863 ein umfassendes Werk über ihre Literatur und Geschichte, später als der *Zeis-Index* bekannt.

• **Zeis-Drüsen, Glandulae sebaceae palpebrae:** Zeis-Drüsen sind die kleineren Talgdrüsen im Augenlid, deren Ausführgänge an den Wimpern enden (im Gegensatz zu den größeren ↗ *Meibom*-Drüsen). Ihre Entzündung durch Staphylokokken führt zum so genannten Gerstenkorn (Hordeolum).

Zenker, Friedrich Albert von

(1825–1898) Pathologe in Wien, Dresden und Erlangen. Er entdeckte, dass Trichinen auch den Menschen befallen und schwere Krankheitszustände auslösen können. In einem Nachruf wurde gesagt, er hätte eigentlich durchaus an eine seinen Fähigkeiten angemessenere größere «akademische Wirkungsstätte» berufen werden können (Erlangen verdiente diese Bezeichnung anscheinend damals nicht). Dass dies nicht geschah, lag an Zenkers «gemütlichen Depressionen, welche ihn hin und wieder, und je älter er wurde, umso anhaltender und heftiger befielen». Immerhin erhielt er aber den Monthyon-Preis der Pariser Akademie der Wissenschaften, eine Art Nobelpreis seiner Zeit, und wurde 1887 geadelt.

• **Zenker-Divertikel, Pharyngo-Ösophageales Divertikel:** Pulsionsdivertikel, bei dem sich die Schleimhaut durch das ↗ *Killian*-Dreieck nach außen stülpt, meist nach links. Es ist eigentlich ein Hypopharynx-Divertikel.

Zinn, Johann Gottfried

(1727–1759) Göttinger Anatom und Botaniker. Zinn hat seinen Namen nicht nur in der Anatomie, sondern auch in der Botanik hinterlassen, bei der von ihm beschriebenen und von Linné zu seinen Ehren benannten *Zinnie.* Diese Pflanze war von den Spaniern aus Mexiko nach Europa gebracht worden. Ironischerweise sollen die Spanier die unansehnliche Pflanze zunächst «mal dos ojos» (Augenkrankheit) genannt haben. Erst im 19. Jahrhundert wurden die farbenfrohen Korbblütler zu heutiger Schönheit gezüchtet (Zinnia elegans). Heutige Zinnien haben also vielleicht nur noch wenig mit den von Zinn selbst beschriebenen Pflanzen zu tun. Zinns fränkische Geburtsstadt Schwabach veranstaltet ihm zu Ehren jährlich einen Zinnienmarkt.

Als Schüler ↗ *Hallers* beschäftigte sich Zinn auch mit Hirnphysiologie und versuchte dessen Äquipotenztheorie zu erhärten, die sich gegen die ersten Lokalisationstheorien (↗ *Descartes*, ↗ *Lancisi*) wandte und behauptete, funktionell bestehe kein großer Unterschied zwischen den einzelnen Hirnteilen und die Seele lasse sich nur vage im Zentrum des Ganzen orten. Dazu führte Zinn nach heutigen Maßstäben recht brutale Tierversuche durch, bei denen er Hunden oder Katzen den Schädel eröffnete und bestimmte Hirnteile mit dem Messer zerstörte oder abtrug. Wenn das Tier nach diesen Eingriffen noch eine (wenn auch nur kurze) Zeit lang weiter lebte, galt ihm dies als Beweis, dass dieser Hirnteil eben nicht Sitz der Seele sein könne. Zinn schloss daraus, dass die Seele sich über das gesamte Gehirn erstrecken müsse («Animae sedem per omne cerebrum esse extensam»).

• **Zonula Zinnii, Zonula ciliaris:** Die Gesamtheit der Aufhängefasern («Zonulafasern») der Linse. Die Fasern sind auf der einen Seite in der Kapsel des Linsenäquators verankert, auf der anderen Seite in der Basalmembran des Epithels des Ziliarkörpers. ↗ *Marfan*

• **Zinn-Sehnenring, Anulus tendineus communis:** Gemeinsamer Ursprung der geraden Augenmuskeln sowie des M. obliquus superior. Der Sehnenring liegt direkt vor dem Canalis n. optici und reicht hinüber bis zur Fissura orbitalis sup.

Zollinger, Robert Milton

(1903–1992) Chirurg in Harvard und an der Ohio State University in Columbus. Im Zweiten Weltkrieg war er mit der US-Armee in Irland stationiert, wo er neben seinen Dienstpflichten anscheinend Zeit fand, Rosen zu züchten. Sein *Atlas of Surgical Operations* wurde von 1939 bis 2003 acht Mal aufgelegt, zuletzt von seinem Sohn gleichen Namens. Es heißt, Zollinger wurde «von seinen Kollegen respektiert, von seinen Studenten gefürchtet und von seinen Patienten geliebt». Einige Geschichten, die anscheinend in den USA unter Chirurgen immer noch in Umlauf sind, erklären vielleicht die Furcht der Studenten. Ein Student, der sich während einer Operation hinter dem Operateur stehend möglichst weit nach vorn gebeugt hatte, um auch etwas zu sehen, und dem dabei seine Brille ins Operationsfeld gefallen war, wurde von Zollinger aus Sicherheitsgründen mit Heftpflaster an einen Infusionsständer festgebunden. Und bei einer Visite, bei der eine Patientin darüber klagte, dass sie nicht wie üblich morgens ihren Stuhlgang gehabt habe, hämmerte Zollinger dem zuständigen PJ-Studenten, seinen Kopf jeweils gegen die Wand drückend, die drei goldenen Regeln seiner Station ein: «1. Jeder schläft acht Stunden. 2. Niemand hat Schmerzen. 3. Jeder sch ... einmal pro Tag.» Daraufhin wurde ein kräftiges Abführmittel verordnet, was sicher dazu führte, dass sowohl Patientin als auch Student Zollingers Regeln nie mehr vergessen haben. In einer Zeit, in der es noch keine parenterale Ernährung gab, gehörte Zollinger zu den Pionieren einer speziell chirurgischen Ernährung. Bei seinen Studenten und Assistenten gefürchtet waren seine Fragen nach dem Kaloriengehalt bestimmter Nahrungsmittel. Für Patienten, deren Appetit postoperativ nicht wiederkommen mochte, hatte er sich einen speziellen Cocktail ausgedacht, der aus einem Löffel Honig, einem Löffel «Lipomul» (einem Triglyzerid-Gemisch), einem Becher Eiskrem und einem Löffel Whiskey bestand. Der Effekt soll in den meisten Fällen sehr positiv gewesen sein.

- **Zollinger-Ellison-Syndrom, Gastrinom:** Gastrin-produzierender Tumor, der meist im Pankreas, seltener im Duodenum sitzt und therapieresistente peptische Ulzera in Magen und Duodenum auslöst. Etwa 15 % der Erkrankten sterben durch malignes Tumorwachstum. Edwin Homer Ellison (1918–1970) war Chirurg in Columbus, Ohio.

Zondek, Bernhard

(1891–1966) Berliner Gynäkologe. Nach Erlangung einer Professur an der Berliner Charité wurde er 1929 Leiter der Frauenklinik in Berlin-Spandau. 1933 musste er als Jude Deutschland verlassen. Er ging zunächst nach Stockholm und wurde dann 1934 Professor an der Hebräischen Universität in Jerusalem, wo er bis zu seiner Emeritierung 1961 blieb. Noch mit 75 Jahren ging er 1966 für weitere endokrinologische Forschung an das Albert Einstein College in New York, wo er aber im selben Jahr verstarb.

- ↗ **Aschheim-Zondek-Reaktion**

Zuckerkandl, Emil

(1849–1910) Anatom in Graz und Wien, Schüler von ↗ *Hyrtl*. Der Dichter Arthur Schnitzler, der in Wien Medizin studierte, erinnert sich in seiner Autobiografie *Jugend in Wien* lebhaft an Zuckerkandl: «(...) ein bleicher junger Mann mit dunklem Spitzbart und schwarzen Augen, der in seinem Talar völlig einem jener Anatomen glich, wie sie uns von berühmten Bildern Rembrandts her vertraut sind», und der den Ruf hatte, «sich häufig geraden Wegs aus irgendeinem Nachtlokal oder vielleicht gar aus schönen Frauenarmen an sein ernstes Tagewerk zu begeben, das er dann lehrend und lernend mit ungeheurem Fleiß bis in die spätesten Abendstunden trieb». Schnitzler ließ sich von dieser Figur nach eigenen Worten zu einem «schwachen Gedicht» animieren, das er *Prosektor* nannte:

> Lebt wohl ihr Leichen, heut laß ich Euch,
> Da schon der Abend kommt.
> Die ruhevolle Zeit der Nacht,
> Gar andern Dingen frommt.
> Ich wasche die Hände vom Blute rein,
> Und geh ins Kaffeehaus,
> Heut hab ich wieder mein Geld gekriegt,
> Da leb ich in Saus und Braus.
>
> Will spielen und trinken, und küssen heut
> Nacht,
> Da der Mensch nur einmal lebt,
> Die Zeit ist doch keinem allzufern;
> Da man ihn in den Staub begräbt.
>
> Und kümmert sich keiner um seinen Leib,
> So haben wir zu tun,
> Wir wühlen bedächtig in Fleisch und Blut,
> Dann werfen wir ihn in den Brunn –.
>
> O genießt so lang Ihr genießen könnt,
> Und liebet und freuet Euch,
> Ob er im Grab, ob im Brunnen ruht,
> Das ist dem Toten gleich.

• **Zuckerkandl-Organ, Corpora paraaortica, Glomera aortica:** Paraganglien sind Ansammlungen chromaffiner Zellen außerhalb des Nebennierenmarks, die ebenfalls unter Kontrolle des sympathischen Nervensystems stehen und Adrenalin und Noradrenalin produzieren. Beim Fetus und Säugling können die größten dieser Ansammlungen oberhalb des Abgangs der A. mesenterica inf. zwei bräunliche, bis zu 1 cm große Körperchen bilden, die oft in der Mitte verschmelzen. Dieses Zuckerkandl-Organ ist im Allgemeinen bis zum 14. Lebensjahr verschwunden, auch wenn man oft verstreute chromaffine Zellen in den paraaortalen Nervengeflechten zeitlebens mikroskopisch nachweisen kann.

• **Zuckerkandl-Tuberkulum:** Bei etwa 60 % der Menschen vorhandener posterolateraler Höcker an den Seitenlappen der Schilddrüse. Zwischenzeitlich in Vergessenheit geraten, taucht dieses Tuberkulum neuerdings wieder in der chirurgischen Literatur auf, weil es als Orientierung für das Aufsuchen des N. laryngeus recurrens hilfreich ist und anscheinend auch eine Kompression der Trachea bewirken kann, die durch eine subtotale Strumektomie nicht behoben wird.

• **Zuckerkandl-Faszie, Fascia renalis:** ↗ *Gerota*

Anmerkungen zu den Initialen

Christian Mayrock

«Wie Kinder Schlachtens miteinander gespielt haben»

1812 veröffentlichten die Gebrüder Grimm in der Erstauflage der Kinder- und Hausmärchen unter diesem Titel eine Erzählung, in der eine Gruppe fünf- und sechsjähriger Kinder sich als Spiel zum Schlachten verabredet. Ein Junge soll der Metzger sein, ein anderer der Koch, einer die Sau und zwei Mädchen übernehmen die Rollen der Köchin und ihrer Gehilfin. Der Knabe als Metzger reißt den, der die Sau spielt, nieder, schneidet ihm mit einem Messer die Gurgel auf und die Hilfsköchin fängt das Blut in einer Schüssel auf, um daraus Würste zu machen. Ein Ratsherr kommt zufällig vorbei und nimmt, bestürzt über das Vorgefallene, den Knaben mit in den Rat der Stadt, um dort über ihn zu richten. Da die Ratsherren die Tat als in «kindlicher Weise» geschehen ansehen, finden sie zunächst kein Urteil, bis einer von ihnen vorschlägt, der Vorsitzende solle dem Buben gleichzeitig einen Apfel und einen Goldtaler anbieten. Ergreife er den Apfel, so solle er ungestraft bleiben, wähle er das Geldstück, solle man ihn zum Tode verurteilen. Als der Richter die Probe durchführt, ergreift das Kind lachend den Apfel und wird frei gelassen.

Diese Geschichte ist die Bearbeitung eines Textes aus dem *Rollwagenbüchlin* von 1555, die der romantische Autor Achim von Arnim 1810 in Heinrich von Kleists Abendblättern veröffentlicht hatte. 1555 ist auch das Jahr der zweiten Auflage von Andreas Vesalius' *De Humani Corporis Fabrica*, aus der die meisten Initialen für das vorliegende Buch entnommen wurden. Diese Holzschnitt-Initialen bestehen aus schön gestalteten Großbuchstaben der Renaissance-Antiqua, die Giovanni Battista Verinis 1527 publiziertem kalligraphischen Musteralphabet nahe stehen. Sie befinden sich in rechteckigen Bildfeldern mit erzählerischen Szenen, in denen Gruppen meist nackter Kinderfiguren agieren. Diese führen die unterschiedlichsten anatomischen oder ärztlichen Tätigkeiten aus, die inhaltlich dem jeweiligen Kapitel der *Fabrica* zugeordnet sind. Wenn sie sich mit Geburtshilfe, dem Schienen von Knochenbrüchen und Wundbehandlung beschäftigen, erinnern sie an die kindlichen Puttenengel, die in der damaligen Bilderwelt in unzähligen Szenen als kleine Helfer und Assistenzfiguren auftreten. Die Verwendung von Kinderfiguren als Akteuren mag sich auch im Rahmen der in der Renaissance beliebten «Emblemata» befinden. Diese mehr oder weniger verschlüsselten Sinnbilder zeigen oft eine surreal anmutende Zusammenstellung der Bildelemente und «unrealistische» Szenen, deren Bedeutung sich meist nur durch den Begleittext erschließen lässt.

Wie aber soll man die unkommentierten Initialbilder verstehen, in denen sie sich wie Henkersknechte mit einem abgetrennten Kopf beschäftigen, eine Leiche transportieren oder ein lebendes Schwein sezieren? Muss man der Zeit von Vesalius' *Fabrica* eine derart alltägliche Gleichgültigkeit gegenüber dem Leiden der Kreatur unterstellen, dass sie solche Tätigkeiten problemlos den kindlichen Akteuren anvertrauen konnte?

Sicher war den Menschen des 16. Jahrhunderts das Erleben von Leiden und Tod sehr viel vertrauter als uns. Das legen damalige Sterbestatistiken, Berichte von häufigen Kriegen, Seuchen und Hungersnöten und verschiedene Dokumente der Alltagskultur nahe.

Folter war ein rechtsgültiges Hilfsmittel in Justizverfahren, besonders in den Inquisitions- und Hexenprozessen. Ihre Anwendung wurde in den 1532 verabschiedeten Reichsgesetzen der *Carolina* genau festgelegt und erst 250 Jahre später abgeschafft. Auch das Spektakel öffentlicher Hinrichtungen galt als probates Mittel zur Aufrechterhaltung einer allgemeinen Ordnung. So wurden zum Beispiel 1536 in Münster die als Ketzer verurteilten Anführer der Wiedertäufer vor den Augen einer großen Volksmenge unter schweren Torturen hingerichtet, danach ihre Leichen in Eisenkäfigen an dem hohen Turm der Lambertikirche zur Schau gestellt.

Betrachtet man die Initialbilder vor diesem Hintergrund, mögen ihre ungewöhnlichen Darstellungen damals kaum Anstoß erregt haben. Vielleicht kann man aber die Bilder darüber hinaus als zumindest unterbewussten Versuch lesen, mit Hilfe kindlicher Unschuld den großen Tabubruch abzumildern, den die beginnende Wissenschaftlichkeit in der Medizin durch das Sezieren von menschlichen Leichen unternahm. Bis zu Vesalius' Veröffentlichungen und noch bis weit in die Neuzeit hinein blieb die Leichensektion nicht zuletzt in religiöser Sicht ein heikles Thema, gab doch die Frage der Unversehrtheit des Leibes bei der Auferstehung beim Jüngsten Gericht Anlass zu komplizierten theologischen Diskussionen.

Auch Leonardo da Vinci muss sich zum Zeitpunkt seiner ausführlichen anatomischen Studien vor 1517 mit der Rechtfertigung dieser Tätigkeit beschäftigt haben. Zumindest schreibt er in den umfangreichen Aufzeichnungen zu dem nie abgeschlossenen *Traktat über die Malerei* in dem Teil, der die menschliche Anatomie behandeln sollte: «Oh du, der du die Maschine unseres Körpers erforschst, gräme dich nicht, weil du durch den Tod eines anderen etwas von ihr kundtun kannst; freue dich vielmehr, dass unser Schöpfer in seiner Einsicht dir ein so hervorragendes Instrument zur Verfügung stellt.»

Das Erscheinen der eingangs zitierten Geschichte von den Kindern, die Schlachten miteinander spielten, im Märchenbuch der Brüder Grimm hatte noch ein bemerkenswertes Nachspiel. Ausgerechnet der mit den Herausgebern eng befreundete Achim von Arnim selbst tadelte die Aufnahme seines eigenen Textes in die Kindermärchensammlung, was die Grimms veranlasste, die Erzählung in den folgenden Auflagen des Buches zu streichen. Dies war nur eine von vielen Bearbeitungen, mit denen sie Teile oder ganze Titel, die als unmoralisch und nicht kindgemäß kritisiert wurden, änderten oder eliminierten.

Diese Änderungen resultierten wohl aus einer ähnlichen Irritation, wie wir sie heute beim Betrachten der Initialbilder aus der *Fabrica* empfinden. Sicher hat sich das Verständnis von Kindheit und Unschuld seit dem 16. Jahrhundert stark gewandelt, dennoch bleiben die Bilder von Kindern, die ein «Theater der Grausamkeiten» aufführen, auch für die damalige Zeit bemerkenswert eigenartig.

Die Motive der Initialen

Von den Initialen, die für dieses Buch verwendet wurden, stammen die im Folgenden aufgeführten aus der 2. Auflage von Andreas Vesalius' *De humani corporis fabrica*, Basel 1555. Die Angabe der Motive folgt weitgehend der Interpretation von H. Loetzke (Anat Anz 126: 480, 1970):

A: Blasenkatheterisierung

C: Wassermazeration (Körperteile werden zur Entfernung der Weichteile in einer mit Löchern versehenen Kiste in Wasser gelagert)

D: Schädeleröffnung

E: Frakturextension

F: Frakturextension mit Zug und Gegenzug

H: Kauterisation (Ausglühen) einer Kopfwunde

I: Exhumierung

L: Abnahme eines Gehängten vom Galgen

M: Aufblasen eines Tiermagens

N: Leichentransport

O: Kochmazeration (Auskochen zur Weichteilentfernung)

P: Skelett-Montage

Q: Sektion eines lebendigen Schweines (Vivisektion)

R: Sektion der Orbita am Rindskopf

S: Vorbereitung eines Hundes zur Sektion

T: Aufhängen eines Hundes

V: Aderlass.

Die übrigen Initialen wurden von Christian Mayrock nach Motiven von Holzschnitten und Stichen des 16. Jahrhunderts neu gezeichnet:

B: Akademie (Studium der Anatomie als Grundlage der Ausbildung von Künstlern) nach J. Stradanus 1578

G: anatomischer Schaumann nach Mondino de Luzzi 1532

J: Tod und «Artzet», Szene aus dem Totentanz-Zyklus von Hans Holbein d. J. 1538

K: Schröpfen eines Mannes im Badehaus, Basel 1555

U: der paduanische Anatom Realdo Colombo auf dem Titelblatt seines Buches *De re anatomica*, Venedig 1559

W: «Gebeyn aller menschen», Szene aus dem Totentanz-Zyklus von Hans Holbein d. J. 1538

Y: die Häutung des Marsyas durch den Gott Apollo, nach einem Stich von 1536

Z: Beinamputation durch einen Wundarzt, nach Paracelsus' *Opus Chyrurgicum* 1566.

Quellen

Die Informationen zu den einzelnen Personen stammen überwiegend aus einschlägigen Nachschlagewerken sowie aus den folgenden Sammlungen:

- Beighton P: The Person Behind the Syndrome. London 1997.
- Birkmayer W: Der liebe Gott ist Internist. Wien 1978.
- Blakemore C, Jennett S: The Oxford Companion to the Body. Oxford 2001.
- Eckart W, Gradmann C: Ärztelexikon – Von der Antike bis zum 20. Jahrhundert. München 2001.
- Holländer E: Anekdoten aus der medizinischen Weltgeschichte. Stuttgart 1953.
- Karger-Decker B: An der Pforte des Lebens. Berlin 1991.
- Koehler P: Neurological Eponyms. Oxford 2000.
- Lourie J: Medical Eponyms: Who was Coudé? London 1982.
- Stremplinger E: Von berühmten Ärzten. München 1951.
- und der Internet-Seite www.whonamedit.com des Norwegers Ole Daniel Enersen.

Zusätzlich habe ich vor allem die Personenverzeichnisse interessant erscheinender Bücher nach mir bekannten Namen durchforstet. Gelegentlich habe ich auch gezielt in der medizinischen Literatur und im oft sehr ergiebigen Internet nach Informationen zu bestimmten Personen gesucht. Genauere Recherchen habe ich unternommen, wenn es um Aktivitäten in der Zeit des Nationalsozialismus ging, die viel öfter auftauchten, als ich es erwartet hätte.

Letztlich habe ich aber kaum Archiv-Studium betreiben und nur sehr selten Originalpublikationen konsultieren können. Insofern war ich praktisch immer auf Sekundärliteratur angewiesen, die wiederum nicht immer überprüfbare Quellen angibt. Ich könnte also durchaus den einen oder anderen Fehler weitergeben, was allerdings nicht ausschließt, dass ich noch eigene hinzugefügt habe.

Um Zitate nachzuweisen und um Informationen, die über die Angaben in den üblichen Nachschlagewerken und im Internet hinausgehen, zu belegen, sind im Folgenden meine wichtigsten zusätzlichen Quellen, nach Personen geordnet, in Kurzform aufgeführt:

Adamkiewicz: Pawlina W: Clin Anat 15: 318, 2002. – **Alcock:** O'Rahilly R: Benjamin A. Oxford 1948. – **Allgöwer:** ↗ Küntscher; Johnson E: Clin Orthop Rel Res 347: 2, 1998. – **Alzheimer:** Maurer K: A. – Das Leben eines Arztes und die Karriere einer Krankheit. München 1998. – **Aschoff:** Prill C: Hist Philos Life Sci 19: 331, 1997. – **Bárány:** Baloh R: Neurology 58: 1094, 2002. – **Bassini:** Thomas A: World J Surg 28: 1060, 2004. – **Bechterew:** Keitel W: Z Rheumatol 61: 201, 2002. – **Behçet:** Keitel W: Z Rheumatol 62: 88, 2003. – **Bichat:** Foucault M: Die Geburt der Klinik. Frankfurt/Main 1988. – **Billroth:** Kozuschek W: Theodor B. – Ein Leben für die Chirurgie. Basel 1992. – **Binswanger:** Harder R: Becher und die Insel. Leipzig 1981. – **Boerhaave:** Albrecht B: Der Äskulapstab. Berlin 1978. – **Calmette:** Ley A: Gewissenlos – gewissenhaft. Menschenversuche in Konzentrationslagern. Erlangen 2001; Grodin M, In: Annas G: Historical Origins of the Nuremberg Code. New York 1992, p121. – **Camper:** Grob-Weinberger E: Ammenmärchen? Dietikon 1998. – **Cannon:** Cannon W: American Anthropologist 44(ns): 169, 1942. – **Charcot:** Malleson A: Whiplash and Other Useful Illnesses. Montreal 2002. – **Clara:** Clara M: MMW 82: 939, 1935; Bundesarchiv (BDC): PK, Clara, Max, 12.2.1899 *und* DS, de Crinis, Max, 29.5.1889 – **Cockett:** Gloviczki P: Atlas of Endoscopic Perforator Vein Surgery. London 1998. – **Conn:** Rothman D, In: Reich W: Encyclopedia of Bioethics, Vol. 4. New York 1995, p2248. – **Creutzfeld:** Godau-Schüttke K: Die Heyde/Sawade-Affäre. Baden-Baden 1998; Laux W: Med Klin 60: 553, 1965. – **Darwin:** ↗ Keith. – **Des-**

cartes: Zaner M, In: Skousgaard S: Phenomenology and the Understanding of Human Destiny. Washington 1981, p93. – **Disse:** Muroi C: Dt Ärztebl 100: B2517, 2003. – **Döderlein:** Bulgakow M: Arztgeschichten. München 1990. **Douglas:** Bondeson J: A Cabinet of Medical Curiosities. Ithaca 1997. – **Erb:** Nonne M, In: Kolle K: Große Nervenärzte, Bd. 1. Stuttgart 1970, p68. – **Escherich:** Lorenz H: Z gesamt Hyg 32: 630, 1986. – **Eustachio:** Eden A: NEJM 307: 259, 1982. – **Finkelstein:** Seidler E: Kinderärzte 1933–1945. Bonn 2000. – **Frenzel:** Stenger H: Z Laryng Rhin Otol 47: 657, 1968. – **Forestier:** Kaiser H: Z Rheumatol 61: 743, 2002. – **Gilles:** Lees A: Rev Neurol 142: 808, 1986. – **Gowers:** ↗ Charcot. – **Gräfenberg:** David M: Dt Ärztebl 102: A2853, 2005. – **Grünholz:** Hendrix S (persönliche Mitteilung). – **Guillotin:** Weiner D: JAMA 220: 85, 1972. – **Hallervorden:** Harper P: Lancet 348: 1224, 1996; Peiffer J: Hirnforschung im Zwielicht. Husum 1997; Schmuhl H: Dt Ärztebl 98: A1240, 2001; Shevell M: Pediatr Neurol 25: 162, 2001. – **Hasner:** Paulsen F: Invest Ophthalmol 41: 965, 2000. – **Head:** Reich S: Arch Neurol 45: 1257, 1988. – **Henle:** Kübler G: Geprüfte Liebe – Vom Nähmädchen zur Professorenfrau. Zürich 1987. – **Herophilos:** Scarborough J: Clio Med 11: 25, 1976. – **His jun.:** Wormer E: Syndrome der Kardiologie und ihre Schöpfer. München 1989. – **Hoche:** Klee E: «Euthanasie» im NS-Staat. Frankfurt/M 1983; Meyer J: Nervenarzt 59: 85, 1988. – **Hodgkin:** Bennett J: Offbeat Otolaryngology. Stuttgart 2001. – **Hohmann:** Thomann K: Orthopäde 30: 696, 2001. – **Horton:** Goldblatt D: Semin Neurol 8: 339, 1988. – **Jakob:** Weygandt W: Friedrichsberg. Hamburg 1922. – **Kallmann:** Weber M: Ernst Rüdin – Eine kritische Biographie. Berlin 1993. – **Keith:** Kuper A: The chosen primate. Cambridge, Ma. 1994; Huttmann A: Wiener klin Wochschr 104/5: 124, 1992. – **Kiesselbach:** Schnalke T: Hals-Nasen-Ohrenheilkunde in Erlangen. Gräfeling 1989. – **Knaus:** Míšková A, In: Glettler M: Prager Professoren 1938–48. Essen 2001. – **Koch, W:** ↗ Aschoff. – **Koplik:** Markel H: Arch Pediatr Adolesc Med 150: 535, 1996. – **Küntscher:** Heim U: Das Phänomen AO. Bern 2001. – **Kußmaul:** Kluge F: Internist 43: M155, 2002; Neumann H: Vom Schwertschlucker zur Glasfiberoptik. München 2001. – **Laimer:** Häuslmaier B: Lebensdaten von Ärzten [. . .]. Diss. München 1987. – **Leonardo:** Chastel A: Sämtliche Gemälde und die Schriften zur Malerei. München 1990. – **Lieberkühn:** Winau R: Medizin in Berlin. Berlin 1987. – **Lisfranc, Lower:** Starr D: Blut: Stoff für Leben und Kommerz. München 1999. – **Magill:** Cattenhole G: Anaesthesia 57: 411, 2002 – **Mary:** Hill M: Am Surgeon 62: 328, 1996. – **Meckel:** Schierhorn H: Anat Anz 124: 394, 1969; Schultka R: Die Hallesche Anatomie und ihre Sammlungen. Reinbek 1999. – **Meynert:** Stockert-Meynert D: Theodor M. und seine Zeit. Wien 1930. – **Moro:** Weirich A: Eur J Pediatr 164: 599, 2005. – **Morpheus:** Karenberg A: Amor, Äskulap & Co. Stuttgart 2004. – **Müller J:** Braus O: Akademische Erinnerungen eines alten Arztes. Leipzig 1901; Querner H, In: Treue W: Berlinische Lebensbilder, Bd. 2. Berlin 1987, p71. – **Münchhausen:** Maur K: Southern Med J 66: 629, 1973. – **Neisser:** ↗ Calmette. – **Nissl:** Burgmair W: Sudhoffs Arch 86: 27, 2002. – **Nitabuch:** Verein Feministische Wissenschaft Schweiz: «Ebenso neu als kühn». Zürich 1988; Universitätsarchiv Bern; Stadtarchiv Bern. – **Oddi:** Belloni L: Medizinhist J 1: 96, 1966. – **Pasteur:** ↗ Conn; ↗ Yersin. – **Pick, L:** Simmer H: Pathologe 15:65, 1994. – **Quincke:** Moritz M: Deutsche Kliniker um die Jahrhundertwende. Köln 1958. – **Reil:** de Bruyn G: Das Leben des Jean Paul Friedrich Richter. Halle 1975. – **Reiter:** Maitra R: J Clin Rheumatol 7: 127, 2001; Shafer N: N Y State Med J 77: 1913, 1977; Wallace D: J Clin Rheumatol 6: 49, 2000. – **Riolan:** ↗ Douglas. – **Schönlein:** Bleker J: Jahrbuch Kritische Medizin 13: 47, 1988. – **Schwann:** Henle J: Theodor S. – Nachruf. Bonn 1882. – **Sissi:** Burgmer M: Nervenarzt 74: 440, 2003. – **Spatz:** Stöckel S: Die «rechte Nation» und ihr Verleger. Berlin 2002. – **Stieve:** Winkelmann A, In: Schleiermacher S: Die Charité im Dritten Reich. Paderborn 2008, p105. – **Tinel:** Davis E: Plast Reconstr Surg 114: 494, 2004. – **Verheyen:** Hyrtl J: Onomatologia anatomica. Wien 1880. – **Waldeyer:** Winkelmann A: Clin Anat 20: 231, 2007. – **Wegener:** Schmidt S: Friedrich W. Berlin 1992; Woywodt A: Lancet 367: 1362, 2006. – **Wertheim:** Köhler G: Zentralbl Gynäkol 121: 121, 1999. – **Willis:** Lachman N: Clin Anat 15: 4, 2002. – **Yersin:** Mollaret H: Alexandre Y. Zürich 1987. – **Zenker:** Schröder H: MMW 72: 436, 1925. – **Zollinger:** Tompkins R: Surgery 134: 509, 2003. – **Zuckerkandl:** Schnitzler A: Frühe Gedichte. Berlin 1969.

Register
der medizinischen Begriffe

Aufgenommen sind nur Begriffe, die den Eigennamen nicht enthalten, auch nicht in latinisierter Form. Die anatomischen Begriffe überwiegen, weil für viele klinische Begriffe neben der Bezeichnung durch einen Eigennamen gar kein anderer Fachbegriff existiert.

Ophthalmieprophylaxe	Credé
Organum juxtaorale	Chievitz
Organum spirale	Corti
Organum vomeronasale	Jacobson
Os incisivum	Goethe
Ossa suturalia	Worm
Osteitis deformans	Paget
Osteochondrose	Freiberg, Köhler
Osteodystrophia fibrosa generalisata	Recklinghausen
Ostium ileale	Bauhin
Pankreatikoduodenektomie	Whipple
Papilla duodeni major	Vater
Papilla duodeni minor	Santorini
Paradidymis	Giraldès
Paralysis agitans	Parkinson
Paries vestibularis ductus cochlearis	Reissner
Pars flaccida membranae tympanicae	Shrapnell
Pars lacrimalis m. orbicularis oculi	Horner
Perisinusoidalraum	Disse
Pityrosporum ovale	Malassez
Planum transpyloricum	Addison
Plazenta-Lösung, zentrale	Bandelocque, Schultze
Plexus cervicalis posterior	Cruveilhier
Plexus myentericus	Auerbach
Plexus submucosus	Meissner, Remak
Plexus thyroideus impar	Hyrtl
Plexus uterovaginalis	Frankenhäuser
Plica ileocaecalis	Treves
Plica lacrimalis	Hasner
Plica spiralis ductus cystici	Heister
Plica transversa recti media	Kohlrausch
Plicae circulares	Kerckring
Plicae synoviales	Havers
Postkoitaltest	Sims
Prominentia laryngea	Adam
Pronation douloureuse	Chassaignac
Punctum nervosum	Erb
Purpura, idiopathische thrombozytopenische	Werlhof
Radiatio optica	Gratiolet
Radius-Extensionsfraktur	Colles
Rami subendocardiales fasciculi atrioventricularis	Purkinje
Ramus auricularis nervi vagi	Alderman
Reflex, konditionierter	Pawlow

Regenbogenhaut	Iris
Retroperitonealfibrose	Albarran
Saccus hypophysialis	Rathke
Sarkoidose	Boeck
Schaltknochen	Worm
Schistosomiasis	Bilharz
Schüttellähmung	Parkinson
Schwangerschaftstest, biologischer	Aschheim, Zondek
Septum rectovesicale	Denonvillier
Sicca-Syndrom	Sjögren
Sinus aortae	Valsalva
Sinus maxillaris	Highmore
Sinus venosus sclerae	Schlemm
Skalenus-Test	Adson
Sinusknoten	Flack, Keith, Koch
Spatia anguli iridocornealis	Fontana
Spatium retropubicum	Retzius
Spina suprameatica ossis temporalis	Henle
Spondylitis ankylosans	Bechterew, Marie, Strümpell
Spondylitis tuberculotica	Pott
Sprachzentrum, motorisches	Broca
Sprachzentrum, sensorisches	Wernicke
Sternzelle, perisinusoidale	Ito
Stria diagonalis	Broca
Stria laminae granularis externae	Bechterew, Kaes
Stria laminae granularis internae	Baillarger
Stria laminae pyramidalis internae	Baillarger
Stria occipitalis	Gennari, Vicq d'Azyr
Striae longitudinales medialis et lateralis	Lancisi
Substantia nigra	Soemmering
Substantia spongiosa	Waldeyer
Sulcus centralis	Rolando
Sulcus lateralis	Sylvius
Teleangiektasie, hereditäre	Osler, Weber
Tendo calcaneus	Achilles
Tendo conjunctivus	Henle
Tendosynovitis stenosans	Quervain
Thrombangiitis obliterans	Buerger, Winiwarter
Thromboplastinzeit	Quick
Thyreoiditis, subakute	Quervain
Trabecula septomarginalis	Leonardo da Vinci
Tractus corticospinalis anterior	Türck
Tractus habenulointerpeduncularis	Meynert
Tractus spinocerebellaris anterior	Gowers